现代脊柱外科学

（第三版）

MODERN SPINE SURGERY

（3rd）

主 编 赵定麟

副主编 （按姓氏笔画排序）

严力生 吴德升 沈 强 陈德玉
赵 杰 侯铁胜 袁 文 倪 斌

5

脊柱畸形与
特发性脊柱侧凸

（按姓氏笔画排序）

主 编 刘祖德 邱 勇 沈 强 徐华梓
副主编 杨胜武 李立钧 张世民 海 涌

世界图书出版公司

上海·西安·北京·广州

图书在版编目（CIP）数据

现代脊柱外科学/赵定麟主编 . — 3 版 . — 上海：
上海世界图书出版公司, 2017.1
　　ISBN 978-7-5192-0949-0

　Ⅰ.①现… Ⅱ.①赵… Ⅲ.①脊椎病 – 外科学 Ⅳ.
① R681.5

　　中国版本图书馆 CIP 数据核字 (2016) 第 087856 号

出 版 人：陆　琦
责任编辑：金　博
装帧设计：姜　明

现代脊柱外科学（第三版）

赵定麟　主编

上海世界图书出版公司 出版发行

上海市广中路88号

邮政编码 200083

上海界龙艺术印刷有限公司印刷

如发现印装质量问题，请与印刷厂联系

（品管部电话：021-58925888）

各地新华书店经销

开本：889×1194　1/16　印张：240.75　字数：5 760 000

2017 年 1 月第 1 版　2017 年 1 月第 1 次印刷

ISBN 978-7-5192-0949-0 / R·367

定价：3980.00元

http://www.wpcsh.com

《现代脊柱外科学》（第三版）编写人员

按姓氏笔画排序

主　　编　赵定麟

副 主 编　严力生　吴德升　沈　强　陈德玉　赵　杰　侯铁胜　袁　文　倪　斌

特邀作者　王予彬　朱丽华　刘大雄　李也白　李国栋　张文明

　　　　　周天健　侯春林　党耕町　富田胜郎　Kenji Hannai

主编助理　于　彬　刘忠汉　李　国　鲍宏玮

参编作者

丁　浩	于　彬	于凤宾	万年宇	川原范夫	马　敏	马　辉	马小军	王　冰	王　亮
王　晓	王　霆	王义生	王予彬	王占超	王成才	王向阳	王良意	王秋根	王素春
王海滨	王继芳	王新伟	亓东铎	牛惠燕	尹华斌	石　磊	卢旭华	叶晓健	田海军
史国栋	史建刚	匡　勇	吕士才	吕国华	朱　亮	朱　炯	朱丽华	朱宗昊	朱海波
刘　林	刘　洋	刘　菲	刘大雄	刘志诚	刘忠汉	刘宝戈	刘洪奎	刘祖德	刘晓光
刘晓伟	刘雁冰	刘锦涛	池永龙	许　鹏	许国华	许建中	纪　方	孙　伟	孙京文
孙钰岭	孙梦熊	孙韶华	严力生	杨　操	杨立利	杨兴海	杨述华	杨建伟	杨胜武
杨海松	杨维权	杨惠林	李　华	李　国	李　侠	李　博	李　雷	李也白	李立钧
李国栋	李宝俊	李建军	李临齐	李盈科	李铁锋	李增春	肖建如	吴志鹏	吴晓东
吴德升	邱　勇	何志敏	何海龙	沙卫平	沈　彬	沈　强	沈晓峰	沈海敏	张　丹
张　伟	张　振	张　颖	张文林	张文明	张玉发	张世民	张兴祥	张志才	张帮可
张秋林	张彦男	张继东	张清港	陆爱清	陈　宇	陈红梅	陈利宁	陈峰嵘	陈德玉
陈德纯	邵增务	范善钧	林　研	林在俊	林浩东	罗旭耀	罗卓荆	罗益滨	金根洋
金舜瑢	周　杰	周　晖	周　跃	周　强	周天健	周许辉	孟祥奇	赵　杰	赵　鑫
赵卫东	赵长清	赵定麟	郝跃东	胡玉华	胡志前	胡志琦	战　峰	钮心刚	侯　洋
侯春林	侯铁胜	俞鹏飞	姜　宏	祝建光	袁　文	袁红斌	袁琼英	顾庆国	党耕町
钱海平	倪　斌	徐　辉	徐　燕	徐成福	徐华梓	徐荣明	徐海涛	郭永飞	郭群峰
席秉勇	唐伦先	海　涌	黄　权	黄宇峰	黄其衫	章祖成	梁　伟	蒋家耀	富田胜郎
谢幼专	鲍宏玮	蔡郑东	臧鸿声	廖心远	缪锦浩	潘孟骁	戴力扬	藏　磊	Giovanni

Kenji Hannai　Luc F. De Waele

第五卷
编写人员

按姓氏笔画排序

主　　编　刘祖德　邱　勇　沈　强　徐华梓

副 主 编　杨胜武　李立钧　张世民　海　涌

主编助理　丁　浩　朱　亮

参编作者

丁　浩	亓东铎	朱　亮	朱丽华	朱宗昊
刘　洋	刘大雄	刘志诚	刘忠汉	刘洪奎
刘祖德	池永龙	许国华	孙韶华	严力生
杨　操	杨述华	杨胜武	李立钧	李宝俊
李建军	吴德升	邱　勇	沈　强	张世民
张清港	陈德玉	范善钧	周天健	周许辉
赵　杰	赵定麟	侯铁胜	袁　文	倪　斌
徐　辉	徐华梓	徐荣明	海　涌	鲍宏玮
缪锦浩	戴力扬	藏　磊		

第三版前言

当今是互联网的时代，也是各行各业都向互联网靠拢和攀亲的时代，"互联网+"已成为时尚的代名词。

由于信息传递的方式变了，速度也快了，手续也简化了，只要打开手机或电脑，一切都历历在目，好不快捷清晰，而且形象逼真。由于这一现状，当今执笔写文章、写书，甚至阅读书本和看报的人也少了！用电脑著书立说的人也未见增加！尤其是富有朝气的中青年一代受其影响更甚。在此情况下要想下功夫完成一部专著的修订与增删工作可真是今非昔比了。当年的应约撰稿者大多是提前，至少是按时交稿；当前却成了明日黄花，往事只好存在浓浓的记忆和回味之中了！

说也奇怪，世上诸事往往说不清、道不明！譬如使用互联网，什么都快了！但是患颈椎病的速度也快了；在20世纪数十年间大学生中患颈椎病者不足1%，可自从电脑、手机、游戏机等出现后，患颈椎病的人数像各种设施更新换代一样，迅速增加，自新纪元开始后在大学生中颈椎病的发生率逐年上升，数年前从2%到5%已令人惊讶！但2014年的统计，每百位大学生中颈椎病发病率已超过25%，达27%之多！此种直线上升速度比iPad的更新换代还快！像与网速、宽带竞赛一般，仅仅15年，以超越20倍的速度直线上升怎不让人震惊！过去在青少年中难以遇到的肩颈腰背痛患者，目前也是成倍地增加！

大家千万不要误会，我并非老拔贡，而且对新生事物的认知一向走在前面。例如当年在长征医院骨科主持工作时，全院第一台传真机在骨科，我们率先购置了打印材料的四通机和复印机，电脑问世后，我们也是在全院率先鼓励全科医生购置个人电脑，并在经济上予以无息贷款支持……同样，我也每天上网了解天下大事，用微信、用4G手机等均和年轻人一样，包括在网上、在手机上查地图、找航班、选物和购物等等；但我从不玩游戏，也确实没有时间去网聊；微信主要是用于传递X线片、CT和MR等会诊资料和国际信息交流。我的颈椎虽用了80年尚属正常，究其原因，大概是每当我浏览网页或看手机时都是采取平视体位。即便是主刀手术时，也是在操作间歇择机仰颈；如此每天低头的时间也就有限了，从而也保护了自己。

任何事物都有正反两面，尤其是新生事物，在接受它的同时应加以全面了解，并力求掌握分寸，这也就是"度"；在分享网络便捷和快乐的同时，且勿忘乎所以。当你天天埋头在屏幕下、长时间陶醉在视听享受的梦幻时，你的颈椎椎间盘由于长时间屈颈(低头)而处于高压状态下岂能不退变。时间越长、压力越大，持续愈久，退变就越严重。也就是说，此种持续长时间低头就是颈椎病高发的罪魁祸首。

虽然不能将"低头族"与"颈椎病"画等号，但天长日久地持续下去也就"基本如此"了。这也是老子所讲的"福祸相依"吧！试想，在年纪轻轻的学子中就有1/4人群在风华正茂时患上颈椎病，毕业后步入社会再继续维持如此生活工作习惯（性），大概到了30多岁中青年期时发病率至少再增加一倍。那么到了壮年，正是事业有成、步入成功人士群体时岂不都成了脊柱病患者了！未老先衰！届时何来生活质量，想去旅游也只好心有余而力不足，更不要说登山下海了！当然"梦游"还是可行的！

鉴于上述情况，即便是为了年轻一代，我们也必须下定决心，在广泛开展科普知识宣传的同时，努力完成《现代脊柱外科学》（第三版）修订和补充工作，并从"互联网＋"的角度审视诸多相关问题，以求降低脊柱伤病患者的发生率，提高自愈率；尤其针对低头族人群，对长时间埋头弯腰工作生活、学习者提出告诫：为了您和你们的亲人，更是为了您的未来，请抬（仰）起头，挺起胸！无论是上网看文件、看手机都务必把页面向上提升到可以保持仰颈、两眼平视的状态下阅读，力求减轻颈椎间隙内压，达到防患于未然之目的。当然，您一定要任性也没关系。我国的脊柱外科水平处于世界领先地位，届时您需要手术也会替您安排床位和主刀医师，欢迎光临！哈！哈！笑话而已。相信每个人都会珍惜自己的健康、提高生活质量和对未来美好的期待！愿与您共勉之。

本书的雏形源自1983年定稿、1984年5月由上海科学技术文献出版社出版的《脊柱外科临床研究》一书。之后又在同一出版社出版了《颈椎病》（1987年完稿、1988年2月出版，责任编辑是王慧娟女士）和《下腰痛》（1990年元月完稿，同年8月出版，责任编辑仍是王慧娟女士）；此两本书除简装本外，另有一批高标准的精装本。这在当年缺书、少刊物、纸张紧张的年代十分难得，难怪当我将《颈椎病》（精装本）（全为道林纸、硬壳）送给重庆三军大黎鳌教授请他指教时，他十分惊讶地说："多少年见不到如此精美的出版物了！"

5年后更为精致的《现代脊柱外科学》正式出版，此书完稿于1995年春节，正式出版发行为次年11月，有50多位中外学者参与撰写，全书内容除涵盖颈椎病、下腰痛和脊椎损伤外，凡与脊柱外科有关的基本理论和临床专题，包括先天畸形、炎症、肿瘤、外伤、退变和劳损等涉及脊柱外科临床的课题几乎都纳入本书，期望能为当年异军突起的脊柱外科贡献一分力量。本书的责任编辑是陆琦女士，一位富有创新精神的女强人。主编助理由老军医、老编辑和撰稿人刘大雄主任担任；全书139万字，图文并茂，绘图员都是新中国成立前上海美专毕业、新中国成立后数十年间一直在中国人民解放军第二军医大学绘图室从事教学绘图工作的宋石清老师等担当。每幅图不仅精美，而且与人体结构的形状和比例相一致，确保了其科学性和真实性。

1996年时一本百余万字的精装巨著能够出版确非易事。首印3000册，很快售罄，之后又接二连三的加印。1996年前的专业出版物甚少，但一批批医科大学毕业生陆续进入临床，从住院医师、住院总医师和主治医师，一般在10年后就会面临专科的选择。当年脊柱外科是刚刚从骨科中脱颖而出的新型专业学科，临床患者又多，不少中年资医师都期望专攻脊柱外科。在此前提下，急需一本脊柱外科专著；正好本书问世，这无疑是雪中送炭。因此，后来每当我遇到许多已是主任级（或专家级）同道们时，他们就对我半开玩笑半安慰地说："我（们）当年都是看着您写的书长大的……"欣喜和惭愧之余，想想也是。1996年的年轻医师，20年后的今天当然是老医师、老专家了！在那百废待兴的断层年代，除了上课的讲义外，几乎找不到新的出版物，而这些医师每时每刻都要面临各式各样脊柱疾病患者！我国又是人口大国，多数大中城市医院每天都有各种疑难杂症患者前来求医问药，而在当年，脊柱外科专业又是新兴学科。因此，由50多位富有临床经验、处理过各种疑难杂症的专业人士撰写的理论专著当然有利于各位医师们对涉及脊柱各种伤患进行系统、全面的了解。读者可以在翻阅中获取知识，亦可根据临床需要反复与临床病例进行核对，以期最后能为痛苦的患者指点迷津，使其早日康复，重返工作生活岗位。

本书的指导思想是"学以致用"，因此，在内容上采取理论结合实际、文图并重的方式，加之绝大多数论著出自本专业专家之手，当然更适合解决本土病例的实际问题和久拖未愈的各种疑难杂症。对各种专题在阐述中除了重点强调认症、诊断、鉴别诊断和防治原则外，更要明白无误地让读者知晓实施治疗的具体方法，包括手术步骤等均按照恩师屠开元教授教导："要让年轻医师看着你的书不仅可以确定诊断，还要能顺利完成手术操作，真正解决实际问题……"他这种源自德国留学时期的理念也传递了临床医生的务实精神和学以致用的基本观念，并通过我们再传播下去！在此前提下，《现代脊柱外科学》（第三版）各章内容也都本着这种"学以致用和学即可用"的原则，凡涉及手术或各类技术操作等问题尽可能地详加阐述；不仅让读者看得懂并在操作时心中有数，而且对操作中可能发生的意外或容易误解之处均反复提醒，以确保患者的安全。

近年国外翻译专著盛行，虽有其特点，但由于译文在确切表达上十分困难，尤其是一词多义时常会误读、误解，进而影响阅读效率和对内容的判定，加之国情不同、技术条件差异和译者的临床水平等因素常使读者的收益大打折扣。当然如果您对专题需要深入探索，尤其是准备开展实验性或临床性课题前就必须博览群书，拓宽思路，拜读世界各国尤其是欧美先进国家各种专题原文资料，其内容不仅丰富，而且技术先进，尤以斯堪的纳维亚（Scandinavian）地区文献更为超前，以原版为主。记得我在20世纪60年代初准备撰写股骨颈骨折文献综述时，就利用年假时间在中国人民解放军第二军医大学图书馆（曾接收了上海巴士德研究所大量原版图书）整整待了两周，中午馆员休息时我就被锁在馆内继续工作，先后查阅了150篇以上原文专著，包括1900年以前的原版资料，受益颇丰。但要解决临床难题，仍以国内文献为主，尽管少、陈旧、纸张泛黄发脆，但内容紧接地气，十分有益。

在漫长的岁月中，1996年出版的《现代脊柱外科学》确实发挥了它的历史作用，在此应该向各位撰稿人、出版者、发行者表示由衷的谢意！当年大家的辛苦为今日我国脊柱外科的发展与繁荣起到了添砖加瓦的作用。潺潺涓水汇成大河，大海！同道们的齐心协力成就了祖国的强盛。为了保证脊柱外科学能与时俱进，我们在2004年经修正补充后出版发行了《现代脊柱外科学》（第二版），全书从百余万字增补到280万字，整整翻了一倍。《现代脊柱外科学》（第二版）由陆琦女士和冯文兵先生任责任编辑。现在又过了10年，由于医学的发展，与之伴随的工程学、材料学、影像学等等又上了一个新的台阶，为了尽可能保持本书的实用性、先进性和科学性，我们又汇集了多位专家对本书加以增删和补充，以适应脊柱外科继续前进之需要。在此期间我们发现一些老照片，在怀念既往岁月的同时，选择十余张具有纪念意义的留影附在文中，期望心中的恩师、前辈、挚友、国际友人和合作者共同见证时代的步伐和曾经的梦想与追求。由于当年条件的限制，失去的画面更多！只能用文字补充了。

在《现代脊柱外科学》（第二版）前言中，我曾建议作为一个成熟的骨科医师，尤其希望专门从事难度较高、风险更大、在国外被称为"大医生（big doctor）"的脊柱外科医师，除了要掌握医学本科、大外科学和其他相关学科的理论知识（如神经内科、神经外科、影像学科、电生理技术等）之外，还应具备一定素质。在严格自我要求下，以勤奋为基础，开动脑筋，不断创新，并在服务患者的实践中寻找问题，解决问题，走创新之路。我在 20 世纪 70 年代后期所开始的各种颈椎、胸腰椎伤患的诊断、治疗以及各种术式的设计等也可以说都是被疑难疾病"逼"出来的；无临床实践就遇不到难题，何来解题和发明呢？这也就是"时势造英雄"的医道解读吧！此外，在平日生活、工作和学习中更要注意对个人悟性的培养，包括"举一反三""活学活用""一点就破"等能力，此既与先天相关，又来自后天知识的积累。当今世界的教育界都在对青少年一代强调"多学知识"的理念，只有知识爆炸了，才华才能溢出来。而且书读多了，写作能力也就自然提升。

10 年后的今天，"互联网 +"的时代，我更相信勤奋、创新、实践和悟性对每一位学者的重要性，尤其是将要步入"资深专家"的行列时更需如此。当然，如再具备"三无精神"（no Sunday, no Holiday, no Birthday）则必成大器。当前社会已今非昔比，共识者不乏其人，真正能做到的恐怕要百里挑一了！可是"江山易改，本性难移"，我虽已是耄耋之年，天天要干活的习性已根深蒂固，除非哪天真得不行了，那就只好老老实实了！哈！哈！ 80 年也算够本了！

我是"九一八"国难后的 1935 年元月出生（农历应为 1934 年 12 月），在动荡与战乱中读过小学、私塾和中学，1950 年从开封高中跳入哈尔滨医科大学，1956 年毕业分配到当年在上海的解放军军事医学科学院，后又转至同年成立的上海急症外科医院（隶属于解放军总后勤部，是新组建的三个直属医院之一，另两个是北京整形科医院和北京阜外医院），师承屠开元教授，当年裘法祖教授和盛志勇教授等亦在此指导工作，使我们初出茅庐的青年学子获益匪浅。

地处上海市中心汉口路的急症外科医院成立于 1956 年 6 月，原址在上海滩著名的惠（汇）中旅馆，也是解放军医学科学院外科所的研究基地（所长为沈克非教授）；1958 年医科院迁至北京，上海急症外科医院则由中国人民解放军第二军医大学托管。因该院只有普外科（以急腹症为主）和创伤科（主为骨折及颅脑外伤等）两个专业，难以完成医本科生的临床实习和全科教学要求。此时恰逢上海同济医院全院奉命内迁至武汉地区。1959 年年底，上海急症外科医院就顺理成章地从汉口路迁至凤阳路上海同济医院旧址（原址留做宿舍，后被置换改建），仍沿用"上海同济医院"院名（同济为上海四大名医院之一，另三院为仁济、中山、华山）。至 1968 年因众所周知的时代原因更名为上海长征医院；更名后不久就奉令调往西安古都（中国人民解放军第四军医大学从西安奉令调至重庆，中国人民解放军第三军医大学调至上海，呈三角形走马灯式换防），6 年后又返回原地。人受折腾是小，所有科研记录资料、实验标本、病理切片、X 线片、临床病历以及图书都不准随迁，以致多年心血付诸东流，至今仍深感心痛。我多年前日以继夜地用 India ink 和让工厂特意加工精制的超细钡粉灌注的一批大型肢体标本，以及特制的微观显微标本切片和影像学资料再也找不到了！专题文章刚开始发表首篇，余稿再也无法延续下去。大家也只好面对现实，重新开始。当年在这条路上走过的人，深知当年的处境何等艰难心酸！但能够平平安安、健健康康活下来就是最大的胜利，也是对社会、对单位、对家庭最好的报答；所以有人说，灾难也是一种收获。不管怎么讲，从 1950 年起能够渡过那么多关口，人健在，这就是命！是命运的安排，尤其是能够和大家一步步地走入大发展的国家盛宴大厅，实现中国梦的时代，每位老朋友们再相聚时都深有感触，真是来之不易！在珍惜之同时，也深深羡慕青年一代能与时俱进，步伐一致！

作为交班者，我们除了尽力继续发挥余热外，也应回报社会，尤其对我们的接班者，在庆幸他们茁壮成长的同时，也应给予适当鼓励，因此设立骨科学术发展基金的念头也就应运而生。

不少朋友知道我在1992年当大家都对"股票认购证"心存疑虑之际，我以支援国家改革开放之心用3000元之本金认购100张上海证券公司股票认购证，既是支持国家建设的善举，也是投资；没想到一系列政策的推广使本来收益平平的3000元认购证突然升值达百万元。这就是我的第一桶金，也是我后来能资助幼子赵杰出国深造的经济基础（另一半由他哥哥支付，这样可以直接在美国医院做进修医师参与临床工作）。有了股票就要操作，正好让专职在股市大户室炒股的大女儿和做金融工作的小女儿帮我操作理财。股市风云多变，二十多年间经历了各种风暴、股灾，但至今仍有相当结余。金钱来自社会，也应该回报社会，加之在我八十华诞之日，各位同道、同事、学生和子女们在欢庆同时送给我的礼金也有数十万之巨，应该将其放在一起设置一个"青年骨科医师学术发展奖励基金"，以求鼓励年轻人中的佼佼者。当然具体落实到哪个单位、操作程序及相应安排等等均在操办中，相信不久即可实现。

正当本书收尾时，于2015年10月22日我突然被授予有突出贡献的"终身成就奖"，表彰我"在40年前突破禁区首创颈椎前路扩大性减压术获得成功，确立了我国颈椎外科的国际地位……"在此，深感社会、组织和大家对我既往工作的认可和鼓励，今后当继续努力回报各位的深情厚谊。

最后衷心感谢为本书再版的各位作者们，并感激你们的家人和各位助理人员促使本书得以顺利完成！

谢谢大家！谢谢受本书牵累的协作者和你们的家人！

赵定麟

2015年11月12日于上海

第 二 版 前 言

十年前,《脊柱外科学》一书问世,承蒙同道们的厚爱,曾多次加印。但随着医学专业的不断发展,临床诊断及治疗水平的日新月异,一本新的脊柱外科专著更为大家所期盼,尤其是年轻的专科医师总希望在案边能有一本与国际诊治水平接轨的脊柱外科方面专著以备参考。加之近年来脊柱外科学方面的新理论、新技术和新型设计不断涌现,对来自不同国家和不同学派的观点亦有加以归纳、确认的必要。基于上述认识,本书在经过将近一年的准备、撰写及反复修改后终于今日面世,以期起抛砖引玉之功效,盼有更多新著出版,并望同道们予以指教。

众所周知,由于我国经济的高速发展,全社会卫生条件的改善及全民健康水平的提高,在我国人均寿命延长这一喜讯到来之同时,退变性疾患也开始与日俱增,真是"福祸相依";在诸多退变疾患中,尤以人体负荷沉重的大梁——脊柱的退行性变之发病率更高,以致引发一系列与退变直接相关或间接相关的各种伤患,其中最为多发的颈椎病、椎间盘脱出症及椎节不稳症等几乎见于半数以上中老年人群,其次是人生晚年发生的骨质疏松及各种在脊柱上发生或转移的肿瘤亦非少见;此类随年龄增加而发生或加重的病变必将增加诊治上的难度,并将影响疗效及预后。

与我国经济高速发展之同时,我国的工农业、交通运输业以及竞技性体育事业等亦获得蓬勃发展。在此状态下,因外伤所引起的脊柱骨折、脱位甚至伤及脊髓的病例亦呈逐年上升趋势。特别是家用汽车的普及和高速公路的网络化,更增加了脊柱受损的概率,其中病情严重的脊髓伤者中有40%的病例源于此类意外。实际上,逐年递增的致伤率更能反映出这一客观现实。

另一方面,当前我国人民生活水平已普遍提高,并有一批中产阶级出现;在这网络普及、信息瞬间传递的WTO时代,在对当代科技发展现状了如指掌之同时,人们对医疗技术水平的理解和要求亦已开始与国际接轨,尤其是上网一族。在此前提下,对专科临床医生的要求也必然更高;因此作为拯救患者于痛苦之中的医师势必更应深入掌握当代医学发展的现状与相关技术,以适应当今整体社会的共同发展。

鉴于以上诸多因素,一本现代化的脊柱外科学专著也就应运而生。我们企图以此书作为骨科临床医师,尤其是对脊柱外科兴趣颇浓之年轻医师们的案边书,以备随时翻阅及查询,并为临床病例的诊断、治疗及预防提供依据。

本书在编写过程中,除强调科学性与新颖性外,在内容上力求全面;除与脊柱外科相关的解剖学基础、生物力学、影像学、麻醉学等加以阐述外,我们更为重视的是脊柱外科的临床部分,包括发病机制、临床特点、诊断依据，与诸相关疾患的鉴别要点、治疗原则、手术程序、并发症的防治以及预防等，尽可能地加以详述，使每位临床医师展卷有益；并对其中容易发生误解及操作失误之处加以提醒，以求防患于未然。

本书属于"外科学"范畴，因此在倡导"动脑"之同时，亦强调"动手"能力的训练与指点。当然，全能式人才更为社会所需，但此种能想、能作、能讲、能写、能研的天才、地才、全才者毕竟是少数，尤其是同时具有创新精神的精英更属罕见；但罕见并非不见，愿各位临床医师都能向此方向发展。事实上，天才式的人物绝非是天生的，大多是随着社会生活的延续和业务活动的积累而逐渐形成。在诸多成功因素中，"勤奋"(diligent) 尤为重要；当然，diligent 的前提必然是三无精神，即 no Sunday, no Holiday, no Birthday，这也是本人所一向倡导、并身体力行的基本原则。

我们并不提倡苦行僧主义，但一个受患者欢迎的脊柱外科医生必然要有吃苦精神。美国政府规定每位医师每周工作时间不能超过 50 小时，也从另一侧面反映出一个医生成长过程的现状；尽管世界各国的发展是不平衡的，但条件优越、设备先进的美国医师每周尚需工作 50 小时以上，作为发展中国家的我们更应奋力追赶，努力超越。作者在美国等先进国讲学及学术交流时曾亲眼看见每位临床骨科医生大多在早晨 7 时前进入病房处理患者，8 时左右进入手术室，持续工作到晚上 8 时还下不了班（离不开手术室或病房）。这种勤奋精神对一个创业者是非常需要的。当然你还要量力而行，切勿勉强。行行出状元，你并非非要干外科医生不行；但你如果一旦决定要做一个称职的临床专家就必然要辛苦在前，几乎每天都要泡在病房中，包括节假日。

其次，一个成功的外科临床专家还应该学会不断创新 (create)，除了接受他人的新见解、新技术外，更应活学活用，外为中用，并在不断总结临床经验的基础上，创造出具有中国特色的新理论与新技术。此种创新精神不仅可促进自身发展，更能使中华民族在脊柱外科领域中获得长足的发展。因此，本书对国人的新见解、新设计等均持欢迎态度。事实上，我国的临床外科水平并不低于欧美国家，尤其是近年来随着 WTO 时代的到来，无保密可言的医疗技术与最新设计完全处于公开化和商业化状态。我们当然用不到客气，花钱买我们需要的东西；十余年前由美国设计生产的 TFC(颈椎界面内固定器) 就是首先在我国用于临床 (1995)。我国是一个人口大国，按绝对人口计算，中国外科医生拥有更多的临床病例和医疗资源，当然也具有更多的临床诊治（包括手术操作技术）机遇与经验。因此，在脊柱外科领域超越世界水平并非不可能，事实上我国的颈椎外科水平，无论是从诊断角度，或是手术技术均处于世界一流水平。曾有一位在沪施术的外籍颈椎患者返回美国纽约后、经该国医师复查时，当看到颈部沿皮纹淡淡一条 3 ~ 3.5 cm 长之横切口时，竟说"如此小切口，不可能做颈椎手术"。但当他复查 X 光片后，却惊呼"perfect"。手巧、心细，这是我们中国人的骄傲。一个 3 ~ 4 cm 的横切口可以顺利完成 3 ~ 4 节颈椎前路扩大减压＋内固定术；这在欧美国家认为是不可思议之举，但东方人可以。因此，当我们看到自己不足之处的同时，更应发掘我们的优势、强项，促使我们早日立于世界先进之林，并力争成为先进之首。

第三，一个成功的外科医师，也必然是一个实践 (practice) 者，因为作为我们服务对象的人，是生物界最为复杂的生命体，几乎每个在正常状态下的人都是一个有别于其他人的另一型号，含有不可复制的密码；更不用说在患病、负伤之时。因此，要想对每个不同型号的伤患者做到判断正确和处理（含手术）合理，除了不断地实践、更多的实践外，别无他法可供选择。也只有如此，方有解读和破译各个不同密码的可能性。因此，我们在提倡多读书的同时，更强调"实践"，在使自己成为高级医师的同时，也是一个能动手的高级手术师（技师），即目前众所瞩目的"双师"人物。否则，你就是读破万卷书也仍然无济于事，更不会治好患者。个别高职（学）位缺乏实践经验者，竟会在手术台上找不到椎管；颈椎前路减压时竟将环锯旋至 4.7 cm 深度；甚至在术中将正常脊髓组织误认为是肿瘤加以切除……此并非笑话，更不是耸人听闻的"故事新编"。没有实践经验的"纸上谈兵者"、"到处插一脚者"和"脚插多行者"，我们当然劝其切勿随意处置患者，以免在延误患者病情之同时，自己也会陷入医疗纠纷之中。因此，必需再次强调：实践，是一个成功的外科医师必由之路。

第四，已经在临床上经历过长期磨炼的脊柱外科专科医师，在处理各种常见伤患之同时，更应不畏艰难，争取对为数不多、但却十分痛苦的疑难杂症病例予以帮助，特别是那些诊断不清，久治无效，甚至已施术多次至今未愈者。一个人的悟性 (comprehension) 固然重要，但更应重视理论上的升华和精湛技术的修炼，在对疑难病例认真检查和仔细观察的基础上，首先是明确诊断（或拟诊），再确定有无手术适应证，需否翻修术或功能重建术。我们曾多次面对已施术三次、四次，甚至五次、六次之多的难题。由于患者痛苦，影响正常生活，并强烈要求再次手术时；作为主治医生责无旁贷，唯有"知难而上"一条道。在强烈责任感的驱使下去处理每一疑难病例；先是大胆假设、认真设计和充分准备，再落实到手术全程中，术中对每一步骤操作都要细心、耐心；宁慢十分，不抢一秒。我们曾对一例已施术五次的腰椎病例第六次施术，术中持续操作 7 个多小时，终于攻克难题，使患者获得满意恢复。每成功一例，都是对大家的鼓舞，尽管在既往 50 年的临床生涯中尚属顺利，但从不敢预卜未来，我们仍感如履薄冰，视每次手术为第一次，小心，谨慎，认真。并愿与大家共克难关。

衷心感谢大家多年的合作和帮助。趁本书出版之际，仅以个人之见解与同道们共勉之；不当之处，尚请各位见谅，并给予指正。

赵定麟

2006 年 6 月 20 日

写于上海长征医院

完稿于同济大学东方（医院）定麟骨科

第一版前言

近年来世界各国脊柱外科正以迅猛之势高速发展，我国亦不例外。随着高、精、尖新颖设备的不断问世，对各种伤患的诊断率明显提高，并促进脊柱外科治疗技术的发展，加之各种新型器材及植入物的研制成功，从而使大量既往认为无法治疗的伤患今日已有起死回生之术。鉴于这一认识，本书特邀请在不同专题上具有特长的专家执笔，以期集各家之长、客观地反映我国在各个专题上的最新水平。本书仅个别新技术邀请国外学者撰写。

本书分为概论、颈椎疾患、腰骶椎疾患、脊椎脊髓伤及其他等五篇、四十章加以阐述。在概论篇中，除有关脊椎的解剖及生物力学外，对脊椎伤患的诊断学基础及脊髓受损的定位诊断等作了较详细的介绍，此对初学者至关重要。在颈椎及腰骶椎两篇脊椎疾患中，较细致地介绍了各种常见的病变，对较少见之疾患亦加以介绍，可作为临床医师参考之用。脊椎脊髓伤一篇虽仅有六章，但内容较为全面。第五篇是将不属于以上四篇之专题归在一起，因其内容较多，也显得有点杂乱。本书原则上每个专题一章，但个别内容较多的题目则分为两章，以便平衡各章节之篇幅。

本书力求全面、新颖和实用，因此在内容上尽可能地包罗脊椎外科的方方面面；在诊断治疗技术上多与国际水平接轨。事实上，我国的临床技术水平并不低于欧美先进国家，这也是本书以国内专家撰写为主的原因。为了易使年轻读者掌握有关内容，本书在文字上深入浅出，并注重文图并茂，使读者一目了然，以便于临床工作的开展而有利于广大脊椎伤病患者。但由于我们水平有限，不当之处在所难免，尚请各位同道给予指正为盼。

衷心感谢为本书早日出版给予大力帮助的朋友们和同道们，感谢周旭平医师、张莹医师、王岚副教授和邱淑明工程师为本书的文字处理及编写做了大量的工作，感谢宋石清画师为本书的制图所给予的全力支持，同时更应感谢鼓励、支持与促进本书出版的同道们。

谢谢大家。

赵定麟

1995 年春节于上海

目　　录

第一卷　脊柱外科总论

第三篇

脊柱伤患手术麻醉、围手术期处理、护理及中医传统疗法　219

第四篇

与脊柱伤患相关之临床技术 **363**

索引

西文及西文字母开头的名词（短语）索引
中文专业名词及短语索引

第二卷 脊柱脊髓损伤

第一篇

枕寰、枕颈与上颈椎损伤 465

索引

第三卷　颈椎疾患

（赵定麟　侯铁胜　陈德玉　袁　文
严力生　赵　杰）

第三章　颈椎病的非手术疗法及预防　1125

第五篇

颈椎的融合与非融合技术　　**1449**

第六篇

颈椎手术并发症、疗效变坏、术中难题解码及颈椎病的康复和预防　　**1525**

索引

第四卷　胸、腰、骶尾椎疾患

第一篇

第三篇

腰椎间盘突出症 **1725**

第四篇

腰椎椎间盘源性腰痛　1821

第九篇

颈、胸、腰椎手术其他并发症 1985

索引

第五卷　脊柱畸形与特发性脊柱侧凸

第一篇

先天发育性和遗传性畸形　2037

第五篇

脊髓与脊髓血管畸形及病变　2385

第六卷 脊柱骨盆肿瘤、炎症、韧带骨化和其他脊柱疾患

（蔡郑东 孙梦熊 孙 伟 马小军）

第三篇

脊柱炎症性疾病 2705

（王 晓 李临齐 张玉发 赵定麟）

索引

第五卷

脊柱畸形与特发性脊柱侧凸

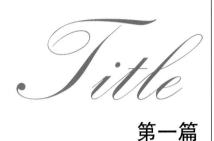

第一篇

先天发育性和遗传性畸形

第一章　脊椎先天发育性畸形

第一节　脊柱先天发育性畸形概述及胚胎发生学分类

一、脊柱先天发育性畸形概述

形态发生是一个复杂的过程，受发育调节基因的控制和环境因素的影响。先天性畸形是指出生时或出生前存在异常，或存在潜在异常因素。人类个体在解剖结构上可有一定的差异，但一般不会造成不良后果。若这种异常对形态和（或）功能产生了一定的影响，即属先天性畸形。先天性畸形可涉及一个或几个器官或系统乃至全身，包括形态结构和（或）生物化学代谢方面。畸形学（Teratology）是研究先天性缺陷的发生原因和形成过程，找出规律并提供预防和早期检测的方法，为优生优育、提高民族素质服务。需注意，中文"畸形"在表示先天性异常的时候，有广义与狭义两种含义。广义的畸形是指所有的先天性结构和功能异常，而狭义的畸形仅指胚胎发生中涉及遗传缺陷的一种。本章所指畸形，除特别指明外，都是用其广义的概念。

肌肉骨骼系统的先天性畸形并不少见。骨科领域的先天性畸形，多是指形态、大小、数量和位置的异常。统计发现，约5%的新生儿有不同程度的缺陷，当然不是所有的缺陷都严重到有功能或外观缺陷的畸形程度。

二、脊柱先天发育性畸形胚胎发生学分类

世界卫生组织（WHO）颁发的疾病分类第九版（ICD-9）在我国已广泛应用，该分类共有17个类别，其中的第14类称为先天性异常（Congenital Abnormaly），而不用容易引起误解的先天性畸形（Congenital Malformation）。现代胚胎发生学认为，按先天性异常形成的病因基础，可将其分为四类（图5-1-1-1-1）。

（一）畸形（Malformation）

是胚胎在母体内的异常发育所致，往往与遗传因素有关，或是原始胚胎即有缺陷。

（二）分裂（Cleft）

是妊娠早期的外来伤害因子作用的结果，而在外来因子干涉之前，胚胎发育可正常进行。

（三）变形（Deformation）

是妊娠后期的外源性机械压抑因素作用的结果，多影响人体的支持结构（骨骼关节），很少有内脏器官受累。机械压抑因素包括子宫内、子宫本身、子宫外三方面（图5-1-1-1-2）。

（四）发育异常（Dysplasia）

是组织分化和（或）融合异常所致。有人认为发育异常与外源因子有关，但内源性的遗传因素起决定性的作用。发育异常多数是细胞功能和（或）形态结构方面的缺陷。多数发育异常是单基因突变的结果。

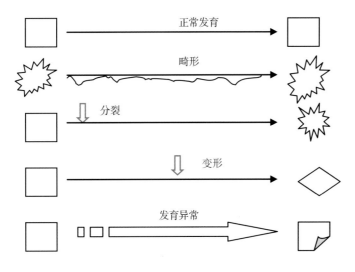

图 5-1-1-1-1　先天性异常的胚胎发生学分类

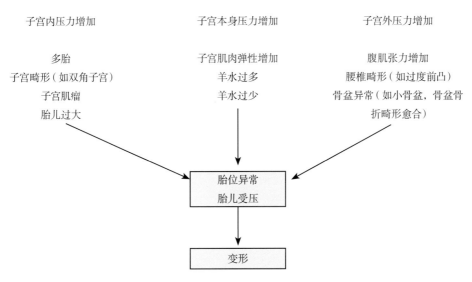

图 5-1-1-1-2　导致变形的机械压抑因素

第二节　各类脊柱畸形治疗和预后的关系

一、先天性异常治疗和预后的关系概述

先天性异常的病因发生学类别与治疗效果和预后的好坏有密切关系。由于先天性异常的种类和发生机理不同，因此，在治疗上也不能等同对待。

二、变形类畸形

通常仅仅意味着形态上变异，而器官发育尚未受影响，其功能近乎正常，患者在遗传方面正常，医学治疗难度不大。有的在后天发育中可自行矫正而归于正常，预后较好。

三、分裂类畸形

出生缺陷（出生时即有缺陷）的最常见原因，这说明处于胚胎发育中的个体易受外来因子的伤害。分裂所致的异常十分复杂，治疗难度大，也很难达到"正常"的程度，但分裂所致的先天性心脏病经手术矫治修复后，预后尚好。

四、遗传外观类畸形

常为多发，有的形成特定的综合征。畸形因有遗传方面的缺陷，无论外观还是功能，矫正均很困难，预后不佳。

五、发育异常类畸形

许多发育异常（发育不良）在新生儿时不容易确认，待到以后才表现出来，但其缺陷的'潜质'或'根源'在胚胎期即已存在。发育不良在早期多不影响功能，但发育不良的结构在后天容易受到环境因素的伤害，较早出现退行性改变。

（张世民　刘大雄）

第二章　脊柱先天发育性畸形的发生

第一节　脊柱先天发育性畸形发生的基本概况

一、脊柱先天发育性畸形发生的概述

先天发育性畸形与遗传性疾病有密切关系，因为两者都有胎生性（Inborn）和先天性的特点。虽然有些遗传性疾病要延迟到生后某一阶段才表现出来，但毕竟是在胚胎早期获得的致病基因和（或）环境致畸因子的致畸作用。一般认为，个体发生基因突变产生畸形后，该基因可遗传至下一代出现遗传性疾病。现代胚胎发生学认为，先天性畸形大多是遗传因素、环境因素或遗传与环境共同作用这三方面因素造成的。

妊娠前或妊娠中母体、父体或环境存在致畸原（Teratogen）是导致先天性畸形的主要原因。致畸原可能是突变的基因、畸变的染色体和各种环境伤害因素。严重的畸形或重要器官的畸形（如心、脑、肝、肺）将导致发育终止而流产。据研究，流产胎儿中畸形占 30% 以上。如果畸形不很严重，或未累及重要器官，则胎儿仍可继续发育，但可有代谢、组织发生、器官形成障碍或变形障碍等异常表现，出生后即成为先天性畸形。

二、脊柱先天发育性畸形发生机制

胚胎发育的全部过程都是在发育基因的调控下进行的。各组织细胞的发生，按照一定的遗传信息在分化发育中相互制约。通过组织细胞的繁殖、分化、局部的生长和退化、吸收、融合等不同机制，形成各个器官的原基。

目前对先天性畸形的发生机制仍有不同看法，主要有以下几种，现分段、专题加以阐述。

三、脊柱先天发育性畸形在致畸机制方面的研究与分类

（一）依实验性结果分类

Wilson 根据大量的实验研究资料，从理论上把致畸作用的机制归纳为九大类：

1. 基因突变；
2. 染色体畸变；
3. 有丝分裂受干扰；
4. 核酸功能与合成过程改变；
5. 蛋白质和酶的生物合成前体物质缺乏；
6. 能量供应受阻；
7. 酶活性抑制；
8. 自稳功能紊乱；
9. 细胞特性改变。

（二）临床分类

Beckman 和 Brent 从临床角度出发，将人类致畸原的作用机制分为：

1. 细胞死亡；
2. 有丝分裂延迟和细胞周期延长；
3. 分化迟缓；
4. 强迫体位和血液供应不足；
5. 组织发生障碍；

6. 细胞迁移抑制等方面。

四、脊柱先天发育性畸形在胚胎发育方面的致畸因素

（一）Patton 观点与分类

Patton 根据胚胎发育的规律和不同发育方式产生的各种畸形，提出六种机理。

1. 组织或结构的过度生长；
2. 生长过少；
3. 在异常的位置上正常生长；
4. 吸收过少；
5. 吸收过多；
6. 在错误的部位吸收。

（二）Arey 观点

Arey 提出类似的九种方式：

1. 不发育；
2. 发育不全；
3. 发育受阻；
4. 相邻原基粘连；
5. 生长过度；
6. 错位；
7. 错误迁移；
8. 不典型分化；
9. 返祖现象。

（三）Cohen 观点

Cohen 将先天性畸形简单地分为 4 类：

1. 形态发育不全；
2. 形态发育过多；
3. 形态发生迷乱；
4. 返祖。

第二节　脊柱先天发育性畸形的其他致畸因素

一、脊柱先天发育性畸形发病原因的遗传因素

约 25% 的先天性畸形是由单遗传因素引起的，主要是单基因缺陷和染色体异常，少部分是多基因遗传病。染色体遗传病包括其数目和（或）结构的异常。单基因遗传病通常有常染色体显性遗传、常染色体隐性遗传、X 连锁显性遗传和 X 连锁隐性遗传四种方式；多基因遗传病的遗传方式较复杂，且受环境因素的影响较大。遗传物质的改变包括基因突变和染色体畸变，可由父系或母系而来。一般这些突变常可遗传数代，引起子代的各种畸形。有的遗传病在出生时即有表现，有的需要到一定的年龄才表现出来。分子遗传学和人类基因图谱的发展已明确了不少遗传病的本质，为临床治疗提供了基础。近来运用转基因技术，对基因遗传病也有了较多的认识。

二、脊柱先天发育性畸形发病原因的环境因素

流行病学研究已证明了许多环境因素可以干扰胚胎的发育，影响先天性畸形的发生率。环境因素可分为三方面，一是母体所处的周围外环境，这是距胚胎最远也是最复杂的外环境，大部分致畸因子都来源于这一环境（表 5-1-2-2-1）；二是母体自身的内环境，包括母体的营养状况、代谢类型及是否患有某些重要疾病等；三是胚胎所处的微环境，包括胎膜、胎盘、羊水等，这是直接作用于胚胎的微环境。外环境中的致畸因子，有的可穿过内环境和微环境直接作用于胚胎，有的则通过影响和改变内环境和（或）微环境，间接作用于胚胎。环境致畸因子是否导致畸形的发生，与以下五种因素相关。

1. 孕妇及胚胎对致畸因子的敏感性；

2. 致畸因子的性质；

3. 致畸因子的作用时间；

4. 致畸因子的作用时机；

5. 致畸因子的剂量。

三、脊柱先天发育性畸形发病原因的发育性因素

现代胚胎发育生物学研究认为，大多数的出生缺陷是由遗传因素与环境因素相互作用和干扰而引起的。发育从基因的有序表达开始，基因类型、位点以及基因的构成对发育均有重要的影响作用。在胚胎和胎儿的发育过程中，各系统器官各有其形成的关键时期或称畸形易发期，如骨骼系统为妊娠第5~9周，这个时期受到外来干扰，容易出现肌肉骨骼系统的先天性畸形（Malformation）。在胚胎发育的后期，则可因机械压力因素的作用，出现程度较轻的先天性变形（Deformation）。

表 5-1-2-2-1　环境致畸原的种类

分　类	举　例
生物致畸因子	病毒（巨细胞病毒、单纯疱疹病毒、风疹病毒、水痘病毒、柯萨奇病毒、AIDS 病毒、人乳头瘤病毒、人细小病毒 B19） 其他病原体（细菌、弓形体、支原体、立克次体等）
物理致畸因子	电离辐射（X 线，α、β、δ 射线）、太阳黑子活动 机械性压迫损伤 微波辐射、高温环境、噪声
药物致畸因子	某些抗生素、镇静剂、抗癫痫药物、抗精神药物、激素类药物、抗肿瘤药物、口服抗凝剂、抗甲状腺药物、海洛因等毒品
化学致畸因子	工业"三废"（重金属铅、汞、镉，非金属的砷、硒等），有机化合物的苯类、农药（有机磷类、有机氯类、有机汞类等） 某些食品添加剂和防腐剂
其他因素	季节、居住环境、职业、社会经济地位、父母年龄过高、母亲妊娠期间酗酒、大量吸烟（包括被动吸烟）、严重营养不良、缺乏某些维生素和微量元素

（张世民　刘大雄）

第三章 先天发育性畸形的预防和治疗原则

第一节 先天发育性畸形的预防

一、先天发育性畸形遗传咨询

（一）概况

遗传咨询（Genetic Consulting）是由咨询医师对寻求咨询的夫妇，就其家庭中遗传病的诊断、预后、复发风险、防治等问题，进行解答讨论。遗传咨询是一个教育过程。咨询医师需用遗传学的原理，向子代有潜在风险的夫妇，通俗易懂地阐明其遗传病的性质，用医学统计概率论的方法，深入浅出地说明复发风险，并了解其生育计划，提出各种可能的对策，衡量利弊，有效地预防遗传病的发生。

（二）具体步骤

遗传咨询的步骤包括。

【明确病情现状】

确定先症者或现患者的病情、病因，绘制家族遗传图谱。

【确定复发风险】

依据这一疾病的遗传理论、遗传规律或以前的经验资料，或根据携带者的染色体或基因检出情况，推导出预期的比例数据，确定复发风险。

【选择有效预防措施】

向咨询者解说，并介绍对这一遗传病的各种对策及其优缺点，供咨询者及其家属考虑，选择拟采取的预防措施。

二、先天发育性畸形产前诊断

（一）产前诊断概况

产前诊断（Prenatal Diagnosis）亦称出生前诊断（Antenatal Diagnosis），是对胎儿出生前是否患有遗传病或先天性畸形做出诊断，以便进行选择性流产。产前诊断是临床优生学的重大进展，对提高人口质量、实现优生目标有重要贡献。

（二）适应对象

产前诊断主要适用于下列情况：

1. 有遗传病家族史或近亲婚配史者；

2. 生育过先天性畸形病儿者；

3. 生育过代谢病患儿或夫妇之一有代谢病者；

4. 原因不明的习惯性流产者；

5. 35 岁以上的高龄孕妇；

6. 夫妇之一或双方有致畸原接触史者。

（三）常见之异常

据统计，产前诊断中遇到的遗传病，主要有四类。

【染色体病】

指染色体结构或数目的异常，约占人群的 5‰，占新生活婴的 5‰～10‰，占产前诊断患者的 30% 左右。这类异常的产前诊断准确率最高，达 90% 以上。

【单基因病】

多数为分子代谢病，占新生活婴的 8‰，占产前诊断病儿的 10% 左右。

【多基因病】

包括脊柱裂、无脑儿、脑积水、先天性心脏病等，约占产前诊断的 40%～50%。

【各种常见的先天性结构畸形】

如躯干、面部、四肢等异常，约占产前诊断的 8% 左右。

三、先天发育性畸形产前诊断的步骤

首先是采集家族史，绘出遗传系谱图，然后在适当的妊娠时机对胎儿羊水、母体血液、胚胎绒毛等进行染色体检测、基因检测、酶和蛋白质生化测定，或通过胎儿超声显像、胎儿镜宫内观察等方法，作出胎儿有否先天性畸形的诊断，决定是否终止妊娠。

第二节　先天发育性畸形的治疗

一、先天发育性畸形基因治疗的基本概念

随着分子遗传学的迅猛发展，人们对遗传因素对疾病影响的认识越来越多。许多先天性畸形、癌症甚至常见病，均发现了与遗传的关系。

人类的每个体细胞都包含有两套完整复制的遗传学程序，称为"人类基因组"。基因是一段有功能的DNA片段，是遗传信息的功能单位。DNA呈双股螺旋结构，总共有大约60亿个碱基对。DNA分为46个（23对）大片段，每个片段相对应的是一条常染色体或性染色体。在人类DNA上编码着大约五万个基因，这个数目与大多数哺乳动物相似。在任一类型的细胞中，仅仅只有这些基因的一小部分（约10%）在起作用，控制、维持着细胞的存活力和特殊功能。

人类基因治疗（Human Gene Therapy）是随着对遗传性疾病认识的深入和分子生物学技术的发展，于20世纪80年代提出的。20世纪90年代初，Blaese等报道了世界首例腺苷脱氨酶（ADA）缺乏性重症免疫缺陷病用基因治疗获得成功。该病的病理基础是由于缺乏ADA致脱氧腺苷不能进一步代谢，而脱氧腺苷对于T和B淋巴细胞是有毒性的，结果使患者丧失了细胞免疫和体液免疫能力，导致严重和复发感染，引起ADA缺乏的病儿在童年即死亡。这一疾病可以通过相同配型的异体骨髓移植来治疗，但并不是所有的患者均能寻找到适当配型的骨髓捐献者。基因治疗是将ADA患儿的自体骨髓采出，通过含有ADA的cDNA逆转录病毒的体外转染，然后再输注回患儿体内。因为用的是自身的骨髓，治疗属于同源自体移植，从而避免了宿主的排斥反应。

二、先天发育性畸形基因治疗过程与前景

（一）基因治疗的基本过程

可用下图表示（图5-1-3-2-1）。

（二）基因治疗前景

目前，基因治疗的理论和方法已不单应用于遗传病，其概念已扩大：将外源基因导入目的细胞并有效表达，以达到治疗疾病的目的。基因治疗在骨科领域的应用已扩大到促进骨折愈合、修复关节软骨、促进周围神经再生、防治肌肉萎

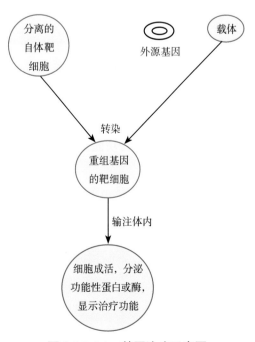

图5-1-3-2-1　基因治疗示意图

缩、修复脊髓损伤和骨肿瘤治疗等方面。基因治疗前景广阔，但技术方法尚不成熟，有许多问题需要进一步研究，其确切效果尚需进一步观察。

三、先天发育性畸形脊柱外科治疗基本要求与治疗方案

（一）基本要求

出生后先天性畸形应早发现、早诊断、早治疗，才能获得预期的良好效果。治疗医师对畸形的类型、性质和严重程度应有正确的估计，对病废的残留程度应有预见，在整个发育和生长过程中，对患儿的病情应密切监护，对严重或多发性畸形，应作长时期治疗的打算。

（二）依据畸形在脊柱外科所处地位设计治疗方案

脊柱外科领域的先天性畸形，多不影响生命，但对功能、外观和患者心理有重要影响。脊柱外科先天性畸形的手术治疗非常重要，但也只能看成是整个综合治疗的一部分，必须配合手法、理疗、支架、支具和训练等方法，结合患者的全身情况和其智力、体力、志趣、工作等方面，选择合适的治疗方案。

四、先天发育性畸形的手术治疗

对脊柱外科先天畸形在决定手术治疗时，尤应重视以下几方面。

（一）功能与外观并重

治疗时应首先以改善功能为主，其次考虑改善外观。一些畸形仅有外观问题而无功能问题，如某些类型的多指和并指畸形，治疗比较容易，效果也较好。

（二）畸形与发育的关系

妨碍发育的畸形，随着机体的发育，畸形会逐渐加重，这类畸形需要及早治疗，如重型脊椎裂、先天性髋关节脱位等，早期治疗效果较好。对不妨碍发育的畸形，可推迟到学龄前治疗。对涉及骨骼矫形的手术，特别是影响骨骺发育的手术，最好推迟到骨骺发育基本停止再做。

（三）全面考虑疗效

手术矫正畸形时要缜密地考虑手术的预期功能效果，要考虑到未矫正前患者已适应了畸形，考虑到先天性畸形往往涉及更多的结构发育不良（血管神经、肌肉肌腱、骨关节等），以免手术时估计不足，导致失败。要充分衡量得失，因为手术矫正本身也存在着功能改善与功能丧失的问题。

（四）其他

【环境影响】

术前及术后，术者均应充分考虑到患者及其家属和周围人群对畸形在心理上和美学上的认识与态度，以求理解与配合。

【重视辅助治疗】

先天性畸形在幼儿时期，随着生长发育，其功能代偿性很大，在此时期有意识地加以指导和训练，配合手法、支具、支架或石膏治疗，常可使畸形得到相当程度的矫正，后期手术就会收到良好的效果。

（张世民　刘大雄）

参 考 文 献

1. 赵定麟.现代骨科学,北京:科学出版社,2004
2. 赵定麟,王义生.疑难骨科学.北京:科学技术文献出版社,2008
3. Alman BA. Skeletal dysplasias and the growth plate. Clin Genet. 2008 Jan;73（1）: 24-30. Epub 2007 Dec 7.
4. Cole WG. Skeletal dysplasias reveal genes of importance in skeletal development and structure. Connect Tissue Res. 2003; 44 Suppl 1: 246-9.
5. Landa J, Benke M, Feldman DS. The limbus and the neolimbus in developmental dysplasia of the hip. Clin Orthop Relat Res. 2008 Apr;466（4）: 776-81. Epub 2008 Mar 12.
6. Linder JM, Pincus DJ, Panthaki Z, Thaller SR. Congenital anomalies of the hand: an overview. J Craniofac Surg. 2009 Jul; 20（4）: 999-1004.
7. Smith JS, Shaffrey CI, Abel MF, Menezes AH. Basilar invagination. Neurosurgery. 2010 Mar; 66（3 Suppl）: 39-47.
8. Tyl RW, Chernoff N, Rogers JM. Altered axial skeletal development. Birth Defects Res B Dev Reprod Toxicol. 2007 Dec; 80（6）: 451-72.

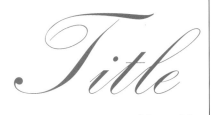

第二篇

枕颈部畸形

第一章 枕颈段畸形

第一节 枕颈段畸形的概况与治疗原则

一、枕颈段畸形概述

颈部的先天性畸形并非少见，主要有枕颈部畸形、颈椎椎体融合、先天性肌源性斜颈、颈肋（胸腔出口狭窄综合征）及血管畸形等五大类，而颈椎先天性脱位较为罕见，且常与后天因素复合成高难度、高风险和高要求之临床难题（图 5-2-1-1-1）。

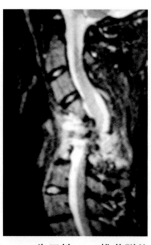

图 5-2-1-1-1　先天性 C_{4-5} 椎节脱位 MR 所见

枕颈部畸形种类甚多，临床意义较大的主要有扁平颅底、颅底凹陷症、齿状突发育不全及先天性枕 - 寰椎融合等。

枕颈区或称颅椎连接部（Craniovertebral Junction），指枕骨下方环绕枕骨大孔的区域和上二颈椎，此处骨与韧带结构形成漏斗状，包绕延髓、小脑下部及脊髓起始部。由于枕颈区畸形常伴发寰枢椎脱位或出现脊髓高位受压症状，因此成为脊柱外科中不可忽视的问题之一。

二、枕颈段畸形发生学及其分类

目前尚不完全明了，仅知在胚胎早期，由中胚叶分出生骨节（Sclerotome）。生骨节向中线移动者包围脊索形成原始脊椎。约在发育的第5~6周，原始脊椎的生骨节开始再分裂，每一节分裂为头、尾两半，头侧半染色浅，尾侧半染色深。然后，各原始脊椎的尾侧半与相邻下一个头侧半结合形成定型的脊椎，而分裂处最终形成椎间盘。因此，每一个脊椎来自两个相邻的原始脊椎（两个生骨节）。原始脊椎再分裂的障碍是发生先天性椎骨融合的原因。

颅顶骨由膜内化骨，颅底骨（含上项线以下的枕骨）由软骨内化骨。当前公认枕骨是由四个生骨节参与组成的。

寰椎与枢椎的形成亦有其特殊性。寰椎是由脊柱的第一生骨节的尾侧半与下一生骨节的头侧半合成。而原始寰椎生骨节的头侧半最终变成枕骨髁及枕骨大孔边缘（图 5-2-1-1-2）。寰椎未发育出椎体，其椎体的原基（Anlage）则变成了齿状突并和枢椎椎体融合。齿状突顶端另有一骨化中心，不恒定，或许来源于原始寰椎生骨节的头侧半或第四枕节，它可能永久与齿状突体部分离，List 称为终末小骨（Ossiculum Terminale）。寰椎前弓不是来源于寰椎椎体的原基，而是由生骨节腹侧的致密间质形成的。

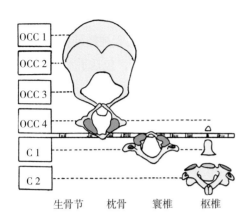

图 5-2-1-1-2　枕骨、寰椎及枢椎发生示意图

（图中从上至下标注：OCC 1、OCC 2、OCC 3、OCC 4、C 1、C 2；底部标注：生骨节　枕骨　寰椎　枢椎）

三、枕颈段畸形种类

枕颈段畸形主要有以下八类。

（一）枕寰关节或寰枢关节的左右不对称

此种变异较为少见，笔者遇到一例寰椎右侧侧块异常增生之病例（图 5-2-1-1-3）。

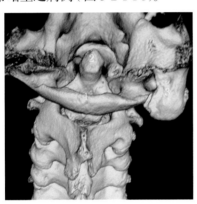

图 5-2-1-1-3　临床举例　寰椎右侧侧块异常增生骨块 CT 三维重建

1. 寰椎后弓；2. 齿状突；3. 寰椎右侧侧块上方赘生骨

（二）隐性脊椎裂

在上颈椎十分少见，以骶椎及下腰部为多见。

（三）枕椎

第 4 枕节未与其前的枕生骨节融合而形成枕椎。可从其关节面的倾斜方向与寰椎不同而区别，且第一颈神经从其后弓之下穿出，其横突上也没有椎动脉孔。枕椎的存在并不引起神经系症状。

（四）扁平颅底

颅底角大于 148° 称为扁平颅底，不同于颅底凹陷，其本身不引起症状，但常合并颅底凹陷。颅底角测量法（图 5-2-1-1-4）从蝶鞍中心向鼻额缝和枕骨大孔前缘各作一连线，两线的夹角正常在 118°~147° 之间。

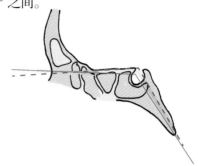

图 5-2-1-1-4　颅底角测量法示意图
实线：Boogaard 法；虚线：McRae 法

（五）颅底凹陷

正常颅骨基底部为凸形，颅底凹陷是颅底向上凹入或内陷，常继发一系列神经症状。

（六）先天性枕骨寰椎融合

或称寰椎枕骨化，其骨性融合处大多发生在颅底与寰椎前弓之间，但也可能累及后弓、横突与侧块，致枕寰关节间隙消失。齿状突到寰椎后弓或枕骨大孔后缘之间的距离为延髓有效通道的前后径，若此间距减少到 19mm 以下，则可能出现神经症状。部分寰椎枕骨化病例尚伴有 C_{2-3} 融合（图 5-2-1-1-5）。

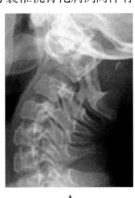
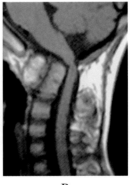

A　　　　　　　　　B

图 5-2-1-1-5　临床举例　先天性寰枕融合畸形（A、B）
A. X 线侧位片；B. MR 矢状位

（七）齿状突分离

此为齿状突与枢椎椎体的先天性不融合。其特征是齿状突和枢椎椎体之裂隙，两侧均光滑圆钝，且无外伤史。过屈与过伸位照片常可发现齿状突随

寰椎向前与向后滑移，表明不稳定的存在。需与齿状突腰部骨折相区别。

（八）齿状突缺如

可作体层摄影或CT确认。与齿状突分离一样，易继发寰枢椎脱位。

以上八类主要是从病理的角度加以区分，但在临床上常为复合性因素，一般是两种以上畸形并存，以致在诊断及治疗上，必需全面地加以考虑。下面将从"颅底凹陷症"及"寰-枢关节先天畸形脱位"加以讨论。

四、枕颈段畸形治疗基本原则

视各种畸形所引起的症状决定是否治疗及采取何种方式、包括手术疗法等。

颅底凹陷症大多属于神经外科处理，涉及C_1、C_2时则需骨科介入治疗，包括手术，将在下节中专题讨论。

齿状突先天性病变与寰枢伤患关系密切，将在本章第五节中讨论。

五、枕颈段畸形临床举例

寰椎侧块巨大增生临床上十分罕见，现将其诊断与治疗介绍于后。

图5-2-1-1-6 临床举例 男性，20岁，因头颈被动固定在右旋体位，伴根性痛，阵发性加剧而十分痛苦，经手术切除异常增生骨质后好转。

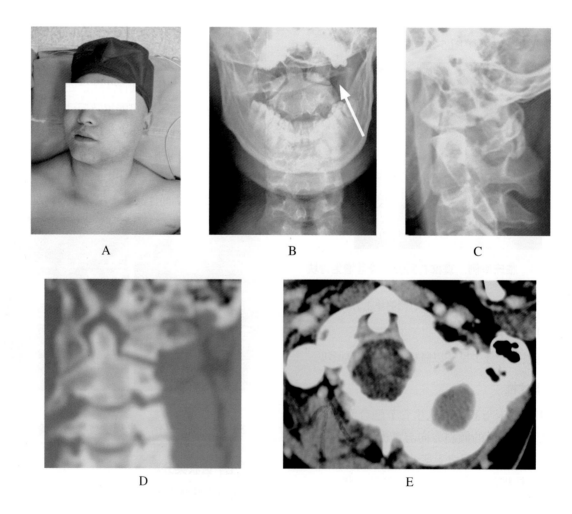

A B C

D E

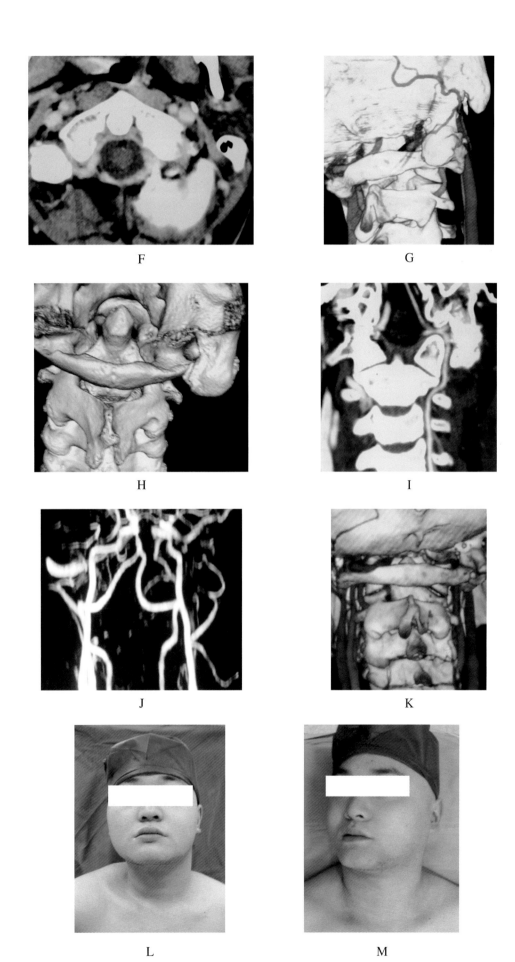

F

G

H

I

J

K

L

M

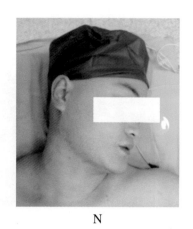
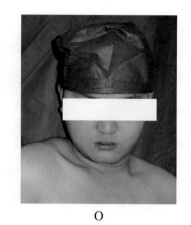

N   O

图 5-2-1-1-6　临床举例（A~O）

A.术前头颈部体位；B、C.术前颈椎正侧位 X 线片，于正位（开口位）显示右侧寰椎上方有增生骨质（箭头所指处）；D~F.CT 扫描显示寰椎右侧侧块处有巨大骨质增生，与颅底界限不清，偏后方；G、H.CTM 清晰显示右侧寰椎侧块外后方巨大增生骨；I、J.MRA 显示右侧椎动脉在V－Ⅱ与V－Ⅲ临界处受骨块阻挡而折曲，椎动脉走行于骨块内侧壁处；K~O.全麻下行寰椎右侧侧块处巨大骨块切除术，术中显露椎动脉（V－Ⅲ）上端，用棉片保护下行骨块切除术，上方达颅底，使头颈可以活动为止；术后 CTM 扫描显示骨块已基本切除（K），三个月后头颈完全恢复自由活动

第二节　颅底凹陷症

一、颅底凹陷症概述

由于枕骨基底部向上凹入颅腔，致齿状突高耸、甚至突入枕骨大孔，枕骨大孔前后径缩短，颅后凹容量下降；因而引起小脑、延髓受压，及后组颅神经被牵拉，或伴发其他骨骼畸形引起寰枢椎脱位，而出现症状（图 5-2-1-2-1）。

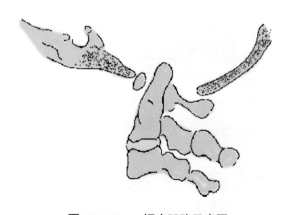

图 5-2-1-2-1　颅底凹陷示意图

二、颅底凹陷症病因

（一）原发性

为一种先天性发育异常的后果，较多见。Gardner 认为，虽然出生时已有发育缺陷存在，但畸形并不见于新生儿，而是在人体取直立位后，沉重的头颅使得颅底在颈椎之上发生塌陷。因其与遗传因素有关，故常伴发其他畸形，比如：

1. 扁平颅底；

2. 先天性寰椎枕骨融合；

3. Klippel-Feil 综合征（颈椎融合症）为两个以上的颈椎未分节（先天性融合），常伴斜颈畸形；

4. Arnold-Chiari 畸形　即小脑扁桃体下疝畸形；两侧的小脑扁桃体向下延长，疝过枕骨大孔，贴附于延髓与寰椎平面的颈脊髓背面，甚至下延到 C_4、C_5 平面，有时可伴发脊髓空洞症（图 5-2-1-2-2、3）。

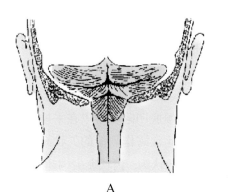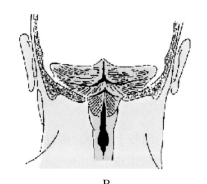

A　　　　　　　　　　　　B

图 5-2-1-2-2　Arnold-Chiari 畸形分型示意图（A、B）
A. Ⅰ型畸形；B. Ⅱ型畸形

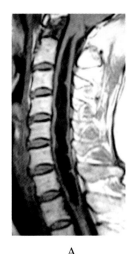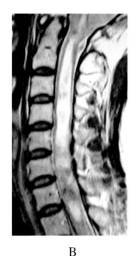

A　　　　　　　　　　　　B

图 5-2-1-2-3　临床举例　Arnold-Chiari 畸形合并脊髓空洞 MR 表现（A、B）
A. MR 矢状位 T_1 加权相；B. MR 矢状位 T_2 加权相

（二）继发性

较少见。可见于佝偻病、骨质软化症、成骨不全、甲状旁腺功能亢进症、类风湿性关节炎及畸形性骨炎（Paget 病）等。在疾病进展期中，松软的骨质受重力影响而发生此畸形。畸形性骨炎伴颅底凹陷者常呈进行性加重。

三、颅底凹陷症临床症状

（一）概述

视畸形的程度不同其差异较大，大多数病例在成年后始出临床症状，病情缓慢发展。合并寰枢椎不稳定者，轻微外伤可导致症状的急剧加重。

（二）外观

其特征为颈项短而粗，后发际降低。约 1/2病例伴有斜颈，并会发生面颊不对称及蹼状颈等畸形。合并寰枢椎不稳定者则出现枕颈区疼痛及颈椎活动受限等症状。

（三）后组颅神经症状

【舌咽神经受累】

舌后 1/3 味觉及咽部感觉障碍，咽喉肌运动不良；

【迷走神经受累】

不能上提软腭，吞咽困难，进流质饮食时呛咳，声嘶，鼻音重；

【副神经受累】

胸锁乳突肌和斜方肌瘫痪；

【舌下神经受累】

舌肌萎缩、舌运动障碍。

（四）其他症状

【小脑症状】

步态不稳、共济失调、眼球震颤、辨距不良等；

【延脊髓受压症状】

表现为轻重不一的四肢上级神经源性瘫痪，甚至括约肌功能障碍和呼吸困难；

【椎动脉供血不足症状】

突发眩晕、视力障碍、恶心呕吐等，并可能多次反复发作；

【颅内压增高症状】

表现为头痛、喷射状呕吐、视乳头水肿等，且多在晚期出现。

四、颅底凹陷症影像学检查

（一）X 线、CT 及 MR 检查

【概况】

其是本病诊断的主要依据之一。X 线平片观察可见到枕骨斜坡上升，后颅凹变浅，寰椎紧贴枕骨（图 5-2-1-2-4）。并可能存在其他发育异常，如寰椎后弓隐裂及枕寰融合等。有可能伴发寰枢椎脱位。

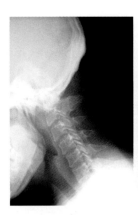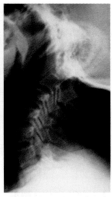

A   B

图 5-2-1-2-4　颅底凹陷征颈椎屈伸位 X 线所见（A、B）

X 线侧位片显示枕骨斜坡上升，齿状突升高，寰椎与枕骨融合且已近消失　A. 屈曲位片；B. 仰伸位片

【X 线片上测量】

颅底凹陷者齿状突高耸，测量齿状突升高程度有多种方法，现介绍几种最常用的测量法。

1. Chamberlain 线（暂定名为腭孔线）测量　在端正的颅骨侧位片上，从硬腭后极背侧唇，到枕骨大孔后缘的上唇，作一连线。正常者此线经过齿状突尖端之上，枕骨大孔前缘之下（图 5-2-1-2-5）。由于在颅底凹陷者难以在平片上识别枕骨大孔后缘，因此常需作侧位的矢状面中线断层摄影供测量。一般认为，齿状突尖端超过此线 3mm 为颅底凹陷。

2. McGregor 线（暂定名为腭枕线）测量　从硬腭到枕骨鳞部最低点的连线（见图 5-2-1-2-5），因易于判定，故而临床上更常用。McGregor 认为齿状突尖超过此线 4.5mm 为病理状态，另有人提出超过 7mm 或 9mm 为颅底凹陷。

3. 乳突连线（Metzger 线）　在颅骨正位片上，作双侧乳突尖端的连线，正常此线恰经过齿状突顶点（图 5-2-1-2-6）。齿状突高出此线 1~2mm 即为不正常。

4. 二腹肌沟线（Fischgold 线）　亦在正位片上测量，为双侧二腹肌沟之连线（见图 5-2-1-2-6），此线与齿状突顶点之距离应大于 10mm，小于 10mm 为不正常。

【其他】

此外，冠状面或矢状面断层摄影可见到枕骨大孔周围骨质上移与内翻。蛛网膜下腔造影可了解枕骨大孔区压迫的性质和范围。

【CT 和 MR 检查】

均有助于诊断，尤其是与 X 线平片对比观察更为清晰（图 5-2-1-2-7）。

（二）其他检查

【CTM】

对颅底凹陷症的病理解剖状态十分清晰，尤其是三维重建之扫描图像更为清晰。

【MRS】

常规 MR 检查有利于对软组织（尤其是枕大孔上下之神经组织）及硬膜囊图像显现，此对手术方式的选择及术中意外的判定至关重要（图 5-2-1-2-8）。但脊髓水成像（MRS）技术更可清楚地显示颈髓上下、左右受压状态、部位及程度。

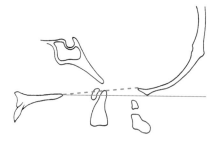
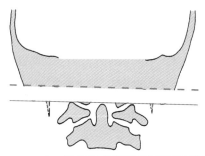

图 5-2-1-2-5　齿状突升高程度测量侧方观示意图
实线：McGregor 线；虚线：Chamberlain 线

图 5-2-1-2-6　齿状突升高程度测量冠状面观示意图
实线：Metzger 线；虚线：Fischgoldr 线

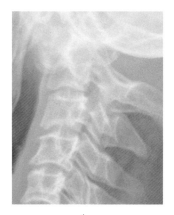
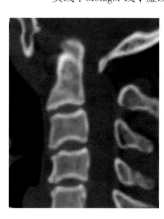

A　　　　　　　　　　　　　　B

图 5-2-1-2-7　临床举例　颅底凹陷症 X 线与 CT 扫描对比观察（A、B）
A. 侧位 X 线；B.CT 三维重建

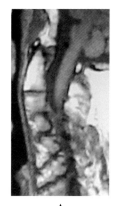
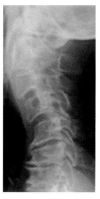

A　　　　　　　　　　　　　　B

图 5-2-1-2-8　临床举例　颅底凹陷症 MR 及 X 线所见（A、B）
A. MR 矢状位观；B. 同一病例 X 线侧位观

五、颅底凹陷症诊断

依据临床检查及影像学所见均无困难。

六、颅底凹陷症鉴别诊断

颅底凹陷症需与颈椎病、寰枢关节脱位、枕骨大孔区和上颈段肿瘤、脊髓空洞症及侧索硬化症等相区别。虽颅底凹陷症患者常合并多种发育畸形，但不应单以枕颈区其他畸形（如扁平颅底、枕寰融合等）的存在而判定颅底凹陷。

七、颅底凹陷症治疗

（一）非手术疗法

颅底凹陷症是一种渐进性的疾病，可导致渐进性的神经功能缺陷甚至死亡。部分患者没有神经功能障碍表现且不伴有延脊髓结构明显受压的轻度颅底凹陷患者可以进行临床及影像学随访。但若发现病情进展、出现神经系统受压症状的证据，则为手术治疗的指征。

（二）手术疗法

【手术目的】

对枕颈区畸形行手术治疗的目的是：

1. 神经系统的减压；

2. 重建寰枢关节稳定性；

3. 建立正常脑脊液循环通道。

因此，骨科医师常需与神经外科医师共商治疗方案。

【病例选择】

主要用于以下病例。

1. 颅底凹陷而未合并寰枢椎不稳定者，若有延脊髓受压与后组颅神经症状存在，宜行枕肌下减压术。

2. 合并颅内高压症状者，常有蛛网膜粘连及其他脑部畸形（如少见的 Dandy-Walker 畸形，即第四脑室极度扩大），宜请神经外科处理。

3. 若以寰枢椎不稳定或脱位引起的延脊髓受压或椎动脉供血不足症状为主，对寰枢椎不稳定患者可试用外固定，即颈围或头—颈—胸石膏数周，对寰枢椎脱位患者宜试用牵引，即 Glisson 牵引或颅骨牵引数周。若四肢神经症状减轻或消失，证明寰枢关节脱位为发生症状的原因，则应针对此治疗，可行枕颈融合术。若脱位不能整复，或脊髓受压症状仍存在，宜采用枕骨大孔后缘与寰椎后弓切除减压术。是否需同时切开硬脑（脊）膜减压或行枕颈融合术（图 5-2-1-2-9），将讨论于后。对神经症状明显者，当前仍主张行枕 - 颈融合固定术（图 5-2-1-2-10）。对伴有颈椎畸形并已引起神经症状者，则以症状部位为主施术（图 5-2-1-2-11）。上述手术既能获得彻底减压，又可获得椎节的稳定。

亦可采取经口手术途径对寰 - 枢前方的软组织行松解术，对轻、中度寰 - 枢前脱位者疗效颇佳（图 5-2-1-2-12）。

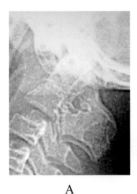 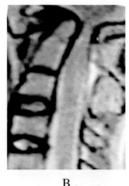 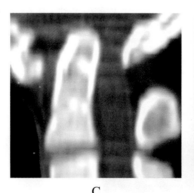 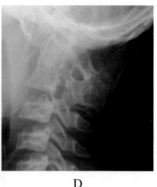

| A | B | C | D |

图 5-2-1-2-9　临床举例　颅底凹陷症枕骨大孔后缘与寰椎后弓切除减压
+ 枕骨瓣翻转 + 自体髂骨植骨融合术（A~D）
A. 术前侧位 X 线片；B. 术前 MR；C. 术前 CT 三维重建；D. 减压后枕骨瓣翻转及自体髂骨植骨融合

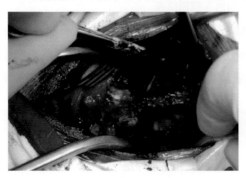 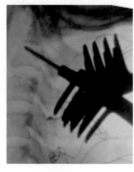 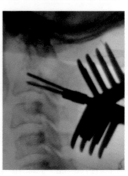

| A | B | C |

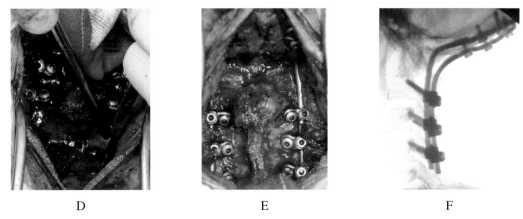

D E F

图 5-2-1-2-10 临床举例 女性，43 岁，减压后行枕颈融合固定术（A~F）

A. 显露枕颈后结构；B. C_2 后方引入椎弓根钉导针；C. 双侧均引入导针透视显示位置正确；D. 旋入椎弓根钉；
E. 不断扩大固定范围；F. 放置固定杆，并适度撑开，两侧放置碎骨块，C– 臂透视检查对位，侧位观

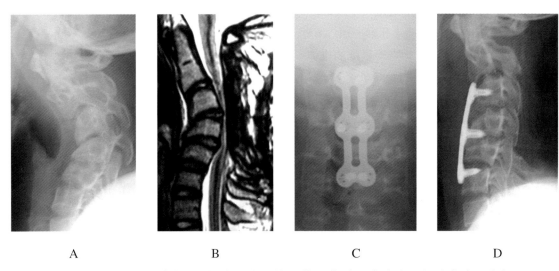

A B C D

图 5-2-1-2-11 临床举例 颅底凹陷症伴颈椎屈曲畸形（外院已行后路减压术）
行颈前路致压椎节减压固定术（A~D）

A. 术前 X 线侧位片显示颈椎后凸畸形；B. 术前 MR 矢状位显示 C_3~C_4、C_4~C_5 及 C_5~C_6 硬膜囊受压明显；
C、D. 颈椎前路减压 + 植骨 + 钛板固定术后正侧位 X 线片

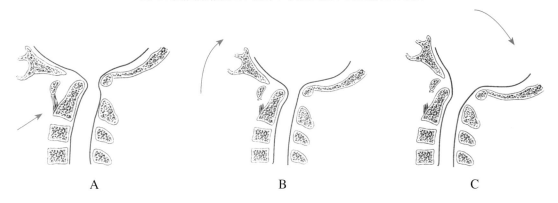

A B C

图 5-2-1-2-12 经口入路寰 - 枢前方软组织松解术示意图（A~C）
A. 松解前状态；B. 松解后开始复位；C. 轻轻向后、向上牵引即可获得理想复位

第三节　枕骨–寰椎先天性融合畸形

先天性枕寰融合即在胎生时寰椎枕骨化，是指寰椎和枕骨在胚胎发育过程中未能如期分离而形成各自的解剖形态。

一、枕骨–寰椎先天性融合畸形病理变化

寰椎枕骨化是一种枕寰椎联合畸形（图5-2-1-1-5）。正常寰椎由枕骨节远侧的一半和第一颈骨节近侧的一半合成枢椎的齿状突，相当于寰椎的椎体。当枕寰融合时，其前弓、后弓与枕骨大孔边缘相连、呈完全性融合；也可为部分性融合，表现为其前弓与枕骨大孔融合而后弓呈部分融合或不融合。在胚胎发生和发育过程中，枕骨胚节下端与寰椎骨节近端之间未能分化分离，形成一体。往往是枢椎的齿状突取代了寰椎的体部。由于这种发育异常导致上颈椎一系列相关的畸形发生。寰椎与枕骨分节不全，即通常将其称之为寰椎枕骨化，其发生率为0.1% ~ 2%。

病理特点表现在枕骨和寰椎之间，虽然可能保留某种关节，甚至残存关节囊结构，但两者已丧失了正常的相互运动功能。当寰椎后弓与枕骨大孔相融合时，常常因寰椎后弓内陷而致其前方延髓和脊髓遭受压迫。有时，寰椎后弓边缘向椎管内翻转，加剧了该部椎管狭窄，如果向外后翻卷则对脊髓压迫相对较轻。

寰椎枕骨化处，由于长期对后寰枕膜的压迫，可形成半环状坚韧的纤维束带，当后弓和枕骨大孔后缘切除时，可见其明显压迹。

二、枕骨–寰椎先天性融合畸形病理解剖

寰椎枕骨化根据其畸形解剖特点分为两种。

（一）完全性枕寰分节不全

即寰椎前弓、后弓与枕骨大孔边缘相连。

（二）部分性枕寰分节不全

即前弓融合，后弓分离，一侧枕骨髁与寰椎上关节面融合，而另一侧不融合。寰椎枕骨化可能合并颅底扁平或颅底凹陷。因此，寰椎与枕大孔融合的部位可能呈外翻式（图5-2-1-3-1），也有寰椎后弓陷入枕骨大孔呈内翻式融合（图5-2-1-3-2），造成枕骨大孔严重狭窄。

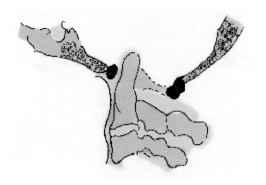

图 5-3-1-3-1　寰椎与枕骨大孔外翻式融合示意图

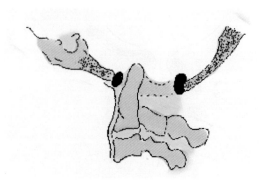

图 5-3-1-3-2　寰椎与枕骨呈内翻式融合示意图

三、枕骨-寰椎先天性融合畸形临床表现

儿童由于对自身症状缺乏准确的表达，因此在询问病史时尤应细致和耐心。

神经系统检查是了解枕颈部畸形及不稳对颈髓压迫的情况，主要有下述几种表现类型。

（一）单纯颈髓压迫症

有轻重之分，轻者运动自如，行动不受任何限制；重者仅存有部分运动功能，深反射活跃和亢进，锥体束征阳性，肌张力增高，阵挛明显。

（二）单纯上颈神经根压迫症

如枕大神经、耳大神经压迫或刺激等，其分布区域疼痛，麻木或感觉过敏。

（三）颈髓压迫合并小脑症状

既有脊髓压迫的症状和体征，又有以共济失调为主要表现的小脑受压症状。

（四）颈髓压迫合并脑神经症状

尤其是舌下神经和副神经损害。临床表现脊髓压迫症，发音不清，语言不畅及胸锁乳突肌萎缩、无力等。

（五）枕骨大孔区综合征

包括颈脊髓、上颈神经根、后四组脑神经（舌咽神经、迷走神经、舌下和副神经）及小脑都有压迫或损害。这种神经损害，多半与颅底扁平、颅底凹陷及上颈椎其他结构畸形共存。

四、枕骨-寰椎先天性融合畸形诊断

由于该部畸形导致神经系统症状和体征复杂、多变，临床上确诊有一定困难。为确定诊断，必须作进一步针对性检查，包括下述各项。

（一）X线检查

【常规X线片】

常规拍摄含头颅在内的颈椎正侧位X线片，认真观察枕寰枢椎的解剖形态有无异常影像。

【断层摄片】

可较清晰地显示颅底、寰枢椎和齿状突的形态、位置及其相互关系，尤其对齿状突畸形几乎百分之百得以确诊。

【动力性摄片】

可以从动态影像变化了解上颈椎畸形及其稳定程度，但对于脊髓压迫严重者和全身情况较差者不宜进行。如果必须的话，应由医师陪同进行。摄片时由患者自己作伸屈活动，不能施加外力，以避免加重脊髓损伤。

（二）CT扫描

尤其是三维重建，可清楚显示骨性畸形，以及与相邻结构的关系，对手术方式的选择有指导意义。

（三）MR检查

除了解畸形程度外，主要对合并有延髓受压者，可显示延髓受压部位程度，以及脊髓内信号改变，可决定脊髓减压部位（图5-2-1-3-3）。

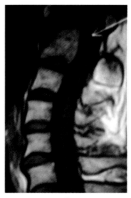
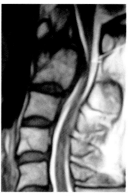

A   B

图5-2-1-3-3　临床举例　枕寰先天融合MR表现（A、B）
A.颈椎矢状位 T_1 加权成像；B.颈椎矢状位 T_2 加权成像

五、枕骨–寰椎先天性融合畸形治疗原则

无临床症状和体征或轻微者，不需手术治疗。有神经压迫症状者，症状呈进展趋势或已影响患者正常生活者需要手术治疗。手术方式的选择主要取决于致压位置。枕颈畸形对脊髓的压迫可能来自前方，也可能来自后方。但对于齿状突畸形合并寰枢椎不稳者，绝大多数寰椎向前脱位，若后方寰椎枕骨化，则枕大孔后缘也是极为重要的致压物。

有笔者认为采取单纯后结构切除减压而不施行任何稳定措施也可获得较满意效果。但多数作者认为这种发育性畸形本身是无法通过外科治疗恢复正常的解剖结构的。基于上述观点，应用寰椎后弓和枕骨大孔后缘切除广泛减压与枕颈融合两部分联合手术技术，具有减压和稳定的双重作用。寰椎后弓切除和枕骨骨瓣翻转植骨融合术，对于单纯齿状突畸形或骨折合并寰枢椎不稳者有明显效果。但对于多种畸形并存，尤其合并颅底凹陷、寰椎枕骨化或者枕骨大孔狭窄者，由于其对颈脊髓压迫是多因素的，尤其枕大孔后缘为重要致压物，采用单纯枕颈融合术则不能达到预期的治疗效果。

在枕骨大孔减压的程序上，采用枕骨粗隆正中线旁即枕骨鳞部钻孔或用小型锐凿先凿一洞，然后用冲击式咬骨钳向枕大孔方向扩延，最后切除枕大孔后缘或枕骨化的寰椎后弓。值得注意的是，如果寰椎向前脱位，后弓深在，往往向硬膜囊压陷，事先必须充分游离才能予以切除。减压后，枕骨大孔后缘两侧如仍有压迫，则宜以尖喙状咬骨钳去除之，使之减压边缘呈圆钝状。此外，后寰枕膜由于长期受压迫可能形成环形束带勒紧硬膜，应作纵形或 Y 形切开以扩大减压作用。

关于植骨融合问题，对于这种复杂畸形，即使移位的寰椎获得复位，但因其上方枕大孔压迫尚未解决，故仅行寰枢椎融合术是不足的。因此必须切除所有致压物，枕骨大孔扩大后，植骨部较高，但只要在枕大孔上方 2.0cm 处凿割骨槽，使移植骨条植入，其下端与第 2 颈椎棘突基底部豁口相嵌，即可使植骨条相当稳定。

第四节　寰–枢关节先天畸形性脱位

一、寰–枢关节先天畸形性脱位概述

寰 - 枢关节脱位在临床上以外伤性者多见，其中因有枕颈区先天性畸形存在，以致继发的寰枢关节脱位称为先天畸形性脱位，其症状常在少年以后或成年发生，并有其特点。

二、寰–枢关节先天畸形性脱位病因

本组畸形主要由以下四组先天发育性病变组成，分述于后。

（一）枕骨 – 寰椎先天性融合

本病十分罕见（图 5-2-1-1-5）。由于缺少了枕寰关节，导致寰枢关节代偿性活动加大，累积性劳损将使寰枢之间的所有韧带和关节囊松弛，从而发生寰枢关节不稳定，或在较轻微的外力下发生脱位并常呈进行性加重。部分患者还合并第 2、第 3 颈椎融合，使发生寰枢关节脱位的可能性更为加大。

（二）颅底凹陷

颅底凹陷症患者虽然有枕寰关节存在，其活动范围亦受到畸形骨质的限制，尤其合并寰椎枕骨化的部分患者。Garcin 等复习文献搜集枕颈区畸形 115 例，其中单纯颅底凹陷者 41 例，单纯寰椎枕骨化者 30 例，其他则合并两种以上畸形；确诊寰枢关节脱位者 15 例，但未分析寰枢椎不稳定

的发生率。

（三）齿状突发育不良

齿状突缺如者丧失了寰椎横韧带与齿状突相互扣锁的稳定关系。齿状突与枢椎体未融合者齿状突随寰椎移动，横韧带也不能起到稳定寰枢椎作用（图5-2-1-4-1）。因此，其他韧带结构如翼状韧带及关节囊等的负荷加重，久之发生松弛而导致脱位。

因齿状突缺失或发育不全所引起的畸形分型各家意见不一，目前多选用的为三型或五型分类法（图5-2-1-5-3~5）。

（四）Klippel-Feil综合征

若枢椎和其下相连的几个颈椎发生了先天性融合伴有斜颈畸形，寰枢关节负荷加大，亦可发生慢性脱位。

三、寰-枢关节先天畸形性脱位诊断

本病之诊断一般多无困难，主要依据寰枢关节不稳定或脱位的临床表现，X线、CT、MR等影像学检查。先天畸形性脱位应与外伤性脱位、自发性脱位及病理性脱位区别。只要认真地加以检查，一般不难鉴别。

四、寰-枢关节先天畸形性脱位治疗原则与要求

一般按以下具体情况处理。

（一）一般病例

枕颈区先天性畸形患者发生枕颈区疼痛，过伸过屈位片发现寰枢关节不稳定，应立即采用颈托保护。外固定数月后作应力照片，仍见寰椎在枢椎之上滑移者应行融合术；除齿状突发育不良者可行寰枢融合术（图5-2-1-4-2）外，一般以枕颈融合术为妥（图5-2-1-4-3）。

（二）寰枢关节先天畸形性外伤脱位

视病情而定，对外伤性病例，可在颅骨牵引复位后行寰枢椎融合术（见图5-2-1-4-2），以求椎节稳定保护脊髓。若整复后仅以外固定治疗，则脱位难免复发，这是因为韧带结构的陈旧性损伤不可能得到完全修复而重建寰枢间的稳定性。对先天性畸形者，治疗难度较大，且手术种类视畸形特点而定，齿状突缺如（含不全性缺如）者，如伴有椎节不稳和神经刺激及压迫症状者，则需手术治疗（图5-2-1-4-4）。对枕颈畸形引发颈髓受压者，则多取后方入路松解及固定，尤其是压力主要来源于颈髓后方者（图5-2-1-4-5）。

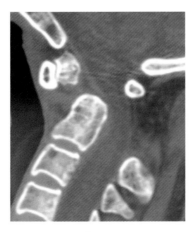
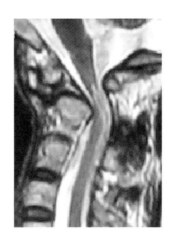

A　　　　　　　　　　　　B

图5-2-1-4-1　临床举例　寰枢椎先天性脱位（A、B）
A. CT矢状位重建；B. MR T_2加权成像

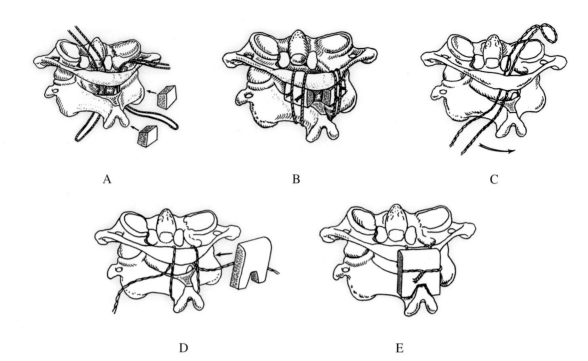

图 5-2-1-4-2　寰 - 枢椎后弓间植骨融合术示意图（A~E）

A、B. 后路寰 – 枢椎间植骨融合术；C~E. 改良 Brooks 寰枢椎融合术

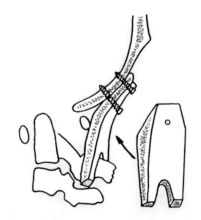

图 5-2-1-4-3　枕 - 寰 - 枢椎融合示意图

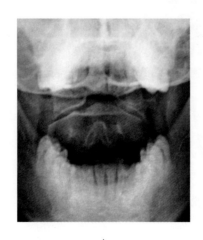
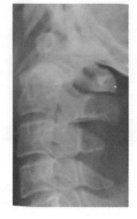
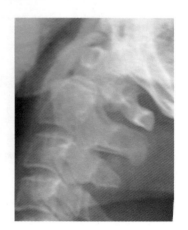

A　　　　　　　　B　　　　　　　　C

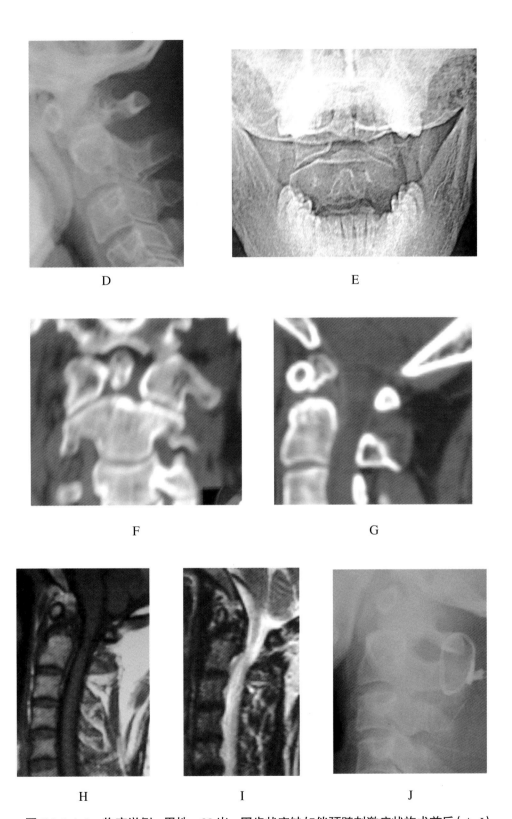

图 5-2-1-4-4　临床举例　男性，39 岁，因齿状突缺如伴颈髓刺激症状施术前后（A~J）

A、B. 术前正（开口）位及侧位 X 线片；C、D. 上颈椎伸屈动力位片显示寰枢椎不稳及半脱位征；

E. 颈椎正位断层片所见；F、G. 颈椎 CT 正侧位扫描所见，显示齿状突发育不全（大部缺失）；

H、I. 颈段 MR 矢状位，T_1、T_2 加权，显示上颈髓受压征；J. 寰枢椎复位及钛镄内固定后 X 线侧位片

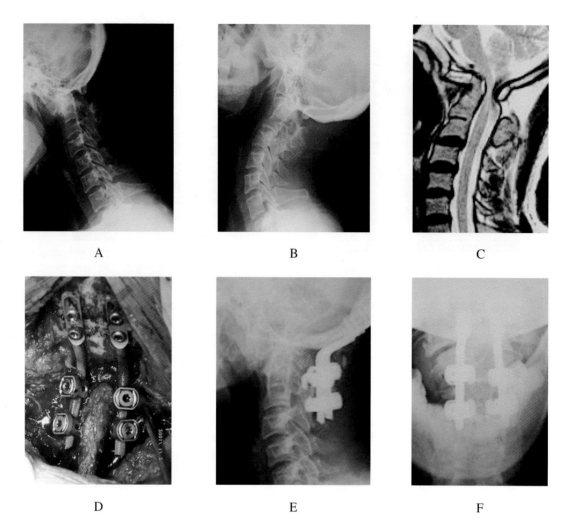

A

B

C

D

E

F

图 5-2-1-4-5　临床举例　枕颈畸形伴颅底凹陷及 C_1 枕骨化后路手术（A~F）

A、B. 术前颈椎过屈、过伸侧位片；C. MR 矢状位显示枕颈畸形、寰椎枕骨化，伴寰椎前脱位及脊髓受压征；

D. 术中照片；E、F. 局部松解 + 枕颈融合术后正侧位 X 线片

（三）对难复性寰枢关节脱位伴脊髓高位受压病例

一般采用枕骨大孔后缘和寰椎后弓切除术治疗。若为齿状突骨折或齿状突缺如伴寰椎向前移位，脊髓受压于枢椎椎体后上缘和寰椎后弓之间，切除寰椎后弓之后硬脊膜向后膨出，可达到预期的减压效果。但在枕颈区畸形患者，其齿状突常完整而高耸，其枢椎向后旋转将使齿状突向后倾倒，脊髓被夹在齿状突尖端和枕骨大孔后缘及寰椎后弓之间。后方减压不能解除齿状突对脊髓腹侧的严重压迫。而且硬脑膜与颅骨内膜合为一层紧贴在颅骨内面（不同于硬脊膜），是不能自由膨胀或移位的；手术虽切除了枕骨大孔后缘的骨质，硬脑膜仍然像约束带样，维持着原枕骨大孔后缘的压迫状态。因此，常需切开硬脑膜和硬脊膜才能达到彻底减压的目的，并使蛛网膜下腔与枕颈部肌层相交通，此又称为枕肌下减压术（图 5-2-1-4-6）。同时可考虑行枕颈融合术。术后需用颈围保护或可考虑经前路与上颈椎融合术。

对枕大孔减压务必小心，可用特制薄型椎板咬骨钳逐小块、逐小块切除；减压后视内固定方式需要，可在边缘处钻孔用于钛镱或钢丝穿过（图 5-2-1-4-7）。

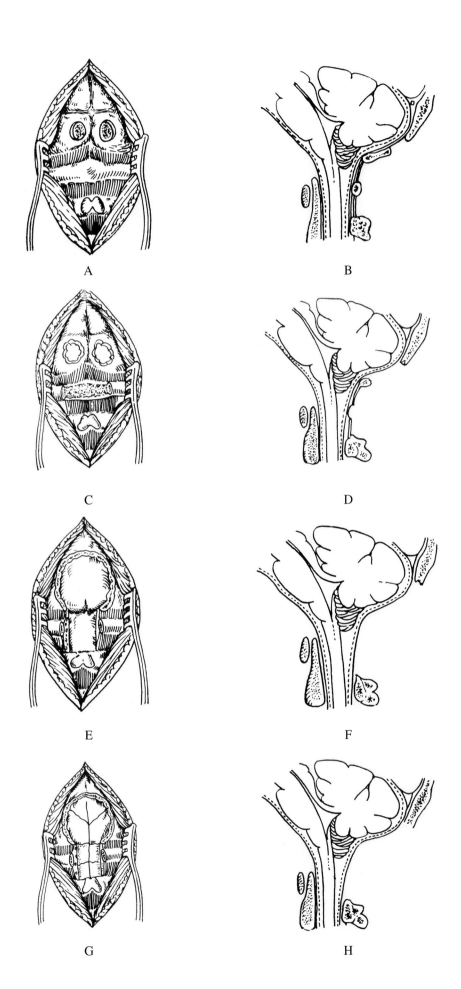

A

B

C

D

E

F

G

H

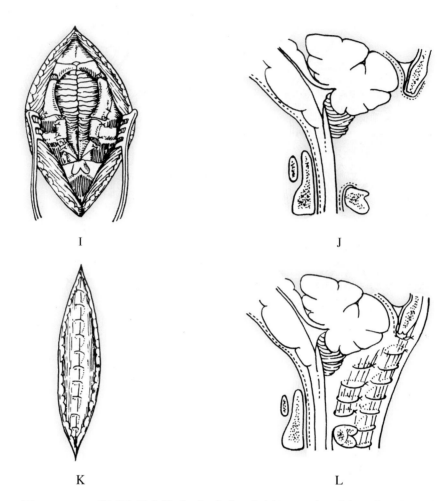

I   J

K   L

图 5-2-1-4-6 颅后窝及寰椎后弓切除减压术（枕肌下减压术）示意图（A~L）

A、B. 于枕骨两侧钻孔，直达硬膜（正侧面观）；C、D. 扩大钻孔范围，并同时咬除寰椎后弓中段外板（正侧面观）；
E、F. 扩大枕骨切骨范围，小心切除寰枕及寰枢后膜正侧位观；G、H. 放射状切开硬脑膜、硬脊膜及蛛网膜（正侧面观）；
I、J. 将硬膜囊及硬脊膜外翻，缝至邻近肌肉或骨膜上（正侧面观）；
K、L. 仔细止血后，将两侧颈项肌等严密缝合，一般 2~3 层（正侧面观）

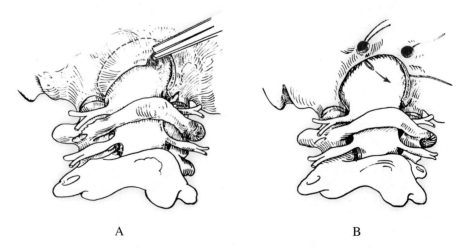

A   B

图 5-2-1-4-7 枕大孔扩大术示意图（A、B）

A. 用特制之薄型椎板咬骨钳逐小块咬除枕大孔边缘骨质；B. 再在切骨上方钻孔用于钛镙（或钢丝）穿过

（四）经口腔行齿状突切除术

对难复性脱位患者，设法解除齿状突对延脊髓腹侧压迫是获得恢复的唯一方法，值得探索，但手术难度极大。

（五）寰–枢椎前路融合术

手术方法见后附。

（六）齿状突内固定术

手术方法见后附。

五、经口腔或切开下颌骨的上颈椎前路手术

（一）概述

此类手术难以广泛开展，不仅由于手术难度大，技术要求高，且手术途径需通过污染区的口腔。因此，主要用于咽后部脓肿患者，而对实施切开复位及致压骨（齿状突）切除术顾虑较多。

（二）手术适应证

【枕颈畸形所致延髓压迫症】

主要是从前方切除压迫延髓的齿状突；

【上颈椎前方肿瘤】

指 C_{2-3} 椎节前方骨质或软组织内肿瘤；

【炎性脓肿】

以上颈段结核及化脓性感染为多见；

【齿状突骨折】

可通过前方行开放复位及内固定术；

【枕颈或寰枢不稳】

少数病例亦可选择前方植骨融合术。

（三）手术准备、体位及麻醉

【术前准备】

按口腔内手术常规进行准备。

【体位及麻醉】

一般取仰卧位，并酌情选用 Halo-装置、颅骨牵引或带头石膏床。麻醉多选用局部喷雾加局部麻醉或气管切开插管全麻。

【显露咽后壁】

一般病例选用口腔拧开器先将口腔撑开，用丝线缝穿悬雍垂及双侧软腭，并向上牵引以充分显示咽后壁。对操作复杂、难度较大的术式，亦可于骨膜下将下颌骨自中部劈开，并向两侧牵引。后者手术视野明显大于前者，但手术损伤亦大，非必要时，一般不需此种操作（图 5-2-1-4-8）。

（四）各种手术操作

【脓肿切开引流术】

此为最简单之术式。先于脓肿之最高点穿刺，证明脓液后，用于纱布将上下两端的鼻咽及咽喉部通道填塞，以防脓汁流入引起污染。之后顺穿刺针眼用尖刀将脓肿前壁纵向切开（0.3~0.6cm），并立即用吸引器将脓液吸净，直至不再有脓液流出为止，同时用冰等渗氯化钠注射液反复冲洗局部。引流完毕后，用可吸收线缝合咽后壁（图 5-2-1-4-9）。

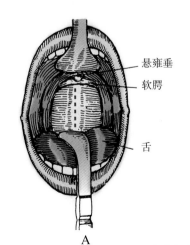 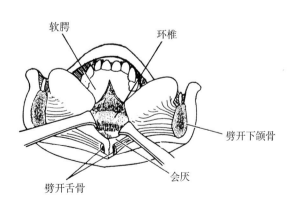

图 5-2-1-4-8　经口腔或切断下颌骨显露上颈椎的入路示意图（A、B）

A. 经口腔咽后壁入路；B. 劈开下颌骨入路

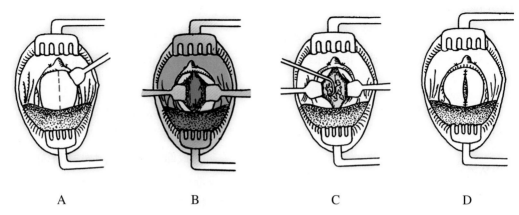

图 5-2-1-4-9 经口腔入路脓肿切开引流术示意图（A~D）
A. 咽后壁切口；B. 显露脓肿部位；C. 清除脓肿组织；D. 缝合咽后壁

【脓肿引流加死骨刮除术】

即在前者基础上，选用不同大小及角度的刮匙将深部的坏死骨质及肉芽组织等一并刮除。因延髓位于后方，故操作时务必掌握分寸，切勿直接或间接（通过死骨块）撞击脊髓组织。

【齿状突切除术】

多在手术显微镜或手术放大眼镜下操作。首先用手指触及寰椎前结节，以此为中点纵向切开咽后壁软组织，电凝或冰等渗氯化钠注射液止血，再用较窄之锐性骨膜器将椎前软组织向两侧剥离，直达显露寰椎前弓及 C_2 椎体上部。之后可用高速电钻先将寰椎前弓切除 1.5~2.0cm 一段，将齿状突直接暴露于术野中（亦可选用尖嘴咬骨钳切除寰椎前弓），之后再以同法或锐性角度刮匙切除齿状突，并显露前凸之后纵韧带，即表明已达减压目的。

【其他病变及肿瘤切除术】

与前者操作基本相似，显露上颈椎前方骨质后，视病变所在部位不同首先切除前方骨质，再将病变部分刮除或切除，冲洗干净后局部多需充填植骨块行融合术（图 5-2-1-4-10）。

【寰 – 枢椎前路融合术】

前路枕寰融合从理论上讲可以探讨，但临床多采取后路术式（见图 5-2-1-4-3）为安全、有效，且手术视野较好。因此，前路寰 - 枢融合术应按前法显露、分离、松解椎前软组织，使寰枢椎关节暴露于术野中部。之后用高速电钻或其他器械将两侧寰枢椎间关节处各切除 0.6cm×0.8cm×0.8cm~

0.8cm×0.8cm×1.0cm（深×高×宽），而后取相应大小的自体髂骨嵌入之（图 5-2-1-4-11）。亦可用小螺丝钉将骨块固定至 C_2 椎体上方。此种术式较经颈部操作者为方便，但感染率亦高。

【经口齿状突单钉或双钉内固定术】

对齿状突骨折、复位满意者，亦可经口入路以螺钉固定之。此时主要暴露寰枢关节及枢椎椎体前方骨质，以便选择螺钉入口位置及便于操作。用作内固定的螺钉一般为细长型，1~2 枚均可，唯前者抗旋转作用较差（图 5-2-1-4-12、13）；目前多选用双枚螺钉固定（图 5-2-1-4-14）。

既往的经口咽前路寰枢椎钛板，如 Harms 钛板、Kandziora 改良的 SAASL 钛板，均只有固定作用，没有复位作用，适用于可复性的寰枢椎脱位患者，而对于难复性的寰枢椎脱位患者，这些方法显得束手无策，往往需采用前路寰枢关节松解，再一期或二期行后路寰枢椎融合固定术，甚至枕颈融合术。国内尹庆水教授研发的 TARP 系统较为理想的解决了这一问题。

经口咽前路寰枢椎复位钛板（Transoral Atlantoaxial Reduction Plate, TARP）内固定术几乎适用于所有寰枢椎脱位，它同时所具有的固定和即时复位双重功能已显示了良好的临床疗效。

TARP 手术通常使用 Codman 口腔撑开器显露口咽部，沿中线纵行切开咽后壁 3~4cm，将头长肌和颈长肌向两侧牵开，显露寰枢椎前部结构和寰枢关节，清理形成的疤痕组织或骨痂，并切除侧块关

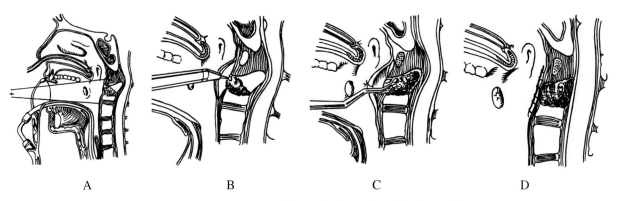

图 5-2-1-4-10　经口齿状突肿瘤切除术示意图（A~D）

A. 显露肿瘤部位；B. 磨除肿瘤前方骨皮质；C. 刮除肿瘤组织；D. 充填植骨块或骨替代物

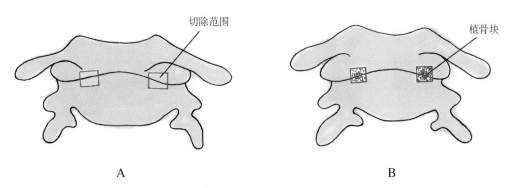

图 5-2-1-4-11　寰 - 枢椎前路融合术示意图（A、B）

A. 切除寰枢椎间关节；B. 自体骨块植骨融合

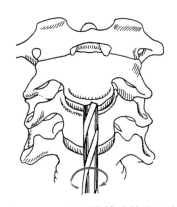

图 5-2-1-4-12　C_2 下缘钻头钻孔示意图

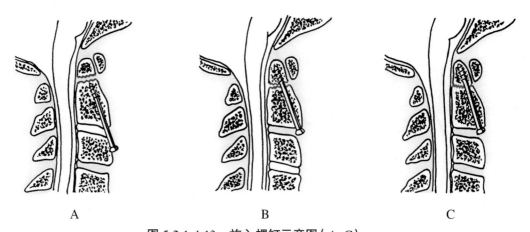

图 5-2-1-4-13　旋入螺钉示意图（A~C）
注意：螺纹必须完全进入齿状突上骨折段方可产生加压作用

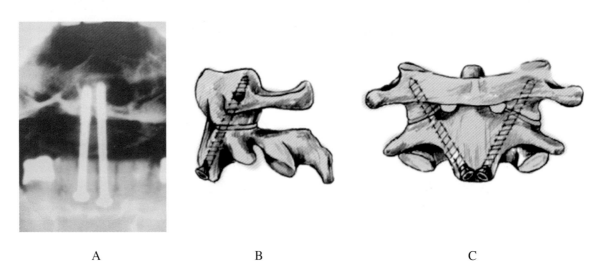

A	B	C

图 5-2-1-4-14　临床举例　齿状突骨折双钉固定术
A.X 线开口位照片，双钉靠拢；B、C.示意图，双钉分开状

节囊，高速磨钻打磨清除寰枢两侧关节面的关节软骨，必要时可同时磨除寰椎前弓和齿突。予以充分松解后，寰椎可有松动迹象，部分患者通过术中维持的颅骨牵引可获得部分复位。

用二枚螺钉将合适大小的钛合金钛板固定在寰椎两侧的侧块上，使其成为一个复合体。在枢椎椎体前面临时拧入一枚复位螺钉，使螺钉根部高出钛板表面 2~3mm，枢椎和临时固定螺钉成为另一个复合体，作为复位的支点。在维持头颅牵引的状态下，安装 TARP 复位器，通过其上臂向上持住钛板上方横梁，下臂向下持住枢椎上通过钛板滑槽的临时复位螺钉，撑开复位器上臂和下臂即可以将临时复位螺钉和钛板分开（临时复位螺钉可通过钛板的滑槽向下滑动），从而使向前下脱位的寰椎向上撑开。旋

转复位器上端的旋钮即可从前向后旋拧推进寰椎钛板复合体，直至将寰椎向后复位。对于有寰椎旋转移位的病例，可在钛板安装于寰椎侧块之后用剥离器"横向撬拨"寰椎钛板复合体，使其复位，并在维持此状态下通过钛板滑槽行枢椎椎体居中垂直钻孔，旋入临时复位螺钉，维持复位状态。

通过术中透视证实达到理想复位（必要时可行术中椎管造影证实椎管矢状径恢复），寰枢段颈髓减压满意后，用另两枚螺钉将钛板固定于枢椎并拧紧，然后去除枢椎前面的临时复位螺钉。通过四枚螺钉和钛板将寰椎和枢椎固定于复位状态，取自体髂骨从钛板窗内填充植入寰枢椎的两侧关节间隙。

用椎旁肌肉覆盖钛板，分两层缝合咽部肌肉和粘膜。

随着经口手术技巧的提高和对感染的有效控制，TARP 手术越来越受脊柱外科医生的青睐，2011 年推出的第三代 TARP 系统保持了第二代钛板前部的阶梯结构，以适合寰枢椎前部阶梯式解剖结构，确保了钛板和骨面的贴合，同时，第三代 TARP 系统将钛板的枢椎螺钉钉孔向上向内各移动了 1~2mm，钉道方向由向内改为向外向下，长度有 14~18mm 增至 26~32mm，即由枢椎椎体钉固定改为枢椎椎弓根钉或关节突钉固定。这些改良，使该系统较以往更具备优势，其特点主要有：钛板与复位器结合使用，能使松解、复位、减压、固定一气呵成，术中即时复位能达无创减压；逆向椎弓根钉置钉固定法较以往松质骨螺钉更坚强牢固，避免了松质骨螺钉再脱位并发症；钉板万向导钻和自锁机制设计使手术操作准确简单，钉板固定更加牢靠（图 5-2-1-4-15）。

TARP 手术的适应证主要是寰枢椎脱位，尤其是复杂的难复性寰枢椎脱位，例如已行后路减压手术效果不佳的寰枢椎脱位、寰椎后方结构异常的寰枢椎脱位、颅底凹陷症等颅脊交界区畸形所致的寰枢椎脱位、不可复性寰枢椎脱位和寰枢椎内固定术后失败需翻修的患者等。其禁忌证主要是：术野（口腔）局部的炎症（牙周炎、扁桃体炎）

是该手术的绝对禁忌证；老年性骨质疏松症属于相对禁忌证，慎行此手术；各种原因引起的张口困难者应改行经下颌骨劈开入路实施此手术。

（五）注意事项

此处解剖复杂、险要，因此在操作上务必注意避免各种误伤，一般是在牵引下施术为安全。同时应注意保持呼吸道通畅。

（六）术后处理

1. 按口腔及颈前路手术后常规处理；

2. 应用大剂量广谱抗生素；

3. 对颈椎不稳者，应加强外固定，包括颅骨牵引、Halo 及石膏床等制动；

4. 涉及颈髓的手术，应在术后 3~5d 内予以脱水剂。

六、枕骨骨瓣翻转自体髂骨移植枕颈融合术

（一）术前准备

常规预制包括头颈胸腹（背）的前后石膏床，并在石膏床内试卧数日，尤其俯卧适应最重要，为手术作准备。

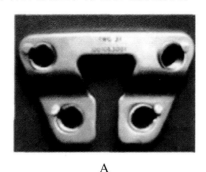

A

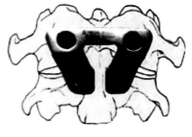

B

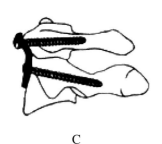

C

D

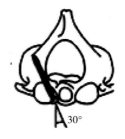

E

图 5-2-1-4-15　第三代 TARP 钢板及螺钉示意图（A~E）
A. 元件外形；B、C. 固定后正侧位观；D、E. 进钉角度（自尹庆水）

（二）体位与麻醉

【术中体位】

俯卧于石膏床内，颈部保持正中位。头颈部石膏下面略垫高。

【麻醉】

不能合作者考虑气管内插管全麻，为避免插管时颈椎过伸，一般用鼻腔插管。目前全身麻醉多用，也可采用局麻，使病人保持清醒，可避免手术误伤脊髓，并有利于术后处理。

（三）取髂骨

多数病例先在仰卧位取髂骨、通常为 $6cm \times 2cm \sim 6cm \times 3cm$。有时也在融合术中俯卧位时切取髂骨后嵴骨块。

（四）枕颈融合术

自枕骨后结节上方向下沿正中线作切口，下至 C_4 棘突。用锐刀在骨膜外切割剥离枕骨上肌肉，保留骨膜。暴露 $C_{2、3}$ 棘突和椎板，最后显露寰椎后弓。移位的寰椎后弓位置较深在，可紧贴枕骨大孔后缘。用刀剥离时不可用力加压和推按。仔细检查寰枢椎损伤和病变情况，并对脊髓遭致压迫情况作出判断。凡寰椎前移，后弓直陷伴脊髓压迫症状者，均需切除寰椎后弓。为避免震动，先用鼠齿钳钳住后弓结节或其一侧，使之固定不动，用尖头长颈双关节咬骨钳在距后弓结节的两侧各 1cm 处咬断。此弓扁而深，弓下安全空间很小，手术工具伸入后弓的前面，可能损伤脊髓，有时用有齿钳钳住后弓后 2/3，上下轻轻摇动鼠齿钳，即可断下来。观察硬膜搏动情况，若有瘢痕和束带形成，可将其切开或部分切除。于 C_2

椎板和棘突两侧用刮匙或骨凿制造粗糙面。自枕骨大孔后缘上方 6cm 处，即枕骨结节或稍下方枕结节两侧，用薄锐口骨刀向下凿制 1~1.2cm 宽的两条骨瓣，其厚度只限于枕骨外板，向下至枕骨大孔后缘上方 2~3cm 处，骨瓣长约 3~4cm。将两骨瓣缓慢向下翻转折曲，使骨瓣向下倾斜指向 C_2 椎板，保持骨瓣蒂部骨膜连续而不分离。将取下的长条形髂骨块自中间松质骨纵行劈开，将松质骨面贴于枕骨骨瓣的切面上，上端抵于骨瓣折曲的枕骨处，下端达 C_2 椎板和棘突两侧。修整骨块时余下的碎骨屑填于植骨条的两端。检查植骨与骨床接触是否紧密。助手用一手指按住植骨条，缝合深层肌肉将移植骨固定，再逐层缝合韧带、肌肉和皮下组织。创口内置半管橡皮引流条或负压引流管，24h 后拔出。近年来对植骨融合方法略加改进。只凿制一片枕骨骨瓣，移植骨板剪成条状植于椎板上。

（五）术后处理

术后即翻身仰卧石膏床上，用绷带上下扎紧，再翻转身体，去掉上面石膏床。常规用抗菌素 1~3d。若术中对脊髓有扰动，可用甲强龙和速尿静脉点滴 3~5d。一个月后可改用头颈胸石膏或继续卧石膏床 3~4 个月，摄 X 线片观察，如骨愈合不甚牢靠，应采用石膏颈围继续固定 2~3 个月。此术式融合后，远期效果良好（图 5-2-1-4-16）。

七、颈后路枕颈融合术螺钉-钛板内固定技术

（一）概况

在枕颈融合术方面，钛板螺钉内固定术较钛丝内固定提供了更为坚强的内固定，使术后外固定

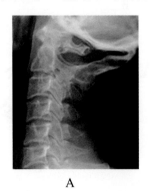 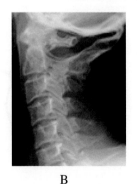 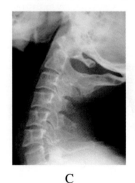

A   B   C

图 5-2-1-4-16　临床举例　枕骨骨瓣翻转自体髂骨移植枕颈融合术后 10 年（A~C）

A. 颈椎中立位 X 线侧位片；B. 颈椎前屈位 X 线侧位片；C. 颈椎仰伸位 X 线侧位片

的要求不再那么苛刻。除 C_1 后弓之外，钛板螺钉内固定无需像钛丝那样穿越椎管进行椎骨后结构捆扎。对植骨块的大小、形状、强度的要求降低，甚至可以采用碎骨植骨术。由于可以对内固定材料进行改良及塑形，对局部有大块骨缺损或者广泛性减压的患者，仍可进行内固定。

钛板螺钉内植物，在枕骨部需要插入至少二枚或二枚以上的皮质骨螺钉。对 C_1 椎骨的固定，可采用钛丝寰椎后弓结扎法或者 C_{1-2} 经关节间隙螺钉内固定，后者扩大了螺钉的固定范围使其延伸到寰枢椎关节，增加了内固定的稳定性。也可采用 C_2 椎弓根螺钉内固定法。C_3 以下的内固定，采用侧块螺钉内固定方法。

（二）体位、麻醉及显露

方法同前，枕部暴露宽度通常达到 5cm。

（三）术式

用试模测试枕部曲度固定的长度及螺钉钉孔位置，挑选相应的重建钛板，并根据试模型状进行预弯成型。枕部通常需固定三枚螺钉。

通常首先行 C_2 椎弓根螺钉固定术。为了安全其起见，应先暴露出 C_2 椎弓根。进针点在 C_2 椎板下缘经峡部嵴的矢状线处。适用直径 2mm 的克氏针，在套筒的保护引导下，调整进针角度，在 X 线透视下逐渐向前钻入，确保克氏针位于椎弓根内而没有穿破周围的皮质骨。通常情况下椎动脉位于 C_2 侧块的上外侧象限内由前向后走行，上述 C_2 椎弓根克氏针进针方向位于椎动脉的内下方。为除外椎动脉异常及其患者的个体变异因素，必要时须做上颈椎 CT 薄层扫描，以确保螺钉安全置入。

在 C_2 椎弓根用克氏针钻出导孔之后，采用直径 3.5mm 或 4mm 的丝锥攻丝，置入钛板拧入直径 3.5mm 或 4mm 的皮质骨螺钉固定。

通过钛板螺孔，在下颈椎行侧块螺钉内固定，详见颈椎后路侧块钛板内固定操作部分。经典的有 Magerl 及 Roy-Camille 侧块螺钉方法。有学者认为，对于青壮年，如骨质特别好，可不必钻透对侧皮质骨。钻孔完成后，选用直径 1mm 的细克氏针或者测深器探侧骨孔四周骨壁是否完整并测量其深度选用的螺钉要长 1~2mm。

对于枕骨部螺钉固定，可选用直径 2mm 的钻头逐渐钻入，直至穿透颅骨内板，小心操作防止钻入太深损伤静脉窦及脑组织，如有脑脊液漏，笔者在骨孔处填入骨碎片或者插入螺钉，未发生持续性脑脊液漏现象。

对枕骨寰椎后弓及其相应椎板进行去骨皮质，修成粗糙面，植入髂骨骨条或者在枕颈部植入整块髂骨。如有必要，可用钛丝借助钛板对植骨块进行固定。切除固定节段的椎间小关节软骨，植入松质骨片进行植骨融合。冲洗伤口逐层闭合。

术后处理与一般枕颈手术相似。硬性颈托固定 8~12 周或头颈胸石膏固定 3 个月。根据术中内固定的强度及骨愈合情况调整外固定时间。

枕颈内固定可采用单一钛板，但更多的是使用一组平行钛板。钛板可以预制成屈曲形状，但更多的是采用术中预弯，以此来适应枕颈部的解剖生理弧度。钛板在设计上差异很大，早期对钛板的描述包括 Roy-Camille 设计的角钛板，被运用于固定枕骨及上颈椎侧块；Heywood 描述的 "T" 形钛板，可用于从枕骨至 C_2 的棘突间固定。之后，Grob 设计的钛合金 "Y" 形钛板被运用于枕颈融合术中，钛质钛板可以不妨碍术后 MR 检查。将 "Y" 形钛板的正中固定于枕骨中央，寰枢经关节螺钉置入远侧 "Y" 形钛板的两臂，并对 33 例运用 "Y" 形钛板固定和 26 例运用钛丝捆绑术的患者分别进行了 50 个月和 24 个月的随访。比较结果显示：钛板组融合率可达 94%，而钛丝捆绑组仅 75%，说明行钛板及螺钉固定具有更好的固定、融合效果；并且减压后使得术前伴有神经系统症状者均得到明显神经功能恢复。

八、枕颈融合钉棒内固定术

（一）概况

近年来，随着对上颈椎生物力学研究的深入，新型上颈椎固定方法的不断出现，以及上颈椎侧块螺钉、椎弓根螺钉和 C_{1-2} 经关节螺钉技术的成熟，枕颈融合技术有了长足的发展。现代枕颈固定术主要包括两部分固定，即枕部固定和上颈部固定。枕部固定的各种技术都趋于以枕骨板螺钉固定，但上颈部的固定因所用材料的不同出现了多种固定方式：侧块螺钉技术、经 C_{1-2} 关节螺钉技术以及寰枢椎椎弓根螺钉技术等等。从而通过钛枕骨钢板-钉棒连接使得短节段枕颈部融合即可获得稳固内固定系统。另外，Synthes 近年来创造了由固定至 3.5m 钛棒上的 Cervifix 系统；由 Sofamor-Danek 发展而成的 Axis 钢板也具有与 Grob 描述的"Y"形钢板相同的正中主干。Cervifix 系统是用于枕骨至 T_4 脊柱后路固定的组配型张力带系统。在每个平面均可提供最确切的螺丝钉固定，并与可在固定棒上自由移动的各种锁扣（Clamp）相连。

（二）麻醉与体位

经鼻腔气管插管全麻，俯卧位，Mayfield 骨钳固定头颅，C-臂机透视下进行 C_{1-2} 复位，观看调整枕颈部生理曲线及颈椎生理弧度情况。

（三）术式

作枕颈部后正中切口，由枕外粗隆向下沿后正中线走行，按固定节段确定切口下缘。切开枕后肌肉、筋膜及项韧带并以加深切口。对椎旁肌肉组织作骨膜下剥离显露出枕骨、寰椎后弓、C_2 后方结构以及包括在融合范围内椎骨的关节侧块。如果需 C_{1-2} 经关节螺丝钉固定，必须暴露 C_2 两侧椎弓峡部及 C_{1-2} 关节间隙。

将枕骨钛板的正中固定于枕骨中央，枕部螺丝钉固定最佳位置在枕部颅骨近中线处，此处骨质最佳。硬膜撕裂及脑脊液外漏并不少见。一般处理方法为拧入螺丝钉或使用骨蜡。

通常首先行 C_2 椎弓根螺钉固定术，也可按 Magerl 方法，植入 C_{1-2} 经关节螺丝钉。如病情需

要长节段固定者，C_3 以下的内固定，采用侧块螺钉内固定方法。关节侧块螺丝钉固定按 Magerl 方法准备。详见颈椎后路侧块内固定操作部分。准确的螺丝钉固定可以避免损伤椎动脉及神经根，并可以提供较确实的螺丝钉固定。

将试模棒贴合枕颈部塑形，使其成合适的形状，上段略低于枕骨粗隆，下段通过 C_2、C_3 等关节侧块。使用折弯器按照试模棒的记忆形状对钛棒进行预弯成与试模棒一致，并按照固定节段的长短剪去多余部分，放置于上述位置作调整直至满意，将钛棒连接于各螺钉及枕骨板并将螺母锁紧。注意反复折弯会降低钛质的强度。

如有枕骨大孔后缘处脊髓受压，可对其进行边缘骨质咬除进行减压；寰椎前脱位脊髓受压迫者，对寰椎后弓切除进行减压。

枕骨板下方及枢椎棘突及椎板上方去皮质，将修剪合适大小带一侧皮质的髂骨块置于枕骨与枢椎间，并将植骨块的上部置入螺钉固定于枕骨。术后硬颈托保护 12 周。

后路枕骨板-侧块螺钉融合固定技术，简单、易行最为常用，但按照三柱理论侧块钢板仅固定了后柱，固定不够坚固。也有文献报道，侧块螺钉钢板固定不适用于骨质疏松以及需要多节段融合的患者。枕骨板-经 C_{1-2} 关节螺钉技术因具有牢固的三维稳定性，固定可靠，且固定节段短。但是需行枕颈融合患者多数有寰椎的先天或后天异常，螺钉置入困难，且有损伤椎动脉的风险，因而该内固定技术的应用受到一定限制。枕骨板-椎弓根螺钉有牢固的三维稳定性，是各种内固定中最为稳定的。椎弓根螺钉较侧块螺钉有更大的抗拔出力，能更有效地减少颈椎屈曲

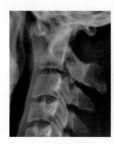 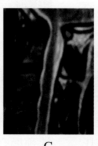 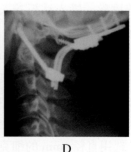 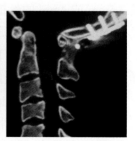

A   B   C   D   E

图 5-2-1-4-17　临床举例　枕颈部畸形及枕颈钉棒技术融合术（A~E）
A. 颈椎中立侧位 X 线；B. CT 矢状位重建；C. MR T_2 加权成像；
D、E. 行枕颈融合术后 3 个月复查颈椎中立侧位 X 线和 CT 矢状位重建，均提示内固定位置良好、枕颈畸形矫正彻底

畸形和螺钉松动等并发症的发生。但颈椎弓根解剖结构及毗邻关系复杂，手术难度大、损伤椎动脉和神经风险高，选择时应予以充分考虑（图5-2-1-4-17）。

近些年来，枕颈融合固定术发展迅速，各种方法都有优缺点，应根据患者的病理情况和术者技术特点进行个体化选择。我们强调短节段的枕颈部融合固定、尽量保留下颈椎的活动度。为提高枕颈区域的融合率，必须提高枕颈区域术后的即刻稳定性及稳定的持久性，而各种内固定的使用正是基于该目的。单纯植骨融合术后植骨块易移位、滑脱，需长期卧石膏床及头颈胸石膏外固定或Halo架外固定，增加了患者的痛苦，延长了术后康复时间，易出现假关节形成，现已淘汰。大块植骨与钛缆（钢丝）固定法，钛缆（钢丝）进入椎管内，有损伤脊髓的风险，对于骨质疏松或骨质薄弱者来说，钛缆（钢丝）有切入骨质的风险。术后植骨融合率不高，术后仍需要很长时间外固定。儿童患者的椎骨较成人细小，不宜使用螺钉技术，目前有关小儿的上颈椎报道仍多使用钛缆（钢丝）内固定。

总之，枕颈融合内固定技术方法很多，但哪一种方法更加稳定、安全、创伤小，需我们根据患者的具体病情进行个体化合理选择。

第五节　枢椎齿状突发育畸形

一、枢椎齿状突发育畸形概述

齿状突是上颈椎关节重要的骨性联结结构，其借助于寰枢横韧带将齿状突束缚在一定的解剖范围来保护寰枢关节的稳定。齿状突和横韧带发育不良是造成寰枢椎不稳的主要先天因素。目前发现此类畸形并非少见，约占枕颈部畸形的4/5，包括齿状突分离和齿状突缺如。前者为齿状突与枢椎椎体的先天性不融合。其特征是齿状突和枢椎椎体之裂隙两侧均光滑圆钝，且无外伤史。过屈与过伸位照片常可发现齿状突随寰椎向前与向后滑移，表明不稳定性的存在。需与齿状突腰部骨折相区别。而后者则在X线体层摄影或CT确认齿状突缺如，其和齿状突分离一样，易继发寰枢椎脱位。

二、枢椎齿状突发育畸形病因及病理

齿状突发育畸形的病因尚不十分清楚。齿状突起源于胚胎期第1颈椎椎体的间充质，在齿状突的发育过程中原有两个骨化中心，在胚胎发育第五个月时出现，不久后便融合为一个骨化中心，此骨化中心的骺板位于齿状突和枢椎椎体之间。在正常情况下，此骺板至5岁左右完全愈合，齿状突与枢椎融为一体。在上述发育过程中，由于某种先天性因素的影响，可引起齿状突不发育造成齿状突缺如或齿状突发育不良；也可由于齿状突与枢椎椎体之间横面上的间叶组织持续存在不发生软骨化及骨化，从而引起齿状突畸形。此外，后天性外伤或感染可影响齿状突尖端的血供引起齿状突发育不良。

寰枢关节包括三个关节，即两侧的寰枢外侧关节和中间的寰枢正中关节。寰枢外侧关节由寰椎下关节面和枢椎上关节面构成，关节平面呈水平状；寰枢正中关节又由两个关节组成：一是齿状突前面与寰椎的齿突凹之间的关节，另一是齿状突后面与寰椎韧带之间的关节，两侧枢椎上关节面内缘之下有一小结节，为寰椎横韧带附着处，该韧带非常牢固，是防止寰椎向前移位的主要结构（图5-2-1-5-1）。由此可见，齿状突和横韧带为稳定寰枢关节的重要因素。此外，齿状突的翼状韧带和齿尖韧带分别止于枕骨大孔的前缘和枕骨髁的内侧面，对维持寰枢关节的稳定起一定作用。

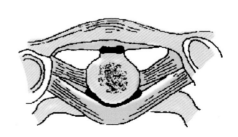

图 5-2-1-5-1　寰枢横韧带横断面示意图

齿状突畸形使寰枢关节丧失了正常的生理性控制，必然导致寰枢关节的不稳定。齿状突缺如或发育不良者丧失了寰椎横韧带与齿状突的相互锁扣关系，致使寰椎向前脱位或旋转脱位而引起脊髓压迫；齿状突尖部与基底部不愈合者齿状突可随寰椎移动，造成横韧带松弛，久之其它韧带结构如翼状韧带和齿尖韧带也会发生松弛，最终导致寰枢关节脱位并出现脊髓压迫（图5-2-1-5-2）。此外，由于寰枢关节不稳，寰枢外侧关节因长期磨擦刺激而出现退变，增生的骨质可加重对脊髓的压迫；寰枕膜因磨擦刺激增厚呈束带状，同样可以加重对脊髓的压迫。

三、枢椎齿状突发育畸形分型

（一）一般分型

齿状突畸形可分为齿突发育不良、齿状突分离（齿突骨）和齿状突缺如三种，亦有学者将其分为四种或五种，其中齿状突缺如较少见（图5-2-1-5-3~6）。有时易将齿突分离骨与齿突骨折不连混淆。区别在于齿突骨发育较小而光滑，位于寰枢关节间隙的上方；齿突骨折不连有骨折线，发育正常，多数在寰枢关节水平。

（二）Greenberg分型

Greenberg将齿状突畸形分为五型（图5-2-1-5-7）：

Ⅰ型　游离齿状突骨，齿状突与枢椎不融合（图5-2-1-5-8）；

Ⅱ型　齿状突腰部缺如，齿状突尖端游离小骨，与基底部分离（图5-2-1-5-9~10）；

Ⅲ型　齿状突基底部不发育，仅残存齿状突尖部；

Ⅳ型　齿状突尖部缺如；

Ⅴ型　整个齿状突缺如。

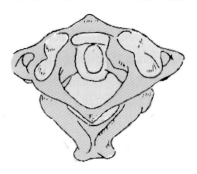

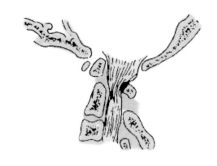

A   B

图5-2-1-5-2　寰椎向前脱位及脊髓受压情况示意图（A、B）
A.水平位观、B.矢状位观

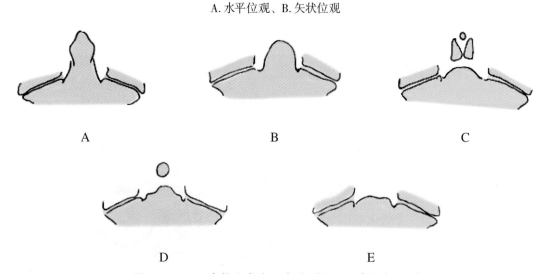

A   B   C

D   E

图5-2-1-5-3　齿状突发育不全分型之一示意图（A~E）
A.正常齿状突；B.齿状突发育不良；C.齿状突腰部发育不良；D.齿状突底部未发育；E.齿状突缺如

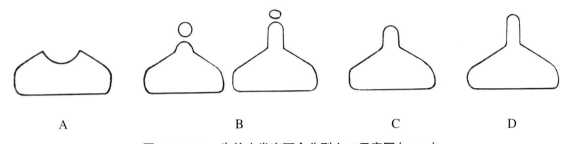

图 5-2-1-5-4　齿状突发育不全分型之二示意图（A~D）
A. 齿状突缺如；B. 齿状突游离；C. 齿状突发育不良；D. 为正常齿状突

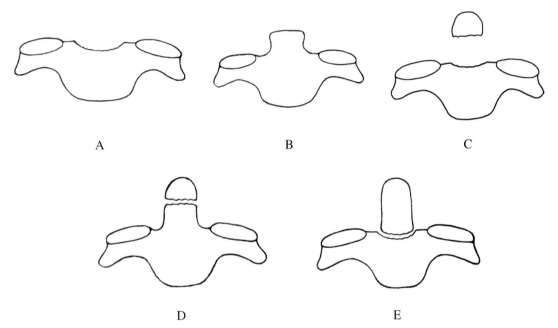

图 5-2-1-5-5　齿状突发育不全分型之三示意图（A~E）
A. 齿突完全缺如型；B. 齿突尖缺如型；C. 齿突基底缺如型；
D. 齿突未愈合型；E. 基底未愈合型

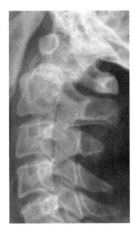

图 5-2-1-5-6　临床举例　齿状突缺失型侧位 X 线片所见

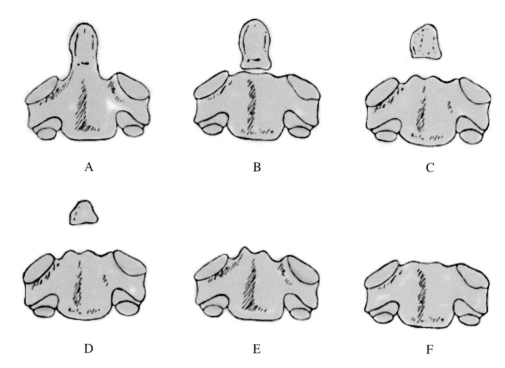

图 5-2-1-5-7　齿状突畸形 Greenberg 分型示意图（A~F）
A. 正常齿状突；B. Ⅰ型；C. Ⅱ型；D. Ⅲ型；E. Ⅳ型；F. Ⅴ型；

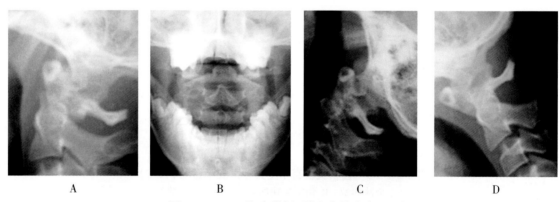

图 5-2-1-5-8　临床举例　游离齿状突（A~D）
A、B. 正位和中立侧位 X 线片；C、D. 过伸、过屈侧位 X 线片

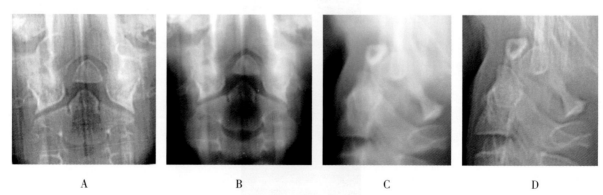

图 5-2-1-5-9　临床举例　齿状突和枢椎椎体分离 CT 扫描（A~D）
A、B. 冠状位断层片；C、D. 矢状位断层片

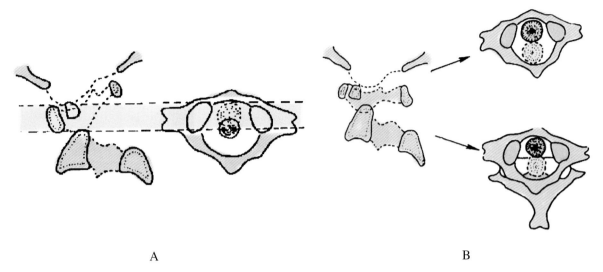

A   B

图 5-2-1-5-10　齿状突分离畸形的 CT 扫描图像识别示意图（A、B）
A. 包括游离小骨的齿状突 CT 切层显示寰椎环内两个骨影；B. CT 扫描不同切层显示齿状突和寰椎位置

四、枢椎齿状突发育畸形临床表现

各型齿状突畸形的临床表现大致相同。早期因活动量小，可能无寰枢椎不稳和神经压迫症状，但存在潜在不稳，头部活动范围明显增加，寰枢活动增加，X 线片显示寰椎轻度向前移位。有些病例可终生存在畸形而不发病。多数病例随着年龄的增长，颈椎活动增加或轻微外伤引起寰枢关节脱位或半脱位，出现脊髓受压的临床症状。主要表现为头颈部疼痛、项肌无力不能支撑头部、双下肢无力、行走不稳、手指精细动作障碍，之后发展为部分或完全性四肢痉挛性瘫痪，甚至突然死亡。有的患者出现椎动脉供血不足的临床表现；少数患者出现呼吸困难、大小便功能障碍。体征主要有颈椎活动受限、枢椎棘突隆起并有压痛、棘突旁肌肉压痛、枕颈曲线平直；可出现四肢肌张力增高、腱反射活跃或亢进、病理反射如 Hoffmann 征和 Babinski 征阳性、髌阵挛和踝阵挛可引出。病情严重者，可出现高位颈脊髓压迫症状，表现为呼吸困难或呼吸麻痹。齿状突畸形多见于一些骨结构不良患者中，如：粘多糖病、脊椎骨骺性结构不良侏儒等，还可同时合并颅底扁平或凹陷等其他枕颈部畸形。

五、枢椎齿状突发育畸形诊断依据

临床表现结合影像学检查可对先天性齿状突畸形及寰枢椎脱位情况作出明确的诊断。

（一）X 线检查

包括颈椎正侧位、伸屈动力性侧位和开口前后位摄片，必要时行断层摄片。可观察齿状突畸形的特点和寰枢椎脱位状况，并推断脊髓受压状态。X 线片特征如下：

1. 齿状突缺如或发育不良者可在寰枢椎 X 线侧位片和开口前后位片上见到齿突短小或缺如；

2. 齿突骨型游离齿突骨与寰椎前弓相连并与枢椎椎体之间有较大间隙，伸屈动力性侧位可发现齿突游离骨与寰椎一起向前移位（图 5-2-1-5-8）；

3. X 线断层摄片则可更清楚的显示游离齿突骨与枢椎椎体的关系（图 5-2-1-5-9）。

（二）CT 扫描检查

通过对扫描层面上的图像分析，可以了解齿状突畸形的类型及寰枢椎脱位的程度。

1. 齿状突缺如者，在相应的扫描层面上无齿状突出现；

2. 齿状突发育不良者，扫描层面上仅出现细小齿突影或点状骨化影；

3. 游离齿突骨者，寰椎环内可出现双齿突影，表明齿状突随寰椎向前移位（图5-2-1-5-10）。

（三）CT 二维及三维重建

可以更立体、更直观的显示齿状突的情况及与周围结构的关系（图5-2-1-5-11）。

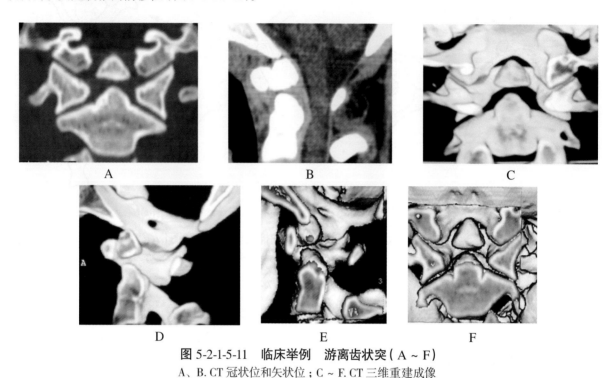

图 5-2-1-5-11 临床举例 游离齿状突（A～F）
A、B. CT 冠状位和矢状位；C～F. CT 三维重建成像

（四）磁共振成像检查

可以了解齿状突畸形所引起的寰枢椎脱位情况及脊髓受压情况；同时可以提供骨、韧带、硬膜和脊髓的相互关系，为治疗方案的设计提供可靠的依据。齿状突畸形和寰枢椎不稳的主要MR表现为寰椎前后弓结节同步向前移位，游离的齿状突可与寰椎同步向前移位，同时显示脊髓受压状况。

齿状突畸形引起的寰枢椎脱位应与外伤性脱位、自发性脱位和病理性脱位相鉴别。

六、枢椎齿状突发育畸形治疗原则

（一）先天性齿状突畸形，无神经症状者

原则上应采取积极的治疗措施。对老年人或年龄较小的儿童，应减少颈部活动，防止外伤，局部用颈托固定以维持或减缓其发展。同时，严密观察病情变化，一旦出现神经压迫症状，即应采取积极的手术治疗，稳定寰枢椎。

（二）齿状突畸形造成寰椎明显不稳，合并有脊髓压迫者

【概述】

应给予手术治疗；手术的主要目的是解除枕骨大孔和枕颈部的脊髓压迫以及稳定该区域和下颈椎的相对位置，在一些病例甚至还需要行枕颈融合。每个患者均应被作为一个独立的病例来治疗，选择个体化的手术方案，尤其是严格掌握手术指征。原则上，不可复性的寰椎前脱位伴脊髓腹侧受压应采用前侧入路而后侧受压则采用后侧入路，但需要指出的是绝大多数病例都可进行后路手术来治疗。对于齿突畸形是否可修复尚不清楚的病例，均应进行术前牵引。前方压迫也可通过后路手术来解除，前提是寰枢椎具有可复位且枕颈结合部没有脊髓受压危险。

【后路施术】

后路减压融合术术式较多，当前主要有以下三种：

1. 单纯枕颈融合术；

2. 寰枢椎融合术；

3. 减压及枕颈融合术。

【寰枢椎螺钉固定技术】

Harms寰椎侧块螺钉技术，寰枢椎椎弓根螺钉技术以及经寰枢椎关节螺钉技术是最新的一些选择，优点是术后能够获得寰枢关节即刻的牢固固定，且枕颈部仍可保留一定的屈、伸、旋转运动。

（三）先天性齿状突畸形合并颅底凹陷、寰椎枕骨化或枕骨大孔狭窄者

此类病例由于多种畸形并存，对脊髓压迫有多种因素，其中枕骨大孔后缘为重要致压物。单纯采用枕颈融合术不能达到治疗目的，可采取枕骨大孔扩大和寰椎后弓切除减压加植骨融合术，此手术可以直接切除致压物并稳定寰枢椎。

第六节　寰椎沟环畸形

一、寰椎沟环畸形概述

沟环畸形在寰椎上并非罕见，约占正常人之 2%~3%。但由于此种畸形引起椎动脉第三段（Ⅴ~Ⅲ）受压，出现椎动脉供血不全症状者并不多见，仅为此种畸形者之 1/10。现就本病的有关问题阐述如下。

二、寰椎沟环畸形病因及病理解剖学改变

（一）寰椎沟环的发生学

按照进化论的观点，人从猿猴演化而来，此种在猿猴寰椎上普遍存在的椎动脉沟环实质上是人在进化过程中的退化痕迹。也可视为当人从原来猿猴的爬行状态演变为直立状的人类时，对椎动脉第三段起固定、制动作用的沟环已失去其解剖意义，因此逐渐退化，显示出废用性退变的特征。

（二）寰椎椎动脉沟环的分型

【全环型】

即骨性结构呈环状覆盖于椎动脉沟上方，使椎动脉在其中通过（图5-2-1-6-1）。

【半环型】

指骨性结构未能完全覆盖椎动脉沟者。其中以前半环型为多见，后半环型及侧型少见，前后半环同时存在者更为少见（图5-2-1-6-2、3）。可双侧或单侧，左多于右。

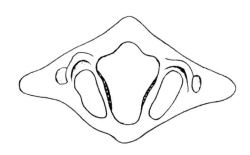

图 5-2-1-6-1　全环型沟环示意图（自寰椎上方观）

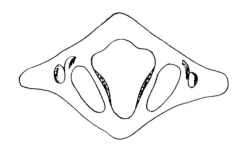

图 5-2-1-6-2　后半环型沟环示意图（自寰椎上方观）

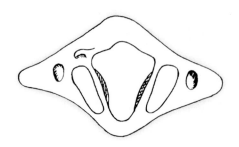

图 5-2-1-6-3　前半环型沟环示意图（自寰椎上方观）

（三）沟环与椎动脉发病之关系

在正常情况下，Ⅴ～Ⅲ段椎动脉呈现较为松弛，并具有一定活动度。但处于骨环包绕下之椎动脉，则必然与其他血管通过骨纤维管道一样，易引起折曲、痉挛和压迫而出现远端供血不全症状，加上椎动脉周围有着丰富的交感神经节后纤维，更促使症状的复杂化。

三、寰椎沟环畸形临床特点

【头晕】

最为多发，可达 90% 以上。多见于旋颈动作时，过屈或过伸均易诱发，尤其是突然转颈时。

【猝倒】

与Ⅴ～Ⅱ段椎动脉供血不全所引起之机理相似，主要由于基底动脉缺血所致。其发生率较前者为低，约 50%～60%。

【上颈痛】

较为多见，尤多见于发病早期，占 90% 以上。疼痛好发于枕颈交界处，且向后枕部放射，多与第一颈脊神经的分布区相一致。

【眼部症状】

较多见，约占 80% 左右，主因交感神经末梢受激惹所致。主要表现为眼部痛感、视力模糊及疲劳感等。

【耳部症状】

与前者同一原因，表现为耳鸣、听力下降及耳痛等。发生率约占 60% 左右。

【其他症状】

包括头痛、恶心、厌食及其他颈椎痛症状等，均可发生。

四、寰椎沟环畸形诊断

【临床症状特点】

如前所述，具有其中 2～3 项即有临床意义。

【X 线平片】

可从侧位片上清晰显示沟环之形态及类别（图 5-2-1-6-4、5）。

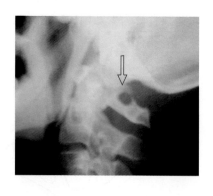

A

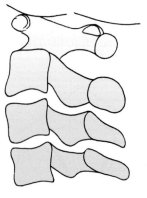

B

图 5-2-1-6-4　临床举例　沟环畸形（A、B）
A. X 线侧位片所见（箭头所指处）；B. 示意图

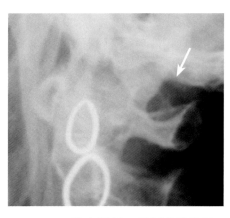

图 5-2-1-6-5　临床举例　另例寰椎沟环 X 线侧位片观

【旋颈试验】

与钩椎关节病椎动脉受压不同的是病变部位位于枕颈处，如旋颈时用手指压于患侧寰椎横突处并同时仰颈，则可诱发眩晕症状。非十分必要，一般无需此项检查。

【CT 及 MR 检查】

均有助于诊断。

五、寰椎沟环畸形鉴别诊断

需与一般枕颈部疾患鉴别诊断外，主要与椎动脉Ⅴ—Ⅰ段及Ⅴ—Ⅱ段受累疾患进行鉴别，参阅手术颈椎病篇。

六、寰椎沟环畸形治疗原则

（一）非手术疗法

可使大部分病例症状得到缓解或消失，其具体要求与椎动脉颈椎病基本相似，以枕颈部制动、注意工作休息体位及对症处理为主。必要时可辅以理疗及轻重量（不超过 2kg）牵引疗法。

（二）手术疗法

【手术适应证】

主要依据以下四点选择手术病例。

1. 症状明显、已影响工作及基本生活、经非手术疗法久治无效者；

2. 诊断明确、并除外椎动脉其他段供血不全者，尤应注意Ⅴ-Ⅰ及Ⅴ-Ⅱ段；

3. 影像学检查显示寰椎后弓椎动脉沟处有骨性沟环存在者；

4. 全身情况可承担手术、无手术禁忌证者。

【术前准备】

按枕颈段手术备皮、备血及其他准备。

【麻醉】

1. 气管插管麻醉　较为安全，但反应较大；

2. 局部麻醉　亦较为安全，对术中有可能出现呼吸道阻塞者，可辅以气管清醒插管。

七、寰椎沟环切除（开）术

（一）体位、切口及显露寰椎后结节

【体位】

俯卧位，头颅固定于特制之固定架上，参阅颈后路手术章节。

【切口】

同一般颈后路枕颈部手术切口相似，头颈略向前屈。

【显露寰椎后结节】

按常规切开皮肤、皮下、颈深筋膜后，迅速将切口向两侧撑开（多用颅后凹自动拉钩或一般的梳式拉钩）起止血作用。之后锐性切开，并向两侧分离椎旁肌群，显露枕骨粗隆到 C_2 棘突段，并充分暴露寰椎后结节之骨质。

（二）暴露沟环及椎动脉

在前者基础上，从后方将寰椎后弓处附着之软组织向两侧剥离，其范围两侧达 3~4cm 即可；而后再从正中向两侧下方整行分离，以充分显露后弓骨质。最后再小心分离后弓上方组织以暴露椎动脉、骨性沟环和寰枕关节。按上述顺序操作一般不易误伤椎动脉，如果一开始在周围解剖不太清楚情况下就去显露椎动脉，则极易引起误伤。

（三）切除沟环

先将沟环及椎动脉周围组织加以清理，再用神经剥离子将沟环内壁加以分离、松解之后分别选用薄型长柄椎板咬骨钳或颈椎髓核钳逐小块、逐小块地将其切除。操作时切忌粗心大意和情绪急躁，

切勿误伤椎动脉及与之伴行的第一颈脊神经。

（四）闭合切口

切除骨环后，以冰等渗氯化钠注射液反复冲洗局部，清除棉片及其他异物，而后依序缝合切开诸层。

（五）术后处理

与一般枕颈段手术相似。主要有以下措施。

【脱水剂应用】

按脊柱手术常规予以各种脱水药物；

【预防感染】

按颈后路手术常规；

【颈部制动】

拆线后选用一般颌 - 胸石膏或头 - 胸支架制动 4~8 周；

【减少颈部活动】

尤以手术早期，颈部不宜过多活动，3~6 个月后可恢复正常；

【其他】

包括局部理疗、药物外敷及对症疗法等均可酌情选用。

（沈 强 刘祖德 朱 亮 丁 浩 许国华 周许辉 缪锦浩 赵定麟）

第七节 寰枢椎后路融合术

一、寰枢椎后路融合术适应证

主要用于治疗齿状突发育畸形、寰枢椎不稳和脱位，经仰伸或牵引可复位及难复性者。

二、寰枢椎后路融合术手术前准备

寰枢椎后路融合内固定技术有多种，首先，要求不稳的寰枢椎融合在正常的生理位置，或者接近正常位置。对脱位的 C_{1-2} 进行牵引复位，使其达到解剖复位或者接近解剖复位，是寰枢椎融合的重要前提。C_{1-2} 平面椎管的宽度，特别是寰椎后弓内侧缘到脊髓硬膜之间的有效间隙，影响到椎板下穿钢丝及放置椎板钩的安全性和成功率。寰枢椎复位极大地提高减少损伤脊髓的可能。寰椎后弓的完整性是手术固定的基本条件，通过影像检查排除后弓骨折及先天性畸形后弓缺如的可能。C_{1-2} 后路融合术有多种内固定方法，经典的 Brooks 和 Gallie 等钛缆（钢丝）结扎方法简单有效仍被广泛采用。一些新型内固定方法不断涌现，如 Apofix 椎板钩加压内固定，C_{1-2} 经关节间隙螺钉内固定等。

三、寰枢椎后路融合术手术方法的选择

（一）钛缆（钢丝）固定术

后弓及两侧块的骨性融合是前提，已行后弓切除的患者同样是禁忌证。此法钛缆（钢丝）易损伤脊髓，需谨慎操作。Gallie 法相对较安全，而 Brooks 法可以提供更好的旋转稳定性。二者的选择上，应根据 C_{1-2} 稳定性和手术者的经验、技术来选择。

（二）椎板夹固定技术

1975 年，加拿大医生 Tucker 首先报道设计和应用 Halifax 椎板夹做寰枢椎植骨融合内固定术，之后经过改进出现了 Apofix 新型椎板夹系统。此法具有操作容易、复位良好、内固定坚强和植骨愈合率高等特点，是治疗寰枢椎脱位较常用的方法。

（三）寰枢椎经关节螺钉内固定术（Magerl技术）

用于寰枢椎不稳，特别是伴有寰枢椎后弓骨折或需行 C_1 后路减压术时。手术入路可选择颈后方入路、颈前侧方入路等。结合立体导航技术可明显降低手术风险。

（四）寰椎侧块螺钉枢椎椎弓根螺钉内固定术（Harms技术）

与经关节螺钉固定相比，该技术椎动脉损伤的危险小。同时，其不需要使用椎板下钢丝、降低了损伤神经的风险。并且螺钉固定有助于 $C_{1~2}$ 复位，C_1 后弓的完整性不再是该稳定固定所必需的条件。并且可以作为枕骨和（或）颈椎融合术的一部分。采用这种技术，可以避免损伤 $C_{1~2}$ 小关节，而且钉棒可以用作临时性的骨折固定而非永久融合。最终内植物将被取出，从而允许患者在骨折愈合后恢复寰枢椎运动。

（五）寰枢椎椎弓根螺钉内固定术

寰枢椎经椎弓根螺钉固定技术的出现和广泛应用标志着寰枢椎后路手术技术真正发展成熟。该技术由寰椎侧块螺钉 + 枢椎椎弓根螺钉技术演变而来，其将原来的寰椎螺钉进针点从后弓下方侧块的中心改为寰椎后弓，使钉道贯穿寰椎后弓和侧块。

（六）寰枢椎经关节螺钉或枢椎椎弓根加寰椎椎板钩内固定术（钉钩技术）

该技术采用 C_1 椎板钩固定方法，降低了钛缆（钢丝）捆扎技术中椎板下穿越钢丝损伤脊髓的风险，同时也避免了 C_1 椎弓根螺钉植入损伤神经和椎动脉的可能。另外，针对可复性的寰枢椎前脱位复位欠佳病例，术中选择双侧寰椎椎板钩及枢椎椎弓根内固定并施行连接杆联接后，仅松松旋入而不锁紧螺母，使内固定系统处于伸缩可调节的状态。然后调整颈椎于过伸位，使前脱位的寰椎进一步复位，并对内固定系统进行加压。而且，因 C_2 椎弓根螺钉的切迹高于 C_1 椎板夹平面，在植骨块加压过程中也能够对处于前脱位的寰椎起悬吊复位

的作用。因而，采用经 $C_{1~2}$ 关节螺钉或枢椎椎弓根加寰椎椎板钩的方式，不仅结合了经关节螺钉技术、枢椎椎弓根技术和椎板钩技术的优点，还具有更加牢靠的生物力学稳定性，植骨融合率优于传统寰枢椎后路内固定术。本术式选取的寰椎椎板钩是切迹较小的 Vertex 系统部件，但对于寰椎椎复位不满意、先天畸形、上颈椎发育性椎管狭窄等造成的脊髓有效缓冲空间缩小，此时强行椎板钩操作，也有可能损伤脊髓。并且，寰椎后弓具备正常解剖形态也是采用该术式的必备条件。此外，还需排除 C_2 椎弓根高弓切迹及椎动脉畸形等禁忌证。

（七）枢椎椎板螺钉内固定术

枢椎椎弓根螺钉以及经寰枢椎关节间隙螺钉的内固定技术要求高且有损伤椎动脉的风险。据统计，在行寰枢椎内固定的患者中，约有 20% 会因为高骑跨的椎动脉走行、枢椎椎弓根发育狭小或者其他的解剖变异导致其不适于行 C_2 椎弓根螺钉以及经寰枢椎关节间隙螺钉的内固定。枢椎椎板钉技术置钉相对安全，生物力学稳定性良好，因而，该技术可作为寰枢内固定的有效补救术式，尤其是对于 C_2 解剖发育异常的患者。

（八）寰枢椎融合 Gallie 法固定

【麻醉与体位】

麻醉诱导清醒条件下经鼻腔插管，俯卧位，如果需要在术中进一步对寰枢椎进行复位，则要采用术中诱发电位监测。手术中可以卧于专用手术床上，或者采用牵引弓牵引。行 X 线透视检查，观察寰枢椎复位情况，并根据情况进行调整固定复位。

【术前准备】

枕颈部皮肤及供骨区皮肤（髂前上棘或髂后上棘区域皮肤），可在切口范围注射 1∶50000 比例的肾上腺素。供骨区可选择在髂前上棘或髂后上棘区域。麻醉后仰卧位，切取髂前全厚层髂骨约 3cm×2cm 大小，按植骨要求修剪备用。再取俯卧位寰枢椎后路融合术，或术中在髂后区域取骨。

【术式】

头颈呈中立位或轻度伸展位，作颈后正中切口，自枕骨结节下方到 $C_{2~3}$ 棘突处，切开皮肤及皮下组

织，逐层分离，分开颈项肌，解剖出 C$_{2~3}$ 椎板。根据枢椎棘突最大且有分叉，对颈椎进行定位。注意尽量保留 C$_{2~3}$ 棘突间的肌肉组织以防止出现 C$_{2~3}$ 不稳。然后再暴露出枕骨与寰椎间组织，切开并分离附着在枕骨和寰椎后弓上的肌肉，并向两侧牵开，确定寰椎后弓位置及深浅，逐渐分离枕 - 寰 - 枢椎间软组织，直至寰椎后弓、枢椎椎板显露。此时注意观察寰椎后弓骨缘与枢椎椎板是否在同一水平线上，如果发现寰椎后弓偏前，与枢椎棘突间距离增宽则提示寰枢椎仍未复位，有前脱位可能。反之，则为 C$_{1-2}$ 后脱位。此时应由台下助手牵引头颈部，并协助手术者对伸屈状态进行调整，直至寰枢椎完全复位。必要时可术中拍片透视来确定。接着，在寰椎后弓表面作横形骨膜切开，轻柔剥离骨膜，从寰椎后结节向两侧剥离距离小于 1.5cm，小儿通常小于 1.0cm，防止损伤外侧的椎动脉和枕大神经。采

用 Gallie 法固定时，钛缆先从寰椎后弓的下方穿入绕过后弓的前面从其上方穿出，一头钛缆从枢椎椎板棘突下缘绕过与另一端钛缆缠紧，在寰椎后弓与枢椎椎板间作髂骨植骨，然后抽紧钛缆，使其骨面紧密接触（图 5-2-1-7-1）。

（九）寰枢椎融合 Brooks 法固定

如采用 Brooks 固定方法，还需游离枢椎椎板的上缘、下缘及其腹侧面。钛缆从寰椎后弓前缘骨膜下贯穿后，再穿越枢椎椎板腹侧的硬膜外腔隙，从枢椎椎板下缘穿出。在寰椎后弓与枢椎椎板间植骨，将钛缆的近、远端在植骨块背侧打结缠紧，使植骨块在钛缆环内与寰枢椎骨面接触（图 5-2-1-7-2）。钛缆固定术，无论是 Gallie 法还是 Brooks 法，寰枢关节植骨融合技术都是重要而必需的，不同的只是具体的操作方法不同。用粗丝线缝合颈项肌，逐层闭合伤口。

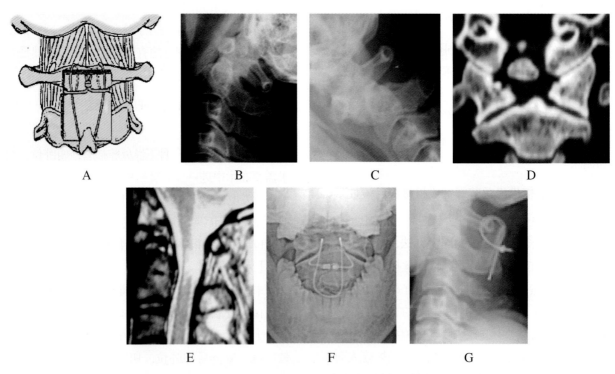

A   B   C   D

E   F   G

图 5-2-1-7-1　临床举例　寰枢椎不稳 Gallie 法内固定术（A~G）
A. 手术效果示意图；B、C. 术前伸屈侧位 X 片，显示寰齿间距增大，寰枢椎不稳；D. 术前 CT 三维重建，清楚显示齿状突游离；
E. 术前 MR，显示齿状突游离，寰枢椎脱位，脊髓受压，信号改变；F、G. Gallie 法固定术后正侧位 X 片

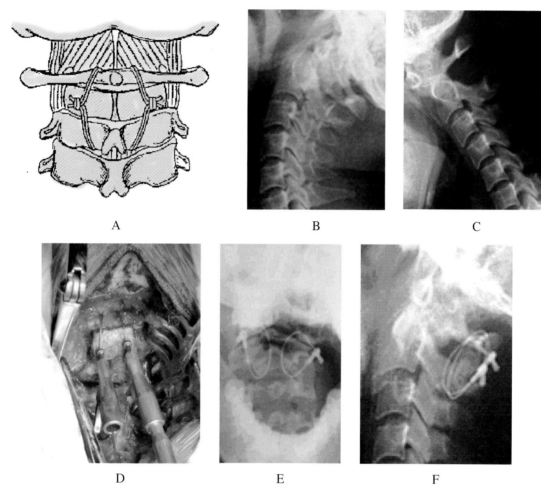

A　　　　　　　　B　　　　　　　　C

D　　　　　　　　E　　　　　　　　F

图 5-2-1-7-2　临床举例　Brooks 法内固定法（A~F）

A. Brooks 法示意图；B、C. 术前颈椎伸屈位 X 线提示寰枢椎不稳；

D. 寰枢椎植骨融合术术中；

E、F. Brooks 法固定后正侧位片

（十）寰枢椎融合椎板钩加压内固定

【概述】

椎板钩有多种，以目前常用的 Apofix 举例。Apofix 为钛质，不干扰 MR 及 CT 扫描检查，由上、下椎板钩和中间的连接套筒组成，通过内外套筒相插来进行连接。结构简单，无需螺母，螺钉等任何锁紧装置。使用时通过加压钳将上、下椎板钩向中间加压来完成复位，最后在套筒连接部进行直接夹紧挤压使其变形锁紧，来将上、下椎板钩联接成为一整体装置。椎板钩边缘光滑，钩刃设计成嵴形以适应颈椎椎板的生理结构，因而具有较好的稳定性，可用于寰枢椎不稳复位内固定术中。

【术前准备】

术前对寰枢椎脱位者行头颅牵引术，根据寰椎脱位的方向调整牵引角度。择期床边拍片，观察复位效果。对于陈旧性寰枢椎脱位齿突骨不连者，术前常规拍摄颈椎过伸过屈动力位片，如果脱位能自行复位，可不必施行牵引术。

【术式】

经鼻腔插管全麻后用 C- 臂机透视，判断调整寰枢椎复位情况，直至其复位。作枕骨到 C₃ 棘突间后正中切口，显露椎弓后结构。在椎板骨膜下剥离并向两侧牵开，暴露出枕骨后下缘，寰椎后弓及枢椎椎板。从棘突中线向两侧暴露寰椎后弓宽度通常小于 1.5cm，以防损伤椎动脉。切除枕-寰-枢椎间软组织暴露硬膜外腔隙。整理植骨床，用高速电钻将寰椎后弓表面和下方骨皮质以及枢椎椎板上缘骨皮质磨除。同时切除枢椎椎板与棘突交界

处的骨嵴以适合椎板下钩外形。先置入 Apofix 左右上椎板钩，使其挂住寰椎端后弓。在 C$_{2~3}$ 椎板间隙植入下椎板钩，并通过连接套筒与上椎板钩相连接。从髂后上棘外侧切取 2cm×3cm 大小全厚自体髂骨，修剪成"T"形后嵌插于寰枢椎椎板间隙。

用两把加压钳同时对左右上、下椎板钩进行均衡用力加压，寰枢椎便向植骨块移位并嵌紧成为一体。透视检查复位植骨满意后，对连接部进行钳夹固定，使连接装置牢固地成为一体，剪掉椎板夹下多余的连接杆部分（图 5-2-1-7-3）。

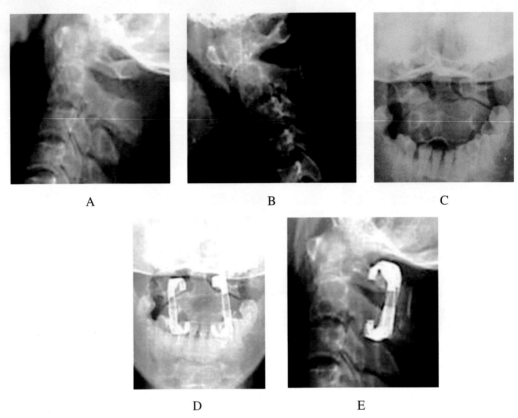

A   B   C

D   E

图 5-2-1-7-3　临床举例　寰枢椎不稳 Apofix 内固定（A~E）
A~C. 术前颈椎伸屈侧位和开口位 X 线片；D、E. 术后开口位和侧位 X 线片

【术后处理】

术后卧床，常规使用抗菌素 1~3d，若术中对脊髓有扰动，可用甲强龙和速尿静滴 3~5d。鼓励早期离床活动，硬性颈托外固定 3 个月。

所有的钛缆固定技术包括了从寰椎椎弓下穿过一根钛缆，而后穿过枢椎棘突的 Gallie 法融合或者继续从第 2 颈椎椎板下穿过的 Brooks 法融合。而 Apofix 是采用椎板钩勾住 C$_1$ 及 C$_2$ 椎板后连接固定的一种固定方法，它减少了穿钛缆时损伤脊髓的可能。

Apofix 椎板钩内固定系统由两根平行放置的椎板钩来组成，由于其纵向加压作用使寰椎后弓、植骨块及枢椎椎板联连成一体。在颈椎前屈时椎板

钩具有抗张力作用，颈椎过伸时植骨块起到抗压缩力作用，且椎板钩抗寰枢椎轴向旋转强度与抗向前平移刚度均要优于 Gallie 法钢丝内固定。Apofix 结构简单，操作方便。纯钛材料使其具有良好的生物相容性和耐腐蚀性，且不影响术后 MR 及 CT 检查。因而椎板钩加压内固定受到一些作者的推崇。但椎板钩也存在一些缺点，如单侧挂钩缺乏抗旋转能力，疲劳性松动等可能，有时内固定并发症达 31%。Moskovilh 等报道一组自体植骨椎板挂钩加压内固定病例，12 周内时愈合率为 80%。5 例不愈合均为术中使用安装内固定不正确所致。因此，应在严格手术适应证范围内，熟悉内固定方法的前提下使用椎板夹内固定系统。

（十一）寰枢椎经关节间隙螺钉内固定术 (Magerl 法)

【体位】

为了方便术中螺钉的置入，应在维持 C_{1-2} 复位的前提下尽量屈曲头部，并采用 Mayfield 骨钳固定头颅，X 线透视 C_{1-2} 复位情况，如果有 C_{1-2} 前脱位，可升高固定钳使颈部后伸寰枢椎复位。对残留的脱位可行手法复位，但不可勉强，忌用暴力。

【术式】

作枕颈部后正中切口，显露出 C_1 后弓及 C_2 椎板，并沿着 C_2 椎板上缘剥离，暴露出寰枢关节囊并将其切开。细致分离，避免暴露外侧椎动脉。注意保护枕大神经，其从 C_{1-2} 椎板间隙穿出跨越 C_{1-2} 关节囊后分布于枕后部。防止寰枢关节外侧静脉窦损伤，如有出血，可采用明胶海绵堵塞或者双极电凝止血。切除 C_{1-2} 关节间隙软骨，可直视下看到螺钉穿过该关节间歇进入寰椎侧块，并在关节间隙

植骨融合，增加其稳定性。如果寰椎后弓完整，可采用 20 号钢丝或者钛缆（Atlas Cable）结扎寰椎后弓，再在枢椎棘突根部钻 3mm 骨孔，穿过双股钢丝，与寰椎钢丝结扎。

螺钉的进针点位于关节突内面外侧 2mm、下关节突边缘上方 3mm 处，按完全 C_2 椎弓根矢状面轴线上，在双 C- 臂透视机监测下，对着寰椎前弓逐渐向前钻入克氏针导针，看到导针穿过 C_{1-2} 关节间隙进入寰椎侧块，直至完全穿过对侧皮质骨层。测量骨孔深度后采用直径 3.5mm 的丝锥攻丝。为消除寰椎前脱位，可留置该丝锥，起临时固定作用，再对另一侧进行同样的操作。最后在双侧各插入一枚直径为 3.5 或 4.0mm 的皮质骨螺钉进行固定。

取髂后骨块，修剪成形后植入已去皮质的寰枢椎椎板表面，结扎预置的两根钢丝固定植骨块（Gallie 法寰枢椎融合）（图 5-2-1-7-4）。逐层闭合伤口，术后硬性颈托固定 10 周。

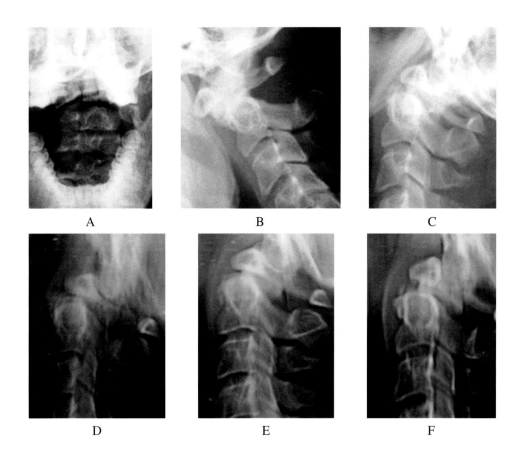

A	B	C
D	E	F

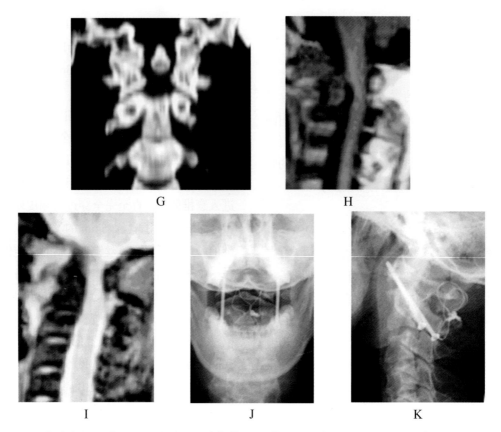

图 5-2-1-7-4 临床举例 齿状突分离畸形行寰枢椎经关节间螺钉内固定加 Gallie 法寰枢椎融合术（A~K）
A~C. 术前颈椎开口位、过屈位、过伸位 X 线片；D~G. 术前颈椎 CT 矢状位和冠状位重建；
H、I. 术前颈椎 MR T_1 及 T_2 加权；J、K. 术后颈椎开口位和侧位 X 线片

（十二）寰椎侧块螺钉枢椎椎弓根螺钉内固定术（Harms 技术）

【术前准备】

术前摄片应包括颈椎的 X 线平片，CT，MR 和 MRA。X 线平片应该包括颈椎正侧位，开口位，如果没有禁忌，还应拍摄过伸过屈动力位片。当存在寰枢椎半脱位时，过屈、过伸位相有助于评价脱位的可复性。包括上颈椎的轴位，矢状位和冠状位薄层 CT 扫描重建影像可提供 C_1 侧块和 C_2 峡部、关节突的解剖细节以提供选择经关节螺钉置入的最佳路径。可显示横突孔的位置（椎动脉穿行其间）。可评价寰椎是否有足够牢固固定螺钉的骨量。需要强调的是，在需要行寰枢椎融合的患者中，约有 20% 存在椎动脉走形变异和（或）骨性结构异常，应避免植入经关节螺钉。MRA 除了可以评价优势侧椎动脉以外，还可以描述椎动脉通过横突孔的路径以及与周围骨性结构的空间关系。MRA 检查有助于判断螺钉植入是否安全，使椎动脉损伤风险降至最低。MR 可以清楚地显示任何软组织损伤，包括寰椎横韧带的损伤，以及显示脊髓损伤。齿状突骨折伴寰椎横韧带损伤可以通过后路手术治疗。即使骨折对接良好，单纯齿状突螺钉固定也不能恢复继发于横韧带损伤后的寰枢椎稳定性。对于类风湿关节炎患者，齿状突后侧的血管翳也可造成脊髓压迫，即任何齿状突的后移都可以压迫脊髓。无创的 MRA 可以用于评价椎动脉的损伤、通畅和（或）优势侧等情况。

C_1 的后弓和 C_{1-2} 的椎间小关节是放置 C_1 侧块螺钉的重要解剖标志。C_2 的背根神经节正好位于 C_1 侧块螺钉的起始点后方，向尾端牵拉暴露时动作必须轻柔。C_1 侧块螺钉的起始点位于 C_1 侧块下部中点，侧块与后弓交汇处。与经关节螺钉相比，其钉道更偏上、偏内，这样可以降低椎动脉损伤的风险。

【体位】

患者清醒时，在纤维光导镜引导下，经鼻气管内插管。患者被置于俯卧位后，再用 Mayfield 头架将 Mayfield 钳固定于手术床上，并保持颈部处于中立位。采用 C- 臂透视机确定寰枢椎骨性结构的立线情况，使 C_{1-2} 椎间小关节位于影像的中央。必要时可以恰当调整头部使颈椎复位。通过 X 线透视检查确认复位情况。如果可能，应尽量避免颈部过屈或过伸。

【术式】

沿中线从枕骨到 C_2 锐性切开皮肤，电刀向深部切开皮下组织，并切开项韧带。沿中线切开项韧带可以在相对无血管的区域分离组织，并可降低损伤枕大神经和第三枕神经的危险。有时需要在切口上端，沿骨脊推开 1.5cm 长的斜方肌筋膜袖，以便于 C_{1-2} 的侧方显露。自中线开始，锐性切开 C_1 以及 C_2 棘突顶部的骨膜。沿 C_2 至 C_1 方向仔细地进行骨膜下分离，由中线向侧方剥离。当侧方剥离时，使用骨膜剥离器可以容易地剥离棘突旁的肌肉。小心显露 C_2 的侧块，不要伤及 C_{2-3} 小关节的关节囊。在 C_2 峡部和椎弓根上面显露 C_{1-2} 关节。在环绕 C_2 神经的海绵状静脉丛附近分离时会导致明显出血，可以用双极电刀、浸有凝血材料的明胶海绵或棉拭子有效地控制出血。为了降低在 C_1 椎板上表面损伤椎动脉的危险，成年患者剥离范围从中线至外侧不要超过 15mm。在后方剥离时必须确定是否存在寰椎后桥或先天性弓状孔等骨性异常，因为后者易与 C_1 椎板相混淆。向头侧剥离直至显露枕骨大孔的枕骨下缘。

在 C_1 侧块螺钉置入时，剥离 C_{1-2} 关节周围组织会增加静脉出血的危险，因此，我们建议先完成 C_2 峡部或椎弓根的螺钉的植入。神经剥离子确定 C_2 峡部或椎弓根的内侧边界。C_2 椎弓根螺钉的起点在 C_2 侧块的内上方 1/4 处。钻头沿内倾 $20° \sim 30°$、向头侧钻孔、置钉，C_2 椎弓根上内侧面可作为导向标志。必须小心地向尾侧牵开 C_2 的背根神经节以暴露 C_1 侧块螺钉的起钻点。C_1 侧块螺钉的起钻点位于 C_1 侧块中点，侧块与 C_1 后弓的交界处。正位像上钻头平直、轻度内倾，在

矢状面上与 C_1 后弓平行，取合适长度的 3.5mm 或 4mm 双皮质多轴螺钉置入 C_1 侧块。C_1 多轴螺钉的 8mm 无螺纹部分凸出于侧块骨面上，使螺钉的多轴部分位于 C_1 后弓上方。螺钉的凸出部分没有螺纹，理论上可降低发生枕大神经激惹的危险。双侧棒植入 C_1、C_2 螺钉尾端，锁紧螺帽，将后弓及枢椎椎板皮质造成粗糙面。取髂骨植骨。再次透视或拍片确定内固定及矫形满意后. 缝合切口。术后硬性颈托固定 10 周。

【螺钉位置不良所致后果】

1. 螺钉把持力不足可以造成潜在的结构不稳。如果存在不稳定，坚强的外固定如 Halo-Vest 支具固定 10~12 周可以提供充分的寰枢椎稳定以达到融合；

2. 硬膜撕裂和脑脊液漏。笔者主张一期修复所有的硬膜撕裂，并用可吸收明胶海绵覆盖在修补区；

3. 穿入横突孔可以造成椎动脉破裂、动脉壁分层、假性动脉瘤或动脉闭塞。即使没有直接穿入动脉壁，螺钉的螺纹可以在正常的搏动血流下接触到动脉壁并造成损伤。若果在术中或术后发现这一问题，螺钉应被取出，以降低颈动脉损伤的危险；

4. 术中椎动脉损伤是最严重的并发症，它可以造成严重的临床后遗症，包括脑干卒中。如果发生这种情况，应立即取出螺钉，受损区用足够大的可吸收明胶海绵填塞，以避免其进入血管形成栓子。也可以用骨蜡压迫止血。在周围骨骨化后，也可请血管外科医生直接进行微血管修复。无论采用何种方法压迫止血，术后都应该进行血管造影以评价椎动脉的完整性。

（十三）寰枢椎椎弓根螺钉内固定术

【术前准备】

术前常规拍摄颈椎开口位、侧位、双斜位、动力位 X 片和 CT 片，明确寰枢椎失稳情况，测量后弓轴线、钉道长度、后弓的宽度和厚度、水平面的夹角（β 角）和矢状面的夹角（α 角）等参数，确定在后弓的进钉点、进钉方向及选择适当的螺钉。MR 检查明确高位颈脊髓受压部位和程度，以决定

是否减压。

【麻醉、体位及术式】

手术方法：患者俯卧位，一般采用全麻。颅骨固定架固定于轻度屈曲位。后正中切口。沿后弓后下方，紧贴骨膜显露寰椎后弓至旁开中线20mm范围，其与后弓的后下缘的交点为进钉点。进钉点应个体化调整，对于后弓厚度<4mm的患者。进钉点可向下调至后弓下面。保持内倾10°~15°，头倾5°~10°方向钻孔。置克氏针于椎弓根钻孔内。C臂机透视。证实进针位置和方向正确后置入螺钉。对于寰枢椎脱位患者，可根据透视下寰枢椎脱位程度大小，预弯连接棒，并调节枢椎椎弓根万向螺钉的连接棒与寰椎椎弓根螺钉的落差，从而利用杠杆原理，可以进一步提拉寰椎获得更佳的复位效果。

根据需要决定是否进行枕骨大孔和寰椎后弓减压。将后弓及枢椎椎板皮质造成粗糙面。取髂骨植骨。再次透视或拍片确定内固定及矫形满意后，缝合切口（图5-2-1-7-5）。

【术后处理】

严密观察患者生命体征。给予脱水、预防感染、激素等药物治疗。行前路口腔松解术者术后6~9天内24h专人护理气管插管和胃管。患者卧床3~5d，颈旁置沙袋制动，轴位翻身、四肢锻炼。3d后可带颈围下床锻炼，3个月去除颈围进行颈部功能锻炼。

对难复性脱位患者，甚至前路松解后牵引仍不能复位者，还可用此法结合"翘棒"技术进行术中寰枢椎提拉复位（图5-2-1-7-6）。

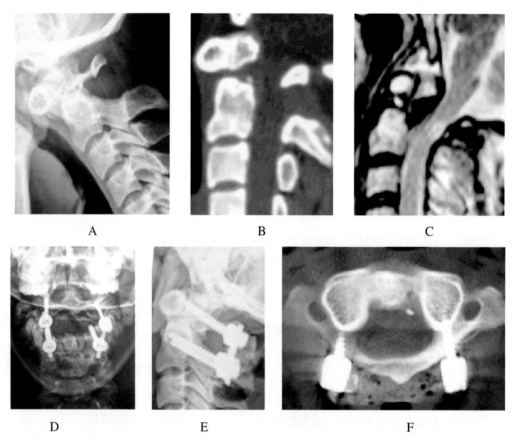

A   B   C

D   E   F

图5-2-1-7-5 临床举例 齿状突分离畸形行寰枢椎椎弓根螺钉内固定术（A~F）
A. 术前颈椎过屈侧位X线片；B. CT矢状位重建；C. MR T$_2$加权；D. 术后颈椎开口位X线；
E. 术后侧位X线片；F. 术后颈椎CT平扫

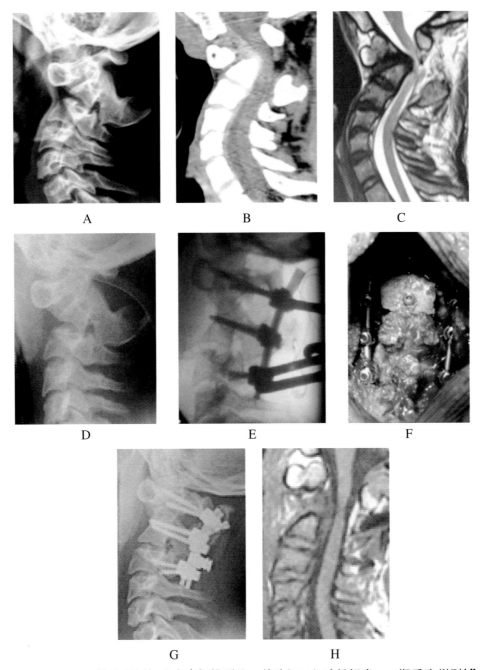

图 5-2-1-7-6　临床举例　患者寰枢椎脱位，前路经口入路松解术，二期后路"翘棒"
技术进行术中寰枢椎提拉复位术（A~H）

A~C. 术前颈椎中立侧位 X 线、CT 矢状位重建和 MR 的 T_2 加权成像；D. 前路松解术后四天侧位 X 线；
E、F. 二期后路术中透视和术中进行植骨融合；G、H. 术后侧位 X 线和 MR T_1 加权成像

（十四）寰枢椎经关节螺钉或枢椎椎弓根加寰椎椎板钩内固定术（钉钩技术）

【术前准备】

按照寰枢椎经关节螺钉或枢椎椎弓根技术的方法做好术前准备，包括术前常规拍摄颈椎正侧位、过屈过伸位及张口位 X 线片、CT 平扫和三维重建以及颈椎 MR 等检查；术前常规颅骨牵引等。

【麻醉、体位及定位】

经鼻腔纤维支气管镜引导下进行气管插管、全身麻醉。患者俯卧位于手术台后，先用 C- 臂 X 线机透视，判断并调整寰枢椎复位情况，直至复位基本满意。

【术式】

作枕骨至 C_3 棘突后正中切口，显露枕骨后下

缘、骨膜下剥离寰椎后弓及枢椎两侧椎板等后部结构。切除枕 - 寰 - 枢椎间覆膜等软组织结构，注意尽量不要伤及静脉窦，否则出血会影响手术操作，可以用双极电刀、浸有凝血材料的明胶海绵或棉拭子有效地控制出血。按照寰枢椎经关节螺钉或枢椎椎弓根植入的技术方法进行螺钉植入。随后，用高速磨钻修整寰椎后弓表面骨嵴以适合椎板钩外形。放置椎板钩使其挂住寰椎后弓。修剪连接棒成合适的长度并预弯，装入 C_1 椎板挂钩和 C_2 万向螺钉的尾部开口中，旋入螺母作临时固定。

修整寰椎枢椎板间植骨床，用高速磨钻将寰椎后弓后下方以及枢椎椎板棘突上、后方骨皮质磨除。从髂后上棘外侧切取 2 cm×3 cm 大小三皮质自体髂骨块，修剪成与植骨床贴合的骨块嵌插在 C_1 后弓与 C_2 棘突椎板之间。用加压钳同时对左右两侧连接棒进行适度加压，卡紧寰枢椎间植骨块，

并进行 C 形臂透视，判断寰枢椎复位情况直至满意，依次锁紧螺母。将修剪的碎骨块植于骨床上下缝隙处（图 5-2-1-7-7）。

【术后处理】

术后 2~3d 将引流管拔除后戴颈托离床活动，并进行 X 线片和 CT 检查，确认内固定及植骨块位置，颈托外固定 3 个月。术后 3 个月、6 个月对所有患者行颈椎过伸过屈侧位 X 线片检查，同时对一些存在不利于骨愈合因素的患者进行薄层 CT 扫描，以确认植骨是否融合，排除假关节形成等并发症。

（十五）枢椎椎板螺钉内固定术

【概述】

枢椎椎弓根螺钉以及经寰枢椎关节间隙螺钉的内固定技术要求高且有损伤椎动脉的风险。高骑跨的椎动脉走行、枢椎椎弓根发育狭小或者其他的

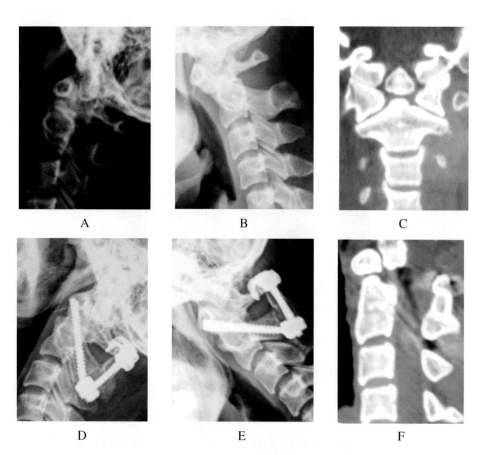

A　　　　　　　　　B　　　　　　　　　C

D　　　　　　　　　E　　　　　　　　　F

图 5-2-1-7-7　临床举例　齿状突游离小骨伴寰椎前脱位，行寰枢椎经关节间螺钉
加寰椎椎板钩植骨融合内固定术（A~F）

A~C. 术前颈椎过伸、过屈侧位 X 线和颈椎 CT 冠状位重建；D~F. 术后颈椎过伸、过屈侧位 X 线和 CT 矢状位重建

解剖变异将导致 20% 的患者不适于行 C_2 椎弓根螺钉以及经寰枢椎关节间隙螺钉的内固定。Wright 等于 2004 年报道了经 C_2 椎板螺钉内固定技术，该技术将椎动脉损伤风险降到最低，同时生物力学研究显示经 C_2 椎板螺钉内固定在抗拉力及插入扭矩方面优于 C_2 峡部螺钉。因而，该技术可作为枢椎椎弓根螺钉以及经寰枢椎关节间隙螺钉的内固定失败后的一种替代、补救术式。

【术式】

患者俯卧位，一般采用全麻。后正中切口显露 C_2 棘突、椎板、侧块及 C_1 后弓至旁开中线 20mm 范围。在一侧 C_2 椎板和棘突的交界处、靠近椎板上边缘的位置选为入钉点，依次磨钻开口、手锥开路、攻丝、置钉，钉子的方向与对侧椎板表面的走形角度相一致。通常稍向背侧倾斜，可以减少进入椎管及穿破硬脊膜的风险。对侧的入钉点为 C_2 椎板和棘突的交界处、靠近椎板下边缘。由于第一枚螺钉会限制第二枚螺钉的钉道，因而，我们建议对于有一侧椎板偏小的患者，先于较小的椎板置钉，再置钉于较大的椎板（图 5-2-1-7-8）。

该技术潜在的并发症是穿破椎板内侧皮质进入椎管，甚至产生脑脊液漏、脊髓损伤等。通常采用 30mm 长度的螺钉，若螺钉太长则会破坏 C_{2-3} 关节突关节面。总之，由于该技术的螺钉全长都在术野内，置钉相对安全；其生物力学稳定性良好，因而，该技术可作为寰枢内固定的有效补救术式，尤其是对于 C_2 解剖发育异常的患者。

（十六）寰椎沟环切除术

术前准备按枕颈部手术备皮、备血及其他准备。选择气管插管麻醉较为安全。手术体位取俯卧位，头颅固定于特制之固定架上，头颈略向前屈。切口同一般颈后路枕颈部手术切口相似。按常规切开皮肤、皮下、颈深筋膜后，迅速将切口向两侧撑开（多用颅后凹自动拉钩或一般之梳式拉钩）起止血作用。之后锐性切开、并向两侧分离椎旁肌群，显露枕骨粗隆之 C_2 棘突段，并充分暴露寰椎后结节之骨质。将寰椎后弓处附着之软组织向两侧剥离，其一侧范围 1.5cm 即可；再从正中向两侧下方逐步分离、以充分显露后弓骨质。最后再小心分离后弓上方组织以暴露椎动脉、骨性沟环和寰枕关节。按上述顺序操作一般不易误伤椎动脉，如果一开始、在周围解剖不太清楚情况下就去显露椎动脉，则极易引起误伤。先将沟环及椎动脉周围组织加以清理，再用神经剥离子将沟环内壁加以分离、松解之后分别选用薄型长柄椎板咬骨钳或颈椎髓核钳逐小块、逐小块地将其切除。操作时切忌粗心大意和情绪急躁，切勿误伤椎动脉及与之伴行的第 1 颈脊神经。切除骨环后，以冰盐水反复冲洗局部、清除棉片及其他异物，而后依序缝合诸层。术后处理与一般枕颈部手术相似。

四、枕颈畸形手术中注意事项

（一）概述

枕颈部解剖复杂，尤其是有多种畸形并存时，

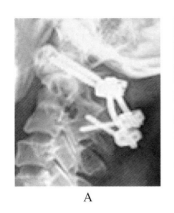 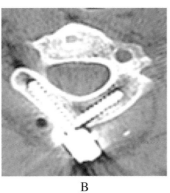 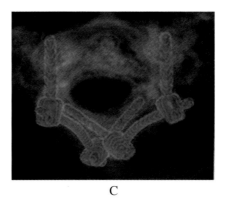

A   B   C

图 5-2-1-7-8　临床举例　齿状突游离小骨伴寰 - 枢椎节不稳行寰椎椎弓根及枢椎椎板螺钉内固定术（A~C）

A. 术后 X 线侧位片；B. CT 横断面观；C. 螺钉 CT 三维重建

手术显露及减压固定操作难度较大，易发生手术意外。一旦发生，则较严重，处理困难，预后较差。因此，必须高度重视，除做好完善术前与术后处理外，术中尚要注意后述诸要点。

（二）术中注意要点

【细心剥离】

寰椎后弓部位深在，有时与枕骨大孔后缘融为一体，或寰椎前脱位，在显露时应先以手指深及后弓位置和深度，并沿其表面逐渐切割直达后弓；由于后弓表面附有较厚的纤维结缔组织，不可使用骨膜剥离器直接推按后弓，应以锐刀自寰椎后弓切开，再作剥离，继而用弧形剥离器，将后弓上下和内面作进一步剥离。

【稳定椎节】

应在保持后弓稳定的状态下施行寰椎后弓切除，游离的后弓用鼠齿钳钳持后弓结节以保持稳定，再于后弓两侧分别截断。

【可从枕骨鳞部开窗】

枕骨大孔后缘扩大，应视寰椎后弓与枕骨大孔后缘距离而定，如有先天性融合且对硬膜明显压迫，则先从枕骨鳞部开窗，再向枕骨大孔边缘咬除，以扩大枕骨大孔。

【安全操作】

寰枢椎不稳或脱位行植骨融合时，可利用牵引和改变头颈位置复位，切勿术中提拉后弓强行复位，穿钢丝或钛缆前应将寰椎后弓骨膜下显露清楚，紧贴后弓骨皮质穿过，勿带任何软组织，以防损伤延髓。

（沈　强　刘祖德　陈德玉　倪　斌　严力生
赵　杰　刘洪奎　赵定麟）

第八节　经口腔枕颈部显微技术

一、经口腔枕颈部显微技术概述

显微外科手术是指外科医生借助光学的放大对较小的组织进行精细的手术。最早应用显微外科手术的是瑞士 Mylen 和 Holmgren（1921）第一次介绍用放大镜与双目手术显微镜为耳硬化患者进行内耳手术。以后不少耳鼻喉科医生逐渐在手术显微镜下进行面神经手术、镫骨撼动、鼓室成形和鼓膜成形术。1950 年 Barraque 与 Peritt 应用手术显微镜进行角膜缝合，从而显微外科手术进入缝合操作阶段。1960 年 Jacobson 与 Suerez 在手术显微镜下对直径 1.6~3.2mm 的小血管缝合获得较高的通畅率。1961 年 Lee 等在鼠身上进行门腔静脉分流手术成功。1962 年 Gonzales 等成功进行鼠肾脏移植术，Abbott 等亦成功地进行鼠心脏移植术。1963 年陈中伟报道世界上第一例断肢再植成功，1967 年陈中伟等报道手指再植成功。1973 年杨东岳报道腹股沟游离皮瓣移植成功，1977 年杨东岳报道第二趾游离移植再造拇指成功。此后显微外科手术不断应用于脑外科、泌尿外科、普通外科、心胸外科、妇产科、整形外科、颌面外科等。

脊柱外科使用手术显微镜是由 Caspar、Yasargil（1977）首先报道，他们采用显微外科手术入路治疗腰椎间盘突出。20 世纪 80 年代以来，显微外科手术已得到更多脊柱外科医生们的认可并且不断发展。1998 年德国慕尼黑 Harlaching 脊柱矫形外科中心医院更进一步发展和应用三维立体镜成像首先在欧洲实施了脊柱手术。350 例脊柱显微外科手术，内容包括后路腰椎间盘突出切除术、腰椎管狭窄椎管减压术、胸腰椎间盘切除术、椎间融合术、颈椎单或双节段减压融合术等。该技术与关节镜结合应用于四肢各大小关节，产生的三维再生图像表现出创新和惊人的技术。

显微外科技术使外科医师从宏观世界进入微观世界，在手术显微镜下能清楚地看到原来肉眼下看不清的组织，能及时矫正原来手术操作的缺点，从而大大减少对组织的创伤，提高手术精确度、安全性和有效性。脊柱外科使用手术显微镜没有其真正意义上的缺点，但存在一些异议和障碍，如视野局限、目标区域放大、视轴适应、手-眼协调配合等，与每位医师的学习曲线（Learning Curve）明显相伴，通过手术技能培训和规范手术操作及经验积累，可以更好的掌握这门技术。

经口腔入路抵达颅颈结合部治疗腹侧硬膜外脊髓压迫症是一种较好的治疗方法。1919年由Kanavel最先描述应用，手术范围可暴露枕骨斜坡的下1/3至第3颈椎（取决于患者的张口程度）。随着手术显微镜的应用，许多学者充分掌握了显微外科操作技术，经口腔显微外科操作治疗颅颈结合部病变取得较为满意的效果。

二、经口腔枕颈部显微技术病例选择及术前准备

（一）手术适应证

1. C_1、C_2 先天性和继发性发育畸形；

2. C_1、C_2 类风湿性关节炎；

3. 创伤性 C_1、C_2 骨折、脱位；

4. 颅颈部硬膜外血肿、脓肿；

5. C_1、C_2 结核；

6. 累及斜坡、前颈枕和上颈椎部肿瘤（脊索瘤、软骨瘤、巨细胞瘤、成骨细胞瘤、转移性肿瘤等）。

（二）手术禁忌证

1. 有活动性鼻咽部感染灶；

2. 腹侧病变复发者；

3. 椎基底动脉区病变；

4. 硬膜内病变。

（三）术前准备

【呼吸】

术前呼吸功能的检测和训练。

【预防量抗生素】

术前围手术期常规应用抗生素。

【神经检查】

术前常规进行体感诱发电位和脑感听觉诱发电位安置，以监测术中脊髓与脑干神经的生理状态。

【术前常规行口咽部细菌培养及药敏试验】

术前一周抗生素盐水漱口，氯霉素眼药水滴鼻。术前三天以0.1%氧已定溶液或口泰溶液漱口并应用抗生素点滴。

【告知家属】

有发生不可预测的并发症危险，经口腔手术感染率高、风险大，尤其是颅颈结合部是脑干所处部，安全系数不高，但经口腔途径便捷，直接到达病变处，病灶清除彻底，脊髓减压到位，加上镜下处理，分辨率及安全率较高。因此应如实告诉患者及家属经口腔手术的利与弊，手术有关注意事项及预后，取得患方理解和支持，签订知情同意书。

三、经口腔枕颈部显微技术手术方法

（一）麻醉、体位及术前准备

【麻醉与体位】

一般多选择经鼻或经口气管插管麻醉。取仰卧位，头部中立位置，颈部轻度伸展，头部用胶带固定（图5-2-1-8-1）。

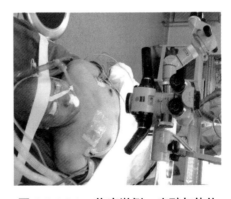

图5-2-1-8-1　临床举例　麻醉与体位

【术前口腔准备】

用纱布填塞口腔底部，以防止出血和冲洗液在胃中积存（图5-2-1-8-2）。在唇、舌、咽部涂上1%氢化可的松乳液以减轻术后肿胀。

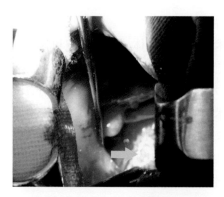

图 5-2-1-8-2　临床举例　口底填塞纱布防止血液及
冲洗液在胃中积存（箭头处）

（二）具体操作步骤

【充分暴露】

　　为充分暴露口咽后壁，安放经口低位自动拉钩，自动拉钩通过横杆固定在手术台上（图 5-2-1-8-3）。

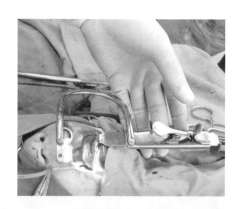

图 5-2-1-8-3　临床举例　安装口腔自动拉钩

【牵开软腭及悬雍垂】

　　用拉钩将舌下压，将气管插管牵向侧方，探查并确保舌未被拉钩嵌夹在牙齿之间。每隔 30~40min 放松拉钩一次，以防舌缺血损伤。软腭与悬雍垂应以柔软拉钩向上牵开或用软性硅胶管通过鼻腔将其向上牵开（图 5-2-1-8-4）。

【口腔消毒、止血】

　　口腔和拉钩须用聚烯吡酮碘溶液连续消毒 3 次（见图 5-2-1-8-4），切口线以含有 1∶200000 肾上腺素的 1% 利多卡因液浸润，以利于止血（图 5-2-1-8-5）。

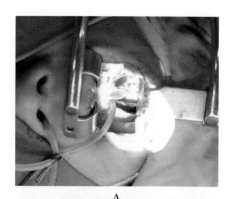

A

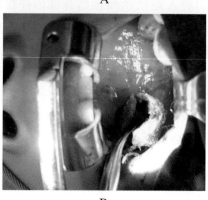

B

图 5-2-1-8-4　临床举例　牵开软腭及消毒（A、B）
A. 软腭与悬雍垂向上牵引；B. 口腔用聚烯吡酮碘溶液消毒

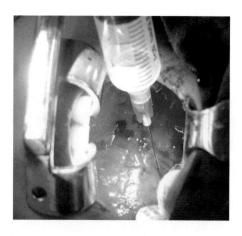

图 5-2-1-8-5　临床举例　切口用 1∶200000 肾上腺素
及 1% 利多卡因液浸润

【连接手术显微镜】

　　在连接显微镜的同时提供照明和对术野各种倍数的放大，术者坐于患者头侧，助手坐患者侧旁（图 5-2-1-8-6）。

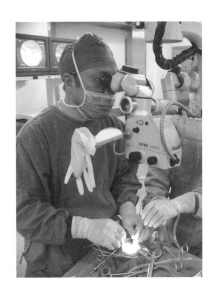

图 5-2-1-8-6　临床举例　连接手术显微镜

【切开、显露深部组织】

通过器械触及寰椎前结节以判断中线位置。在咽后壁黏膜正中嵴行垂直切口，电凝止血。切开黏膜、咽后壁肌肉和前纵韧带，暴露 C_1 前弓和 C_2 椎体前缘组织（图 5-2-1-8-7）。

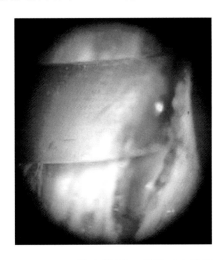

图 5-2-1-8-7　临床举例　咽后正中纵切口

【分清界限】

用刮匙和剥离子分清枕骨斜坡、C_1 前结节、C_2 齿突基底和椎体间的界限（图 5-2-1-8-8）。

【显露齿状突】

以高速磨钻和 Kerrison 咬骨钳去除 C_1 前弓下缘，暴露 C_2 齿突基底部。尽量减少破坏 C_1 前弓环，以保持 C_1 环状结构的完整性。以完全暴露齿突为准（图 5-2-1-8-9）。

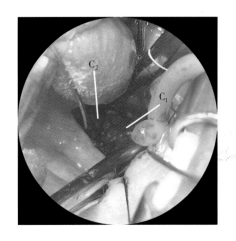

图 5-2-1-8-8　临床举例　暴露 C_1 前结节和 C_2 齿突基底

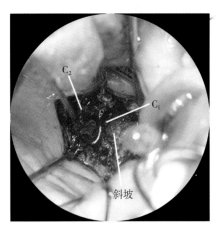

图 5-2-1-8-9　临床举例　部分切除 C_1 前弓，完全暴露齿突

当清除 C_1、C_2 前方瘢痕组织后，就感觉到 C_1、C_2 有移动，此时应在 C- 臂 X 线机透视下，以器械顶在 C_1 前结节向后压，使 C_1、C_2 恢复正常解剖结构，然后在 C_4、C_5 水平做经皮前路侧块螺钉内固定（图 5-2-1-8-10）。其目的稳定 C_1、C_2 结构，再进一步减压、融合操作中不会发生意外。亦可以在完成 C_1、C_2 减压后做经皮前路侧块螺钉固定。

【暴露齿突后确定其侧方边界】

以弯头刮匙锐性分离翼状韧带和齿尖韧带。用磨钻削薄齿突，然后用刮匙或咬骨钳去除剩余的齿突骨壳。操作时应避免将齿突碎片向后压入椎管（图 5-2-1-8-11）。

【切除韧带等】

横韧带、十字韧带及覆膜一并切除，在椎管外侧壁切除骨质和束带组织，术中小心处理硬膜

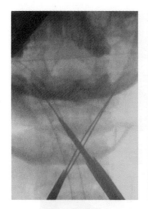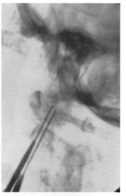

A　　　　　　　　　　B

图 5-2-1-8-10　临床举例　经皮前路侧块固定（A、B）
A. 正位透视像　B. 侧位透视像

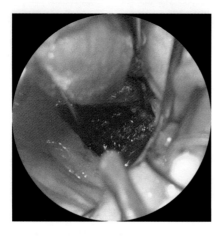

图 5-2-1-8-11　临床举例　切除凸入椎管部分的齿突
或椎体部

与韧带的粘连。术中应对减压区范围进行确定，在减压部注入碘化物作对比，拍摄侧位片以确定减压是否充分。

【冲洗创口】

用抗生素液冲洗创口，充分止血后用 2~3/0 无损伤缝线间断或连续全层缝合咽后壁关闭创口，直视下留置鼻饲管（图 5-2-1-8-12）。

（三）操作注意事项

1. 额部必须牢靠中立位固定，以防术中操作时活动损伤脊髓神经造成瘫痪，甚至死亡；

2. 尽量避免经腭切口，由此可能造成鼻漏、吞咽困难、发声时鼻音加重；

3. 保证全层切开咽后壁，以便术后全层缝合，有利创口愈合；

4. 暴露枕骨斜坡、寰椎前弓，剥离至中线外侧

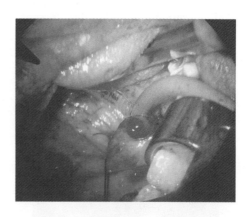

图 5-2-1-8-12　临床举例　全层缝合咽后壁

1~1.5cm 为止，以免损伤椎动脉、咽鼓管和舌下神经；

5. 磨除齿突时，残留菲薄的齿突骨壳处理时应以有齿钳紧紧抓住齿突骨壳上提，切勿向后压，以防损伤脊髓和脑干神经；

6. 靠近气管或硬膜处应避免使用单极电切或电凝，防止气管损伤或硬膜损伤；

7. 若切开软腭，则应闭合前、后壁两层，注意切开缝合过紧而使之皱缩，影响发音。

四、经口腔枕颈部显微技术术后处理

1. 术后 24~72h 内，咽部和舌可出现水肿，故气管插管应保留到水肿消退后拔除，过早拔除气管插管，会导致呼吸窘迫、呼吸停止，甚至死亡。床旁常规准备插管和急诊气管切开包，以在气管损伤时急用。

2. 留置鼻饲管持续 7~10d，直到咽部创口愈合后拔除。术后一周开始进流食，之后一周进半流食，然后过渡到普食。

3. 经气管插管或气管切开处吸痰，吸至前口咽部时必须小心轻柔，以免损伤后方创口。

4. 恶心时给予止吐剂，以防咽部伤口压力过大导致创口撕裂或误吸呕吐物导致吸入性肺炎。

5. 齿突切除后易导致颈椎不稳定，术后应及时给予稳妥的颈围、支具或 Halo-Vest 架固定。

6. 术后足量抗生素应用数日以减少感染的发生，适量应用类固醇控制水肿。

7. 应尽早功能活动肢体，防止深静脉血栓形

成，定时翻身拍背以防肺炎产生。

8. 当清除 C_1、C_2 前方瘢痕组织后，C_1、C_2 处于不稳状态，因此必须在透视下恢复正常 C_1、C_2 解剖结构，然后做暂时性或永久性固定，以利于下一步操作顺利进行。

五、经口腔枕颈部显微技术并发症防治

（一）感染

经口腔前路手术因口咽部功能解剖的特殊性，术后感染率较后路手术明显增高，据文献报道可高达 30%，这也是以往国内较少开展经口腔行前路松解或病灶清除手术的重要原因。随着经口腔途径前路钢板固定术逐步应用于临床，经口腔手术后感染率有增高趋势。枕颈部术后发生感染一般在术后 3d，患者出现体温异常升高并持续不退、全身倦怠、头痛等全身中毒症状，神经症状进行性加重，常有呼吸功能障碍，血氧饱和度下降，并较多伴有脑膜刺激症，此时应特别考虑到并发颅内感染的可能。临床上形成脓肿应与术后血肿相鉴别，及早进行手术探查，一般预后较好。一旦出现严重损害，患者呼吸功能明显障碍，其预后很差。慢性脓肿的进展相对较慢，全身与局部症状不明显，常在起病数周或数月后出现脊髓受压症状时才被发现。Stevenson 报道术后两年发现小脑脓肿。

预防颈枕结合部术后感染措施有以下几方面。

1. 围手术期预防性应用抗生素。Wisneski 认为术前一天及术后 5~7d 静脉应用抗生素能有效预防术后感染；

2. 术前认真口腔清洁准备 3~7d，咽部细菌培养与药敏试验；

3. 术中严格无菌操作，动作轻柔，减少手术创伤，彻底止血，这些对预防术后感染至关重要；

4. 术后全身营养支持治疗，可以显著降低术后感染率。

（二）舌损伤

术中误切伤或嵌夹缺血致舌损伤，术后应高度重视，严密观察舌的缺血变化，及早控制感染及消退水肿，保持气管插管至舌部水肿消退和舌部创口愈合。

（三）创口裂开

术后创口裂开，是因局部压力过高所致。一旦发现创口裂开，必须及时做二次缝合。如果术后一周创口裂开，应怀疑咽后壁感染或脓肿形成，应做引流，足量抗生素使用，待得到细菌培养和药敏结果，更换抗生素。

（四）脑脊液漏

术中发生硬膜撕裂，应及时在显微镜下做硬膜修补，应用纤维素胶加脂肪移植物封堵脑脊液漏。细心闭合咽部切口，于腰部置入蛛网膜下隙引流管，以 10~15ml/h 速度引流 5d，可以控制脑脊液漏，如已经控制但停止引流后又再复发，必须改为腰腹膜分流，如果仍无法控制，须行第二次手术重新修补硬膜，以控制脑脊液漏和晚发性脑膜炎。

（五）脊髓与脑干神经损伤

多数为手术操作过程中对神经的直接损伤，另外也可因麻醉插管时颈椎过度后伸所致。一旦有脊髓与脑干神经医源性损伤，术中积极应用甲基强的松冲击疗法，以 30mg/kg 的药量在 15min 内静脉推注，隔 45min 后，以 5.4mg/（kg·h）维持 23h。术后配合神经营养药物，如 GM1 针，甲钴胺针，维生素 B_1、维生素 B_{12} 针，神经妥乐平针，复方丹参片，ATP 片等辅助治疗。如有呼吸抑制，应用呼吸兴奋药、呼吸机控制维持，待自主呼吸恢复。张汉伟（1996）报道 6 例，1 例发生脑干神经功能抑制。Tuite（1996）报道 27 例，4 例脊髓神经加重。Behari（1999）报道 74 例脊髓功能术后即刻退步 17 例，其中 7 例没有恢复，6 例死亡。体感诱发电位的临床应用使脊柱外科手术的成功率有了明显提高。但是体感诱发电位受一些麻醉药影响较大，常会出现假阴性和假阳性。Strachm 等认为通过术前、术中、术后的监测比较可以预测麻醉药对诱发电位的影响，从而

更有效地判断术中脊髓功能的改变。Holland 提出术中进行肌电图监测也可有效监测脊髓功能状态，减少损伤的发生。

（六）其他并发症

包括肺炎、肺栓塞、心肌梗死、泌尿系感染、深部静脉血栓形成等，必须引起高度重视，认真对症处理，尽早恢复，尽早功能活动。

六、经口腔枕颈部显微技术临床举例

［例1］ 图 5-2-1-8-13 女性，32 岁。双上肢乏力，行走不稳 11 年。3 年前曾在某某医院诊断为齿突骨折并做牵引治疗。半年前在某某医院行后外侧脊髓减压，临床症状好转，能扶拐下地行走。一个月来双下肢不能站立，遂入院治疗。专科检查：颈部生理曲度变直，颈项后正中 15cm 手术疤痕，C_2 棘突压痛、叩击痛。两上肢肌力Ⅳ级，两手大小鱼际萎缩，两手 Hoffmann 征（+）。两下肢肌力Ⅲ级，膝反射亢进，髌阵挛、踝阵挛阳性，巴宾斯基征阳性。X 线诊断陈旧性齿突骨折伴寰椎移位。择期在全麻下经口腔做颅颈结合部手术显微镜下切除齿突，脊髓减压经皮前路侧块螺钉内固定术。术后两周两上肢肌力改善，自诉临床症状明显减轻，可出院。术后一年半复查，两下肢肌力Ⅳ级，自主步行，步态稳定，两上肢肌力Ⅴ级，握力正常，颈椎伸屈功能良好。

［例2］ 图 5-2-1-8-14 女性，51 岁。颅颈不适 20 年，两下肢乏力，坐轮椅 20 年，两上

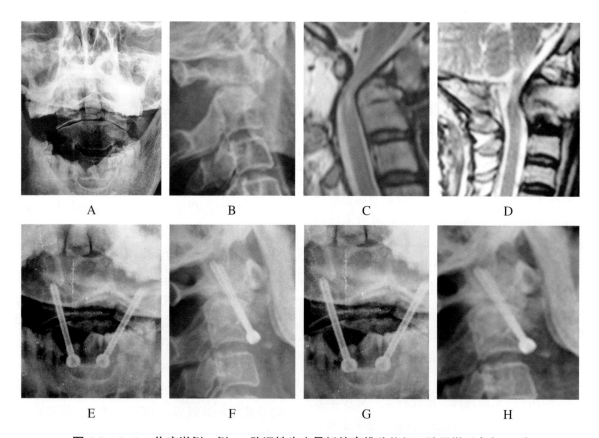

图 5-2-1-8-13 临床举例 例 1 陈旧性齿突骨折伴寰椎移位经口腔显微手术（A~H）
A. 术前 X 片示齿突骨折；B. 术前 X 片示齿突骨折，寰椎前脱位；C. 术前 MRI 示脊髓受压变细、变性；
D. 经口减压后脊髓恢复正常；E. 术中经皮前路侧块螺钉固定；F. 侧块螺钉固定并前路植骨；
G. 一年半复查骨折愈合，内固定物无松脱；H. C_1、C_2 前方植骨片融合

肢握力逐渐减退,临床诊断低颅凹症。行后路 C_1 后弓切除,枕骨大孔扩大减压,枕颈植骨术后 Halo-vest 架固定。两上肢握力增高,活动度近正常。两下肢肌力恢复较快,能扶拐行走。术后 3 个月拆除 Halo-vest 架后,症状加重,行走困难再次入院。专科检查:颈部手术疤痕良好,颈项强直固定,双上肢肌力Ⅲ~Ⅳ级,两下肢肌力Ⅲ级,

膝反射亢进,髌、踝阵挛阳性。影像学检查:后路融合良好,内固定物无松脱。齿突尖部后凸仍压迫脊髓。MR 提示 C_1、C_2 水平脊髓变性。择期施行经口腔切开齿突手术。术后两个月,运动感觉明显好转,反射逐渐改善,病理反射仍存在,两上肢肌力Ⅳ级。术后一年半复查,能扶拐行走,步态欠稳。

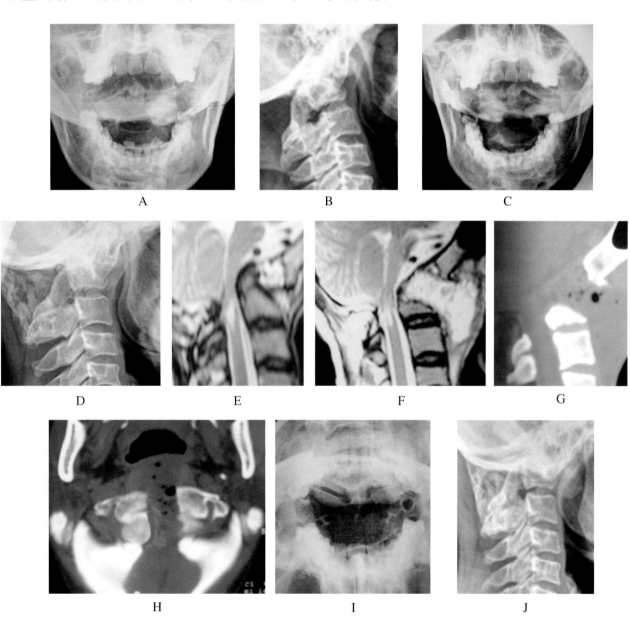

图 5-2-1-8-14　临床举例　例 2　低颅凹症经口腔显微手术治疗(A~J)
A. Fischgold 线、Metzger 线诊断低颅凹症;B. 侧位诊断齿突进入枕骨大孔;C. 首次手术行枕骨大孔扩大 C_1 后弓切除;
D. 术后颈枕植骨,Halo-Vest 架固定;E. 术后 3 个月 MR 提示齿突压迫脊髓;F. 经口腔切除齿突,脊髓恢复正常;
G. CT 矢状面扫描脊髓充分减压;H. CT 水平面扫描 C_2 部分椎体与齿突去除;
I. 术后一年半复查骨折愈合良好;J. 术后一年半复查侧位 X 线片示枕颈愈合良好

(池永龙)

参 考 文 献

1. 艾福志, 尹庆水, 王智运, 等. 经口咽前路寰枢椎难复位钢板内固定的外科解剖学研究. 中华外科杂志, 2004, 42: 1325-1329

2. 陈德玉. 颈椎伤病诊治新技术, 北京: 科学技术文献出版社, 2003

3. 饶书诚, 宋跃明. 脊柱外科手术学(第三版). 北京: 人民卫生出版社, 2006

4. 陶春生, 倪斌. 枕颈结合部手术并发症及防治. 中国脊柱脊髓杂志, 2005, 15: 49-51

5. 王建, 倪斌. 经口手术入路治疗颅颈交界区病变. 中国脊柱脊髓杂志, 2005, 15: 52-54

6. 赵定麟, 王义生. 疑难骨科学. 北京: 科学技术文献出版社, 2008

7. 赵定麟. 临床骨科学——诊断分析与治疗要领, 北京: 人民军医出版社出版. 2003 年

8. 赵定麟. 现代骨科学, 北京: 科学出版社, 2004

9. 赵定麟. 现代脊柱外科学, 上海: 上海世图书出版社公司, 2006

10. Benglis D, Levi AD.Neurologic findings of craniovertebral junction disease. Neurosurgery. 2010 Mar; 66(3 Suppl): 13-21.

11. Chung SB, Yoon SH, Jin YJ, Kim KJ, Kim HJ.Anteroposterior spondyloschisis of atlas with incurving of the posterior arch causing compressive myelopathy.Spine(Phila Pa 1976). 2010 Jan 15; 35(2): E67-70.

12. Hericord O, Bosschaert P, Menten R, Dembour G.Misleading appearance of atlantoaxial diastasis in Down syndrome: os odontoideum. JBR-BTR. 2009 Sep-Oct; 92(5): 261.

13. Rahman M, Perkins LA, Pincus DW.Aggressive surgical management of patients with Chiari II malformation and brainstem dysfunction.Pediatr Neurosurg. 2009; 45(5): 337-44.

14. Rong-Ming Xu, Wei-Hu Ma, Shao-Hua Sun.The application of Occipitocervical fixation in treatment of upper cervical instability .SICOT Shanghai Congress 2007.

15. Rufener SL, Ibrahim M, Raybaud CA, Parmar HA.Congenital spine and spinal cord malformations--self-assessment module.AJR Am J Roentgenol. 2010 Mar; 194(3 Suppl):S38-40.

16. Rufener SL, Ibrahim M, Raybaud CA, Parmar HA.Congenital spine and spinal cord malformations--pictorial review.AJR Am J Roentgenol. 2010 Mar; 194(3 Suppl): S26-37.

17. Samartzis D, Shen FH, Herman J, Mardjetko SM.Atlantoaxial rotatory fixation in the setting of associated congenital malformations: a modified classification system.Spine(Phila Pa 1976). 2010 Feb 15; 35(4):E119-27.

18. Smith JS, Shaffrey CI, Abel MF, Menezes AH.Basilar invagination. Neurosurgery. 2010 Mar; 66(3 Suppl): 39-47.

19. Xi-Jing He ,Hao-Peng Li, Guo-Yu Wang.Management of cervical cord compression at Craniocervical Junction with Odontoidectomy and Occipitocervical fixation. SICOT Shanghai Congress 2007.

20. Zhan-Chun Li, Zu-De Liu, Zhan-Yu Li.Surgical treatment of scoliosis associated with chiari malformation. SICOT Shanghai Congress 2007.

第二章 颈部畸形

颈部畸形并不少见，但早期有症状较少，大多与后天因素相结合，形成较为复杂之病例，在治疗上常成为临床难题。

颈椎先天性融合，又名 Klippel-Feil 综合征，偶可在临床上遇到，其易引起或加剧颈椎的退行性变过程，因之，颈椎病的发生率高于正常椎骨者。

先天性斜颈较为多见，除骨性斜颈外，其大多系胎生过程中引起的肌源性斜颈。由于随着患儿的发育可继发面部畸形，应及早发现并立即予以治疗。

多种因素所引起的胸廓出口狭窄综合征包括先天性与后天性两种因素，其中因颈肋畸形所致者自然属于先天性原因，故将其在此阐述之。

血管畸形在脊柱上较为多见，其中临床意义较大的是椎管内的血管畸形，故于本节中评述。

第一节 颈椎先天融合（短颈）畸形

一、短颈畸形概述

早于 1912 年由 Klippel 和 Feil 所报道的先天性颈椎融合（故又名 Klippel-Feil 综合征），系由短颈、后发线低和颈椎活动受限等三大临床特点所组成。仅伴有临床症状时方需治疗，此类患者常伴有其他畸形。

二、短颈畸形致病原因

像其他先天性畸形一样，本病的病因至今并不明了，与胚胎期的各种因素有关，尤其是病毒类感染，是形成各种畸形的主要原因之一。遗传因素尚难以证实，在临床上罕有家族性发病趋势者。

三、短颈畸形临床特点

（一）短颈外观

即患者颈部长度较之正常人明显为短，尤其是身材短小（五短身材者）或体型稍胖者（图 5-2-2-1-1）。

（二）颈部活动受限

其活动受限范围与颈椎椎节融合的长度成正比。一般病例仅有轻度受限，此主要是颈椎椎节较多，且未融合椎节代偿能力较强之故。尤以屈伸动作一般影响不大，而侧弯及旋转影响稍多。

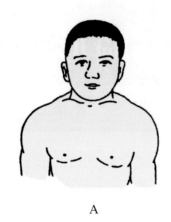
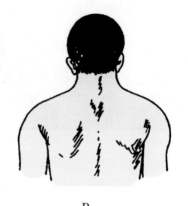

A   B

图 5-2-2-1-1　短颈畸形外观示意图（A、B）
A. 正面观；B. 后方观

（三）后发线较低

此主要由于短颈所引起，需注意观察，否则不易发现。

以上典型症状又称之谓"三联征"，仅有半数人出现。其余病例多属不典型者，尤其是融合椎节较少之病例。

此外，这类患者常伴有其他先天性发育畸形，其中以高肩胛症为多见，约占 1/3 左右。其次为面颌部及上肢畸形，约占 1/4。亦可伴有四肢骨骼发育不全及斜颈等畸形。

由于短颈畸形，可能继发颈胸段脊柱的后凸和（或）侧凸，并因此而影响胸部的发育。

对此类病例尚应注意有无伴发内脏畸形，尤应注意泌尿系统（肾脏异常者可达 1/3）及心血管系统等。本病易诱发急性颈椎间盘突出症或颈椎病。

四、短颈畸形影像学特点

（一）X 线改变

于颈椎常规正位及侧位 X 线平片上均可发现颈椎先天发育性融合畸形的部位与形态，其中以双椎体融合者为多见（图 5-2-2-1-2、3），而三节以上者甚少。在颈段，半椎体畸形属罕见（多见于胸腰椎节）。根据病情需要，尚可加摄左右斜位及动力性侧位，以全面观察椎节的畸形范围及椎节间的稳定性。

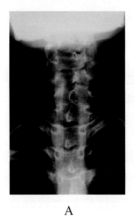
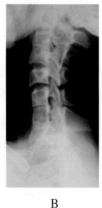
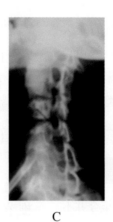
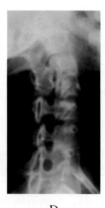
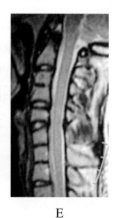

A   B   C   D   E

图 5-2-2-1-2　颈椎先天性融合畸形影像学所见（A~E）
A、B. 颈椎正侧位 X 线片，显示 $C_{2\sim4}$ 及 $C_6\sim T_1$ 先天性融合畸形；C、D. 颈椎左右斜位片观；E. MR 矢状位观

（二）其他

对伴有脊髓症状者，可争取做 MR 检查，合并有椎管狭窄及神经系统症状者，亦可行 CT 或脊髓造影术，以确定椎管状态及脊髓受累情况。

五、短颈畸形诊断

本病诊断一般多无困难，主要依据以下三方面。

【先天性】

即从胎生后即出现异常所见；而后天因结核等

所致短颈不属本病。

【颈部畸形】

主要是短颈畸形，80% 以上病例均可从临床上判定。注意观察头皮部发际高低及颈椎活动受限情况等，并检查全身有无其他畸形。

【影像学检查】

绝大多数病例可通过 X 线平片获得确诊，检查范围要大，尤其是发现畸形时，除 X 线常规检查外，应同时行 CT 及 MR 检查（图 5-2-2-1-4）。

本病需与颈部其他慢性疾患进行鉴别。

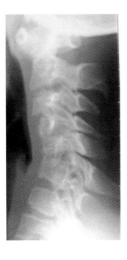 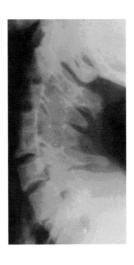 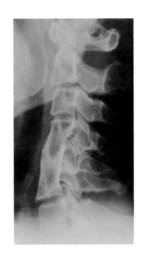 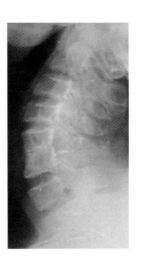

A　　　　　　　B　　　　　　　C　　　　　　　D

图 5-2-2-1-3　临床举例　颈椎先天性融合畸形侧位 X 线片（A~D）

A. C_3~C_5 先天性融合畸形；B. C_4~C_5 先天性融合畸形；C. C_4~C_6 先天性融合畸形；D. C_5~C_6 先天性融合畸形

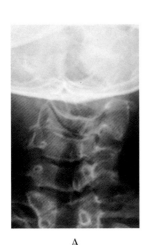 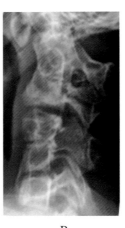 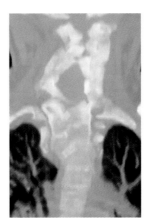

A　　　　　　　　　　B　　　　　　　　　　C

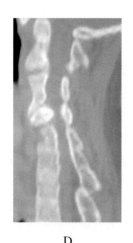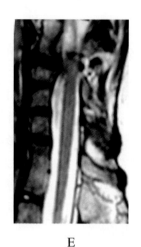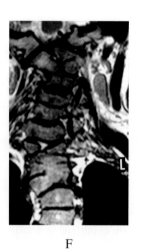

| D | E | F |

图 5-2-2-1-4　临床举例　女性，12 岁，颈椎及颈胸段多发性畸形（A~F）

A、B.X 线正侧位观；C、D. CT 冠状位及矢状位扫描；E、F. MR 矢状位及冠状位观；

综合上述影像所见，该患者拟诊：颅底凹陷症，C_{2-3}、C_{4-5} 及 T_{1-3} 先天性融合畸形，C_5、C_7、T_1 及 T_3 半椎体畸形

六、短颈畸形治疗

（一）单纯颈椎畸形

一般病例不需特殊治疗，畸形严重、影响美观者，可酌情行整形或矫形手术。

（二）合并急性颈椎间盘突出症者

可试行正规非手术疗法，无效时及早行髓核摘除术。

（三）短颈合并脊髓受压症状者

颈椎椎节先天融合者，其上下椎节易引起或加剧退变，如图 5-2-2-1-5 所示。

C_5~C_6 椎节先天融合，其上方 C_4~C_5 已有髓核后突，C_6~C_7 不仅髓核后突压迫脊髓（脊髓已变性），且后方黄韧带前突形成环状压迫致不全性瘫痪，为此，不得不行前后路减压及内固定术。

对伴有寰枢不稳（或半脱位者）亦需同时处理。图 5-2-2-1-6、7 均系 C_3~C_4 先天融合畸形，前者伴 C_1~C_2 半脱位，同时伴下颈椎（C_4~C_5、C_5~C_6 及 C_6~C_7）多节段不稳，后者则于 C_4~C_5、C_5~C_6 形成巨大骨赘，波及椎节前、后缘及伴脊髓受压征。此两例在治疗上需全面考虑，包括上颈椎与下颈椎，在减压的同时应予以稳定（固定融合）。

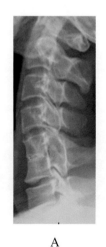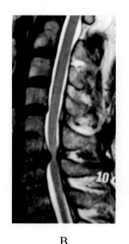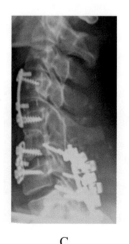

| A | B | C |

图 5-2-2-1-5　临床举例　C_{5-6} 椎节先天融合,引发相邻节段退变加剧及脊髓受压征而施前后减压及固定术(A~C)

A. 术前颈椎侧位片；B. 术前颈椎 MR 矢状位，显示 C_4~C_5 及 C_6~C_7 髓核后突，尤以 C_6~C_7 为剧，且伴黄韧带前隆致颈髓变性改变；C. 因不全瘫而行前后路减压及内固定术，术后侧位 X 线片所见

以椎管狭窄为主者，多行颈后路椎管扩大减压术。椎管前方有致压物者，则需行前路切骨减压术，并酌情对施术椎节行植骨融合或人工关节植入术。

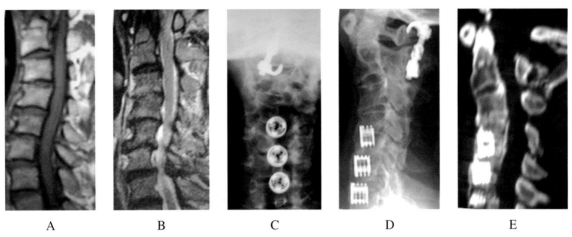

A   B   C   D   E

图 5-2-2-1-6　临床举例　C$_{3~4}$ **椎体先天融合畸形伴 C$_{1~2}$ 及下颈椎多发性不稳及退行性变施开放复位及内固定术治疗 （A~E）**
A、B. 术前 MR 矢状位，T$_1$、T$_2$ 加权；C、D. C$_{4~5}$、C$_{5~6}$、C$_{6~7}$ 前路潜式减压 +Cage 撑开固定，C$_{1~2}$ 后路开放复位 + 椎板夹固定；E. 术后 CT 扫描显示颈椎诸椎节稳定，椎管内致压状态已缓解

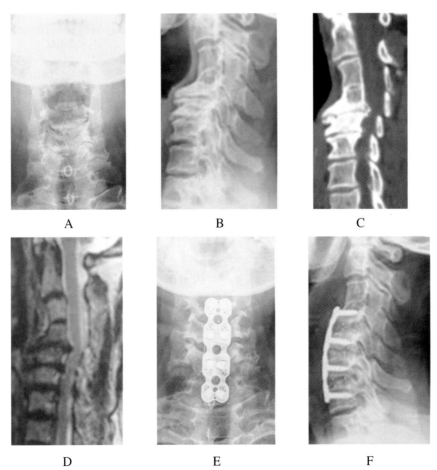

A   B   C

D   E   F

图 5-2-2-1-7　临床举例　**女性，64 岁 C$_{3~4}$ 先天融合伴 C$_{4~5}$、C$_{5~6}$ 椎节损伤性关节炎及骨赘形成，且有颈髓受压征，颈椎呈后凸畸形状，已行手术治疗（A~F）**
A、B. 术前正侧位 X 线片；C、D. 术前 CT 及 MR 矢状位观；E、F. 颈前路切骨减压 + 髂骨块植入 + 钛板固定术后正侧位 X 线片

七、短颈畸形预后

单纯颈椎畸形外观不佳者预后较好，一般多

无不良反应，如伴有椎管狭窄或脊髓受压征者，则视脊髓受累程度不同而预后不一。

第二节　先天性斜颈

一、先天性斜颈概述

所谓先天性斜颈，系指出生后即发现颈部向一侧倾斜的畸形，其中因肌肉病变所致者，称之肌源性斜颈；因骨骼发育畸形所引起者，称之骨源性斜颈。后者十分罕见，且在病因及诊治方面均属于颈椎畸形一章，此处不另行讨论。

二、先天性斜颈发病原因

（一）概述

先天性斜颈的真正原因至今仍不明了，从临床观察中发现其中 70%~80% 的病例见于左侧，10%~20% 的患儿伴有先天性髋关节脱位。在病理解剖方面，仅能证实形成胸锁乳突肌挛缩的组织主要是已经变性的纤维组织。其中病情严重者显示肌纤维完全破坏消失，细胞核大部溶解，部分残留的核呈不规则浓缩状。中间可能出现再生的横纹肌及新生的毛细血管，亦可发现成纤维细胞。对这种现象的出现目前有以下几种见解。

（二）宫内胎位学说

早于 Hippocrates 时代即已提出畸形多系胎儿在子宫内姿势不正引起的压力改变所致。近年来的研究亦表明此种由于压应力改变所产生的胸锁乳突肌发育压抑是斜颈畸形的主要原因之一。

（三）血运受阻学说

无论是供应胸锁乳突肌的动脉支或静脉支，当其闭塞时，即可引起该组肌肉的纤维化，并可从实验性研究中得到证实。此种见解尚未被大家普遍接受。

（四）遗传学说

临床调查发现约有 1/5 的患儿有家族史，且多伴有其他部分的畸形。表明其与遗传因素亦有一定关系。

（五）产伤学说

由于其多发于难产分娩的病例，尤以臀位产者，约占 3/4 病例。但反对者认为在组织病理学检查时，从未在纤维化之胸锁乳突肌中发现有任何含铁血黄素痕迹可见，推测其并非因产伤所致（图 5-2-2-2-1）。

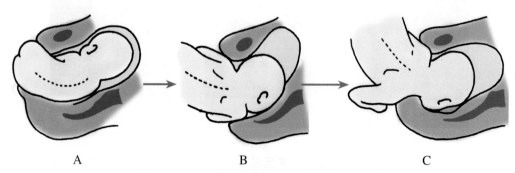

图 5-2-2-2-1　斜颈病因学之一示意图（A~C）
胎儿分娩时颈部过度伸展所致　A. 臀部娩出；B. 体部娩出；C. 肩胛部娩出

以上各种见解目前尚难以完全统一。总之，有关本病的真正病因尚有待今后更进一步的研究。

三、先天性斜颈临床特点

本病的临床特点如下。

（一）颈部肿块

这是母亲或助产士最早发现的症状，一般于出生后即可触及，其位于胸锁乳突肌内，呈梭形，长约2~4cm，宽1~2cm，质地较硬，无压痛，于生后第三周时最为明显，三个月后即逐渐消失，一般不超过半年。

（二）斜颈

于出生后即可为细心的母亲发现，患儿头斜向肿块侧（患侧）。半月后更为明显，并随着患儿的发育，斜颈畸形日益加重（图5-2-2-2-2）。

（三）面部不对称

【主要表现】

一般于2岁以后，即显示面部五官呈不对称状，主要表现如下。

1. 患侧眼睛下降　由于胸锁乳突肌的挛缩致使患者眼睛位置由原来的水平状，向下方位移，而健侧眼睛则上升。

2. 下颌转向健侧　亦因胸锁乳突肌收缩之故，致使患侧乳突前移而出现整个下颌（颏部）向对侧旋转变位。

3. 双侧颜面变形　由于头部旋转，以至双侧面孔大小不一。健侧丰满呈圆形，患侧则狭而平板。

4. 眼外角线至口角线变异　测量双眼外角至同侧口角线距离，显示患侧变短，且随年龄增加而日益明显。

【呈进行性加重】

除以上表现外，患儿整个面部，包括鼻子、耳朵等均逐渐呈现不对称性改变，并于成年时基本定型，此时如行手术矫正，颌面部外形更为难看。因此，对其治疗力争在学龄前进行，不宜迟于12岁。

（四）其他

【伴发畸形】

包括髋关节有无脱位，颈椎椎骨有无畸形等。

【视力障碍】

因斜颈引起双眼不在同一水平位上，易产生视力疲劳而影响视力。

【颈椎侧凸】

此主要由于头颈旋向健侧，并引起向健侧的代偿性侧凸。

四、先天性斜颈诊断

本病诊断多无困难，关键是对新生儿应争取及早发现，以获得早期治疗而提高疗效及降低手

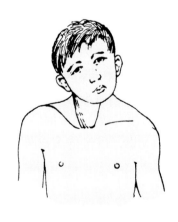
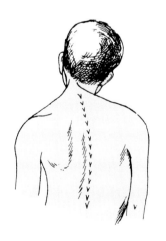

A　　　　　　　　　　B

图5-2-2-2-2　先天性斜颈外观示意图（A、B）
A. 正面观；B. 后方观

术治疗者比例。因此，对新生儿在做全身检查时应注意以下几点。

1. 双侧颈部是否对称；

2. 双侧胸锁乳突肌内有无肿块；

3. 婴儿头颈是否经常向同一方向倾斜。

以上三点均为本病之早期表现，发现愈早愈好。

五、先天性斜颈鉴别诊断

（一）颈部淋巴腺炎

指婴儿如患此种疾患，头颈同样可向患侧倾斜。但此时肿块伴有明显之压痛，且与胸锁乳突肌不在同一部位，易于区别。

（二）颈椎椎骨畸形

多系先天性椎骨融合畸形所致，可从 X 线平片所见及对胸锁乳突肌检查等加以鉴别。

（三）其他

包括各种骨关节伤患，如颈椎结核、自发性寰枢脱位等均应注意鉴别。少见的儿麻后遗症亦可出现斜颈畸形。此外，如癔症性斜颈、习惯性斜视及颈部扭伤后肌肉痉挛性斜颈等均易混淆，应除外诊断。

六、先天性斜颈治疗原则与要求

对先天肌源性斜颈的治疗主要分为以下两大类。

（一）非手术疗法

【适应证】

主要用于出生至半周岁的婴儿，对 2 岁以内的轻型亦可酌情选用。

【具体方法】

视患儿年龄不同可酌情采用下列方法。

1. 手法按摩　新生儿如一旦发现，应立即开始对肿块施以手法按摩，以增进局部血供而促使肿块软化与吸收。此对轻型者有效，甚至可免除以后的手术矫正。

2. 徒手牵引　于生后半月左右开始，利用喂奶前时间，由母亲将患儿平卧于膝上，并用一手拇指轻轻按摩患部，数秒钟后再用另手将婴儿头颈向患侧旋动，以达到对挛缩的胸锁乳突肌具有牵引作用之目的。如此每日 5~6 次，每次持续 0.5~1min。轻症患儿多可在 3~4 月以内见效。

3. 其他　包括局部热敷，睡眠时使婴儿头颈尽量向患侧旋转，给予挛缩的胸锁乳突肌以牵拉力等。

因婴儿刚出生不久，各种操作均需小心、细心与耐心，切勿操之过急引起误伤。

（二）手术疗法

【病例选择】

1. 一般手术适应证　以半周岁至 12 周岁之患儿为宜。

2. 相对手术适应证　指 12 岁以上患儿，因其继发性面部畸形已经形成，斜颈纠正后面部外观可能更为难看，尽管随着人体发育可有所改善，但不如年幼者疗效明显，需由家长酌情考虑。根据笔者临床经验，16 岁以前施术者，均可获得一定的改善。18 岁左右患者，亦有疗效。但务必与家属反复说明其外观不佳。

3. 不宜手术的病例　对因其他原因所引起之斜颈，如椎骨畸形、结核、外伤等应以治疗原发病为主。对成年人斜颈除非有其他特殊措施，一般不应随意施术。

【手术方法选择】

在临床上，大多选择胸锁乳突肌切断术，因其此为传统之术式，一般都在该肌的胸骨及锁骨端，通过 1~1.5cm 之横形切口将该肌切断。术式简便有效，易掌握。亦有人主张自乳突端将该肌切断，以保持颈部外表美观，适用于小女孩。

七、胸锁乳突肌腱切断术及其他术式

（一）病例选择

因胸锁乳突肌挛缩引起的斜颈，一般在 6 岁以前手术效果好，7~10岁已有不同程度的面部畸形，年龄越大，面部和脊柱的畸形越严重。面部和脊柱一旦发生畸形，手术效果就几乎仅限于改善颈部的活动范围，对畸形矫正的作用很小。但对颈椎疾患或屈光不正引起的斜颈，则不宜做胸锁乳突肌切断术。

（二）手术步骤

【麻醉与切口】

1. 麻醉　成人用局麻，儿童用局麻或全麻。

2. 切口　仰卧位，患者肩和颈部垫高，沿锁骨内1/3上缘作横切口（图5-2-2-2-3、4）。

【显露肌腱】

切开皮肤、皮下组织及深筋膜，显露胸锁乳突肌下端的肌腱及其在胸骨和锁骨上的附着点（图5-2-2-2-5）。

【切断挛缩之肌腱】

切开腱鞘，钝性分离出胸锁乳突肌肌腱的胸骨头和锁骨头，用弯止血钳将肌腱游离并挑起，分别切断。注意切勿游离过深，避免损伤胸锁乳突肌深部的血管。逐层缝合皮下组织和皮肤（图5-2-2-2-6）。

【石膏固定】

手术完成后，将头部歪向健侧，面部转向患侧，恰恰与术前相反为止，用头-颈-胸石膏固定，来加强纠正斜颈的效果（图5-2-2-2-7）。

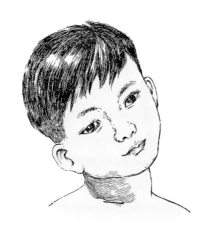

图 5-2-2-2-3　术前状态及切口示意图

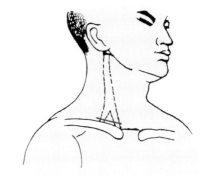

图 5-2-2-2-4　锁骨上切口示意图

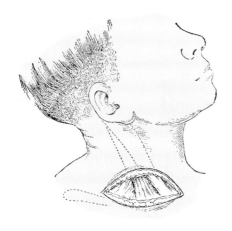

图 5-2-2-2-5　显露胸锁乳突肌示意图

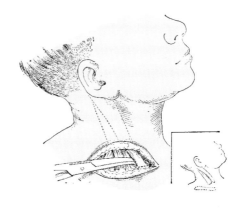

图 5-2-2-2-6　分离、切断挛缩的胸锁乳突肌肌腱示意图

（三）术后制动

石膏固定时间 6 岁以下 3~4 周，7~12 岁 5~6 周，12 岁以上固定 8 周左右。

（四）其他术式

【胸锁乳突肌全切术】

即将整个瘢痕化之胸锁乳突肌切除，手术较大，适用于青少年患者。术中应注意切勿误伤邻近的血管及神经。

【部分胸锁乳突肌切除术】

指对形成肿块之胸锁乳突肌做段状切除。适用于年幼儿童局部肿块较明显者。

【胸锁乳突肌延长术】

适用于肌组织尚有舒缩功能者。术式见图

5-2-2-2-8。一般可延长 2~2.5cm，年长者可稍长。

（五）术后处理

【斜颈畸形轻者】

在术后可通过使头颈向双侧，主要是向患侧旋转活动而达到矫正畸形目的。亦可选用制式固定帽向反方向牵引固定（图 5-2-2-2-9）。对不合作幼儿不适用。

【斜颈畸形明显者】

在术后均需以头 - 颈 - 胸石膏矫正与维持患儿体位。一般使其固定在能使胸锁乳突肌拉长状态，即使头颈尽力向患侧旋转，并向后仰。石膏制动 4~6 周后拆除。

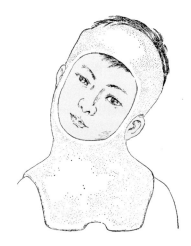

图 5-2-2-2-7　术后头 - 颈 - 胸石膏反方向固定示意图

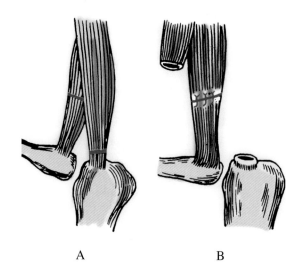

图 5-2-2-2-8　胸锁乳突肌延长术示意图（A、B）
A. 将胸锁乳突肌的胸骨头及锁骨头分别在不同高度切断；
B. 将低位切断的近侧端与高位切断的远侧吻合

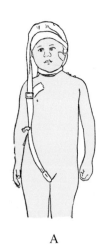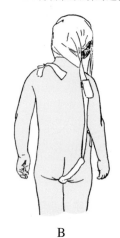

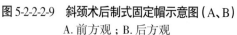

图 5-2-2-2-9　斜颈术后制式固定帽示意图（A、B）
A. 前方观；B. 后方观

（范善钧　沈　强　赵定麟）

第三节 颈肋畸形及胸廓出口综合征

一、颈肋畸形及胸廓出口综合征概述

在胸廓出口综合征（Thoracic Outlet Syndrome，TOS）中，约半数系因第七颈椎肋骨畸形或因横突过长所致，发病率为 0.5% 左右，大多在体检拍片时发现。两者在临床上不仅具有相似的特点，且对其治疗亦有异与其他原因者，因此不少学者将两者统称为胸腔出口狭窄综合征，TOS 的发病机理主要表现在肋锁间隙狭窄，并由此引发一系列症状（图 5-2-2-3-1）。而颈肋畸形的病理解剖改变则以第七颈椎颈肋畸形和斜角肌挛缩所致（图 5-2-2-3-2）。

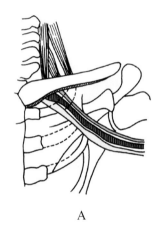

A

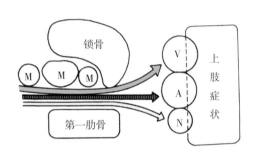

B

图 5-2-2-3-1 胸廓出口综合征发病机制示意图（A、B）
A. 正面观；B. 剖面观

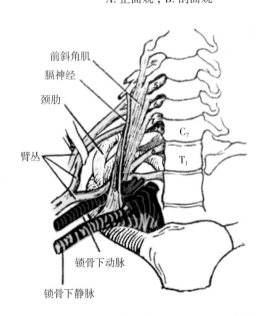

图 5-2-2-3-2 颈肋畸形发病机制病理解剖状态示意图
颈肋及前斜角肌挛缩致血管、神经受压发病机制

二、颈肋畸形及胸廓出口综合征病理解剖特点

随着人类的进化，颈椎上的肋骨早已退化不复存在，但也有2%的正常人中于第七颈椎上仍有颈肋残存，其中大多数人无任何临床症状，仅在体检中发现。

颈肋的形态各异，从病理解剖上可分为以下四种类型。

（一）完整型颈肋

指具有较为典型的肋骨形态，前方以肋软骨与胸骨或第一肋骨相连接。一般见于第七颈椎，罕有发生于第六或第五颈椎者（图5-2-2-3-3）。

（二）非完整型

【半完整型颈肋】

与前者相似，唯其前方以软骨关节面与第一肋骨相连。

【不完全型颈肋】

其形态与肋骨相似，唯发育较短小，前方以纤维性束带与第一肋骨相连接。

【残留型颈肋】

指于第七颈椎横突外方仅有1.0cm左右长短之残留肋骨。其尖端多以纤维束带附着于第一肋骨上。

除上述两大型四分型外，某些病例表现为第七颈椎横突过长（图5-2-2-3-4），同样构成了胸廓出口狭窄的病理解剖因素之一。

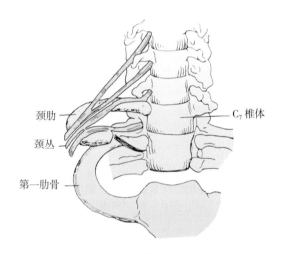

图 5-2-2-3-3　完整型颈肋示意图

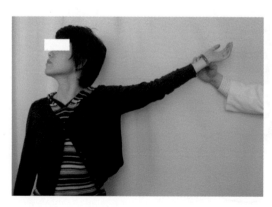

A

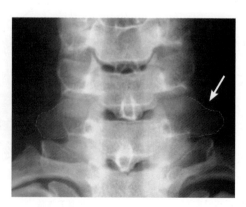

B

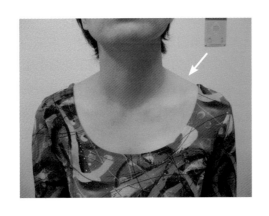

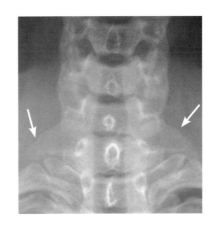

C

D

图 5-2-2-3-4　临床举例（A~D）

A. Adson's 征阳性（桡动脉搏动减弱者为阳性）者；B. X 线正位片显示左侧第 7 颈椎横突肥大；
C. 锁骨上窝丰满有压痛及放射痛；D. 另例双侧第 7 颈椎横突肥大

此种先天性畸形并不在出生后早期发病，一般多于 20 岁前后，尤其是女性，由于人体的生长与发育，致使双侧肩胛带逐渐下垂，加之劳动负荷的递增，而使前斜角肌的张应力增加，胸腔出口处内压升高，最后引起臂丛神经及锁骨下动脉受压而出现一系列临床症状。

三、颈肋畸形及胸廓出口综合征临床特点

（一）一般特点

【发病年龄】

以 20~30 岁为多发年龄，亦有 14 岁及 50 岁以后发病者。

【性别】

女多于男，两者之比约为 4:1，此可能与其发育较早、肩胛带下垂较多和参加家务劳动较频有关。

【侧别】

右侧多于左侧，两者之比约为 3:1。右侧之所以多见，主要由于一般人均为右利，劳动强度较大，此外亦与右侧的臂丛距肋骨较近和锁骨下动脉略高等有关。

【职业】

以体力劳动较多者容易发病；尤以双手持重物的职业，如搬运工等。

（二）起病症状

视病理解剖改变程度，受压组织的部分及个体差异等不同，其起病症状不尽一致。其中多见的有以下症状。

【尺侧及小指麻木感】

此最为多见，约占 40% 左右，主要因为臂丛下干受刺激引起尺神经症状之故。

【持物易落及手无力感】

此也较多见，约占 30% 左右，由于臂丛中构成正中神经的纤维受累所引起。

【小鱼际肌萎缩】

亦因尺神经受波及所致，约占 10% 左右，发病时间较晚。

【其他】

包括手部发胀、拙笨感、桡动脉搏动减弱及患肢酸胀感等，共占 20% 左右。

（三）临床体征

【锁骨上窝改变】

1. 锁骨上窝饱满感　正常情况下，双侧锁骨上窝多呈对称性凹陷状，如有颈肋存在时，则可发现患侧锁骨上窝（亦可双侧性）消失，甚至略向上方隆起，呈饱满状。

2. 锁骨上窝加压试验阳性　即术者以手部大鱼际肌压迫患侧锁骨上窝，由于正好将臂丛神经干挤压于颈肋和前斜角肌之间而出现疼痛及手臂麻

木感,此即属阳性,尤以深吸气时为明显。

【手部缺血与肌萎缩症】

1. 手部缺血症状 如果颈肋引起锁骨下动脉受压,则可出现手部的肿胀、发冷、苍白及刺痛感,严重者可出现手指发绀,甚至手指尖端坏疽样改变。

2. 肌肉萎缩 主要表现在手部的小鱼际肌、骨间肌及前臂的尺侧肌群(当尺神经受累时),其次为正中神经支配的大鱼际肌,偶尔可发现肱二头肌及肱三头肌等。

【Adson 征】

阳性者具有诊断意义,但阴性者不能否定诊断。其检查方法如下:患者端坐于凳上,做深呼吸,并使其维持在深吸气状态,嘱患者仰首,向对侧转头,检查者一手托住下颌(颏部),另手摸着桡动脉,之后,让患者用力回旋下颌,并与检查者的手对抗。此时如诱发或加重神经症状,或桡动脉搏动减弱、消失,则为阳性(图 5-2-2-3-4)。

四、颈肋畸形及胸廓出口综合征诊断

(一)一般临床特点

以 20 岁以后之女性青年为多见,好发于右侧。

(二)起病症状

主要表现为尺神经或正中神经受累及血供受阻之手部症状。

(三)临床检查

可从锁骨上窝处变异、压痛、加压试验及 Adson 征等做出初步判定。

(四)X 线平片

可清晰地显示长短不一的颈肋畸形或第七颈椎横突过长等。

五、颈肋畸形及胸廓出口综合征鉴别诊断

(一)周围神经炎

本病临床症状较局限,主要表现为神经末梢症状,以尺神经炎为多见。因其不具备锁骨上窝处之饱满、压痛、加压试验与 Adson 征阳性等,易于鉴别。

(二)前斜角肌综合征

系因前斜角肌本身肥大、挛缩而将第一肋骨上提,以至引起臂丛及锁骨下动脉受压。两者临床表现基本一致,但本病时锁骨上窝外观基本正常,且于 X 线平片上无颈肋畸形可见。因两者治疗原则基本一致,无需鉴别。

(三)根型颈椎病

尤其是下位颈椎骨刺增生使第七、第八颈神经受累时,可以引起与颈肋畸形相似之症状。但两者体征及 X 线平片所见截然不同,易于鉴别。

(四)急性颈椎间盘突出症

虽可引起手部神经症状,但其发病较急,颈部症状明显,无锁骨上窝症状,且 X 线平片无颈肋可见,易于鉴别。个别困难者,可行 MR 检查。

(五)风湿症

可因上肢关节症状而使颈肋畸形常被误诊为风湿症,尤其是偏远及农村地区。实际上根据两者各有的特点易于鉴别。

(六)其他

主要应与引起臂丛及锁骨下动脉受压症状的各种疾患相鉴别。包括各种血管疾患、肩周炎、上肺沟肿瘤、腕管综合征、乙醇(酒精)中毒及糖尿病等。

六、颈肋畸形及胸廓出口综合征治疗原则

视病情不同而选择相应之治疗措施。

(一)无症状者

指在体检或做其他检查时发现有颈肋变者,原则上无需特别处理。

(二)症状较轻者

以预防病变发展及增强肩部肌力为主。主要有以下措施。

【减荷】

减轻上肢负荷,尽可能地避免用手臂持物,可以肩部负重取代之。

【锻炼】

增加肩部锻炼,可利用体操、肩部负载及按摩

等来增加肩部肌力，尤其是对提肩胛肌的训练。

【体位】

让患者在休息时，尤其是卧床情况下使患侧上肢置于上举过头位，以缓解及对抗肩胛带的下垂作用。

（三）症状持续者

指症状明显、经非手术疗法久治无效者，则多需行胸腔出口扩大减压术治疗。

七、颈肋切除和（或）斜角肌切断减压术

（一）手术适应证

凡有明确之器质性原因、证明为颈肋、横突过长或斜角肌挛缩等因素，经正规非手术疗法久治无效，并影响正常工作、生活者，一般应选择手术。其中手部肌肉已明显萎缩、桡动脉搏动减弱者应尽早施术。

（二）手术特殊器械

除一般器械外，尚应准备四关节及单关节尖头咬骨钳、线锯、骨锉及血管缝合器械，后者为预防万一误伤血管备用。

（三）手术操作步骤

【麻醉及体位】

多选择下位颈丛麻醉。患者仰卧，患侧垫高即可。

【术野暴露】

均取锁骨上窝横切口，长 5~6cm（见图 5-2-2-3-5）。将颈阔肌切断，钳夹止血，治疗巾护皮后将胸锁乳突肌外侧切断 1/2 并牵向内侧，再显露下方的肩胛舌骨肌，亦牵向内侧。结扎与切断横行的小动脉分支。有时遇到肩胛上动脉和静脉，当其妨碍操作时，亦应结扎与切断。之后暴露前斜角肌与其上方的膈神经，小心地将此神经游离并向内牵开，再向深部分离，即可获得清晰的术野（图 5-2-2-3-6）。

【切断或部分切除前斜角肌】

根据外观与手指探摸，当证明患者不存在颈肋或 C_7 横突肥大，仅仅是由于前斜角肌痉挛、肥厚与纤维变致臂丛和（或）锁骨下血管受压时，则

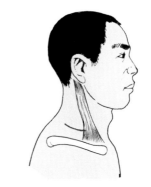

图 5-2-2-3-5　切口示意图

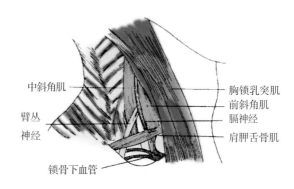

中斜角肌　　　　　　　　　胸锁乳突肌
　　　　　　　　　　　　　前斜角肌
臂丛　　　　　　　　　　　膈神经
神经　　　　　　　　　　　肩胛舌骨肌
锁骨下血管

图 5-2-2-3-6　锁骨上窝处大体解剖示意图

于附着点上方 3cm 处将其先行切断，而后尽可能地将病变部分切除，尤其是纤维性变者，并边缝扎、边切除，以减少出血而影响视野（图 5-2-2-3-7、8）。在此过程中应注意观察病变与前斜角肌、臂丛神经干（主为下干）、以及和血管的关系，凡因病变的前斜角肌将其压迫与牵拉者，均应完全松解（图 5-2-2-3-9~11）。

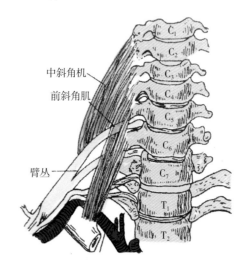

中斜角机　　　　　　　　　C_1
　　　　　　　　　　　　　C_2
前斜角肌　　　　　　　　　C_3
　　　　　　　　　　　　　C_4
　　　　　　　　　　　　　C_5
　　　　　　　　　　　　　C_6
臂丛　　　　　　　　　　　C_7
　　　　　　　　　　　　　T_1
　　　　　　　　　　　　　T_2

图 5-2-2-3-7　颈肋畸形受压机制示意图
单因前斜角肌痉挛可引起臂丛及锁骨下血管受压

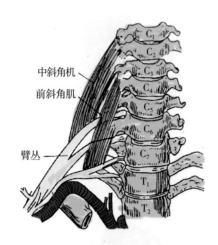

图 5-2-2-3-8　前斜角肌切断后示意图

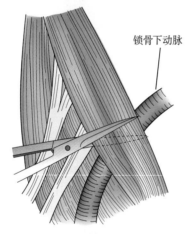

图 5-2-2-3-9　切断前斜角肌示意图

如锁骨下动脉抬高，可在锁骨下动脉浅层切断

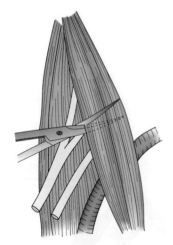

图 5-2-2-3-10　防止误伤示意图

切断前斜角肌时，应牵开、并保护好锁骨下动、静脉，或在其上方剪断

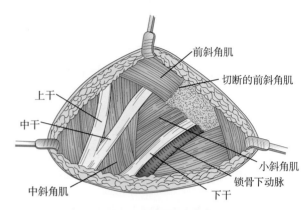

图 5-2-2-3-11　在止点处切断示意图

尽可能近止点切断前斜角肌，

此时很容易见到锁骨下动脉及下干

【切除颈肋或过长的横突】

对有颈肋（完全性或不全性）或横突过长者，应在探查后酌情切除（图 5-2-2-3-12、13）。即在前斜角肌处理完毕后，向下稍许分离即暴露颈肋或横突。其外方多有一层纤维膜包绕，经检查确定其压迫邻近的神经血管组织后，即应将包膜切开，用剥离器将其剥离，并在对周围组织保护的情况下，用长柄的四关节或单关节尖头咬骨钳，在直视下逐段地咬除。其切除范围以使残端距受压组织 1cm 以上为宜。并尽可能地切除骨膜，以防复发，尖端以骨锉锉平。而后再检查局部有无条索状束带，尤其是颈肋或横突至第一肋处的筋膜束带以及紧张的肩胛舌骨肌等均应将其切除或切断。对第一肋上缘骨质有增生或畸形造成神经与血管受压者称为肋锁综合征（见图 5-2-2-3-1 及图 5-2-2-3-20），亦应切除。

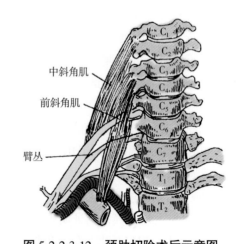

图 5-2-2-3-12　颈肋切除术后示意图

完全型颈肋切除后，臂丛神经及锁骨下动脉恢复正常状态

对中斜角肌及小（后）斜角肌有致压现象者可同时切断，但应注意中斜角肌和小斜角肌与周围神经干之关系（图5-2-2-3-14、15），尤其是小斜角肌，其与臂丛下干，C_8、T_1 神经支关系密切（图5-2-2-3-16、17）。因小斜角肌深在，在手术切断时应避免误伤（图5-2-2-3-18、19）。

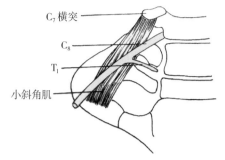

图 5-2-2-3-16　小斜角肌起点和止点解剖关系示意图

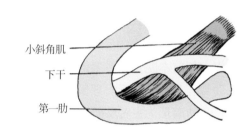

图 5-2-2-3-17　观察小斜肌周边关系示意图
从胸腔内观察第 1 肋，小斜角肌与臂丛神经下干的关系

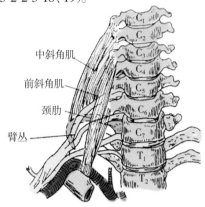

图 5-2-2-3-13　过长型颈肋部分切除即可，示意图
对不完全型颈肋或横突过长，仅将构成致压物的远端切除即可

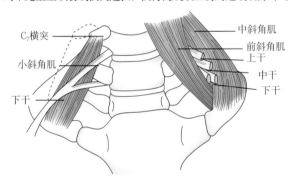

图 5-2-2-3-14　诸斜角肌与臂丛神经的解剖关系示意图

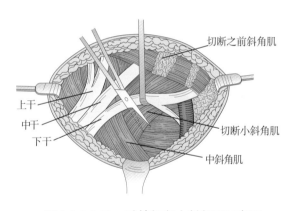

图 5-2-2-3-18　酌情切断小斜角肌示意图
术中检查，如小斜角肌有致压征，亦可一并切除

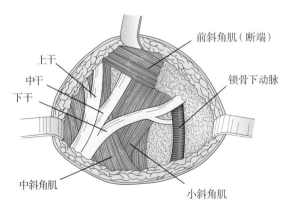

图 5-2-2-3-15　酌情处理小斜角肌示意图
将下干向上牵拉，锁骨下动脉向外下牵拉，可见到小斜角肌的前缘，为腱性组织，前方为中斜角肌；如嵌压神经干，则需松解

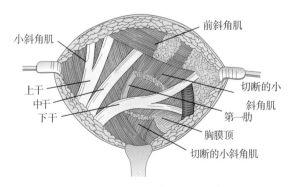

图 5-2-2-3-19　判定效果示意图
切断小斜角肌后，下干松弛，臂丛已完全松解

术中应注意止血,以防局部出血形成血肿压迫气管而造成窒息,并避免伤及臂丛、血管和肺尖。

术中如发现第一肋骨变异、构成致压因素时,亦可从此切口将致压部分肋骨(多位于肋骨上缘)凿除。如范围较大,则经腋窝处切口切除较为安全。

(四)术后处理

术后应留置橡皮片引流24h,局部用250g重沙袋压迫8~12h。在24h后可下地活动,5~6d拆线。

八、经腋下第一肋骨切除术

约二十多年前本院曾开展多例,但发现其对切除第一肋骨有利,而对于病理解剖因素以前斜角肌挛缩、颈肋畸形为主者反而操作不便,且对臂丛神经牵拉较多,易误伤,疗效亦欠满意。因此,笔者认为对骨科医师来说,传统的手术径路不仅较为习惯,且可在直视下操作,有效率及成功率均较高。笔者施术的三十多例中,尚未遇到复发者,但对于锁-肋间隙狭窄者亦不妨选用腋下入路。

(一)手术适应证

主用于肋-锁间隙狭窄所致胸腔出口狭窄综合征者(图5-2-2-3-20),尤其是非手术疗法无效而又影响生活及工作者。

(二)手术步骤

【体位与麻醉】

侧卧位,患肢在上,呈外展上举位(图5-2-2-3-21)。一般选择全身麻醉,以防胸膜破裂时可控制呼吸。

【切口】

腋下中央、偏胸壁处弧形切口,长约4cm左右(图5-2-2-3-22)。

【显露第一肋骨,探查肋-锁间隙】

将切口牵开,手指向深部分离直达第一肋骨,局部大体解剖状态如图5-2-2-3-23、24所示,使患者肩关节外展及上举,将指尖向上伸入第一肋骨与锁骨之间,若指尖有嵌压感,表明该间隙狭窄(图5-2-2-3-25)。

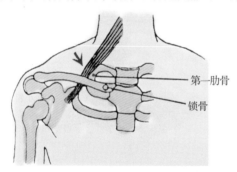

图 5-2-2-3-20　肋锁综合征示意图

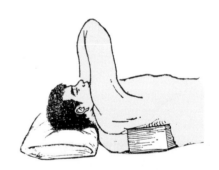

图 5-2-2-3-21　体位示意图

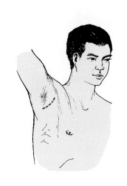

图 5-2-2-3-22　切口示意图

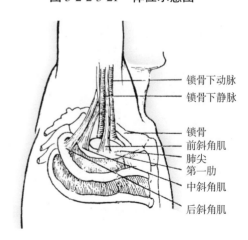

图 5-2-2-3-23　腋部大体解剖示意图

锁骨下动脉
锁骨下静脉
锁骨
前斜角肌
肺尖
第一肋
中斜角肌
后斜角肌

【切开第一肋骨骨膜】

向上分离前锯肌直达第一肋骨，再分离肋骨周围组织，并显露臂丛、锁骨下血管和各组斜角肌（图 5-2-2-3-26）。

【切除致压肋骨】

如显露欠佳，可将前方胸大肌和后方背阔肌牵开，充分暴露第一肋骨，对构成致压因素的肋骨，可在直视下，先纵向切开、剥离肋骨骨膜，在骨膜下将致压骨部分或大部切除（见图 5-2-2-3-27）。

（三）注意事项

【勿伤及胸膜】

操作时，尤其是肺尖部及肋骨切除时应在骨膜下进行，一旦误伤引发气胸应立即修补。

【避免伤及血管神经】

因操作部位直接在锁骨下动、静脉和臂丛神经处，因此每一步手术均应细心、耐心，切忌急躁，欲速则不达。

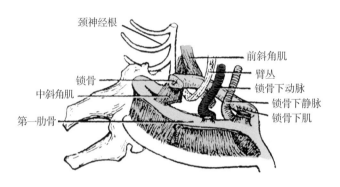

图 5-2-2-3-24　肋 - 锁间隙局部解剖状态示意图

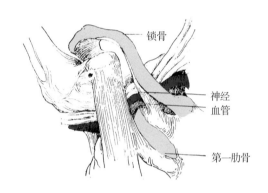

图 5-2-2-3-25　探查锁肋间隙示意图
将上肢外展、手指尖放至锁骨与第一肋骨之间，如有挤（嵌）压感，表明该间隙狭窄

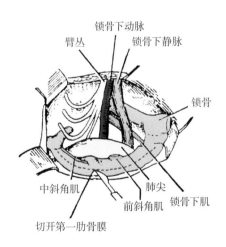

图 5-2-2-3-26　切开第一肋骨骨膜示意图
显露周围组织，予以保护下纵向切开第一肋骨骨膜

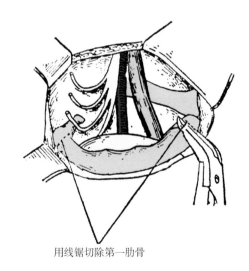

图 5-2-2-3-27　切除致压肋骨示意图
在骨膜下凿除（或用线锯，或用三关节咬骨钳咬除）致压的肋骨

第四节　颈椎半椎体及其他畸形

一、颈椎半椎体畸形概述

此种畸形在颈椎较少见，其可表现为 1/2 或 2/3 椎体的规则或不规则缺如；残存的部分椎体可与上一个椎体或下一个椎体呈先天性融合状。若椎体前 2/3 缺失，可引起楔形改变，颈椎向后凸。一侧的半脊椎楔形变，造成颈椎侧凸畸形（图 5-2-2-4-1）。

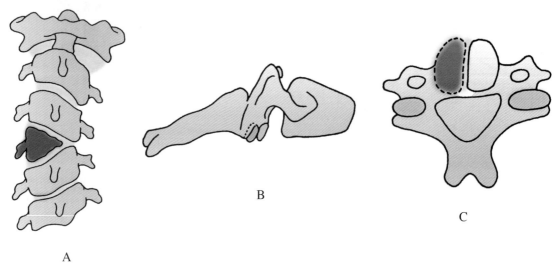

图 5-2-2-4-1　颈椎半椎体畸形示意图（A~C）
A. 正面观；B. 侧面观；C. 上面观

二、颈椎半椎体畸形诊断

主要依据以下两点。

（一）临床表现

因颈椎畸形程度及部位而可有各种临床症状，颈椎外观畸形和颈椎活动受限外，可能出现脊髓神经症状，包括锥体束征及运动障碍、肢体麻木及大小便障碍等。

（二）影像学检查

应做常规高质量 X 线正侧位照片检查，注意凹侧的椎间盘是否存在，椎弓根是否清晰，椎体的终板结构是否正常或接近正常。之后酌情行 CT 或 MR 检查，以判定局部各种组织之状态，尤其是脊髓有无受压现象等（图 5-2-2-4-2、3）。

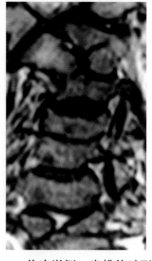

图 5-2-2-4-2　临床举例　半椎体畸形 MR 所见
MR 冠状位显示颈椎半椎体畸形（C$_7$）及椎弓不连接（C$_2$）

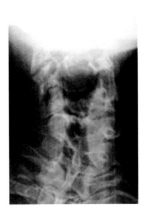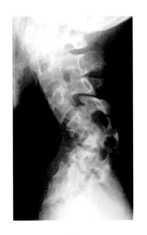

A　　　　　　　　　　　B

图 5-2-2-4-3　临床举例　颈椎半椎体畸形的影像学表现（A~B）
A.颈椎正位 X 线片；B.颈椎侧位 X 线片

三、颈椎半椎体畸形治疗

（一）基本原则

由于颈椎椎体缺如，如果椎体的一侧缺损达到 1/2 或 2/3 时，所出现的颈椎侧凸畸形是进行性发展的，所以应早期发现、早期治疗，防止发生严重畸形及出现神经症状。

（二）非手术疗法

半椎体侧凸畸形使用外支架作用非常有限，它不能控制畸形的发展。3~4 岁前儿童是否做脊柱融合尚难决定，可试用外支架。

（三）手术疗法

4 岁以后应早期做单纯脊柱后路融合，或后路融合及器械内固定，或前路和后路分期融合术。有文献报道同时做前路及后路骨骺阻滞和融合。若有神经症状应进行椎管减压，可根据患者具体情况做椎管后路、前路或侧前方减压，甚至半椎体切除减压。减压后均应进行脊柱融合，除达到稳定脊柱外，主要为防止畸形发展。

四、颈椎半椎体畸形预后

其预后主要视病情而定，涉及脊髓的严重型预后较差，而仅仅从 X 线平片检查时才发现者，预后大多较好。

第五节　颈椎后凸畸形

一、颈椎后凸畸形概述

颈椎后凸畸形是一种由多种原因引起的颈椎畸形。其临床表现为颈椎生理前凸丢失、椎体前缘高度减小，可伴有局部椎体后移、关节突关节脱位、颈椎管狭窄及邻近节段退变的症候群。

二、颈椎后凸畸形生物力学基础

（一）正常颈椎曲度的维持

为适应直立行走的需要，人体脊柱在矢状面上呈现"S"形弯曲。胸椎和骶椎后凸弯曲是原发性的，源于新生儿期的脊柱姿势。颈椎和腰椎的前凸弯曲是继发性，一般是由于相邻椎节相互成角构成，由椎间盘的楔形变形成，椎间盘的前缘高度高于椎间盘后缘。上述特征有助于脊柱在人体活动和行走过程中缓冲振荡，吸收能量，避免损伤。正常状态下，颈椎为生理性前凸，头颅重心垂线通过 C_1 和 T_1 中心，在 C_{2-7} 的后方通过，形成伸展力矩（图 5-2-2-5-1）。

正常状态下，颈椎骨骼及其附属结构构成的"静态系统"和由前后方肌肉韧带组成的"动态系统"的动态平衡维持着颈椎正常生理前凸。颈椎前方的椎体和椎间盘结构主要抵抗压力负荷，后方的关节突关节囊韧带、棘间韧带、黄韧带和肌肉软组织具有抵抗牵张性张力的作用。颈椎后方的肌肉组织可以通过收缩来抵抗颈椎的后凸倾向，而关节突关节囊韧带、棘间韧带和黄韧带则在颈椎屈曲过程中被动地抵抗颈椎后凸倾向。对骨性结构的破坏或韧带和肌肉力量的下降均可打破上述平衡系统，从而导致颈椎曲度的变化。

（二）颈椎后凸的形成

在后凸畸形的形成过程中，头颅重心位置移动通过影响动静态系统双方的稳定，发挥着关键作用。首先，对静态系统。随着头颅重心垂线向前移动，致使颈椎前柱椎体和椎间盘结构承载的压缩性负荷比例增大。根据 Wolf 定律，异常应力可以干扰椎体终板下软骨生长发育，抑制软骨骨骺生长，出现楔形椎体。正常状态下椎间盘的高度约占颈椎高度的 15%，且椎间盘前高后低。而颈椎前方应力的增加会引起椎间盘前缘高度下降、椎间高度降低、最终发展为椎间隙变窄。以上因素均可引起颈椎后凸并加重其发展。这种异常应力作用对处在生长发育期的青少年颈椎椎体及椎间盘的影响最为明显。

另一方面，头颅重力力线的前移增加了屈曲力矩，引起颈椎后部韧带承载的牵张性张力负荷加大，肌肉组织开始主动收缩提供额外所需的张力，以维持颈椎在矢状面上的力学平衡。后部韧带持久承载张力负荷可以干扰椎体终板下软骨终板的生长发育，甚至抑制软骨终板的生长，使椎体出现楔形变，直接改变颈椎曲度。肌肉组织承载张力负荷过重、长时间收缩后出现疲劳，不能有效提供所需的张力以阻止颈椎曲度的变化。

颈椎动静态系统的失衡一般呈渐进式发展，有些在早期甚至是可复性的。但由于异常应力因素的持续影响，两个系统之间的动态平衡被反复打破，最终使颈椎在矢状面上无法保持平衡，颈椎生理前凸曲度不断减少，出现变直、反曲、甚至后凸。实际上，颈椎生物力学失衡和颈椎结构畸形化互为因果关系。畸形可以导致并加重失衡，失衡可以引起畸形并使畸形不断进展。这一恶性循环的结果最终造成了颈椎后凸畸形。

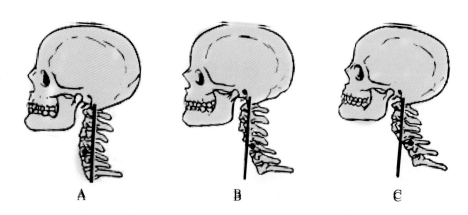

图 5-2-2-5-1　维持颈椎正常曲度之生物力学示意图（A~C）

A. 正常颈椎为生理性前凸，矢状面轴线通过 C_1、T_1，在 C_5 水平形成重力伸展力矩；B. 重力作用线前移，C_5 水平形成屈曲力矩，将加剧颈椎的后屈；C. 后凸加重，重力作用线进一步前移，C_5 水平形成屈曲力矩随之增大

三、颈椎后凸畸形常见致畸原因

一切可以破坏颈椎动静态平衡系统稳定性的因素均具备引起颈椎后凸畸形的可能。目前常见的致病原因如下表 5-2-2-5-1。

表 5-2-2-5-1　颈椎后凸畸形原因

先天畸形	退变性椎间盘病
先天性成骨不全 神经肌肉源性 中枢性 外周性 特发性脊柱后方肌群失神经症 肿瘤 恶性肿瘤 神经纤维瘤病 感染 颈椎结核 骨髓炎	创伤 下颈椎骨折后畸形愈合 炎症 强直性脊柱炎 类风湿性关节炎 医源性 椎板切除术后 辐射后骨生长紊乱 特发性

（一）先天性

先天性颈椎后凸畸形多继发于椎体形成障碍、椎体分节不全等畸形，但病因不明。其中，先天性椎体融合已被证实与遗传有关。在胚胎发育过程中，本应形成椎间盘的间叶组织发育障碍，在椎体终板成熟后出现椎间盘组织软骨化直至骨化，最终形成椎体间融合。强直性脊柱炎的患者常伴有颈椎后凸畸形。

（二）特发性

病因不明的后凸畸形称为特发性颈椎后凸畸形。不同学者的研究认为，特发性后凸畸形的产生可能与长期的屈颈状态、青少年期颈椎软骨终板损伤、颈后部肌肉力量下降等原因有关。

（三）医源性

一般认为，医源性损伤是颈椎后凸畸形形成

的最常见原因。主要分为椎板切除术后不稳定和辐射后发育畸形两类。颈椎后路椎板切除术中对颈后部肌肉剥离，棘突和椎板切除后局部颈后部肌肉无处附着等原因导致颈后部肌力减弱，张力牵拉降低，增加了前部椎体的负荷，从而引发或加重颈椎后凸畸形。文献报道成人椎板切除术后后凸畸形的发生率为 11%~17%。术前就存在曲度后凸和节段性不稳定、多节段且缺乏稳定的退行性改变是成人椎板减压术后发生颈椎不稳定和进行性后凸的危险因素。先期存在的椎间隙狭窄、骨刺形成和小关节病等退行性改变，可对抗椎板切除术后颈椎不稳定及随后发生的后凸，具有稳定脊柱的保护性作用。

儿童椎板切除术后颈椎后凸的发病率远远高于成年人，据报告可达 38% ~ 100%。颈椎板切除术合并枕骨下减压发生术后颈椎后凸的机率为 95.3%。儿童椎板切除术后颈椎后凸的实际发生率可能甚至更高，这是因为在患有颈椎肿瘤接受治疗并发生后凸畸形的绝大多数儿童中存在较高的死亡率。儿童及青少年在外伤或医源性等因素的干扰下易发生颈椎后凸畸形的原因可能是：

1. 儿童韧带的粘弹性导致过度活动，软骨终板前部的压力导致椎体前缘楔形变；

2. 儿童韧带和关节松弛，关节发育不完善、较水平的关节面及发育不完善的钩状突易造成关节的不稳定；

3. 大的头身比率和较弱的颈椎伸肌力量。由于射线照射、营养不良或抗惊厥药诱发佝偻病等代谢性骨病，也可引起椎体结构性损害引起后凸畸形的产生。

总之，这一特殊时期的脊柱动态平衡更为精细，静态系统与动态系统的平衡关系不断调整，任何对两者造成破坏的因素和行为，均可导致后凸畸形的几率大大提高。

（四）神经肌肉源性

近年来，神经肌肉源性疾患越来越受到重视。此类疾病的可能机制是脑、脊髓、周围神经、神经肌肉接点与肌肉之间正常完整功能遭受损害。临床上以肌肉功能障碍所致的运动减少（肌肉松弛）、运动增加（肌肉痉挛）或连贯运动丧失（运动障碍）为典型表现。畸形发生时间越早、程度越严重，畸形进展的可能越大。研究发现，对颈椎后部肌肉注射肉毒杆菌毒素可以引起进行性加重的颈椎后凸畸形。其原因可能正是由于颈后部肌肉的肌力的下降，肌张力的松弛，造成颈椎牵张力矩的减小，造成后凸形成。

（五）其他原因

【椎间盘退变】

由椎间盘退变引起的颈椎后凸发展一般比较缓慢，影像学检查可见多节段椎间隙狭窄和椎体后缘骨赘形成等颈椎退变的典型表现。

【肿瘤、感染和创伤】

上述原因主要通过破坏椎体，引起椎体压缩造成颈椎骨性结构的前柱或前中柱短缩，引发后凸畸形。比如，神经纤维瘤病患者肿瘤的生长和硬脊膜膨出可导致颈椎进行性半脱位，发生严重的角状后凸畸形。

【炎症】

强直性脊柱炎是一种以 HLA-B27 细胞表面抗原阳性为特征的全身性慢性炎症性疾病。侵犯骨组织的机制是继发于增生性滑膜炎的纤维修复和骨性强直。脊柱关节是最常见的骨性受累部位，可由于椎间盘纤维环钙化而出现典型的"竹节样"改变。强直性脊柱炎引起的颈椎后凸常见颈椎外观畸形和运动功能受限而不伴有神经系统损害。其原因是由于前柱进行性短缩引起的平缓的、长节段的后凸，无椎体后缘骨赘形成，一般不会对脊髓前方构成压迫。

四、颈椎后凸畸形分类

颈椎后凸畸形的分类目前尚无统一标准，一般常采用按病因分类，而临床诊治时也可选择按畸形的严重程度和柔韧度进行分类，以便于选择合适的治疗和手术方式。

（一）按形成原因分类

1. **先天性** 椎体的形成障碍和颈椎的分节不全；

2. **特发性** 无明显诱因；

3. **医源性** 椎板切除术后、椎板成形术后、放射或药物源性；

4. **神经肌肉源性** 中枢神经性、周围神经性、肌肉源性；

5. **退变性** 颈椎病、颈椎失稳症等；

6. **病理性** 肿瘤、感染、颈椎骨折脱位等；

7. **炎症性** 强直性脊柱炎、类风湿性关节炎等。

（二）按畸形严重程度分类

目前对颈椎后凸畸形严重程度的测量方法和判定标准并不统一。在测量上，除传统的 Cobb 角法外，有学者提出采用测量椎体后缘切线夹角的方法更有利于手术方案设计。对严重程度的判断直接影响到治疗方案和手术指证的把握，不同学者采用的标准不同。

【轻度颈椎后凸畸形】

后凸节段后切线夹角 < 40°；

【重度颈椎后凸畸形】

后凸节段的后切线夹角 ≥ 40°。

（三）按畸形柔韧度分类

【柔软型】

后凸节段在伸屈运动中有椎间运动，伸屈活动或牵引后后凸可完全或部分恢复；

【僵硬型】

后凸节段在伸屈中不见椎间运动，伸屈活动或牵引前后颈椎后凸度数不变。

五、颈椎后凸畸形诊断依据

主要依据临床症状及影像学检查。

（一）临床症状

【外观畸形】

外观畸形是颈椎后凸畸形患者常见主诉，在某些分类中（如强直性脊柱炎）甚至是唯一主诉。随着后凸畸形的不断增大，屈曲力矩不断增加，颈部后方肌肉明显紧张，强直，其引起的颈肩部酸痛是身体抵抗这种平衡变化的典型信号。颈痛的症状往往由斜向后方活动引起或加重。严重的矢状面的失平衡使患者无法正视前方，患者不能平视，下巴紧贴胸部，不能进行诸如面对面交谈、户外活动、驾驶等活动，其生活质量明显下降。不同病因引起的颈椎后凸畸形还具有其原发疾病的特征，如骨折脱位致颈椎后凸畸形有骨折脱位及椎管占位、脊髓受压表现；退变性颈椎后凸畸形还有颈椎病、椎管狭窄、椎间不稳等典型表现。

【神经症状】

神经组织的粘弹性和在椎管内的运动幅度有限。随着后凸畸形的进展加重，脊髓相对拉长、脊髓前缘受到压迫时会引起神经症状，出现腱反射亢进、Hoffman's 征和 Babinski's 征。除了脊髓和神经根直接受压之外，由于颈脊髓受齿状韧带的约束，相对固定于后凸畸形的椎管壁的某一点，在畸形发展过程中，由于受到齿状韧带的束缚而导致脊髓微血管受压和脊髓缺血。此外，由于畸形的进一步发展，作为脊柱的代偿行为腰椎的前凸也会增大，可能会有出现下腰痛的表现。

（二）影像学评价

【X 线片】

颈椎的正侧位和动力位片有利于对畸形严重程度和柔软性做出判断。必要时可以拍摄全脊柱正侧位片，对脊柱整体矢状面的平衡进行把握。颈椎侧位片可以对畸形的典型外观进行观察。后凸畸形的弧形以顶椎为中心，上下椎体可见旋转改变，棘突上有骨刺生成。后凸节段椎体前缘常见明显骨赘并多发生在椎体的下缘。椎体楔形变多发生在顶椎椎体的前 1/2 并多见于椎体上缘。椎体常有前后移位、小关节呈半脱位、上下关节突关节分离融合现象。僵硬型后凸畸形有关节突关节融合现象。椎间融合多发生在椎间的前 1/2，后 1/2 往往还保留。后凸节段的临近节段多有不稳现象存在。借助屈伸侧位片可判断颈椎后凸畸形的柔韧性和临近节段的稳定性，从而为治疗策略的选择提供依据。

【CT 检查】

CT 的检查，特别是 CT 三维重建可以对以下表现进行观察：椎体、关节突关节和椎板的形态

和融合与否，钩椎关节的形态和融合与否，椎间孔和椎动脉的走形通道，颈椎椎弓根的形态，椎间的融合情况、椎间盘钙化的情况。为手术计划的实施、椎弓根钉钉道的选择、手术中切除骨量的评估提供判断依据。

【MR 检查】

对于存在神经症状的患者进行 MR 的检查是必需的。颈椎后凸畸形的脊髓压迫以畸形顶椎或顶椎下位椎间盘平面脊髓受压最严重，多局限于脊髓的前缘，椎管矢状径可保持不变，脊髓的后部有大片空隙。MR 还具有显示脊髓信号改变情况，帮助判断发生融合的椎间隙是否还存在椎间盘等作用。保留椎体对矫形至关重要。如 MR 的 T_2 像上后凸节段椎体后缘还存在脑脊液线影，则表明此节段脊髓的受压不明显，提示相应椎体可以保留。

六、颈椎后凸畸形保守治疗

对于已重新稳定、固定融合的后凸畸形患者，或无手术意愿，或因年龄等其他问题不能接受手术治疗的患者，可行物理治疗、非甾体类消炎镇痛药、局部皮下、关节突关节、神经根、痛点注射镇痛药等对症治疗及处理。

七、颈椎后凸畸形外科治疗

（一）手术指征

颈椎后凸畸形的手术治疗是脊柱外科领域极具挑战性的难题，目前尚没有统一的手术适应证。通常，颈椎后凸畸形患者在未出现明显外观畸形或严重神经症状之前很难接受手术治疗。而一旦畸形形成，特别是重度、僵硬型的后凸畸形的治疗十分棘手。目前，多数学者都主张对颈椎后凸畸形进行早期外科干预，但干预的时机和指证并不明确。以往较为统一的观点为：如果畸形进展较快，神经症状和体征明显加重时需手术治疗。

有研究提出：存在以下指标之一可能提示颈椎的代偿已达极限，需外科治疗干预：

1. 后凸顶点脊髓矢状径和椎管矢状径的比值小于 0.338；

2. 后凸节段 Cobb 角为 22°；

3. 后凸节段椎体后缘切线夹角为 20°（图 5-2-2-5-2）。

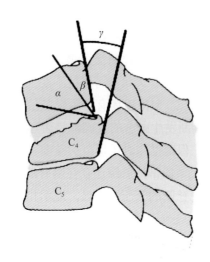

图 5-2-2-5-2　相邻后凸节段矫正设计示意图

矫正度 $\alpha = \beta + \gamma$，其中 γ 为后伸侧位片各节段的椎体后缘切线夹角，β 为相邻两椎体间正常前凸角度；以下位椎体的后上缘为顶点，以后缘切线的垂直线为底边，向前上方画出 $\angle\alpha$（图中红色角度所示），下位椎体前上缘到斜边的垂直距离为椎体前缘撑开、植骨高度

希望通过手术矫形完全恢复生理前凸不可能，也没必要。手术目的是矫正畸形、解除神经压迫、恢复并重建脊柱的平衡与稳定。没有绝对的手术禁忌症。手术原则是在确保神经功能不受损害的基础上，尽可能矫形。

（二）手术策略

正确的手术策略是确保手术疗效的关键，术前需要对病情做出全面评估，分析利弊，依据患者的具体情况制定相应的手术策略。颈椎后凸畸形的治疗，在遵循治疗原则的基础上，提出个体化的治疗方案。

【术前评价】

术前需要对造成后凸畸形的具体原因进行充分而细致的评价，进一步详细规划畸形矫正和神经减压方案。制定手术计划时需要考虑到以下几个问题：

1. 后凸畸形的范围；

2. 畸形的柔韧性；

3. 是否需要牵引和牵引的时机（术前、术中）；

4. 减压的方向（前方，后方）；

5. 融合范围及固定方式；

6. 截骨。

【融合范围】

融合范围首先取决于颈椎后凸畸形累及的椎体和整体柔软性。但是融合对相邻节段的影响不容忽视。考虑到相邻节段退变等因素，在融合时，一定要考虑将所有不稳定的节段都融合掉，保持融合范围以外的椎间隙在动力位片上活动正常，以免术后出现相邻节段不稳、甚至半脱位。

【方案制定】

Abumi 根据柔韧性将颈椎后凸畸形分为柔软型和僵硬型两种并提出：柔软型可单纯进行后路椎弓根钉固定系统完成矫形、固定和融合，僵硬型则需要通过局部 360° 截骨＋前路植骨融合＋颈椎后路椎弓根钉固定系统完成矫正。

1. 柔软型后凸畸形　术前佩戴 Halo- 支具或行颅骨牵引一周左右，争取将畸形的颈椎复位到较理想的位置，并拍摄颈椎片，以利于手术中参考。如果牵引复位较理想，单纯的前路或者后路矫形手术已足够。矫形和减压是手术的首要目的。一般而言，脊髓压迫多来自于前方，而椎板切除后的后凸畸形后柱已严重破坏，手术有进一步加重后部张力破坏的可能，单纯的前路手术能获得较良好减压和稳定的效果，且不破坏后柱的稳定性。具体选择前路还是后路手术还可以依据畸形形成的原因来决定。

2. 僵硬型后凸畸形　僵硬型后凸畸形的治疗则复杂得多，通常需要延长前柱，缩短后柱，或两者结合，但同时注意不增加脊髓的长度。存在椎体骨性融合时，需首先进行前路彻底松解，采取椎间盘切除、椎体次全切除术等方法，减压范围达到椎间孔附近。缩短后柱需对融合部分的关节突关节进行松解，范围要到达椎间孔附近，将椎板和棘突等阻碍椎体在矢状面上旋转复位的一切障碍全部去除，必要时采用截骨术。术前牵引对僵硬型后凸畸形疗效甚微。但如果在前后松解后再行 Halo- 支架或颅骨牵引，可以进一步恢复颈椎曲度，同时给神经、血管、软组织提供一个适应的时间。对于前后方均存在骨性融合的颈椎后凸畸形（强直性脊柱炎，特发性等），有时需要前后方联合截骨松解。这类患者需前路 – 后路 – 前路或后路 – 前路 – 后路手术并行术中牵引治疗。

（三）术式选择

【单纯前路】

颈椎后凸畸形造成的神经压迫多来自于前方。颈椎前路手术在矫形的同时能做到最彻底的减压并避免后路手术并发症的发生。对于存在前柱病变或小关节未完全融合的颈椎后凸畸形，单纯前路手术就可到达畸形矫正和神经减压的目的。前路减压或松解术一般采用椎间盘切除术和椎体次全切除术两种方式，尽量避免进行长节段的椎体切除。注意尽量保留椎体，为矫形的内固定可提供多个着力点，有利于矫形效果的实现和维持。近期研究提出，采用逐节撑开技术进行的前路经间隙减压术完全可以有效撑开狭窄的椎间隙。前路减压特别强调对关节突关节的完全松解。减压后通常采用钢板塑形。固定时先固定头、尾两端螺钉，再固定中间螺钉，此法可拉近固定板与椎体前缘的距离，进一步起到矫形作用（图 5-2-2-5-3）。

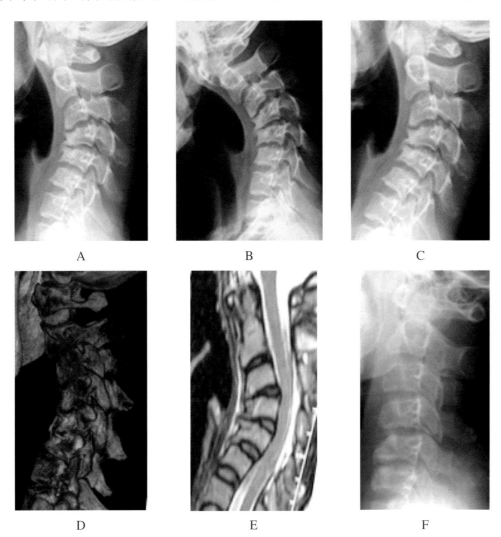

A   B   C

D   E   F

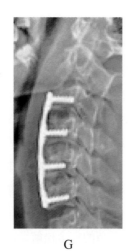
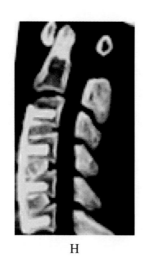
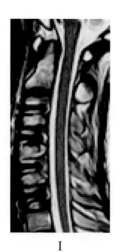

G   H   I

图 5-2-2-5-3　临床举例　颈椎后凸畸形前路矫正植骨融合内固定术（A~I）

A.术前颈椎 X 线片示后凸畸形严重，中立位 Cobb 角 70°；B.术前颈椎屈曲位 Cobb 角 74°；C.术前颈椎过伸位 Cobb 角 58°；D. CT 三维重建示 $C_{3~4}$、$C_{4~5}$、$C_{5~6}$ 钩椎关节增生、融合；E. MR 示顶椎区前缘脑脊液消失，脊髓受压变形；F. 一期行颈后路截骨及前路松解手术，术后行颅骨牵引至第八天过伸位 X 线片示 Cobb 角 17°；G. 二期行颈前路矫形、植骨内固定，术后中立位 X 线片示 Cobb 角 –9°；H.CT 矢状位重建示：颈椎生理前凸获得重建，椎管容积恢复正常，植骨块及内固定位置可；I.MR 的 T_2 加权成像示脑脊液线清晰，脊髓未见压迫

【单纯后路】

单纯的后路目前已很少采用，主要原因是单纯的后路手术只能减少后凸角度，很难将后凸畸形矫正成前凸。后路手术有严格的适应症。术中须将牵引装置带入手术室，以便维持牵引的效果，同时拍摄颈椎侧位片以确定复位效果。有学者提出后路椎弓根螺钉固定的生物力学优越性大于前路钢板固定和后路侧块螺钉固定，其固定的稳定性相当于颈前路钢板固定加后路棘突钢丝捆绑固定强度的总和。但椎弓根螺钉固定有较大的风险。而如果采用侧块螺钉，从融合稳定性角度考虑，还需进行前路的固定和融合。此外，单纯后路手术的松解和截骨等操作会破坏脊柱后方的张力带结构，有进一步加重后凸畸形的可能性。

【前后联合入路】

对于角度过大、程度严重的颈椎后凸畸形，特别是僵硬型后凸畸形通常要考虑前后联合入路。但联合入路手术复杂，手术顺序要依据具体的疾病和患者情况详细计划。柔软型畸形可一期手术完成。而对于程度严重或僵硬型的畸形常需采取分期手术。首先行颈椎后路截骨及前路松解。术后持续颅骨牵引，以使颈椎后凸达到最大可能的矫正。复查 X 线片后，再二期行前路矫形、减压和融合术。分期手术可以减少一期矫形对椎动脉、脊髓等邻近重要结构的牵拉损伤。而医师可以在这一过程中有较充裕的时间用以观察矫形对神经功能的影响，一旦患者出现神经功能障碍或不能耐受矫形，可以随时终止牵引。值得注意的是，前后路同时松解时，要维持颈椎稳定性。目前大多应用在 Halo-Vest 支架固定或在颅骨牵引的牵引维持下进行翻身、矫形、固定。

第六节　颈椎椎弓裂

一、颈椎椎弓裂概述

颈椎椎弓裂是一种少见的颈椎畸形，1951 年 Perlman 和 Hawes 首次报道了一例青年男性第六颈椎椎弓裂合并颈椎滑脱，迄今全世界报道该病的总例数仅百例左右。

颈椎椎弓上下关节突之间呈圆柱状结构，通常称之为关节突间部，而不称峡部。因尚不清楚的先天性因素导致该部骨缺损或连续性中断即为颈椎椎弓裂；在此基础上，由于退变或头颈部应力作用导致病变椎节移位，即为颈椎滑脱。从解剖学方面考虑，颈椎椎弓裂相当于腰椎峡部裂与滑脱，但发病率远低于后者。Waldron 统计 52 例脊柱椎弓裂与滑脱，其中发生在颈椎仅一例。而由于病例少见，目前尚无确切的发病率统计。发生于两侧者较单侧多见；从颈椎椎弓裂发病部位看，文献报道的好发节段为 C_6，约占 75%；其次为 C_2，约 18%；而 C_1 和 C_7 椎弓裂尚未见报道。

二、颈椎椎弓裂病因

本病病因目前尚不清楚，多数作者认为其属于先天性畸形。本病常合并颈椎其他先天性畸形，如脊柱裂、椎弓根缺如、关节突发育不良等。由于胎儿上下关节突实为一个骨化核所形成，即该处的缺损不在骨化中心融合处，因此并非原始骨化中心未闭合。可能在胎儿早期，原始骨化的椎弓因某种因素导致形成不全，或在此畸形基础上发生轻微骨折所致。随着年龄增长，局部缺损越来越明显（但

部分人此处为软组织或软骨所填塞，获得相对稳定，则不表现临床症状）。由于颈椎上下关节突前面毗邻神经根，当该部位退变、增生、不稳时，则造成椎间孔狭小，并有刺激、压迫窦椎神经及脊神经的可能性，产生局部或根性症状，严重者可压迫脊髓。

然而，至今在对新生儿的检查中尚未发现该病。另外，尚难以解释其为何多发于 C_6。Morvan 曾提出疲劳性应力骨折学说，但在伸屈活动中受应力最大的 C_5 很少发生，C_7 也从未见报道，似不能支持这一观点。

三、颈椎椎弓裂临床表现和诊断

本症以男性较多见，男女之比为 2~3∶1。据已报道的病例统计，患者中年龄最小者为 5 岁，最大为 72 岁，而以 30~40 岁较多见。

本病患者可完全无症状，仅在体检或流行病学调查时被发现。多数患者仅有头颈酸痛不适，也可有头晕、恶心等。少数病例伴有神经根刺激症状，多在轻微受伤、劳累或头颈部活动时诱发或加重；如同时发生颈椎滑脱也可能引起神经根受压症状。而脊髓症状尤为少见，一般仅见于合并颈椎间盘突出或颈椎管狭窄的患者。临床表现无特异性，诊断主要依据 X 线平片，包括正侧位，左、右斜位及伸、屈动力位片。对有疑问的病例，应行断层摄片，从而更清楚地显示病变部位。CT 和 MR 对诊断本病仅提供参考，但有助于鉴别与发现其他疾患。本病的 X 线片特点为（图 5-5-2-6-1）。

1. 颈椎关节突间部有分界清晰的裂隙，断端边缘硬化、变钝；

2. 病灶部位小关节突呈三角形或"蝴蝶结"样畸形；

3. 椎弓后半部向后脱位，椎体向前轻度滑脱（≤Ⅰ°），椎间孔可变小；

4. 多合并同侧或相邻的椎弓根、关节突发育不良及脊柱隐裂等其他畸形。

值得注意的是，在 CT 扫描切层上，颈椎椎弓裂与腰椎峡部裂表现不尽相同，其主要表现为关节突与椎体相连部位连续性中断，断端光滑，关节突与椎体的夹角也不同。

鉴别诊断应排除因创伤、肿瘤等原因造成的颈椎椎弓破坏。

四、颈椎椎弓裂治疗

（一）概况

颈椎椎弓裂的治疗应根据临床症状、滑脱的程度以及是否合并脊髓、神经根损害来决定选择适当的治疗方式。对于无明显临床症状者，应加强对颈部的保护及注意日常工作、生活时的体位。一旦出现神经根或脊髓损害症状或伴有滑脱，则应考虑外科手术干预。

（二）手术目的

【减压】

改善临床症状；

【融合】

使病变节段获得牢固稳定。

（三）术式

【前路手术】

手术可选择经前路途径，将椎弓裂椎节与下位椎节相融合。如无滑脱，可采用环锯法或椎间盘切除减压与自体髂骨植骨术；对于合并颈椎滑脱者，笔者及团队采用 Caspar 椎体牵开器，使滑脱之椎节复位，椎间孔扩大，恢复颈椎椎间高度及生理曲度，然后再行减压及植骨。如条件允许，植骨后还可辅以颈前路带锁钢板内固定，使融合节段达到即刻稳定（图 5-2-2-6-2）。

【后路手术】

后路手术也可进行植骨融合，使颈椎椎弓裂椎节获得稳定。但与前路手术相比，后路手术存在创伤大、难以恢复颈椎椎间高度及生理曲度、复位困难等缺点。因此，除非患者合并椎管狭窄可考虑后路手术外，一般多选择前路手术。

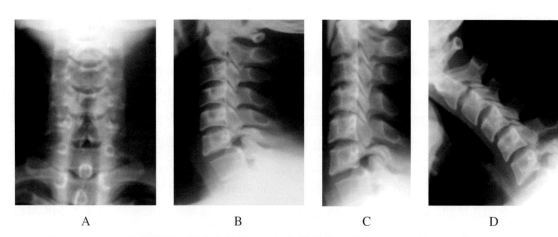

A　　　　B　　　　C　　　　D

图 5-2-2-6-1　临床举例　颈椎椎弓裂（C_6）合并椎体滑脱（C_6~C_7）的 X 线表现（A~D）
A.颈椎正位；B.颈椎侧位；C.颈椎过伸位；D.颈椎过屈位

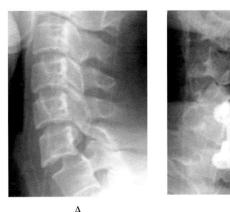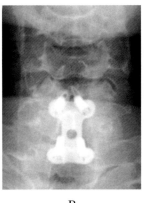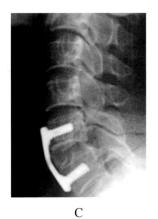

A   B   C

图 5-2-2-6-2　临床举例　男性，34 岁　主诉颈部疼痛及四肢感觉障碍四个月，术前检查示 C_6 椎弓根断裂合并 $C6$~$C7$ 不稳，行 $C_{6~7}$ 椎间盘切除、植骨融合及钛板内固定术后症状缓解（A~C）

A. 术前颈椎侧位 X 线片；B. 术后颈椎正位 X 线片；C. 术后颈椎侧位 X 线片

第七节　颈椎其他先天畸形

一、颈椎脊椎裂

  颈脊椎裂远较腰椎少见，其占脊柱所有脊椎裂的 $1/20$ ~ $1/15$。其发生部位，从 C_1~C_7 均可发生。裂隙的部位多在后正中部或两侧椎弓相接处。一般无临床症状，照颈椎 X 线片偶尔发现。若裂口过大或过长，当波及两个以上颈椎时，则有可能发生蛛网膜粘连或硬膜囊膨出，并表现出相应的神经症状。

  在治疗上，对无神经症状者，一般进行随诊观察即可。仅有颈部症状者，酌情采用颈围固定。有神经症状者则应依据神经受累程度进行相应手术

（神经受累严重者应与神经外科医师合作施术），并酌情行颈椎后路减压融合术或前后路同时施术（图 5-2-2-7-1、2）。

二、颈椎椎体扁平畸形

  一种极为罕见的畸形，多在年幼时发病，表现为椎体较短，成年后由于颈椎力学特性的改变，易出现退变而导致椎间盘突出、颈椎病等。影像学检查可显示椎体高度下降而矢径增大，MR 可显示椎间盘退变及脊髓受压征象，合并神经症状者，应行减压植骨融合或辅助内固定术。

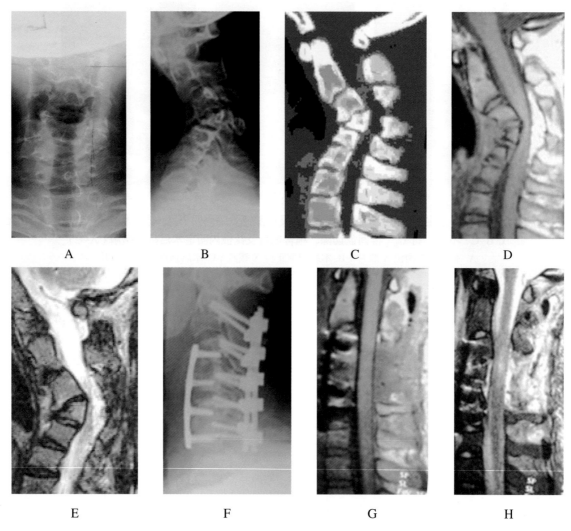

A B C D

E F G H

图 5-2-2-7-1　临床举例　男性，18 岁，C₄ 半椎体畸形伴颈椎后凸畸形及不全瘫行前后路一次手术减压、复位及内固定术（A~H）

A、B. 术前正侧位 X 线片；C~E. 术前 CT 及 MR 矢状位观；F. 一次性颈椎前、后路减压 + 内固定，术后侧位 X 线片；G、H. 术后 MR 矢状位，T_1、T_2 加权像，显示硬膜囊形态已恢复正常

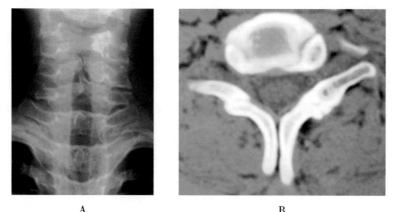

A B

图 5-2-2-7-2　临床举例　颈椎脊柱隐裂的影像学表现（A、B）

A. 颈椎正位 X 线片；B. 颈椎 CT 断层扫描

（刘祖德　沈　强　丁　浩　周许辉　缪锦浩　朱　亮　朱宗昊　赵定麟）

参 考 文 献

1 艾福志，尹庆水，王智运，等．经口咽前路寰枢椎难复位钢板内固定的外科解剖学研究．中华外科杂志，2004，42：1325-1329

2 饶书诚，宋跃明．脊柱外科手术学（第三版）．北京：人民卫生出版社，2006

3 陶春生，倪斌．枕颈结合部手术并发症及防治．中国脊柱脊髓杂志，2005，15：49-51

4 王建，倪斌．经口手术入路治疗颅颈交界区病变．中国脊柱脊髓杂志，2005，15：52-54

5 谢宁，倪斌，叶晓健．合并颈椎先天性畸形的下颈椎损伤的治疗策略［J］．中华创伤骨科杂志，2008，10（5）

6 袁文，刘洋，陈德玉等．重度颈椎后凸畸形的手术治疗［J］．中华骨科杂志，2007，27（9）

7 赵定麟，王义生．疑难骨科学．北京：科学技术文献出版社，2008

8 赵定麟，李增春，刘大雄，王新伟．骨科临床诊疗手册．上海，北京：世界图书出版公司，2008

9 Aburahma AF, White JF 3rd. Thoracic outlet syndrome with arm ischemia as a complication of cervical rib. W V Med J. 1995 Mar-Apr; 91（3）：92-4.

10 Apaydin M, Varer M, Bayram KB.Partial posterior split cervical spinal cord with Klippel-Feil syndrome.JBR-BTR. 2010 Jan-Feb; 93（1）：30.

11 Cheng JC, Au AW. Infantile torticollis: a review of 624 cases. J Pediatr Orthop. 1994 Nov-Dec; 14（6）：802-8.

12 Cheng JC, Tang SP, Chen TM, Wong MW, Wong EM. The clinical presentation and outcome of treatment of congenital muscular torticollis in infants--a study of 1,086 cases. J Pediatr Surg. 2000 Jul; 35（7）：1091-6.

13 Holland NR, Intraoperative electromyography. J Clin Neturophysiol. 2002, 19:444-453

14 Kan dziora F, Pflug macher R, Ludwig K, et al. Biomechanical comparison of four anterior atlantoaxial plate systems, J Neurosurg, 2002, 96（Suppl 3）：313-320

15 Nejat F, Habibi Z, Khashab ME.True myelomeningocele with exposed placode: unusual presentation of cervical myelomeningocele.J Neurosurg Pediatr. 2010 May; 5（5）：454.

16 Ruf M, Jensen R, Harms J. Hemivertebra resection in the cervical spine. Spine（Phila Pa 1976）. 2005 Feb 15;30（4）：380-5.

17 Stevenson KL, Wetzel M, Pollack IF, Delayed intracranial migration of cervical sublaminar and interspinous wires and subsequent cerebellar ab scess: Case report. J Neuro surg, 2002, 92（Suppl 1）：113-117

18 Strachm C, Min K, Books N, et al. Reliability of perioperative SSEP recordings in spine surgery. Spinal Cord, 2003, 41：483-489

第三章 胸、腰及腰骶部畸形

公元前三百多年 Hippocrates 就描述了脊柱畸形，这是人们对脊柱畸形认识的最早记录。在过去的十几个世纪中人们对脊柱畸形已经有了相当的认知，然而既往的文献报道中对于单独腰椎畸形的却并不多见。其实在临床上，胸、腰及腰骶部畸形并非少见，但真正引起临床症状者，以发育性椎管狭窄为多见，而其他畸形的致病因素相对少见。

畸形形成的原因尚不完全明了，根据现有资料表明，引起脊柱先天畸形的主要原因是：中胚叶分节不全，先天性代谢障碍，骨、软骨及结缔组织发育障碍，子宫内病变以及各种药物、病毒、放射线照射等对胎儿发育的影响。

脊柱严重畸形者多伴有全身其他畸形，常引起早期死亡，因此临床上较为罕见。临床所见多系轻度畸形者，包括：形状异常的蝴蝶椎、楔形椎与半椎体，数目增减的腰椎骶化、胸椎腰化、骶椎腰化或腰椎胸化等，体积过大的横突过长（以第三腰椎为多见），棘突及小关节异常，椎骨缺损的脊椎裂、浮棘及吻棘等，椎间关节缺如的椎体融合，以及发育性椎管狭窄症等。

大多数先天畸形并无症状，多在做放射线检查时发现。因先天畸形直接引起或参与构成病变者不仅少见，且多发生于成年以后，常伴有某种后天获得性因素所致。本章将阐述常见的腰骶部畸形。

第一节 胸腰段半椎体畸形

一、胸腰段半椎体畸形基本概念

此为椎体畸形中最为常见者，易单发，亦可多发。虽全脊柱段均可发生，但以胸椎多见，腰段及颈段亦可遇到。

二、胸腰段半椎体畸形分型

Nasca 曾将其分为以下六型。

（一）单纯剩余半椎体

即相邻的两椎节之间残存一圆形或卵圆形骨块，易与相邻的椎体相融合。

（二）单纯楔形半椎体

指在正位片上椎体呈楔形状外观者（图 5-2-3-1-1）。

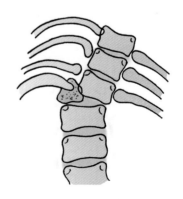

图 5-2-3-1-1　单纯楔形半椎体畸形示意图

（三）多发性半椎体

指数节连发者（图5-2-3-1-2）。

（四）多发性半椎体合并一侧融合

多见于胸椎。

（五）平衡性半椎体

二节或多节之畸形左右对称，以致畸形相互抵消，除躯干短缩外，并不引起明显侧弯外观（图5-2-3-1-3、4）。

（六）后侧半椎体

指椎体后方成骨中心发育，而中央成骨中心不发育，以致从侧面观椎体形成楔状畸形外观。

三、胸腰段半椎体畸形临床症状特点

视畸形缺损的部位不同可引起以下脊柱畸形。

（一）脊柱侧弯

发生率较高，多因严重型单发或多发半椎体畸形所致。

（二）脊柱后突畸形

见于后侧半椎体畸形者，大多在中年以后发病，随年龄增加而日益明显。

（三）脊柱侧弯及旋转畸形

严重之侧弯者，如果躯体上部重力不平衡，则于发育过程中可逐渐形成伴有明显旋转的侧弯畸形，并伴有胸廓变形等体征，或是半椎体畸形伴有后侧半椎体畸形。

（四）身高生长受限

略有影响，但对多发者影响为大。

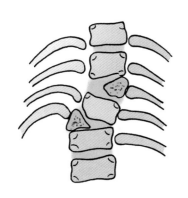

图5-2-3-1-3 平衡性半椎体畸形示意图

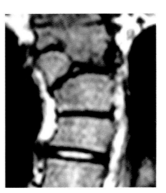

图5-2-3-1-4 临床举例 胸椎半椎体畸形MR冠状位所见（T_2）

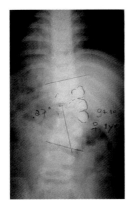
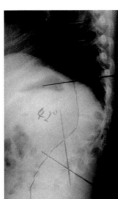
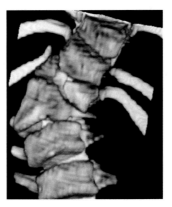
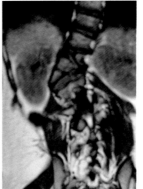

| A | B | C | D |

图5-2-3-1-2 胸腰段多发之半椎体畸形（A~D）
A.B. 正侧位X线征；C.CT三维重建成像，显示T_{12}及L_1半椎体畸形；D.MR冠状位成像

四、胸腰段半椎体畸形诊断

主要依据临床特点及 X 线平片所见，必要时可行 CT 扫描或磁共振检查等。但同时应对其全身状态及有无并发症等做全面判定。

五、胸腰段半椎体畸形治疗

视畸形之特点与其所引起脊柱发育异常的程度不同可采用相应的治疗措施。

（一）严重脊柱侧弯（伴或不伴旋转）畸形者
应按脊柱侧弯行手术治疗。

（二）严重驼背或侧凸及后凸畸形已定型、且影响基本生活者

可行截骨术、或畸形椎切除＋内固定术治疗，术后以椎弓根螺钉固定融合（图 5-2-3-1-5~7）。

（三）青少年病例

为避免或减缓脊柱畸形的发生与发展，可对

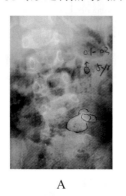
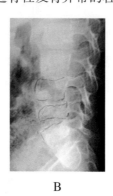
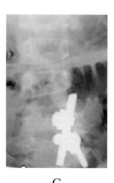
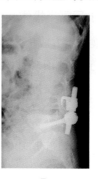

A　　　　　　　B　　　　　　　C　　　　　　　D

图 5-2-3-1-5　临床举例　L₄ 半椎体畸形后路畸形椎切除并 TSRH 固定融合术（A~D）

A、B. 术前正侧位 X 线后；C、D. 术后正侧位 X 线片

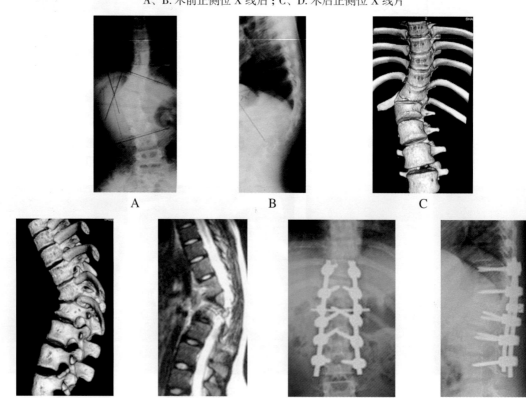

图 5-2-3-1-6　临床举例　女性，13 岁，T₁₂ 半椎体畸形，伴胸椎后凸，行后路截骨矫形椎弓根固定术（A~G）

A、B. 术前正侧位 X 线片；C、D. 术前 CT 三维重建；
E. 术前 MR 矢状位观；F、G. 后路截骨矫正＋椎弓根钉内固定术后正侧位 X 线片

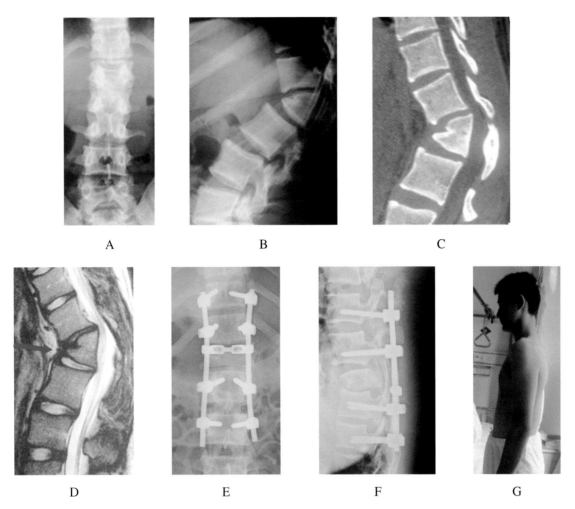

图 5-2-3-1-7　临床举例　男性，17 岁，L$_1$ 半椎体畸形伴胸椎后凸，行手术矫正（A~G）

A、B. 术前正侧位 X 线片；C、D. 术前 CT 及 MR 矢状位观，显示后突之 L$_1$ 椎体上缘已压迫硬膜囊；
E、F. 后路手术矫正 + 椎弓根钉术后正侧位 X 线片；G. 术后人体像，胸椎后凸畸形已消失

脊柱的凸侧一至数节先行植骨融合术，以中止该节段的生长。但为避免矫枉过正，开始时不宜融合过多，且需密切观察。

（四）轻度畸形者

可辅以支架，并加强背部肌肉锻炼。

（五）注意预防及治疗各种并发症

尤其脊柱畸形严重者，多伴有心肺机能不全，应综合治疗。

第二节　胸腰骶段椎体纵裂及蝴蝶椎体畸形

一、椎体纵裂畸形

　　较前者少见，主要因为椎体骨化中心成骨不全，致使椎体中部不愈合，而形成左右双椎体样外观。可单发，亦可多发。轻者于椎体中央仅有一裂缝所见（图 5-2-3-2-1）。

　　由于此种畸形双侧呈对称性改变，因此一般不引起临床症状，故也无需特别处理。诊断主要依据 X 线平片或 CT 片（图 5-2-3-2-2）所示，注意与其他畸形伴发。

二、蝴蝶椎体畸形

　　由于椎体骨化中心发育不全所致。残存的椎体纵裂引起椎体两侧较厚、中央较薄，似蝴蝶样外观而得名。常在 X 线检查时发现，多见于胸段。由于畸形呈对称性，故临床上难以发现明显体征。如双侧发育不平衡，则可出现轻度的侧弯或后凸畸形。视畸形不同可采取相应的治疗和预防措施。

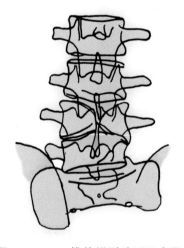

图 5-2-3-2-1　椎体纵裂畸形示意图

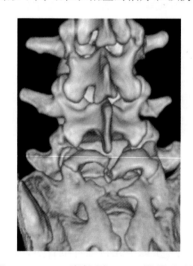

图 5-2-3-2-2　脊柱裂 CT 三维重建所见

第三节　胸腰骶段移行（脊）椎畸形

一、胸腰骶段移行椎畸形基本概念

　　所谓移行椎系指颈、胸、腰、骶等各段脊椎于交界处相互移行成另一椎骨的形态者，或称之谓"过渡脊椎"。此种情况虽可见于颈、胸各段，但绝大多数病例发生在腰骶部，且多伴有症状，因此本节重点阐述腰骶部的移行脊椎。

二、移行椎体的发生

　　正常脊柱包括 7 节颈椎，12 节胸椎，5 节腰椎，5 节骶椎和 4 节尾椎。于胚胎 4~7 周时各椎节开始分化，椎体的骨化中心、双侧椎弓的骨化中心及侧部的附加成骨中心分别于第 10 周、第 20 周及第 30 周开始出现。出生后至 8 岁以前完成椎体、椎弓和侧部的愈合。两侧椎弓于 7~15 岁时愈合。15 岁左右于每节椎体的上、下面各出现一个骺板，并于耳状面或其下方出现一附加成骨中心。18 岁时骺板与椎体开始融合，至 30 岁时 5 节骶椎融合成一个骶骨。

在此发生过程中，某些影响发育的因素则可使其异化而引起移行椎体。

三、胸腰骶段移行椎畸形分型

临床上常见的有以下四种类型。

（一）腰椎骶化

指第五腰椎全部或部分转化成骶椎形态，使其构成骶骨块的一部分。临床上以第五腰椎一侧或两侧横突肥大成翼状与骶骨融合成一块为多见，并多与髂骨嵴形成假关节；而少数为第五腰椎椎体（连同横突）与骶骨愈合成一块者。此种畸形较为多见。

（二）胸椎腰化

指第十二胸椎失去肋骨而形成腰椎样形态，如第五腰椎不伴有骶椎化时，则仍呈现腰椎形态，并具有腰椎之功能。

（三）骶部畸形

【骶椎腰化】

系第一骶椎演变成腰椎样形态者，发生率甚低，大多在读片时偶然发现，一般多无症状；

【骶尾椎融合】

即骶椎与尾椎相互融合成一块者，较前者多见。

四、胸腰骶段移行椎畸形症状学及其发生原理

（一）概况

一般情况下，此类畸形可不引起任何症状，

尤其处于青少年期。畸形的确诊与分类主要依据 X 线平片所示。对伴有腰骶部畸形的腰痛患者首先应考虑其他疾患并进行较为全面的检查，只有当查不出明确病因时，方可考虑系畸形所致，其中以吻棘及浮棘畸形为多发。

（二）症状特点

【椎节的负荷加重】

腰椎骶化虽可增加下腰部的稳定性，但其余每节腰椎的负荷却加重，以致引起劳损及加剧椎骨的退变。

【椎节的稳定性减弱】

无论胸椎腰化或骶椎腰化，均使腰椎数目增多和杠杆变长，以致腰椎椎节的稳定性减弱，易外伤、劳损及退变。

【椎节的负重不平衡】

对双侧不对称的腰椎骶化者来说，未融合或融合较少的一侧则易因活动量大而引起周围软组织损伤；另一侧已与髂骨形成假关节者，由于此种关节属幼稚型关节，难以吸收外力所引起的震荡而容易出现损伤性关节炎。

【神经受卡压】

于腰椎骶化时，走行于第五腰椎横突附近的脊神经背侧分支，易受肥大的横突卡压而出现症状，尤以在仰伸与侧弯时疼痛更甚。

【反射性坐骨神经痛】

真正由于畸形本身刺激或压迫坐骨神经或其组成支引起坐骨神经痛者甚为罕见，多系周围末梢神经支受刺激而反射出现坐骨神经症状。采用局部（痛点）封闭疗法，可使其消失。

五、胸腰骶段移行椎畸形鉴别诊断

此类畸形十分多见，而真正引起顽固性腰痛者却为数甚少，因此必须与其他腰部的常见疾患，如腰椎管狭窄症，根管狭窄症，腰椎间盘突（脱）出症，骶髂关节损伤性关节炎，坐骨神经盆腔出口狭窄症，棘上韧带损伤，棘间韧带损伤，以及肿瘤、结核等伤患相鉴别。

六、胸腰骶段移行椎畸形治疗

（一）治疗原则

【以非手术疗法为主】

其中尤应强调腰部的保护与腰背肌（或腹肌）锻炼。

【合并其他器质性病变者】

应统一安排治疗计划。

【经正规非手术疗法无效，且已影响工作生活者】

应在除外其他疾患基础上施以手术疗法。

（二）非手术疗法

【基本要求】

改善与保护良好的睡眠与工作体位。

【功能锻炼】

积极而正规的腰背肌锻炼，对伴有腰椎管狭窄者，应强调腹直肌锻炼。

【腰部保护】

可用宽腰带保护腰部，当症状发作时可改用皮腰围或石膏腰围。

【其他疗法】

可选择理疗或药物外敷。有明确痛点或压痛点者，可行封闭疗法。

（三）手术疗法

【切骨减压术】

主要用于骶骨化的第 5 腰椎横突肥大或假关节刺激，压迫神经支者，可将肥大之横突截除一段。

【关节融合术】

对单纯性（单侧或双侧）假关节（L_5 横突与髂骨）损伤性关节炎者可行植骨融合术。但此手术较为深在，操作时应注意。

【神经支切断（或松解）术】

对显示明确的神经支，可于卡压处将其松解游离之，无法获松解时，则将其切断。

【脊柱融合术】

对腰骶部多椎节功能紊乱保守疗法无效者，可行腰骶段植骨融合术。

第四节　胸腰骶段脊椎裂

一、胸腰骶段脊椎裂概述

临床上胸腰骶段脊椎裂这种畸形十分多见，在普查人口中占 5%~29%，其中多发于第 1 和第 2 骶椎与第 5 腰椎处。其发生原因主要是胚胎期成软骨中心或成骨中心发育障碍，以致双侧椎弓在后部不相融合而形成宽窄不一的裂隙。单纯骨性裂隙者称之为"隐性脊椎裂"，最为多见；如同时伴有脊膜或脊髓膨出者，则为"显性脊椎裂"，约占 1‰~2‰，后者在治疗上相当困难，且多属神经外科范畴。

二、胸腰骶段脊椎裂病因学

胚胎期第三周时，两侧的神经襞向背侧中线融合构成神经管，其从中部开始（相当于胸段），再向上下两端发展，于第四周时闭合。

神经管形成后即逐渐与表皮分离，并移向深部。渐而在该管的头端形成脑泡，其余部位则发育成脊髓。

于胚胎第三个月时，由两侧的中胚叶形成脊柱成分，并呈环形包绕神经管而构成椎管。此时如果神经管不闭合，则椎弓根也无法闭合而保持开放状态，并可发展形成脊髓脊膜膨出。

脊椎裂的出现与多种因素有关，凡影响受精与妊娠的各种异常因素均有可能促成此种畸形的形成。

于开始时，脊髓与椎管等长，第三个月后因脊髓的生长速度慢于脊柱的生长速度而使脊髓末端的位置逐渐上升。刚出生时脊髓末端位于 L₃ 水平，一周岁时则升至第 1、第 2 腰椎之间，此后一直停留这一节段。

三、胸腰骶段脊椎裂分类

一般将脊椎裂分为显性脊椎裂与隐性脊椎裂两种。

（一）显性脊椎裂

【概述】

一类严重的先天性疾患，视伴发脊髓组织受累程度不同而在临床上可出现症状差异悬殊。其虽可见于头及鼻根部，但 90% 以上发生于腰骶处。

【脊膜膨出型】

以腰部和腰骶部为多见。其病理改变主要是脊膜通过缺损的椎板向外膨出达到皮下，形成背部正中囊肿样肿块。其内容除少数神经根组织外，主要为脑脊液充盈，因此透光试验阳性，压之有波动感，重压时出现根性症状。增加腹压或幼儿啼哭时，此囊性物张力增加。其皮肤表面色泽多正常；少数变薄、脆硬，并与硬脊膜粘连（图 5-2-3-4-1、2）。

【脊膜脊髓膨出型】

较前者少见。膨出之内容物除脊膜外，脊髓本身亦突至囊内，见于胸腰段以上，椎管后方骨缺损范围较大。膨出囊基底较宽，透光试验多阴性，手压之可出现脊髓症状（应避免加压性检查）。多伴有下肢神经障碍症状（图 5-2-3-4-3）。

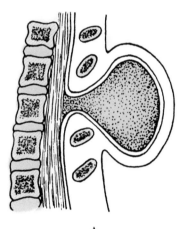
A

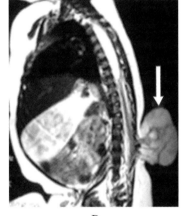
B

图 5-2-3-4-1　临床举例　脊膜膨出型脊椎裂（A、B）
A. 示意图；B. 临床病例 MR 侧位观

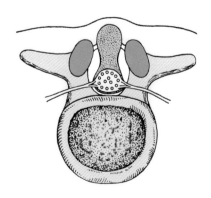

图 5-2-3-4-2　脊膜膨出型脊椎裂横断面观示意图

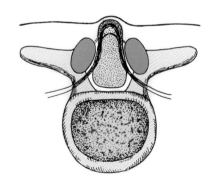

图 5-2-3-4-3　脊膜脊髓膨出型脊椎裂横断面观示意图

【脊髓外翻型】

即脊髓中央管完全裂开、呈外翻状暴露于体表，伴有大量脑脊液外溢，表面可形成肉芽面。此为最严重的类型，因多伴有下肢或全身其他畸形，且多有双下肢瘫痪等，症状复杂，死亡率甚高。

【其他类型】

1. 伴有脂肪组织的脊膜（或脊膜脊髓）膨出型　即在前两型的基础上，囊内伴有数量不等的脂肪组织，较少见。

2. 脊膜脊髓囊肿膨出型　即脊髓中央管伴有积水的脊膜脊髓膨出。此型病情严重，且临床症状较多，易因并发症而难以正常发育，易早逝。

3. 前型　指脊膜向前膨出达体腔者，临床上甚为罕见，仅从 MR 检查中发现。

（二）隐性脊椎裂

较前者多见，因不伴有硬膜囊异常，临床上少有主诉，因此需治疗者更属少见；大部分病例是通过影像学检查时发现。一般分为以下五型。

【单侧型】

即椎板一侧与棘突融合，另侧由于椎板发育不良而未与棘突融合，形成正中旁的纵形（或斜形）裂隙。临床上时可发现，单纯此种畸形一般不引起症状。

【浮棘型】

即椎骨两侧椎板均发育不全、互不融合，其间形成一条较宽之缝隙；因棘突呈游离漂浮状态，故称之为"浮棘"。两侧椎板与之有纤维膜样组织相连（图 5-2-3-4-4）。此型在临床上常伴有局部症

状，严重者可手术治疗。

【吻棘型】

即一椎节（多为第 1 骶椎）双侧椎板发育不良，棘突亦缺如；而上一椎节的棘突较长，以致当腰部后伸时，上一椎节棘突嵌至下椎节后方裂隙中，似接吻状，故在临床上称"吻棘"，又称"嵌棘"（图 5-2-3-4-5）。可出现局部或根性症状，其中严重者，应行手术将上椎节棘突下方作部分或大部截除。

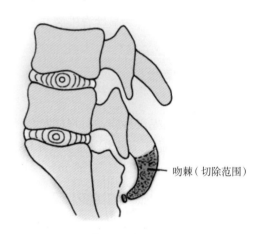

图 5-2-3-4-5　吻合型隐性脊椎裂示意图

【其他类型】

1. 完全脊椎裂型　指双侧椎板发育不全伴有棘突缺如者，形成一长型裂隙（图 5-2-3-4-6）。此型在临床摄 X 线平片时常可发现，其中 90% 的病例并无症状。

2. 混合型　指除椎裂外尚伴有其他畸形者，其中以椎弓不连及移行脊椎等多见。

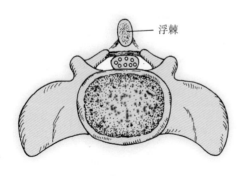

图 5-2-3-4-4　浮棘型隐性脊椎裂示意图

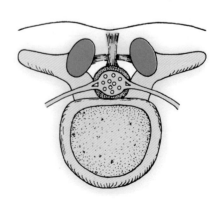

图 5-2-3-4-6　完全型脊椎裂示意图

四、胸腰骶段显性脊椎裂诊断与治疗

（一）诊断

由于患儿体表上的畸形，早期即为家人或助产士所发现。视脊膜、脊髓等膨出的程度，脊髓有无发育不全及早期在处理上是否合理等的不同，在临床上可出现轻重差别悬殊的主诉与体征。神经组织损害严重者，可出现双下肢弛缓性瘫痪及两便失禁等，而单纯脊膜膨出者则可能无任何主诉。

本病的诊断不难，可根据后背中线囊肿及其随哭声而饱胀、伴或不伴神经症状等而进行诊断与鉴别诊断。

（二）治疗

【单纯脊膜膨出或神经症状轻微的类型】

应尽早施术。如因全身情况等原因推迟施术时间，应对局部加以保护，尤其是脊髓外露者，需防止感染（图 5-2-3-4-7）。

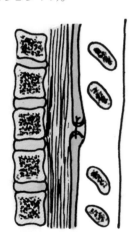

图 5-2-3-4-7　手术闭合示意图
将膨出之脊膜缝扎，切除多余之皮肤等组织后小心缝合

【手术原则】

是将后突的脊髓或神经根放归椎管（先分离松解四周的粘连），之后切除多余之硬膜囊及修补椎板缺损处（植骨等）。

【因脊髓神经发育不全所引起的下肢症状】

可在修补术后选择相应的矫形术或矫形支具治疗，亦可同时进行。

五、胸腰骶段隐性脊椎裂诊断与治疗

（一）诊断

【80% 以上病例】

临床上并无任何主诉，亦无体征可见，多在体检时偶然发现。

【浮棘者】

因腰骶部后结构发育不良，易出现腰肌劳损等慢性腰痛症状，压迫局部可有痛感或下肢神经放射症状，尤以腰椎过度前屈或后伸时最为突出。确诊需依据正位 X 线平片或 CT 检查所见。

【吻棘型病例】

易过早出现腰痛，尤以腰部后伸时，可因吻棘的尖部嵌入裂隙致深部组织受压而出现疼痛，严重者向双下肢放射。确诊尚需依据正侧位 X 线平片等。

【合并其他畸形者】

症状多较明显，易在早期摄片时确诊。

（二）治疗

【非手术疗法】

1. 一般病例　99% 以上病例无需治疗，但应进行医学知识普及教育，以消除患者的紧张情绪及不良心理状态。

2. 症状轻微者　应强调腰背肌（或腹肌）锻炼，以增强腰椎局部的内在平衡。

【手术疗法】

1. 症状严重并已影响正常工作生活者　应先做进一步检查，确定有无合并腰椎管或根管狭窄症、腰椎间盘脱（突）出症及椎弓断裂等。对伴发者，应以治疗后者为主，包括手术疗法。

2. 浮棘症者　不应轻易施术，单纯的浮棘切除术早期疗效多欠满意，主要由于浮棘下方达深部的纤维组织多与硬膜囊粘连，此常是引起症状的原因。而企图切除此粘连组织多较困难，应慎重。一般在切除浮棘之同时，将黄韧带切开、并翻向两侧（图 5-2-3-4-8、9）。

3. 吻棘症　可行手术将棘突尖部截除之（图 5-2-3-4-5）。

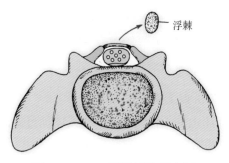

图 5-2-3-4-8　浮棘切除示意图

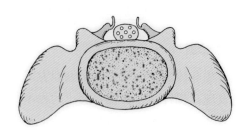

图 5-2-3-4-9　黄韧带切开、翻向两侧示意图

第五节　椎骨附件畸形

一、第 3 腰椎横突过长畸形

除第 5 腰椎横突肥大、并趋向骶骨化在临床上多见外，第 3 腰椎横突过长属次多见者。

（一）基本概念

【病理解剖学基础】

位于 5 个腰椎之中部的第 3 腰椎，在正常情况下其横突较之另外 4 节明显为长，以致附着于此处的肌肉、韧带能有效地保持脊柱的稳定及正常活动；同时，于肌肉收缩起牵拉作用时，其杠杆力量将明显增强。由于该横突之作用较其他椎节为强，因此易劳损而引起横突周围纤维织炎。横突愈长，发生率愈高，以单侧为多见。

于第 3 腰椎横突之前方有股外侧皮神经干等从其深面通过，并分布至大腿外侧及膝部。如该横突过长、过大，或伴有纤维织炎时，则易使该神经支受累并出现相应之症状。

【临床表现与诊断】

1. 压痛点　即于第 3 腰椎横突之深部有明显压痛，有时可向大腿外侧及膝部放射；

2. 骨性突起　即第 3 腰椎横突较之一般为长，且较表浅，易触及；

3. 腰部活动受限　症状较轻，主要是腰部向对侧弯曲时明显；

4. X 线平片　显示该横突较正常人为长，且双侧多不对称（图 5-2-3-5-1）；

5. 封闭试验　对第三腰椎横突周围用 1% 普鲁卡因 10~20ml 封闭，有效者为阳性。

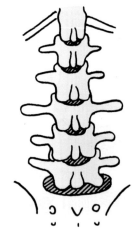

图 5-2-3-5-1　第 3 腰椎横突肥大
（过长）畸形示意图

（二）治疗

【症状轻者】

可采用封闭疗法、理疗及药物外敷等措施。

【非手术疗法无效者】

可采用手术方式将过长的横突部分切除。术中应注意对股外侧皮神经的松解（图 5-2-3-5-2、3）。

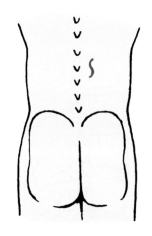

图 5-2-3-5-2　切口多取 S 形示意图

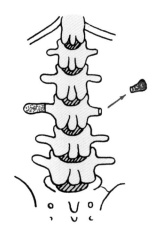

图 5-2-3-5-3　切除过长之横突
（一侧或双侧）示意图

二、关节突畸形

（一）基本概念

【概况】

腰椎后方小关节的形态明显不同于颈椎或胸椎，其关节面呈垂直状。构成此种垂直状关节的上下关节突易在发育时出现不对称现象，尤其是在 $L_5\sim S_1$ 之间，其发生率可达 30%，其次是 $L_{4\sim5}$ 之间，此在临床上较想象的多。这种不对称势必导致腰部功能的不协调，以致负荷量大的一侧易劳损而引起损伤性关节炎。

【临床表现与诊断】

1. 压痛　其压痛点位于关节突处，以单侧为多，尤以向同侧弯腰及屈伸时为甚。局部封闭治疗可使疼痛减轻或完全缓解；

2. X 线平片　显示关节突局部骨质密度增加，多呈不规则状外观；

3. CT 检查　水平切片上可显示关节突异常及增生性变，关节间隙明显狭窄；

4. 椎管或根管狭窄症　如增生变形的关节突向椎管或根管方向突出时，可出现继发性椎管或根管狭窄症症状，在临床上易与椎间盘突出症相混淆，需注意鉴别。

（二）治疗

【轻度者】

可采用封闭疗法、理疗及药物外敷；急性发作者应卧床休息。

【症状严重、反复发作者】

可行关节突部分切除术（切除多余之部分，并尽力保存关节咬合部分的完整）或椎节融合术。施术椎节应局限于有症状者，并注意定位及术后之稳定。

三、棘突畸形

（一）浮棘

亦称之为游离棘突，已于脊椎裂一节中提及。

（二）吻棘

又称杵臼棘突。参见脊椎裂一节。

（三）鹰嘴棘突

又称喙突状或钩状棘突。多见于第 5 腰椎，该棘突呈细长状向其远端弯曲，似钩状（或鹰嘴状），故名。该棘突易在腰椎后伸时撞击第一骶椎椎板后方而出现疼痛，久之，可形成慢性炎症，甚至可有滑囊出现。

本病的诊断除根据局部压痛、后伸痛加剧及封闭疗法有效外，主要依据动力性 X 线侧位片显示腰椎棘突呈鹰嘴状，后伸时其尖部可撞击第一骶椎椎板。

本病的治疗，轻者行保守疗法，重者则行手术切除，对伴有滑囊或假关节者，一并切除。

（四）接触棘突

如果相邻两个棘突均呈现过长（大），或是由于某种原因使腰椎前凸增加、腰骶椎后方角度变小，导致相邻的两个棘突接触部产生摩擦，久之可形成假关节，并可有滑囊出现（图5-2-3-5-4）。

本病的诊断除根据局部痛、压痛及后伸痛外，主要依据X线侧位片所显示的征象。

对其治疗，轻者行封闭疗法等；重者则需将相接触之两棘突中的一个或两个（接触面处）部分截除，并同时切除滑囊。

四、椎板畸形

此种畸形指椎板间关节、副椎板等畸形，临床上十分罕见，且其诊断多需手术或CT检查等证实。引起神经症状者，可行探查术。

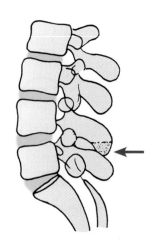

图5-2-3-5-4　接触棘突示意图

接触棘突畸形（箭头所指处），虚线为可切除部分示意图

第六节　短腰畸形

一、短腰畸形病理解剖特点

先天性短腰畸形较之先天性短颈畸形明显为少见，且其中部分病例伴有短颈畸形。

此种畸形主要有以下三种的病理解剖类型。

（一）先天性脊柱崩裂、滑脱

此种现象较多见，主要由于椎弓的两个化骨中心未融合成一体之故。在机体发育过程中，随着个体体重的增加，运动与过去强度的强化及各种外伤因素等，均可在假关节的基础上造成椎体滑脱，滑脱的程度愈严重，短腰畸形也愈明显。

（二）先天性椎体融合

以两个椎体融合成一块者为多见，在腰椎段罕有三节以上椎体融合成一块。由于此种病例直接来诊者较少，故多在体检时发现。其发病原因主要是在胚胎期相邻的两个或数个骨节发育障碍所致。完全融合者在相应椎间隙部位可无任何裂隙可见，但半数病例显示宽窄不一、长短不等、部位不定的缝隙。此种病例椎间孔多数狭窄。

（三）半椎体畸形

单发的半椎体畸形者主要会引起脊柱侧弯或后突畸形。如系相对应的双节半椎体畸形者，由于缺少一节椎体而显示短腰征。

二、短腰畸形检查

（一）临床检查

按常规进行，并注意腰段是否较常人为短，应测量双侧腋中线处肋骨角至髂骨嵴之间的距离。

（二）X 线片

至少需前后位与侧位两个平面摄片，最好同时摄左、右斜位，尤其是椎弓根融合不良者，以判定畸形的程度及进一步观察椎体滑脱情况。

（三）其他检查

单纯畸形一般无需更为复杂的检查，但合并马尾神经或脊神经根症状者，应酌情选择 CT、MR、CTM 或脊髓造影等（图 5-2-3-6-1）。

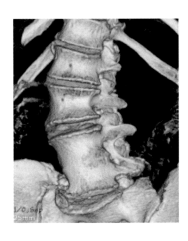

图 5-2-3-6-1 临床举例　因椎体缺如及椎体融合所致
短腰综合征的 CT 三维重建所见

三、短腰畸形诊断

本病的诊断主要依据临床特点及 X 线所见。合并颈（多见）胸（少见）畸形或其他病理改变者，可一并诊断。

四、短腰畸形治疗

（一）一般单纯短腰畸形者。

除加强腰背肌锻炼外，无需特殊处理。

（二）合并有下腰椎不稳者。

应按下腰椎不稳症处理，包括手术疗法。

（三）伴有腰脊神经根或马尾神经受压症状者

因其多伴有根管或椎管狭窄症，当保守疗法无效时，应行减压术治疗。

（四）形成驼背畸形并影响生活、工作者

可行驼背畸形矫正术。

（五）伴有脊椎崩裂、脊椎滑脱及脊柱侧弯者

其治疗见本书相关章节。

第七节　其他腰骶部畸形

一、椎骨融合畸形

此种畸形已在短腰畸形中提及。其主要会引起短腰畸形，并易使腰椎过早退变。一旦出现此种情况，应酌情处理。

二、腰骶椎不发育

先天性腰骶椎不发育多伴有其他严重畸形，易早期死亡。但亦有个别患者存活至成年。由于腰骶椎缺如，双下肢无法支撑身体负荷，因此患者多取卧位。如同时伴有脊髓神经发育不全者，则下肢呈失功能状态。

三、骶椎发育不良

临床上偶可遇见骶骨发育短小，尾椎缺如，甚至骶椎部分或大部分缺如者。无肢体负重障碍者无需特别处理。

四、先天发育性腰椎椎管狭窄症

其属于腰骶部畸形中最为多见的病变，已列专章讨论，不再赘述。

（沈　强　赵　杰　丁　浩　朱　亮　赵定麟）

参 考 文 献

1. 卢旭华,陈德玉,袁文等.经椎弓根椎体截骨技术在腰椎后凸畸形矫正中的应用[J].中国矫形外科杂志,2005,13(19)

2. 饶书诚,宋跃明.脊柱外科手术学(第三版).北京:人民卫生出版社,2006

3. 赵定麟,王义生.疑难骨科学.北京:科学技术文献出版社,2008

4. 赵定麟.现代脊柱外科学,上海:上海世界图书出版社公司,2006

5. Bollini G, Docquier PL, Viehweger E, Launay F, Jouve JL. Lumbar hemivertebra resection. J Bone Joint Surg Am. 2006 May;88(5):1043-52.

6. Bron JL, van Royen BJ, Wuisman PI. The clinical significance of lumbosacral transitional anomalies. Acta Orthop Belg. 2007 Dec; 73(6):687-95.

7. Dicianno BE, Wilson R.Hospitalizations of adults with spina bifida and congenital spinal cord anomalies.Arch Phys Med Rehabil. 2010 Apr; 91(4):529-35.

8. Ding LX, Qiu GX, Wang YP, Zhang JG. Simultaneous anterior and posterior hemivertebra resection in the treatment of congenital kyphoscoliosis. Chin Med Sci J. 2005 Dec;20(4):252-6.

9. Ruf M, Jensen R, Letko L, Harms J. Hemivertebra resection and osteotomies in congenital spine deformity. Spine(Phila Pa 1976). 2009 Aug 1;34(17):1791-9.

10. Se-Il Suk.Surgical Treatment for Severe Spinal Deformity. SICOT Shanghai Congress 2007

11. Shu-Xun Hou, Ya-Min Shi, Hua-Dong Wang, etal.Revision surgery for spinal deformity. SICOT Shanghai Congress 2007

12. Vergauwen S, Parizel PM, van Breusegem L, Van Goethem JW, Nackaerts Y, Van den Hauwe L, De Schepper AM. Distribution and incidence of degenerative spine changes in patients with a lumbo-sacral transitional vertebra. Eur Spine J. 1997;6(3):168-72.

13. Werhagen L, Hultling C, Borg K.Pain, especially neuropathic pain, in adults with spina bifida, and its relation to age, neurological level, completeness, gender and hydrocephalus.J Rehabil Med. 2010 Apr; 42(4):374-6.

第四章 其他波及脊柱畸形的疾患

第一节 先天发育性高位肩胛骨

一、先天发育性高位肩胛骨概述

高位肩胛骨又名高位肩胛畸形，是指肩胛骨处于高位，往往发育差，形态异常，并同时引起上胸椎变形。本病首先由 Eulenberg 报道，以后 Sprengel 作了详细介绍，故又称 Sprengel 畸形。先天性高肩胛骨症较少见，发病多为单侧，左侧多见，双侧十分罕见。高肩胛骨症常伴有其他先天性异常，如颈肋、肋骨形成不良及颈椎异常等。

二、先天发育性高位肩胛骨病因

（一）胚胎期发育障碍

胚胎中肢芽出现的时期约在妊娠第三周，至第五周可见肩胛骨原基，相当于 C_{3-7} 和 T_{1-2} 水平。这个阶段正是脊柱发育的关键时期，亦是肩胛骨开始发育的时期。胚胎第六周时原始的肩胛骨开始形成，至第九周肩胛骨开始下移，至第二个月，下降完成，位于第 2~ 第 7 胸椎棘突水平。由于某种原因而不能下降至正常位置，则可造成高位肩胛，亦常伴有颈椎和周围锁骨、肋骨等结构的畸形。

（二）引起发育障碍诸因素

什么原因使肩胛骨不能下降到正常位置，目前仍不明确。其原因可能有多种，Horwitz 认为属于胚胎发育中的变形。

1. 羊水过多或过少，使子宫内压力加剧，从而影响肩胛骨下降；

2. 肩胛骨和脊柱棘突间有异常连接，多为纤维束带或软骨连接；

3. 肌肉欠缺，不足以拉下肩胛骨；

4. 肩胛骨发育停止，肩胛骨大小及形态异常，引起肌张力紊乱；

5. Engel 认为胚胎发育中第四脑室液体外溢，未被吸收而在肢芽内形成压力和炎症反应，引起肩胛骨下降困难。

三、先天发育性高位肩胛骨病理

病理变化包括骨和肌肉。肩胛骨的位置高，体积变小，保持胎儿状肩胛骨或早期脊椎动物的肩胛骨形态，即纵径小、横径大，冈上区向前倾斜，肩胛骨内上角和内缘增宽。在肩胛与脊柱之间，常有额外骨，称肩椎骨，这是一条菱形的骨板或软骨板，称作"骨桥"。它从肩胛骨的上角开始，至棘突、椎板或一个或数个颈椎横突上。有时肩椎骨和肩胛骨或椎体骨之间仅有纤维连接，形成良好的"关节"，因相连紧密，肩胛骨被束缚，无法旋转而上举受限。

肩胛带肌肉常有缺失，或发育欠佳，或部分纤维化。此外，往往伴有其他先天性畸形，如肋骨缺如或融合、颈肋、颈椎异常（Klippel-Feil）综合征、半椎体、脊柱裂、锁骨发育不全等。

四、先天发育性高位肩胛骨临床表现

本症以左侧多见。表现为耸肩和短颈（图5-2-4-1-1）。从背部观察，最突出的临床表现是肩关节不对称。患侧肩胛骨向前向上移位，一般3~5cm。在锁骨上区偶可摸到肩胛骨的冈上部分，肩胛骨本身较正常侧短小，呈扁宽状，其下端旋转向胸椎棘突。锁骨向上向外倾斜，患侧的颈部较饱满而缩短，有时可在肩胛骨与脊柱之间触及肩椎骨的骨条或纤维束。正常上臂上举时，肩胛骨与肱骨同步向外旋转，称"肩-肱协同"。高肩胛骨症时这种协同消失，肩肱关节运动一般正常，而肩胛骨的侧向活动和旋转活动受限。肩胛带肌肉系统常有肌力不足。胸锁乳突肌挛缩时可出现斜颈。其他常见的伴随畸形有颈段脊柱侧凸、先天性颈椎融合等。

五、先天发育性高位肩胛骨影像学改变

主要为 X 线检查，应常规拍摄包括下颈椎的胸片，可见患侧肩胛骨高于正常侧（图5-2-4-1-2），斜位片上有时可看到肩椎骨。对个别病例亦可选用 CT 扫描或 MR 检查。

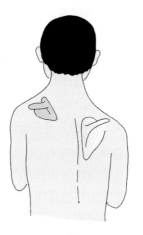
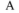
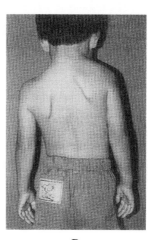

A   B

图 5-2-4-1-1　临床举例　先天性高位肩胛症（A、B）
A. 示意图；B. 临床病例，右侧先天发育性高肩症

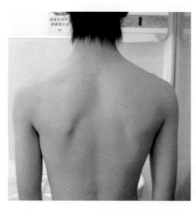
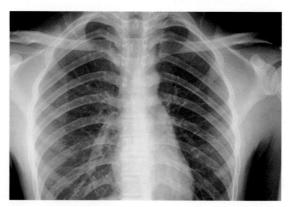

A   B

图 5-2-4-1-2　临床举例　翼状肩胛（轻型）（A、B）
A. 人体像后方观；B. 上胸 X 线片显示双侧肩胛骨间距增宽

六、先天发育性高位肩胛骨诊断与鉴别诊断

本症的临床表现与翼状肩胛有相似之处，但后者可由进行性肌营养不良、胸长神经损伤所致前锯肌麻痹及产瘫等多种因素引起，由于肩胛带肌肉无力、萎缩，故而在前伸双臂时多表现为双侧肩胛骨提升，酷似鸟翼，故而得名。治疗上与本症亦有类似，但需将两侧肩胛骨同时固定至棘突（图 5-2-4-1-3）。笔者乐意选用阔筋膜张肌肌腱作为固定材料，其生物学性能优良，无排异反应。如患者拒绝自体取材，则可选用人工腱条修复。

根据病史、临床表现和 X 线检查，诊断不难。

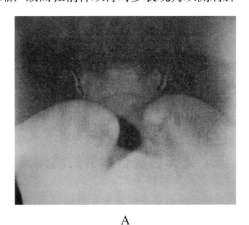

A

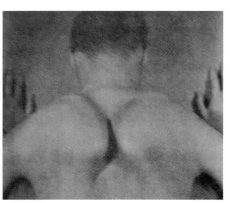

B

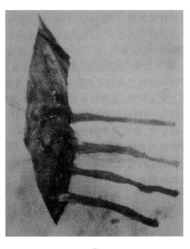

C

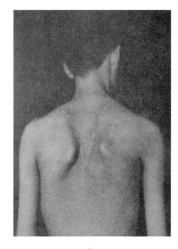

D

图 5-2-4-1-3　临床举例　翼状肩胛（重型）外观及手术治疗（A~D）
A. 翼状肩胛外观；B. 双前臂前伸用力时表现更为明显；
C. 手术时将肩胛下角及内侧缘以阔筋腱膜呈条状固定至棘突；D. 术后外观

七、先天发育性高位肩胛骨治疗

（一）一般原则

新生儿一般不易发觉，至 2~3 岁时畸形并不明显。倘若 3 岁以前发现，可以手法牵引肩胛骨向外、向下，如不见好转则需手术治疗。手术目的是解决上肢畸形，恢复上举功能，改善肩背外观。

手术最佳年龄为 4~8 岁，随着年龄的增长，将增加手术难度。若勉强将肩胛骨下拉，将会造成臂丛神经牵拉伤。

（二）手术疗法

施术病例选择中度畸形以上病例，尤其伴有翼状肩胛者（图5-2-4-1-4），有多种手术方法可矫正畸形，以Green和Woodward两种术式最常用（图5-2-4-1-5）。手术要点如下：

1. 切除肩胛骨与棘突间之骨桥；

2. 切除肩胛骨内侧挛缩的提肩胛肌；

3. 切除肩胛骨内侧之尖角；

4. 拉下肩胛骨而固定于肌肉中或棘突上。

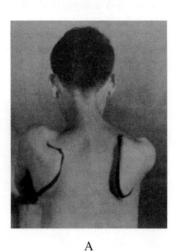
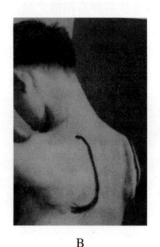

A   B

A、图 5-2-4-1-4　临床举例（A、B）

A. 伴有翼状肩胛（中度型）高肩胛症者正位观；B. 侧斜位观

A

肩胛提肌和肩椎骨桥
肩胛骨上角
大、小菱形肌

斜方肌

翻开的皮肤

切断的斜方肌

压下肩胛骨

缝合线

斜方肌的过剩部分

B   C

图 5-2-4-1-5　手术示意图　高肩症的 Woodward 改良肩胛骨下移术（A~C）

A. 切口；B. 锐性分离后方肌肉，显露肩胛内下方肌群及肩椎骨桥；C. 将后方肌群下移缝合

第二节　先天性半侧肥大

一、先天性半侧肥大概述

先天性半侧肥大（Congenital Hemihypertro-Phy），其发生率为 1/86000，绝大多数为散发病例。Wagner 于 1839 年首先报道。其肥大畸形不仅见于上肢或下肢，也可同时合并其他畸形。如在 Beckwith-Wiedemann 综合征患者可表现为脐突出、舌肥大、巨人症、低血糖、器官肥大、肾脏畸形以及半侧肥大。1900 年 Klippel 和 Trenaunay，1907 年 Parks Weber 报道了类似病例，故称之为 Klippel-Trenaunay-Weber 综合征，特点为偏侧肢体的骨和软组织肥大，伴有该部位的血管痣、静脉瘤，故又称为血管扩张性肢体肥大症（Hemangiectatic Hypertrophy）。确切含义应为：出生后身体一侧比另一侧肥大，可以是部分如上肢或下肢左右大小不同，有时是整个身体的一侧包括颜面、躯干、上下肢、内脏左右大小都有差别，以致出现脊柱侧凸畸形等症状和体征。但是身体每一侧组织器官结构是完全正常的，称之为先天性半侧肥大。

二、先天性半侧肥大病因

许多原因可引起半侧性肥大，如内分泌异常、血管异常、淋巴异常、植物神经障碍、胚胎发育异常，以及遗传因素等。但本病的真正原因至今仍不明了。有的学者认为半侧肥大与胎儿在形成过程中处于一种不平衡状态有关，亦有学者认为是受精卵分成两个大小不同的细胞所致。

三、先天性半侧肥大分类

以下分类有利于先天性与后天性半侧肥大之区别（表 5-2-4-2-1）。

表 5-2-4-2-1　先天性与后天性半侧肥大鉴别表

	先天性肥大	后天性肥大
完全性肥大	节段性肥大 交叉性肥大 半侧性肥大	巨人症（垂体功能亢进）
局限性肥大	肌肉性肥大 血管性肥大 骨骼性肥大 神经性肥大	Milroy 病（家族性淋巴水肿） 橡皮病 脂肪瘤病 神经纤维瘤病 血管异常

四、先天性半侧肥大临床表现

患者常表现为整个身体的一侧增大畸形，躯干两侧不对称，即上下肢、外生殖器两侧不对称，同侧的内脏器官也会增大，但是身体每一侧组织器官结构正常。患肢肢体周径比健侧粗大，骨骼和骨化中心发育也快。临床症状是双下肢不等长，行走跛行，骨盆倾斜和脊柱侧凸（图 5-2-4-2-1）。有近 10%~15% 的患者智力发育差，有 50% 患者同时伴有并指、多指、多乳头、先天性心脏病等。

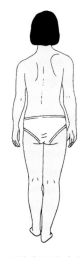

图 5-2-4-2-1　先天性半侧（右）肢体肥大示意图

五、先天性半侧肥大诊断与鉴别诊断

本病诊断一般不难,但需与下列疾患进行鉴别。

1. 继发性一侧肥大,多因血管、淋巴系统病变所引起;

2. 垂体功能亢进引起的巨人症;

3. 神经系统疾病引起的一侧萎缩。则误认为健侧为肥大。

六、先天性半侧肥大治疗

如下肢长度差别小,短肢可用加厚鞋底,达到两侧平衡;下肢两侧长度差别明显,超过3cm以上,可行患侧股骨下端或胫骨上端骨骺止长术,也可行健侧肢体延长术。对其存在软组织畸形予以整形术等,脊柱侧凸畸形等,宜选用支具疗法即可矫正。

第三节　进行性骨干发育不良

一、进行性骨干发育不良概述

进行性骨干发育不良(Progressive Diaphyseal Dysplasia)是较少见的一种发育紊乱综合征。其特征是骨干呈菱形增宽,骨外膜和骨内膜有过多的新骨形成和硬化,但不涉及骨骺。过去曾称此病为Camurati-Engelmann病。Mckusick认为Camurati所描述的是另一种病,所以只能称为Engelmann病或进行性骨干发育不良。

二、进行性骨干发育不良病因及病理

病因尚不明确,但比较肯定的是它属常染色体显性遗传。多见于男性,男与女之比为3:2。

其变化为非特异性的。组织形态正常,但骨外膜与骨内膜新骨同骨皮质融合在一起,致使骨皮质增厚,髓腔也相应狭窄。

三、进行性骨干发育不良临床表现及检查

(一)症状与体征

病变往往发生于长骨,呈双侧对称性菱形膨大和硬化,受累骨以股骨最多见,其次为胫骨、肱骨和腓骨,随病情发展也可波及颅骨、骨盆和脊柱等。

症状为腿痛和头痛,有肌肉萎缩、皮下脂肪变薄、下肢弯曲、膝外翻、头颅大、前额突出、肌无力、跑步困难,容易疲劳,行走呈摇摆步态(鸭步步态),易出现脊柱侧凸及腰椎前凸加大,腹部隆起。

发育较迟,性腺发育差,第二性征表现不显著。体检时可触及长骨骨干的菱形膨大,有些患者还伴有肝脾肿大。

(二)实验室检查

可有不同程度贫血,骨活检除硬化外无其他发现。

(三)影像学检查

典型的X线表现为长骨骨干两侧的对称性梭形膨大,骨皮质对称性增厚硬化,骨髓腔变窄、增生硬化以骨干中段为主,骨骺不受累。颅骨可见额部及颅底密度增高。

四、进行性骨干发育不良诊断

根据以上临床表现及典型X线表现一般诊断不难,需与婴儿骨皮质增生症(Infantile Cortical Hyperostosis)相鉴别,该病多在出生后一年内发病,表现为发热,下颌部肿胀,其他骨骼也可受累。X线检查可见明显的骨皮质增厚和骨膜增生。一般在几个月内自愈。

五、进行性骨干发育不良治疗

脊柱畸形多采用支具保护，对肢体明显畸形可以截骨矫正，应用肾上腺皮质激素及二磷酸盐能减轻骨骼疼痛和恢复组织学形态。

第四节 致密性骨发育障碍

一、致密性骨发育障碍概述

致密性骨发育障碍（Pycnodysostosis）为常染色体显性遗传性疾病。Maroteaux 和 Lamy 于 1962 年描述此病为肯定的一种临床疾病。过去许多学者只认为它是一种侏儒，以后由于全身性骨骼硬化和锁骨发育不全，Palmar 等认为是骨硬化的一种，或称为锁骨颅骨发育不全。从组织学看来，软骨的超微结构显示软骨细胞内有异常包涵体。

二、致密性骨发育障碍病因及病理

除遗传因素外，尚有内分泌的因素。Dupont 认为原始因素可能是甲状旁腺过度活跃。每日给动物注射甲状旁腺，将使骨钙游离出现。若持续注射，则成骨细胞被刺激，有骨沉积。Ellis 则认为持续甲状旁腺机能亢进不能解释，可能是甲状旁腺活跃与正常阶段交替出现，从而出现相互交替的骨密度环。

其病理变化为膜性骨和软骨性骨都被吸收。其典型变化为患骨的密度和厚度增加，骨小梁完全消失。所有骨都会被波及，而且呈对称性。长骨的骨皮质和骨髓分界线消失，以干骺端的变化最为明显。生长长骨的骨骺软骨的大小和形态无变化，但骨骺的骨化中心可有同样的变化。除骨结构消失外，骨密度增加，呈颗粒状。骨的增厚说明不仅来自骨骺软骨的形成骨受影响，而且骨膜下成骨层的生长也受影响。生长最快的部位，如股骨下端、桡骨下端、胫骨上端和肱骨上端变化也最大。肋骨同样也被波及，变成无结构的增厚骨块。椎体的上 1/3 和下 1/3 有致密区，而中 1/3 可以保持正常。颅骨也可有明显增生。腕骨和跗骨呈同心环的致密骨。

显微镜下检查表现为钙化软骨团、骨、死骨和硬化纤维组织的混合状态。组织无血管性，髓间隙充填硬化组织，极少毛细血管。没有板层状骨化，没有成骨细胞活动。硬化主要是由于类骨组织的过度钙化。

继发性病理变化主要是造血系统和神经系统的干扰，前者影响正常的血液形成，后者影响神经传导。

三、致密性骨发育障碍临床表现及检查

（一）症状和体征

本病主要临床特点为身材矮小，身长很少超过 1.5m。面孔小、钩鼻、颏缩和龋齿，颅顶隆起前囟门及颅缝常不闭合，末节指骨短，指甲发育不良，易折断，骨脆易发生自发性骨折。锁骨的肩峰端发育不良，眼球突出。其他骨骼变化包括窄胸和脊椎畸形，以脊柱侧凸为多发。

（二）实验室检查

血胰岛素样生长因子 1（Insulin-Like Growth Factor-1，IGF-1）水平减低，生长激素兴奋试验显示生长激素缺乏。

（三）影像学检查

1. X 线检查　X 线检查可见全身骨密度增高，颅缝宽，面骨发育不良，下额角变平，椎体压缩变形，锁骨的肩峰端发育不良。

2. 核磁共振检查（MR） 可显示垂体发育不良。

四、致密性骨发育障碍诊断

根据临床表现及 X 线检查并参考实验室检查，一般不难诊断。

五、致密性骨发育障碍治疗

对于生长激素缺乏者可用生长激素治疗，如发生长管状骨骨折可行髓内钉固定，骨愈合过程正常。

第五节　先天性肌缺如

一、先天性肌缺如概述

先天性肌缺如（Congenital Absence Of Muscles），临床上比较少见，是由于胎儿本身发育异常，或因在宫内受到机械阻碍所致。常表现为单个肌肉部分或全部缺如，也可表现为某一组肌肉的缺如。如果缺如的肌肉不能被其他正常肌肉所代偿，则可能出现畸形。涉及脊柱肌肉如缺如，则可引发脊柱侧凸、后凸等畸形。

二、先天性肌缺如病因

该病多为散发，有少数家族性的病例报道，但遗传方式不详。由于胎儿本身发育异常，或在宫内受机械性压迫而致肌肉发育缺陷。广泛性肌缺如主要以纤维萎缩伴纤维化和脂肪浸润的病理改变，可导致先天性多发性关节强直。

三、先天性肌缺如临床表现

全身任何肌肉均可受累，部分病儿出生时即表现为肌张力低下，肌力差，腱反射消失，可有部分肌群瘫痪，以肢体近端、躯干肌肉受累多见，其中胸大肌缺如最常见。其次为胸小肌、斜方肌、胸锁乳突肌、股四头肌、前锯肌，通常只限于一侧或一侧肌组，两侧肌缺如仅偶见于眼肌或颜面肌，头部肌肉中以先天性上睑下垂为最常见，可呈部分或完全性先天性睑下垂，根据缺如肌肉所在部位及功能的不同而表现出不同的症状和体征。如掌长肌缺损不引起任何症状，但一侧胸锁乳突肌缺如可引起斜颈。单个肌肉缺如时，其运动功能可由其他肌肉代替，故通常不引起运动障碍，但往往与同侧的其他先天异常并发。

X 线检查仅见骨和肌群萎缩。

四、先天性肌缺如诊断

肌肉缺如较容易诊断，部分病儿表现为肌张力低下、肌力差，甚至部分肌群瘫痪，根据本病初生时肌缺如已存在，随年龄增长不变，注意与进行性肌病区别。

五、先天性肌缺如治疗

（一）非手术疗法

本病为非进行性疾病，所产生的功能程度也各不相同，可根据具体情况做必要的治疗，一般先采取非手术疗法，对脊柱畸形一般多选用支具矫形、保护，并注意加强肌肉锻炼等。

（二）手术疗法

对单个肌肉局部缺如，可选择做修补术或肌瓣转移术等，如腹直肌缺如所致大型脐疝，可做腹直肌修补，必要时从相邻部位行肌瓣转移术，以恢复功能。

（沈　强　戴力扬　朱　亮　赵定麟）

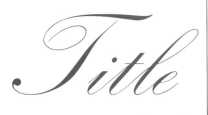

第三篇

特发性脊柱侧凸

第一章　特发性脊柱侧凸基本概念

第一节　特发性脊柱侧凸分类

特发性脊柱侧凸一般分为如下两类。

一、非结构性侧凸

包括姿势不正、癔病性、神经根刺激等，如髓核突出或肿瘤刺激神经根引起的侧凸。还有双下肢不等长、髋关节挛缩以及某些炎症引起的侧凸。病因治疗后，脊柱侧凸即能消除。

二、结构性脊柱侧凸

为本章主要讨论的内容，其原因与分类较多，主要有以下多种。

（一）特发性脊柱侧凸

原因不明的脊柱侧凸，最常见，约占总数的75%~80%。根据其发病年龄又分婴儿型（0~3岁）、少儿型（3~10岁）及青少年型（10岁后）。

这三个年龄段虽然在理论上与脊柱增长相一致，但是脊柱在婴儿和青少年两个阶段生长速度快，而在少年阶段生长速度较平稳。Dickson等认为，既然脊柱侧凸在生长高峰期发展最快，那么少儿型已无存在必要，他建议将特发性脊柱侧凸分为两类：早期发病组（0~5岁）及晚期发病组（>5岁）。

Perdriolle和Vidal仍采用传统分型方法，但是强调其所指的年龄段不是指脊柱侧凸开始或诊断的年龄，而是指侧弯主要进展期的开始年龄。他们之所以采用传统时间段定义，是因为不同年龄段的

脊柱侧凸在自然发展史上存在很大差异，但是就心肺功能方面而言，以5岁为界来区分特发性脊柱侧凸更具临床意义。临床观察发现，许多危及生命的心肺畸形如合并侧弯，则常在5岁前进展为严重侧弯，并且这一年龄界限与出生后发育相关，因此，早期发病组的限制性肺疾病、肺动脉高压等疾病发展的危险性最高，同时，对青少年型特发性脊柱侧凸的长期随访研究表明，即使侧弯度数超过100°，肺功能仍可保持正常。

（二）先天性脊柱侧凸

根据脊柱发育障碍分三种类型。

【形成障碍】

有半椎体和楔形椎。

【分节不良】

有单侧未分节形成骨桥和双侧未分节（阻滞椎 Bloc Vertebrae）两种。

【混合型】

前二者兼有之。

研究表明，绝大多数先天性脊柱侧凸为进展性的，只有10%~25%患者不进展。McMaster和Ohtsuka对202例患者进行研究，发现仅有11%为非进展性，14%为轻度进展，75%显著进展。畸形进展速度取决于畸形类型和受累脊柱长度。McMaster复习59例患者发现胸腰段侧凸预后最差，两岁以前Cobb角已大于50°预后最差，单侧未分节骨桥伴单/（多）发凸侧半椎体的胸弯预后

最差。以下依次为单侧未分节骨桥、双凸侧半椎体、单个凸侧半椎体，而阻滞椎（Bloc Vertebra，即双侧分节障碍）预后最佳。由于某些畸形（例如单侧骨桥）一定进展，例如单侧骨桥使弯曲凹侧生长缺乏，如果凸侧继续生长，产生严重畸形，一旦形成畸形，只有采用非常规的手术，否则难于矫形僵硬

的畸形。因此治疗上应以预防畸形进展为原则，此类患者不要等其发展，应早期融合。

（三）神经肌肉型脊柱侧凸

SRS 将神经肌肉型侧凸按以下分类（表 5-3-1-1-1）。

表 5-3-1-1-1　美国脊柱侧凸研究学会的神经肌肉性脊柱侧凸分类

神经源性	肌源性
一、上运动神经元	1. 先天性多发性关节挛缩症
1. 脑瘫	2. 肌营养不良症
2. 脊髓小脑变性	Duchenne 肌营养不良症（假性肥大型肌营养不良、进行性肌营养不良）
遗传性共济失调	肢肩胛带肌营养不良症
进行性神经性腓骨肌萎缩（Charcot – Marie – Tooth 病）	3. 纤维型不成比例
家族性运动失调（Roussy – Levy 病）	4. 先天性肌张力过低症
3. 脊髓空洞症	5. 萎缩性肌强直病
4. 脊髓肿瘤	
5. 脊髓损伤	
二、下运动神经元	
1. 脊髓前角灰质炎	
2. 其他病毒性脊髓病	
3. 创伤	
4. 脊髓萎缩症	
Werding—Hoffmann 病	
Kugelberg – Welanoler 病	
5. 家族性自主神经机能异常症（Rilag—Day 综合征）	

（四）神经纤维瘤病合并脊柱侧凸

有高度遗传性，约占总数的 2%。特点是皮肤有六个以上咖啡斑，有的有局限性橡皮病性神经瘤。其特点是畸形持续进展，甚至术后仍可进展；假关节发生率高，往往需要多次植骨融合，治疗困难。

（五）间充质病变合并脊柱侧凸

马凡氏综合征及埃当二氏综合征均属于间充质病变。马凡氏综合征的患者中，约有 40%～75% 的患者合并脊柱侧凸。特点是侧弯严重、常有疼痛，有肺功能障碍，临床表现为瘦长体型、细长指（趾）、漏斗胸、鸡胸、高腭弓、韧带松弛、扁平足及主动脉瓣、二尖瓣闭锁不全等。埃当二氏综合征特征为

颈短。

（六）其他原因的脊柱侧凸

【骨软骨营养不良合并脊柱侧凸】

包括弯曲变形的侏儒症、粘多糖蓄积病、脊柱骨髓发育不良等。

【代谢性障碍合并脊柱侧凸】

如佝偻病、成骨不全、高胱氨酸尿症等。

【脊柱外组织挛缩导致脊柱侧凸】

如脓胸或烧伤后等。

【其他】

创伤，如骨折、椎板切除术后、胸廓成形术、放射治疗后引起脊柱侧凸。

【脊柱滑脱】

先天性腰骶关节畸形等。

【其他少见病例】

包括风湿病、骨感染和肿瘤等。

第二节　特发性脊柱侧凸的病理及病因

一、特发性脊柱侧凸病理

特发性脊柱侧凸的病理改变主要包括以下内容。

（一）脊椎

伴随脊柱侧凸可发生一系列的脊柱解剖学改变（图 5-3-1-2-1）：顶椎椎体楔形变伴旋转、凹侧椎弓根变短变窄、椎管变形、终板早期退变钙化，严重的 AIS 或 AIS 进入成年期后，在顶椎区可发生关节突的退变，尤其以凹侧为甚。一般认为这是发生脊柱侧凸后的继发性改变。

（二）椎间盘

椎间盘以形态学改变为主，即凹侧椎间隙窄，凸侧椎间隙宽。进入成年期后，椎间盘即可逐渐出现退变，特别是脊柱侧凸的下交界区或双弯型脊柱侧凸的两个弯曲交界区。而顶椎区由于关节突退变增生甚至融合，使顶椎区椎间盘受力减少，因而椎间盘退变反而较轻。

（三）椎旁肌

AIS 凹凸侧椎旁肌不同，凸侧椎旁肌较薄，肌纤维较松散，而凹侧椎旁肌较厚，肌肉挛缩而紧张。

（四）肋骨及胸廓的改变

胸廓畸形为脊柱侧凸伴随的常见畸形，发生原理是由于脊柱旋转和脊柱侧凸导致凸侧肋骨变形，相互分开、向后突出，而凹侧肋骨相互拥挤在

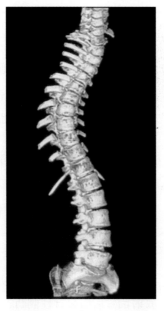
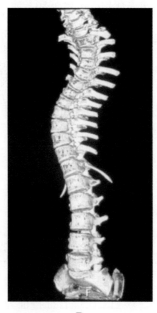

A　　　　　　　　　　B

图 5-3-1-2-1　脊柱侧凸顶椎出现楔形变伴旋转模型图（A、B）

一起、水平走向，并向前突出。总体造成胸廓旋转变形侧移，形成剃刀背畸形和前胸壁畸形（图 5-3-1-2-2）。

（五）心肺功能影响

胸弯型 AIS 的侧凸畸形可造成不同程度的胸廓畸形和胸腔容积下降，一般只有轻度的限制性通气功能障碍，不至严重影响心肺功能。少数严重进展的 AIS（胸弯 >100°）或前凸型脊柱侧凸可严重影响肺的膨胀运动，甚至在局部发生肺不张，最大肺活量（Forced Vital Capacity）通常下降到预期值的 70%~80%，可严重影响患者生活质量。患者早期有可能死于肺心病（Cor pulmonale）。文献报道严重侧弯患者的死亡率是一般人群的二倍，吸烟则增加肺心病相关的死亡风险。

二、特发性脊柱侧凸病因

目前关于 AIS 病因学存在许多假说，包括遗传、骨骼发育异常、内分泌及代谢系统异常、中枢神经系统异常以及结缔组织异常等。近年来对 AIS 的病因研究取得了不少进展，有些假说获得支持，也有部分假说被认为可能是继发现象（表 5-3-1-2-1）。

（一）遗传因素

关于 AIS 的遗传模式，早期有研究认为 AIS 可能是常染色体显性遗传或 X 连锁遗传，亦有学者认为是多基因遗传，并且在 X 染色体上有某个易感位点。目前对 AIS 发病的相关基因定位采用的方法包括连锁分析和关联分析。目前邱勇课题组已发现数个基因与 AIS 的发病和发展密切相关，如雌激素受体 α，MATN1 基因，褪黑素 1β 受体基因等。

（二）骨骼系统发育异常

【生长发育及软骨内成骨异常】

AIS 发生于青春期，且其畸形加重与脊柱生长明确相关，提示生长发育在 AIS 的发生发展中有重要价值。Cheung 等认为青春发育前期 AIS 女孩的校正身高和臂长均小于年龄、性别配对正常对照女孩，但进入青春期后则明显大于正常对照组，这种趋势可一直持续到骨骼发育成熟。Guo 进而用 MR 测量比较正常和 AIS 患者椎体的高度，

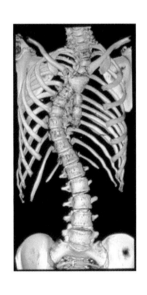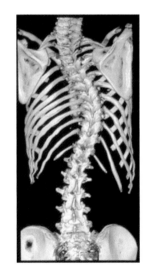

A   B

图 5-3-1-2-2　特发性胸椎侧凸，弧度均匀，CT 三维重建模型图显示无脊椎形成障碍及分节不良，无肋骨发育畸形；凸侧肋骨相互分开、向后突出，而凹侧肋骨相互靠近、并向前突出，造成胸廓旋转变形及侧移，形成剃刀背畸形和前胸壁畸形（A、B）

表 5-3-1-2-1　脊柱侧凸的病因学分类

一、特发性	Duchenne 肌病（假肥大型）	八、软组织挛缩
婴儿型	肢带型	脓胸症后
自发缓解型	颜肩肱肢型	烧伤
进展型	纤维状肌病	其他
幼儿型	先天性肌张力低下	九、骨软骨发育不良
青少年型	肌强直性萎缩	软骨发育不全
二、神经肌肉源性	其他	脊柱骨骺发育不全
1、神经源性	三、先天性	畸形性侏儒症
（1）上运动神经元	形成障碍	粘多糖病
脑瘫	楔形椎	其他
脊髓小脑变性	半椎体	十、肿瘤源性
遗传性共济失调	分节不良	良性
Charcot-Marie-Tooth 病	单侧	恶性
Roussy-Levy 病	双侧（融合）	十一、类风湿病
脊髓空洞症	混合性	十二、代谢性疾病
脊髓肿瘤	四、神经组织缺陷相关	佝偻病
脊髓损伤	脊髓脊膜突出	幼年型骨质疏松症
其他	脊膜膨出	成骨不全
（2）下运动神经元	神经管闭合不全	十三、腰骶部相关疾病
脊髓灰质炎	脊髓纵裂	腰椎峡部裂
其他病毒性脊髓炎	其他	腰椎滑脱
外伤性	五、神经纤维瘤病	其他
脊髓型肌萎缩	六、间充质源性	十四、胸廓源性
Werdnig-Hoffman 病	马方综合征	胸廓成形术后
Kugellberg-Welander 病	高胱氨酸尿症	胸廓切开术后
脊髓脊膜膨出（麻痹型）	Ehlers-Danlos 综合征	其他
家族性自主神经功能异常（Riley-Day综合征）	其他	十四、癔症性
其他	七、外伤性	十五、功能性
2、肌源性	骨折或脱位（非麻痹型）	姿势性
关节屈曲挛缩	放射性	继发于双下肢不等长
肌肉萎缩症	其他	肌肉挛缩性

（本表参考：Newton PO，Wenger DR. Idiopathic Scoliosis. In：Morrissy RT，Weinstein SL，eds. Lovell and Winter's Pediatric Orthopaedics (6th Edition). Philadephia：Lippincott Williams & Wilkins；2006：694–762.）

在矢状面上发现 AIS 患者的椎体明显高于正常对照，因此认为 AIS 患者的软骨内成骨较快。邱勇课题组在对 AIS 和先天性脊柱侧凸 (Congenital Scoliosis, CS) 椎体生长板的组织计量学研究后亦发现前者的增殖活性较后者高，支持 AIS 患者的软骨内成骨活跃。

【骨密度(Bone Mineral Density, BMD)降低】

除了 AIS 的人体测量学之外，大量研究发现 AIS 患者存在全身性的骨量减低，且这种状况一直从青春期持续到成年期。近年来，香港郑振耀和南京邱勇的研究团队在 AIS 与骨量减低的研究中做了大量深入的研究。Cheng 等发现 68 % 的 AIS 组患者存在显著 BMD 降低，且这种低 BMD 与 AIS 的弯曲程度及弯曲类型无关。吴洁等运用 DEXA 法检测了中国大陆 101 名 AIS 患者的 BMD，并与同龄对照组青少年相比，也得出类似的结论。此外，朱锋等通过 microCT 观察 AIS 患者骨小梁的超微结构，在三维空间揭示了 AIS 患者存在髂骨的微结构异常：骨容积比减小、骨小梁变细和骨小梁间距离增大。该研究在证实 AIS 患者存在低 BMD 的同时，进一步深化了对 AIS 患者三维空间骨小梁微结构的认识。

（三）内分泌及代谢调节系统异常

【瘦素（Leptin）】

在青春期前后这个特定的生长发育时期，瘦素对女孩的生长发育起着至关重要的作用。邱勇课题组的研究结果表明 AIS 女性患者外周血瘦素生物利用度明显低于同龄健康女孩，这一结果提示，降低的外周血瘦素生物利用度可能是联系降低的体质量和降低的骨量之间关系的重要因素，可能在 AIS 患者发生发展中起重要作用。Burwell 等提出 AIS 发病机理可能与瘦素 - 下丘脑 - 交感神经系统（Sympathetic Nervous System，SNS）功能紊乱密切相关，并认为 AIS 女孩下丘脑可能存在功能异常，下丘脑瘦素受体对瘦素敏感性增高，循环瘦素通过下丘脑反射性增加 SNS 活性，调节相应的神经内分泌机制，导致青春期 AIS 患者生长速度加快，全身骨量减少及低体重及低 BMI。

【褪黑素（Melatonin）】

Machida 等最早报道切除雏鸡松果体可以在动物身上建立脊柱侧凸，其后许多学者成功重复该实验，并发现该方法还可以在大西洋鲑鱼及切除双前肢的站立鼠上建立脊柱侧凸。其他方式导致的褪黑素降低亦可建立脊柱侧凸动物模型，且在三维结构上与 AIS 的结构有很大的相似之处，提示松果体分泌的褪黑素降低是建立动物脊柱侧凸模型的关键。Moreau 等对 AIS 患者的成骨细胞中的褪黑素信号通路进行研究后发现其信号通路存在异常。许多细胞水平的研究均表明褪黑素可以抑制破骨细胞的作用，并且可以促进成骨细胞的作用。

【钙调蛋白（Calmodulin, CaM）】

Yarom 等发现 AIS 患者椎旁肌细胞内钙离子浓度上升并伴有肌球蛋白的变性。这些异常可能是由于 CaM 控制的钙离子内稳态失衡所致。尽管早期研究显示，CaM 含量与侧凸严重程度相关，但 Lowe 等随访研究发现，CaM 含量与侧凸进展相关，进展型侧凸的血小板 CaM 含量明显增加，而当侧凸稳定后即使 Cobb 角较大，其 CaM 含量仍与正常对照组无明显差异，不支持 CaM 与 AIS 的发病有关。

（四）中枢神经系统功能异常

对 AIS 的神经传导功能进行检查，发现有 11.6%~27.6% 的患者存在异常，提示 AIS 患者的中枢神经系统功能可能存在异常。Chu 等发现 AIS 患者的脊髓长度与前柱高度比明显小于正常对照；该作者还发现随着比值降低，其顶椎横断面上的脊髓由椭圆形向圆形改变并向凹侧偏移，并且小脑扁桃体的位置下降而圆锥位置无明显变化，但这些变化与 AIS 的神经传导功能无明显的相关性，提示脊髓的这些变化可能不是导致 AIS 患者神经传导功能改变的原因。

（五）结缔组织异常

近年来国内多位学者对 AIS 侧凸顶椎或端椎凹、凸侧的椎间盘进行了比较。朱锋等发现 AIS 患者椎间盘凹侧 I、II 型胶原 mRNA 的表达均低于凸侧，且较 CS 患者相应部位低，这一结果表明 AIS 患者椎间盘存在着基质合成代谢的异常，不能产生足够的正常 I、II 型胶原来维持椎间盘的生物力学功能，使得脊柱在正常的应力或轻微的非正常负荷下出现畸形。该课题组还发现胸椎侧凸顶椎椎间盘凹侧纤维环的 II 型胶原明显低于腰椎侧凸顶椎相应部位，与正常分布不符。

虽然对 AIS 病因学的研究已经持续了 100 多年，但直到今天 AIS 的病因仍然不明。AIS 只是一个临床诊断，可能存在多种病因，上述任一假说都可能是一部分 AIS 的发病原因。目前大多数学者的观点倾向于 AIS 的发病是多因素综合作用的结果。

第三节　特发性脊柱侧凸的诊断

脊柱侧凸的早期诊断、早期治疗至关重要，因此需健全中、小学生的普查工作，做到预防为主。

一、特发性脊柱侧凸病史

详细询问与脊柱畸形有关的一切情况，如患者的健康状况、年龄及性成熟等。还需注意既往史、手术史和外伤史。应了解脊柱畸形患儿母亲妊娠期的健康状况，妊娠早期三月内有无服药史，怀孕分娩过程中有无并发症等。家族史应注意其他人员脊柱畸形的情况。神经肌肉型的脊柱侧凸中，家族史尤为重要。

二、特发性脊柱侧凸体检

注意三个重要方面：畸形、病因及并发症。

充分暴露，仅穿短裤及后面开口的宽松外衣，注意皮肤的色素改变，有无咖啡斑及皮下组织肿物，背部有无毛发及囊性物。注意乳房发育情况，胸廓是否对称，有无漏斗胸、鸡胸及肋骨隆起及手术疤痕。检查者应从前方、侧方和背面去仔细观察。

检查者首先要对早期轻型脊柱侧凸的征象有所认识，从患者背面观察：

1. 两肩不等高；
2. 肩胛一高一低；
3. 一侧腰部皱折皮纹；
4. 腰前屈时两侧背部不对称，即"剃刀背征"；
5. 脊柱偏离中线（图 5-3-1-3-1）。

虽然脊柱侧凸是脊柱的侧方弯曲，但是侧弯通常伴有旋转，并产生典型的椎旁肋骨隆起畸形（Paravertebral Rib Hump）。躯干的旋转、顶椎肋骨和凸侧椎旁肌的隆起是脊柱侧凸可见的畸形。Adam 前屈试验常用于筛查脊柱侧凸的椎旁畸形，方法如下：病人面向检查者，嘱患者向前弯曲直至躯干与水平面平行，观察背部是否对称，一侧隆起说明肋骨及椎体旋转畸形。需要一定经验才能确定明显椎旁旋转度。Bunnell 曾设计脊柱侧凸测量尺来提高其准确度，当测量尺放在脊柱侧凸顶椎棘突上，可以测出躯干旋转角度（Angle of Trunk Rotation，ATR），躯干旋转角度与脊柱

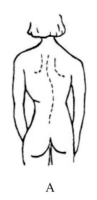
A

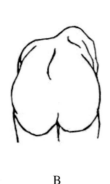
B

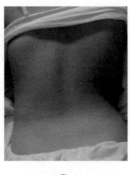
C

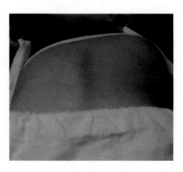
D

图 5-3-1-3-1　临床举例　剃刀背征示意图及临床举例（A~D）
A、B.示意图；C、D.实例图

侧凸严重程度相关，许多脊柱外科医生建议如果ATR 大于 5°，则认为存在躯干旋转。同时还需测定两侧季肋角与髂骨间的距离，还可从颈 7 棘突放铅锤线，然后测量臀裂至垂线的距离以表明畸形的程度。

然后检查脊柱屈曲、过伸及侧方弯曲的活动范围。检查各个关节的可曲性，如腕及拇指的接近，手指过伸，膝肘关节的反曲等。

最后应仔细进行神经系统检查，尤其是双下肢。应确认神经系统是否存在损害。如果患者存在明显的肌肉无力，就必须寻找是否存在潜在的神经系统畸形。并不是所有神经系统损害的患者的体征一定十分明显，可能只是轻微的体征，例如腹壁反射不对称、轻微阵挛或广泛的肌无力。但是这些体征提示应详细检查神经系统，我们建议行 MR 扫描全脊髓。随着 MR 等检查的应用和普及，笔者已经能诊断出以前难以发现的中枢神经系统畸形，如脊髓积水（Hydromyelia）和脊髓拴系（Tethered Cord），脊髓积水多为左侧弯，因此建议对所有左侧弯的脊柱侧凸患者行 MR 检查，对于每一名患者都应考虑到其存在中枢神经系统疾患的可能性。

怀疑有粘多糖病者应注意角膜。马凡氏综合征者应注意上腭。

患者的身高、体重、双臂间距、双下肢长度，感觉均需记录在案。

三、特发性脊柱侧凸X线检查

（一）直立位全脊柱正侧位像

直立位全脊柱正侧位像是诊断的最基本手段。X线需包括整个脊柱。照 X 相时必须强调直立位，不能卧位。若患者不能直立，宜用坐位像，这样才能反映脊柱侧凸的真实情况。

（二）脊柱弯曲（Bending）像

脊柱弯曲像包括仰卧位、俯卧位弯曲像等，目前以仰卧位弯曲像应用最多，主要用于：

1. 评价腰弯椎间隙的活动度；

2. 确定下固定椎；

3. 预测脊柱柔韧度。

但是，仰卧位弯曲像预测脊柱柔韧度的效果较差，原因在于：脊柱侧凸矫形手术在全身麻醉下进行，术中使用肌肉松弛剂，消除了肌肉收缩对抗矫形的作用；后路矫形手术过程中，需剥离两侧的椎旁肌，在一定程度上起到了一种间接的脊柱松解的作用；Bending 像需要患者的主动配合，其影响因素较多，患者的年龄、文化程度等都可能影响这种检查的效果，尤其对于存在有精神疾患或神经肌肉系统疾病的患者，其可信度不高。

（三）悬吊牵引（Traction）像

【悬吊牵引像的作用】

1. 可以提供脊柱侧凸牵引复位的全貌；

2. 适用于神经肌肉功能有损害的患者；

3. 适用于评价躯干偏移和上胸弯；

4. 可以估计下固定椎水平。

【注意事项】

在检查前，应仔细询问每一个患者是否合并有颈椎疾患。

【禁忌证】

老年人或骨质疏松患者。

（四）支点弯曲像（Fulcrum Bending Radiograph）

【支点弯曲像】

使患者侧卧在塑料圆筒上，圆筒置于胸弯顶椎对应的肋骨上。操作要求：

1. 完全侧位；

2. 选择合适尺寸的圆筒（圆筒直径分别为14cm、17cm、21cm），使肩部离开床面。

【支点弯曲（Fulcrum）像的特点】

易于操作，弯曲力量为被动力量，重复性好，它能真实反映侧弯的僵硬程度，预测侧弯的矫正度数，也可以用于确定某些病例是否需要前路松解术；Fulcrum 像对僵硬的侧弯患者更为有效。

（五）斜位像

检查脊柱融合的情况，腰骶部斜位像用于脊

柱滑脱、峡部裂患者。

（六）Ferguson 像

检查腰骶关节连接处，为了消除腰前凸，男性患者球管向头侧倾斜30°，女性倾斜35°，这样得出真正的正位腰骶关节像。

（七）Stagnara 像

严重脊柱侧凸患者（大于100°），尤其伴有后凸、椎体旋转者，普通X像很难看清肋骨、横突及椎体的畸形情况。需要摄去旋转像以得到真正的前后位像。透视下旋转患者，出现最大弯度时拍片，片匣平行于肋骨隆起内侧面，球管与片匣垂直（图5-3-1-3-2）。

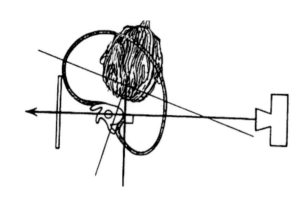

图 5-3-1-3-2　Stagnara 摄片匣平行于肋骨隆起的内侧面，球管与片匣呈垂直状示意图

（八）断层像

检查病变不清的先天性畸形、植骨块融合情况以及某些特殊病变如骨样骨瘤等。

（九）切位像

患者向前弯曲，球管与背部成切线。主要用于检查肋骨。

（十）脊髓造影

非常规应用。指征是先天性脊柱侧凸或脊髓受压、脊髓肿物、硬膜囊内疑有病变。X像见椎弓根距离增宽、椎管闭合不全、脊髓纵裂、脊髓空洞症。以及计划切除半椎体或拟作半椎体楔形切除时，均需脊髓造影，以了解脊髓受压情况。

（十一）CT 和 MR

对合并有脊髓病变的患者很有帮助。如脊髓纵裂、脊髓空洞症等。了解骨嵴的平面和范围，对手术矫形、切除骨嵴及预防截瘫非常重要。但价格昂贵，不宜做常规检查。

四、特发性脊柱侧凸X线测量

（一）X线阅片的要点

【端椎】
脊柱侧弯的弯曲中最头端和尾端的椎体。

【顶椎】
弯曲中畸形最严重，偏离垂线最远的椎体。

【主侧弯（原发侧弯）】
是最早出现的弯曲，也是最大的结构性弯曲，柔软性和可矫正性差。

【次侧弯（代偿性侧弯或继发性侧弯）】
是最小的弯曲，柔韧性较主侧弯好，可以是结构性也可以是非结构性。位于主侧弯上方或下方，作用是维持身体的正常力线，椎体通常无旋转。当有三个弯曲时，中间的弯曲常是主侧弯，有四个弯曲时，中间两个为双主侧弯。

（二）脊柱侧凸弯度测量

【Cobb 氏法】
最常用，头侧端椎上缘的垂线与尾侧端椎下缘垂线的交角即为Cobb氏角。若端椎上、下缘不清，可取其椎弓根上、下缘的连线，然后取其垂线的交角即为Cobb氏角（图5-3-1-3-3）。

【Ferguson 法】
很少用，有时用于测量轻度侧弯。找出端椎及顶椎椎体的中点，然后从顶椎中点到上、下端椎中点分别画两条线，其交角即为侧弯角（图5-3-1-3-4）。

（三）脊柱侧凸旋转度的测定

通常采用Nash-Moe法（图5-3-1-3-5）：根据正位X光片上椎弓根的位置，将其分为5°。

0°椎弓根对称；

Ⅰ°凸侧椎弓根移向中线，但未超过第一格，凹侧椎弓根变小；

Ⅱ°凸侧椎弓根已移至第二格，凹侧椎弓根消失；

Ⅲ°凸侧椎弓根移至中央，凹侧椎弓根消失；

Ⅳ°凸侧椎弓根越过中线，靠近凹侧。

（三）X 线评估参数

摄片后标记顶椎、上下端椎、顶椎偏距、骶骨中心垂线（CSVL）等（图 5-3-1-3-6）。

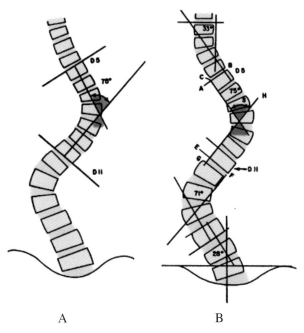

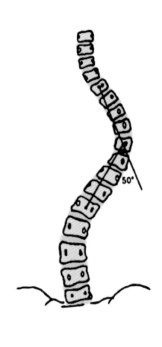

图 5-3-1-3-3 Cobb 角测量法示意图（A、B）
A. 单节段；B. 多节段

图 5-3-1-3-4 脊柱侧凸角度 Ferguson 测量法示意图

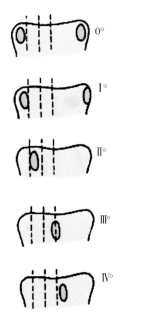

图 5-3-1-3-5 椎体旋转的测量法（Nash-Moe 法）
示意图（0°~Ⅳ°）

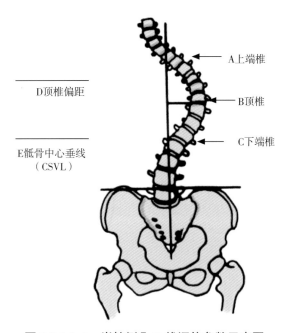

图 5-3-1-3-6 脊柱侧凸 X 线评估参数示意图

五、特发性脊柱侧凸成熟度的鉴定

成熟度的评价在脊柱侧凸的治疗中尤为重要。必须根据生理年龄、实际年龄及骨龄来全面评估。主要包括以下几方面：

（一）第二性征

男童的声音改变，女孩的月经初潮，乳房及阴毛的发育等。

（二）骨龄

【手腕部骨龄】

20岁以下病人可以摄手腕部X光片，根据Greulich和Pyle的标准测定骨龄。

【髂嵴骨骺移动（Excursion of Iliac Apophyses）】

Risser将髂嵴分为四等份（图5-3-1-3-7），骨化由髂前上嵴向髂后上嵴移动，骨骺移动25%为Ⅰ°，50%为Ⅱ°，75%为Ⅲ°，移动到髂后上嵴为Ⅳ°。骨骺与髂骨融合为Ⅴ°。

【椎体骺环发育】

侧位X光片上骨骺环与椎体融合，说明脊柱停止生长，为骨成熟的重要体征。

六、特发性脊柱侧凸实验室检查

术前常规检查血、尿常规、肌酐、尿素氮、血糖等。

七、特发性脊柱侧凸肺功能检查

肺功能实验分为四组：静止肺容量；动态肺容量；肺泡通气量；放射性氙的研究。脊柱侧凸的患者常规使用前三种实验。

静止肺活量包括肺总量、肺活量和残气量。肺活量用预测正常值的百分比来表示。80%~100%为肺活量正常，60%~80%为轻度限制，40%~60%为中度限制，低于40%为严重限制。

动态肺活量中最重要的是第一秒肺活量（FEV1），将其与总的肺活量比较，正常值为80%。

脊柱侧凸患者的肺总量和肺活量减少，而残气量多正常，除非到晚期。肺活量的减少与侧弯的严重程度相关。

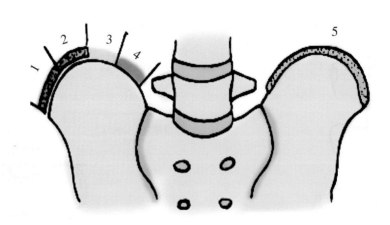

图5-3-1-3-7　Risser征示意图

（邱　勇）

第二章 特发性脊柱侧凸分类（型）

第一节 婴儿型特发性脊柱侧凸

一、婴儿型特发性脊柱侧凸概述

婴儿型特发性脊柱侧凸是在 3 岁内发现的一种结构性脊柱畸形。在欧洲，此型相对常见，而在美国，此型占特发性脊柱侧凸患者的 1% 不到。婴儿型特发性脊柱侧凸的早期诊断十分重要，家长及儿科医生对此应严密观察。因为早期的治疗会影响预后，所以应尽早治疗。

二、婴儿型特发性脊柱侧凸特点

（一）概述

1954 年 James 首先将婴儿型脊柱侧凸作为一个独特的整体来认识，发现其自然病程存在两种情况，并据此分为两型：自限型和进展型。大量研究证实，婴儿型特发性脊柱侧凸具有相应的特点。

（二）特点

1. 一般男婴多见，通常侧弯凸向左侧；
2. 侧弯一般位于胸段和胸腰段；
3. 多数侧弯在出生后 6 个月内进展；
4. 自限性婴儿型特发性脊柱侧凸占所有婴儿型特发性脊柱侧凸的 85%；
5. 双胸弯易进展并发展为严重畸形，右侧胸弯的女性患者通常也预后不良，并且常常伴发畸形（扁头畸形、蝙蝠耳畸形、先天性斜颈以及进行性髋关节发育不良等）。

三、婴儿型特发性脊柱侧凸发病机制

目前，存在两种理论解释婴儿型侧凸的发病机制：

（一）宫内畸变学说

即胚胎及胎儿在子宫内受各种不良因素影响而引发脊柱发育异常。

（二）压力致畸学说

Browne 首先提出了宫内畸变可能是病因之一，其理论依据为：83% 患者合并有斜头畸形和髋外展受限；50% 患者存在肋骨畸形。然而，这一学说不能解释为什么出生后侧弯与其它畸形并不是同时出现，而且斜头畸形、侧弯凸侧及髋发育不良常在一侧。为此，Mau 提出了出生后外部压力致畸理论。但是，直到目前为止，婴儿型脊柱侧凸的真正病因尚未清楚。

Wynne-Davies 在其研究中从遗传学、临床、流行病学等方面分析了婴儿型脊柱侧凸的病因。在 134 名婴儿型侧凸患儿中，97 名在生后 6 个月内出现侧弯，同其它研究结果一致，每例斜头畸形的扁平侧与侧弯的凹侧是一致的。在进展型侧弯男婴中，13% 存在智力迟缓，髋发育不良的发病率为 3.5%，先天性心脏病的发病率为 2.5%，7.4% 男婴中存在腹股沟疝。同时，此型患者中臀位分娩和生后低体重的比率高。多数侧弯出现在冬天出生的婴儿。左侧胸弯占绝大多数。侧弯进展最快的时间通常在生

后 1~6 个月内；出生后即发病很少见。家系调查表明，婴儿型侧凸有一定遗传倾向，但病因是多因素的。出生时诊断婴儿型侧凸很困难，一般情况下，都是生后 6 个月内由其父母发现的。

四、婴儿型特发性脊柱侧凸诊断

婴儿型侧凸需与以下疾病相鉴别：先天性脊柱侧凸、神经肌肉型脊柱侧凸及继发于椎管内病变的侧凸，因此，必须进行详细的体格检查，并且记录下是否存在斜头畸形和四肢畸形。

首诊时应摄脊柱全长正侧位，初步评价 Cobb 角和肋椎角差（RVAD，Rib-Vertebral Angle Difference），同时除外先天性椎体畸形。在婴儿能站立之前，可采用卧位脊柱全长正位像检查，以除外颈椎是否存在融合及不稳定，除外腰骶部和髋部是否存在先天畸形和髋关节发育不良。

绝大多数诊断为侧凸的婴儿都会有细微的神经系统症状，这些症状能提示我们进一步检查。例如，诊断 Chiari 畸形的唯一线索可能是腹壁反射的缺失。事实上，真正的特发性婴儿型侧凸很少见，由于神经系统畸形发生率较高以及治疗的需要，即使这一年龄段的患者的神经系统体格检查正常，但是也应常规进行全脊柱 MR 检查。对于需要积极治疗的所有婴儿应行脑及脊髓的 MR。Gupta 等和 Lewonowski 等发现神经系统体检正常的侧凸患者中在 MR 检查中发现部分人有神经系统畸形。

1972 年前，尚不能依据早期表现区分婴儿型侧凸是进展性还是自限性。Mehta1972 年发现进展性侧凸与自限性侧凸在椎体与肋骨之间的所成角度上存在差异。测量方法被称为肋椎角差（RVAD），计算方法为：胸椎顶椎凹侧肋椎角减去凸侧肋椎角，如果 RVAD 大于 20º，侧凸易进展；如 RVAD 小于 20º，则侧凸有可能消退。

Mehta 根据侧弯顶椎与其相对应的肋骨头颈的相互关系，制定了一种新的分类方法：正位 X 光像上，凸侧顶椎肋骨未与顶椎椎体重叠，为 I 期；当侧弯加重后，凸侧顶椎肋骨头与顶椎椎体重叠，定义为 II 期，它通常出现在非消退性侧弯。

无需测量 RVAD。RVAD 的测量仅仅有助于判断侧弯是否会进展，它并不能替代随访，因此应建议患者每 4~6 个月随访一次，常规行体格检查和影像学检查。

Mehta 和 Morel 又进一步将进展性婴儿型特发性脊柱侧凸分为良性（Benign）和恶性（Malignant）两个亚型。两个亚型的共同特点是：在出生后头五年侧弯加重，在少儿期缓慢进展，最后在青少年期明显恶化。如果在出生后头五年，进展更重，治疗更困难，则将其定义为恶性型。

五、婴儿型特发性脊柱侧凸治疗

首先根据 Mehta 标准来确定脊柱侧凸的预后，然后选择正确的治疗方法。

非进展型婴儿型特发性脊柱侧凸无需治疗。

如果 Cobb 角小于 25º 及 RVAD 小于 20º，可以观察，每 4~6 月进行一次体格检查和 X 光检查。如果侧弯自行消退，可以每 1~2 年，随诊一次；如果侧弯进展，则需进行详细的临床和神经系统检查以除外其它病因，这些患者必须随诊至发育成熟，以防止青春期生长发育时，侧弯复发、加重。

侧弯 Cobb 角为 20°~35° 时，RVAD 有助于预测是否进展，RVAD 一旦大于 20º，提示侧弯进展的可能性大。对于此类患者可以先观察，每 4~6 月复查一次，详细进行临床及 X 光检查，如果 Cobb 角或 RVAD 增加 5°~10°，应考虑非手术治疗。

进展型婴儿型特发性脊柱侧凸在治疗上可以应用石膏矫形固定，然后应用 Milwaukee 支具维持矫形。全麻下行石膏矫形固定，石膏固定 6~12 周，连续更换石膏，直至获得最佳矫形效果，通常在出生后 18 个月更换石膏改行支具固定。支具应该全天佩带（洗浴时去除）。Milwaukee 支具优于胸腰部支具，它不会使胸廓变形而使肺功能下降，常规佩戴支具 2~3 年。如果已维持矫形，可以逐渐去除支具。如果侧弯不复发，可以去除支具后观察至发育成熟。Mehta 和 Morel 认为，如果侧弯在青春期生长发育前已完全矫正，那么在青春期一般不会复发；

如果侧弯进展，应重新开始全天佩戴支具治疗。如果侧弯继续加重，应重新检查神经系统，行MR检查除外是否存在其它病变。

少儿型和婴儿型的手术适应证大致相同，我们将在下节（本章第二节）少儿型脊柱侧凸的手术治疗中同时讨论婴儿型的手术治疗。

第二节 少儿型特发性脊柱侧凸

一、少儿型特发性脊柱侧凸概述

少儿型特发性脊柱侧凸是4~10岁之间发现的脊柱侧凸畸形，它占特发性脊柱侧凸的12%~21%，其病因不明。

二、少儿型特发性脊柱侧凸特点

相对于婴儿型和青少年型特发性脊柱侧凸而言，少儿型特发性脊柱侧凸的特点是它在脊柱生长相对静止期进展，学者们对它的侧弯类型及自然史所知甚少，仅仅通过发现畸形的年龄而不是通过症状、体征等来诊断，因而如何诊断少儿型特发性脊柱侧凸已成为讨论焦点。被诊断为少儿型患者很可能是晚期发病的婴儿型特发性脊柱侧凸或早期发病的青少年型特发性脊柱侧凸，而很可能被人为地以年龄诊断为少儿型。

少儿型多见于女孩，女与男比例大约为2~4：1。3~6岁儿童中，女与男比例大约为1：1；而在6~10岁年龄段中，女与男大约8：1，这一数值与青少年型特发性脊柱侧凸基本相同。

少儿型侧凸类型多为右侧胸弯和双主弯。右侧胸弯占青少年型IS的2/3，双主弯约占20%，胸腰段侧凸15%。左胸弯在少年型中不常见，如出现这一种侧弯，常提示存在椎管内病变，应对其进行全面的神经系统检查。

青少年型自然史相对较佳，但是少儿型则更具危害性，它可以进展为严重畸形，损害肺功能。大约70%少儿型特发性脊柱侧凸的弯曲进行性加重，需要给予一定形式的治疗。由于少年期的脊柱仍存在生长潜能，因此在理论上侧弯必然进展，然而Mannherz等的研究发现左胸弯或左腰弯最有可能自行消退。这也说明，某些少儿型脊柱侧凸也可以自行消退或进展缓慢，但是相对于婴儿型而言，其自行消退的比率不高。

三、少儿型特发性脊柱侧凸诊断

Mehta和Morel将少儿型特发性脊柱侧凸分为以下几类：

1. 晚发消退型婴儿型；
2. 良性进展型婴儿型；
3. 症状性脊柱侧凸；
4. 脊髓空洞性脊柱侧凸；
5. 早期发现的青少年型。

在明确诊断前，必须查清侧弯的原因。应仔细检查神经系统。有时腹壁反射消失是诊断Chiari畸形的唯一线索。虽然少儿型IS多数神经系统查体正常，但是由于其椎管内病变相对高发，因此，一些作者建议对所有的少儿型脊柱侧凸患者常规进行MR检查。Gupta的研究发现，无症状的少儿型特发性脊柱侧凸的神经轴畸形的发生率在18%~20%。在这一年龄段，脊柱侧凸可能是潜在的神经轴畸形的最初体征之一。

连续的Cobb角测量可以确定侧弯是否进展。与少儿型IS侧弯进展有关的因素还有主弯顶椎RVAD的增加、胸后凸小于20°以及男孩的脊柱左侧凸。Kahanovitz等认为侧弯发现时的Cobb角大于45°是侧弯加重的一个危险因素。连续测量RVAD有助于预测支具治疗的远期疗效。

四、少儿型特发性脊柱侧凸治疗

（一）治疗原则

【侧弯小于 20°】

观察。因其每月进展很少超过 1°，并且侧弯进展大于 10° 才较明显，所以每 6~8 月随诊一次即可；

【侧弯 20~25°】

密切观察。随访 6 个月，如果侧弯进展超过 5°，应进行临床和放射线检查，并予以治疗；

【侧弯大于 25°】

由于大于 25° 的脊柱侧弯进展可能性较大，所以一旦发现应积极治疗。小于 6 岁的少儿型脊柱侧凸的治疗与婴儿型的治疗大致相同（参见前文）。

（二）非手术治疗

【支具治疗的指征】

1. 首诊时，侧弯 Cobb 角大于 20°；
2. 观察期间侧弯进展明显。

Milwaukee 支具适用于柔韧性好的脊柱侧弯，少儿型脊柱侧凸需要长期固定，而胸腰支具可能压迫胸廓影响肺功能，因此在治疗中应选择 Milwaukee 支具；如果侧弯比较僵硬，应用连续石膏矫正（治疗方法参见有关婴儿型 IS 部分）。

【使用支具原则】

Tolo 和 Gillespie 详细描述了支具治疗的原则：

1. 最初几年，每天佩戴支具时间不少于 22h，直到侧弯不再发展；

2. 如果侧弯维持在 20° 以内，每天去除支具的时间可增至 4h；

3. 去除支具后，行 X 线检查证实侧弯稳定，那么可以每三个月每天佩带支具时间减少 2~4h，最后减至只在晚上佩戴支具，维持到骨发育成熟以后（Risser 4~5 级或 18 个月内无脊柱增长）。

Tolo 和 Gillespie 发现连续测量 RVAD 有助于预测脊柱侧弯的进展趋势。非全日佩戴支具适用于支具治疗后 RVAD 为 0 或负值的患儿。Kahanovitz 等也报道部分时间佩带支具（Part-Time Bracing）治疗小于 35° 的特发性脊柱侧凸也可获得良好疗效。Winter 及 Lonstein 认为小于 20° 的侧弯可以部分时间佩带支具直至骨骼发育成熟。如果侧弯在青春生长发育期进展，则需继续支具治疗或行脊柱后路融合。

如果侧弯进展迅速，应详细进行神经系统检查及 MR 检查以确定是否存在颅脑或椎管内病变。侧弯如超过 50°，应放弃支具治疗。少儿型侧弯中的 25%~65% 及全部的进展型婴儿型侧弯最终需要手术治疗。

五、婴儿型及少儿型脊柱侧弯的手术选择

（一）概述

手术方法的选择主要依据脊柱侧凸患者侧弯加重时的年龄。首先应考虑脊柱生长潜能。研究表明，单纯后路脊柱融合，侧弯仍可加重并且椎体的旋转畸形增加。多数作者认为，年龄小的患者如果单纯行脊柱后路融合，其前方脊柱仍然继续生长，导致前方椎体高度增加，并导致融合区椎体旋转畸形加重，产生曲轴现象（Crankshaft Effect）。为保持脊柱的纵向生长，有学者推荐采用非融合性矫形内固定技术，主要包括生长棒技术，椎体 U 形钉技术，Luque Trolley 技术，纵向可撑开型人工钛肋技术 (Vertical Expandable Prosthetic Titanium Rib, VEPTR) 等。笔者将在下面内容探讨年龄小的脊柱侧凸患者的手术治疗及如何避免出现上述问题。

（二）"自动滑移型"生长棒

该技术对脊柱生长的保留是靠矫形棒在钢丝或滑动螺钉上随脊柱的生长自动滑移来实现，不需要施行系列的延长手术，减小感染以及皮肤破溃的风险。目前应用的该类生长棒主要有 Luque Trolley 技术、体外遥控式生长棒和 Shilla 生长棒等。

【Luque 技术】

Luque 于 20 世纪 70 年代提出所谓脊柱侧凸的"第二代矫形技术"，采取节段内固定的原理，通过椎板下钢丝对椎体进行牵拉平移矫形，矫形

力量分散到每个椎体。手术时不行植骨融合，依靠钢丝与矫形棒的自动滑移获得生长保留，此即 Luque Trolley 技术。但是不少作者发现该技术对脊柱生长的保留并不理想、可靠，主要是椎板下固定点较多，瘢痕组织严重，滑移阻力较大，自行滑动不良。Pratt 等认为单独使用 Luque Trolley 技术并不能有效地阻止侧凸进展，需要同时结合凸侧骨骺阻滞术，而且其应用过程中由于大量纤维组织增生，自发性融合率高，脊柱仅获得 32% 的预期生长值。

Ouellet 等对 Luque 棒进行改良，上下端椎处予融合固定，可随生长延长的滑动棒置于中间，在端椎区予椎板下钢丝固定，可滑动棒的两端各以一枚滑动钉固定，允许棒在其间自由滑动。他们对 5 例患者进行平均两年的随访，脊柱获得 77% 的预期生长值，其中两例患者出现生长棒的脱离，一例在生长棒植入四年后，由于侧凸的进行性加重行翻修手术。Luque 技术临床应用中，穿入钢丝时有较高的脊髓损伤风险，若出现钢丝松动或断裂，危险性更高，而且椎板下钢丝矫形固定效果不如椎弓根螺钉可实现"三柱固定"。鉴于以上情况，Luque 技术临床使用较少。

【体外遥控式生长棒】

1998 年，Takaso 等发明了一种遥控型可延长生长棒，他们的实验中对正常幼犬进行侧凸造模和矫形试验。试验前在其皮下置入预弯好的 C 形棒来制造脊柱侧凸的动物模型，此后每隔三周使用此种生长棒自身携带的动力系统在体外遥控下缓慢持续撑开，结果显示达到了很好的侧凸矫形效果。该技术既获得了"人工撑开"类技术对脊柱侵扰小、延长可靠的优点，又获得了"自动滑移"类不需系列延长手术的优势。然而，由于其使用的中空矫形棒由于需要容纳电池和信号接收器而相对较粗 (16mm)，微型马达需另做切口置入腹腔，用在人体内还需要考虑到断棒、动力大小的控制和电池的寿命及更新等一系列问题，因而限制了该项技术在临床的开展应用。

【Shilla 生长棒】

Shilla 生长棒是近年来出现的自动滑移型生长棒的典型代表，它的原理为脊柱侧凸的顶椎区予以四对椎弓根螺钉固定，并进行有限融合，上下两侧端椎置入带滑槽的椎弓根钉，并在上下端椎处预留一定长度的钛棒允许了剩余椎体的生长。2010 年，McCarthy 等将双侧 Shilla 生长棒植入 11 只两个月大的山羊中，随后进行 6 个月时间的观察，实验证实，该生长棒于上下端椎处预留的钛棒可随幼羊生长而自由滑行，从而达到不影响脊柱的生长的效果。随后，McCarthy 等报道 10 例早发性脊柱侧凸患者接受 Shilla 生长棒治疗，Cobb 角由术前的 70.5°（40°~86°）改善至随访两年时的 34°（18°~57°），其间，仅有一例患者发生断棒，一例发生生长棒随脊柱生长脱离滑动螺钉，McCarthy 等认为，相对于传统生长棒，Shilla 生长棒既保持了脊柱的生长，又能很好地维持矫形作用，同时，由于其"自动滑移"特性，在该组病例中减少多达 49 次的撑开手术治疗，临床效果满意。然而，Shilla 生长棒的设计理念为在顶椎区进行固定，将给棒的两端滑动钉固定端带来极大的应力，不可避免地带来较高的断钉断棒并发症。目前 Shilla 的临床应用病例报道较少，且随访时间较短，需要大量的临床研究充分验证其有效性。

（三）纵向可撑开型人工钛肋技术

早发型脊柱侧凸（EOS）患者易出现脊柱畸形加重和呼吸功能不全风险，这些可引起严重的躯干短缩和肺功能发育迟滞，进而导致心肺功能衰竭的过早发生。与青少年特发性脊柱侧凸相比，EOS 患者的死亡率明显增高。EOS 的治疗方式主要包括石膏、支具和手术，而手术治疗为其主要手段。不过，过早的脊柱融合手术被证实会导致胸廓和肺发育障碍，进而引起后期生活质量下降。现在越来越多的学者开始关注 EOS 患者肺的发育和肺功能的改善，并提倡使用非融合可延长技术治疗 EOS。这些非融合技术主要包括椎体 Staple 钉技术和脊柱生长棒技术，以及近来备受关注的 VEPTR 技术（纵向可撑开型人工钛肋技术 Vertical Expandable Prosthetic Titanium Rib, VEPTR）。

根据 VEPTR 器械设计特点，肋骨—肋骨连接可用于撑开扩大胸廓，而肋骨-腰椎连接或肋骨-骨盆连接则可在避免畸形加重的同时维持脊柱的纵向生长。Campbell 等报道，运用 VEPTR 技术治疗儿童先天性胸椎侧凸合并 TIS，术后患儿的脊柱得以继续生长，而胸椎侧凸畸形、肺功能、躯干失代偿及颈性倾斜均得到改善。Emans 等报道运用 VEPTR 治疗同时伴有脊柱和胸廓畸形的病例，经平均 2.6 年的随访，脊柱侧凸平均 Cobb 角由 55° 减少至 43°，而在这期间脊柱的生长得以维持。与脊柱生长棒技术相比，VEPTR 技术避免暴露胸段脊柱，不增加因放置胸椎椎弓根钉或椎板钩而引起的自发性融合以及相关的内固定和神经并发症风险。Samdani 等报道，11 例幼儿脊柱侧凸患者接受 VEPTR 手术后，主弯 Cobb 角由初次术前的 81.7° 减小到术后即刻的 50.6°，至末次随访时为 56°。Hasler 等运用 VEPTR 治疗非先天性、无肋骨融合的 EOS 病例，2 年以上的随访结果显示脊柱侧凸 Cobb 角由术前的 68° 减少到 54°。

2006 年 12 月起至今，笔者接受 VEPTR 技术治疗的 EOS 病例共 16 例。初次手术前制定好 VEPTR 器械安装策略，通常采用双侧双棒（肋骨-腰椎连接）支撑，如凹侧胸廓严重塌陷则予凹侧肋骨-腰椎支撑伴同侧肋骨-肋骨支撑，如躯干向凸侧倾斜明显或患者经济条件不允许则选用单纯凹侧单棒肋骨-腰椎支撑。初次置入 VEPTR 器械和后续的撑开延长手术均参考 Campbell 等介绍的方法，且均在神经电生理监测下完成手术。初次手术时，患者取俯卧位，根据脊柱畸形及胸廓畸形，确定切口位置及大小，上切口一般位于肩胛骨内侧采用从上内斜向下外侧的弧形切口，下切口通常采用纵向小切口进入。上切口内，钝性分离肌肉，骨膜外分离显露肋骨，将合适大小的头侧肋骨抱钩置入并包绕肋骨，使用钩钳将抱钩锁紧。如患者肋骨纤细，可根据需要选用较大的肋骨抱钩抱紧两根相邻的肋骨。如使用肋骨-肋骨连接，则尾侧肋骨抱钩安装方法与头侧抱钩相似。如使用肋骨-腰椎连接，则下方小切口位于腰椎，呈纵向，钝性分离椎旁肌后，植入合适

直径和长度的两枚椎弓根螺钉。采用软组织内导管引导穿棒的方法，将头侧肋骨抱钩与尾侧肋骨抱钩或腰椎椎弓根螺钉之间的连接棒穿入，适当撑开后将两端锁紧。连接棒的预留长度取决于患儿的生长潜能。术中 C 臂透视观察患儿脊柱畸形改善情况。经平均 32 个月的随访，患者侧凸 Cobb 角由术前的平均 78° 减小到 55°。可见，EOS 经 VEPTR 这种非融合技术治疗后，可部分矫正脊柱侧凸畸形。运用 VEPTR 治疗 EOS，除了可矫正脊柱侧凸畸形，还可同时保持脊柱和胸廓的生长。有学者运用 VEPTR 治疗伴胸廓畸形的脊柱侧凸后，术前平均年龄 4.2 岁患者在术后得以维持脊柱的生长，胸椎高度平均每年增加 1.2 cm，且通过 CT 测量，肺容积显著增大。

目前尚无研究独立地比较 VEPTR 和脊柱生长棒这两种技术对 EOS 的治疗效果。Hasler 等肯定了 VEPTR 在改善胸廓容积具有相当的优势，但指出在冠状面 Cobb 角的矫正方面 VEPTR 可能不如生长棒技术，不过后者因近端使用脊柱内固定而增加了脊柱自发性融合风险和螺钉误置引起相关并发症的可能。对于 EOS 患者，VEPTR 在保持脊柱和胸廓生长的同时可有效控制脊柱侧凸畸形的进展，但仍有较高的并发症发生率，主要包括肋骨骨折、内固定移位和感染等。这提示 VEPTR 技术可作为 EOS 治疗的有效方法，但因其不低的并发症发生率，需要严格控制适应证的选择。笔者认为 VEPTR 技术适于伴胸廓塌陷或无肋骨融合的进展性 EOS 患者，但不推荐用于严重营养不良、肋骨纤细以及背部软组织覆盖差的患者。

（四）脊柱内固定及植骨融合

如上所述，为防止曲轴现象，我们建议在婴儿和儿童患者不宜单纯行后路脊柱融合。因此，最佳的方案是一期前路手术防止脊柱前方过度生长，二期行后路脊柱矫形固定融合。这种方法的优点在于它可以消除曲轴现象，但是这种方法的并发症也较多。

如何选择前路脊柱生长阻滞的时机和适应证是困扰脊柱外科医师的一大难题。几乎所有的婴儿型和大部分少儿型脊柱侧凸的 Risser 征都为 0

度，因此在确定哪些患者可能出现曲轴现象时，Risser 的作用实际上并不大。Sanders 等分析了 Risser 0 度的脊柱后路融合的病例，发现 Y 形软骨未闭的 Risser 征 0 级的患者出现曲轴现象危险性大，Y 形软骨闭合的患者出现曲轴现象的危险性相对较小。

基于以上原因，Mardjetako 等推荐脊柱前路手术的指征为：

1. 年龄小于 10 岁；

2. Y 形软骨未闭；

3. Risser 征小于 1 级。

所有 Risser 征 0 级或 1 级的患儿必须随访 Cobb 角变化。如果临床及影像学检查提示曲轴现象，那么应考虑前路顶椎生长阻滞。

（五）脊柱融合术对身高的影响

临床上，经常遇到患者或其家属咨询这样的问题：如果行脊柱融合术对儿童的身高最终会有多少影响。Winter 就此设计了简便公式用于计算出脊柱融合术后的脊柱短缩长度。此公式假定条件为：

1. 脊柱后路融合术后的生长完全停止；

2. 每个脊柱节段每年增长大约 0.07cm；

3. 女孩大约在 14 岁时终止生长，男孩在 16 岁时终止。

简易公式如下：

0.07cm × 脊柱融合节段数 × 剩余生长年龄数（14 或 16- 现在年龄）

例如，一名婴儿型脊柱侧凸男性患者行 T_5~T_{11} 脊柱融合，经计算脊柱预测短缩高度为 6.16cm（$0.07 \times 8 \times 11$）。

总之，婴儿型及少儿型特发性脊柱侧凸的诊断与治疗具有一定难度，需要早期诊断与治疗，严密随访，如果支具治疗无效，应建议手术治疗，但是单纯行脊柱后路固定融合容易产生曲轴现象，为防止这一现象通常采用前路脊柱生长阻滞。

第三节　青少年型特发性脊柱侧凸

一、青少年型特发性脊柱侧凸概述

特发性脊柱侧凸相对较常见，10~16 岁年龄组青少年大约有 2%~4% 的发病率，多数侧弯的度数较小。在 20° 左右的脊柱侧凸患者中，男女比例基本相等；而在大于 20° 的脊柱侧凸人群中，女：男超过 5：1。女性脊柱侧凸患者较严重这一事实提示：女性脊柱侧凸可能更易进展，她们比男孩更需治疗。

绝大多数 AIS 患者可以正常生活，在一定情况 AIS 侧弯的进展常伴有肺功能下降和后背痛。胸弯如果大于 100°，用力肺活量（Forced Vital Capacity）通常下降到预期值的 70%~80%，肺功能下降通常继发于限制性肺疾患，如果严重脊柱侧凸损害肺功能，那么患者早期有可能死于肺心病（Cor Pulmonale）。一些作者统计严重侧凸患者的死亡率是一般人群的二倍，吸烟患者的死亡危险性增高。中度脊柱侧凸（40°~50°）的间歇性后背痛的发病率与一般人群大致相同，重度腰椎侧凸的发病率高，而且当顶椎明显偏移时发病率更高。

二、青少年型特发性脊柱侧凸治疗

正是由于脊柱侧凸可以引起上述并发症，所以应早期积极治疗，以阻止侧弯进展。早在 20~30 年前，诊断为脊柱侧凸的年轻患者，就会立即行支具治疗，当时许多医师认为处于生长期的脊柱侧凸不可避免地进展，而且支具可以制止其发展，甚至可以改善侧弯大小，其后，骨科医师们对侧弯的进展及非手术治疗的理解逐渐加深。Nachemson 等研究证实脊柱侧凸的进展概率（表 5-3-2-3-1）。

Lonstein 和 Carlson 研究了侧弯大小与 Risser 征、年龄及侧弯进展危险性的关系，侧弯均在20°~30°之间。研究证实，侧弯大小分别与上述三者相关，多数侧弯是稳定的而无需治疗（表 5-3-2-3-2）。他们的研究表明：假如一个 12 岁的患者，Risser 征 0 或 1 级，右侧胸凸，Cobb 角 20°~29°，其侧弯平均进展危险性 68%。

目前，仍有部分学者认为发育成熟的患者其脊柱侧凸不再进展。Weinstein 和 Ascani 分析了 AIS 在成人后进展的危险因素（表 5-3-2-3-3）。

他们分别证实胸椎侧弯小于 40° 的已接近成熟的患者在成人后很少进展，而大于 40°（尤其 > 50°）的胸椎侧弯在成熟后仍然进展，一般情况下，成人脊柱侧凸进展很难被发现，通常以每年 1° 或 2° 的速度进展，例如，一名 18 岁患者已发育成熟，目前胸椎侧弯 55°，那么到 50 岁时可以发展到 100°。

总之，多数学者认为：

第一，不是所有的脊柱侧凸都进展，也不是所有的脊柱侧凸都需治疗；

第二，当患者已发育成熟，其脊柱侧凸不一定停止进展。

表 5-3-2-3-1　不同年龄组和不同 Cobb 角的脊柱侧凸进展概率

侧弯 Cobb 角	10 ~ 12 岁	13 ~ 15 岁	16 岁
<19°	25%	10%	0%
20°~29°	60%	40%	10%
30°~59°	90%	70%	30%
>60°	100%	90%	70%

表 5-3-2-3-2　Risser 征、侧弯大小与侧弯进展概率关系

侧弯大小 　 Risser 征	5°~19°	20°~29°
0~1	22%	68%
2~4	1.6%	23%

表 5-3-2-3-3　发育成熟后侧弯（大于 30°）进展的危险因素

胸　弯	腰　弯	胸腰弯	双弯或多弯曲
Cobb 角 > 50°	Cobb 角 > 30°	Cobb 角 >30°	Cobb 角 > 50°
顶椎旋转 > 30%	顶椎旋转 > 30%	顶椎旋转 > 30%	
Mehta 角 > 30°	侧弯凸向 L_5 与 CSVL 的关系 躯干偏移		

（邱　勇）

第三章　特发性脊柱侧凸的治疗

第一节　特发性脊柱侧凸的治疗目的、原则与非手术治疗

一、特发性脊柱侧凸的治疗目的

尽管随着第三代脊柱侧凸矫形系统的研制，节段性内固定系统如 CD、USS、TSRH 等相继推出，但是脊柱侧凸本身并未改变，脊柱侧凸的治疗目的不变：

（一）矫正畸形（to Gain Correction）。

（二）获得稳定（to Achieve Stability）。

（三）维持平衡（to Maintain Balance）。

（四）尽可能减少融合范围（to Fuse as Few Segments as Possible）。

二、特发性脊柱侧凸的治疗原则

总的治疗原则为观察、支具和手术。

具体治疗原则如下。

（一）侧弯 Cobb 角 <20°

应严密观察，如每年进展 >5° 并且 Cobb 角 > 25°，应行支具治疗。

（二）Cobb 角在 20°~40° 之间的脊柱侧凸

应行支具治疗，如每年进展 >5° 且 <40°。

（三）Cobb 角 40°~50° 的脊柱侧凸

由于侧弯 >40°，进展的几率较大，因此如果患者发育未成熟，应建议其手术治疗。对于发育成熟的患者，如果侧弯发展并 >50° 且随访发现侧弯有明显进展的患者，也应手术治疗。

（四）Cobb 角 >50°

需采取手术治疗。

三、特发性脊柱侧凸的非手术治疗

非手术治疗包括理疗、体疗、表面电刺激、石膏及支具。但最主要和最可靠的方法是支具治疗。

（一）支具治疗的适应证

【20~40° 之间的轻度脊柱侧凸】

婴儿型和早期少儿型的特发性脊柱侧凸，偶尔 40°~60° 之间也可用支具，青少年型的脊柱侧凸超过 40° 时，不宜支具治疗。

【骨骼未成熟的患儿】

宜用支具治疗。

【长节段的弯曲】

支具治疗效果佳，如 8 个节段 40° 侧凸支具治疗效果优于 5 个节段的 40° 脊柱侧凸者。

【40° 以下柔韧性较好的腰段或胸腰段侧凸】

波士顿支具效果最佳。

（二）方法及注意事项

【支具治疗方法】

支具治疗后应摄站立位脊柱全长正侧位，佩带支具摄片观察侧弯矫正率是否超过 50%，如超过 50%，说明支具治疗效果满意；支具治疗后，

通常需要 2~3 周才能适应支具，应鼓励患者尽快地增加佩带支具时间。每 4~6 周复查一次支具情况，以防止因患者身长增高而出现支具无效。复查时，应去除支具摄站立位脊柱全长正侧位，根据 X 光片表现评价侧弯的进展情况。注意：

1. 两个结构性弯曲到 50° 或单个弯曲超过 45° 时　不宜支具治疗；

2. 合并胸前凸的脊柱侧凸　不宜支具治疗，因支具能加重前凸畸形，使胸腔前后径进一步减少。

【支具治疗方案】

如果支具治疗有效，女孩应佩带至初潮后 2~3 年、Risser 征 > 4 级；男孩佩带至 Risser 征 5 级，然后可逐渐停止支具治疗，继续随访几年。

骨骼发育未成熟患者，支具治疗下侧弯仍然进展并超过 40°，那么需要手术治疗。如果侧弯超过 40° 但发育已接近成熟的患者，例如一个初潮后一年、Risser 征 3 级的女孩，出现这种情况，最佳处理是先观察 6 个月以确定侧弯是否进展，如果侧弯超过 50°，应行脊柱侧凸矫形及脊柱融合。

【支具种类及治疗效果评价】

Milwaukee 支具由 Blount 和 Schmit 设计，最初用于治疗脊髓灰质炎脊柱融合术后。随后，脊柱外科医生将它作为一种保守治疗方法，应用于治疗特发性脊柱侧凸。Milwaukee 支具不仅可以防止侧弯进展，并且可以改善侧弯。1970 年 Moe 和 Kettleson 认为 Milwaukee 支具可以永久改善侧弯。研究表明，只要应用恰当，Milwaukee 支具可以防止侧弯的进展。Lonstein 和 Winter 肯定了 Milwaukee 支具在治疗中防止侧弯进展的作用，但是它没有永久的矫正作用。Rowe 等复习并分析了 37 篇有关脊柱侧凸治疗的文献，发现支具是治疗特发性脊柱侧凸的一种有效手段，每天佩带时间的长短与治疗效果相关。每天佩带 23h 可以最有效的控制侧弯发展。另外，这些作者肯定了 Milwaukee 支具是最有效的支具。

虽然 Milwaukee 支具的治疗效果颇佳，但在临床中却很难推广。原因在于患者在心理上不能接受它的颈环。为使患者能够接受支具治疗，人们研究并设计多种类型支具。习惯上根据支具的起源来命名，如 Boston 支具、Wilmington 支具、Charleston 支具和 Providence 支具，以上这些支具均为无颈环的腋下支具，每种支具都各有其特点及适应证，在判定新支具是否有效时，常将它的长期随访结果与金标准 –Milwaukee 支具对比。

支具治疗期间，要求患者每天穿戴 22h，只允许患者洗澡和短暂的锻炼时间。但很少有患者能坚持。Houghton 等曾将压力传感器放在支具顶椎衬垫中进行调查，发现很多患者每天仅部分时间穿戴支具。Green 的随访结果也证实上述结论。尽管患者不服从治疗，这些患者治疗结果仍优于自然发展结果，这表明即使减少穿戴支具时间，仍可获得满意的结果。由于部分时间佩戴支具的治疗效果是可以接受的，所以一些医生推荐佩戴支具时间可以降到每天 16h。

正是每天支具治疗时间的减少，才促进了夜间穿戴支具（Part-Time Night Brace）的研制，如 Charleston 和 Providence 侧方弯曲支具，这种支具使患者向侧方弯曲，矫正侧弯，然后只在夜间穿戴 8h。这种支具的优点在于每天以更短的时间迅速矫正侧弯。Price 等应用 Charleston 支具，使 66% 的患者获得满意疗效，但 Price 强调以下两点：

1. 仔细制作支具；

2. 支具必须对侧弯矫正 75%。

Katz 等证实 Charleston 支具优于 Boston 支具，并且建议 Charleston 支具应用于腰弯和小的胸腰弯，而不能用于胸弯。Providence 侧方弯曲支具是近年来出现的一种支具。它的矫正原理也是侧方弯曲，支具仅在治疗时穿戴。目前对上述两种支具尚未进行充分的随访。

综上所述，目前最常用的支具是 Boston 支具，每天穿戴至少 16h，它可以防止侧弯进展，但不能永久矫正侧弯，一些脊柱外科医生应用了夜间侧方弯曲支具治疗腰弯和胸腰弯，但尚需对此进行长期的随访。

第二节　特发性脊柱侧凸手术治疗的基本要求

一、特发性脊柱侧凸手术治疗概述

随着脊柱三维矫形理论的提出与推广，各种新型内固定器械的出现，脊柱侧凸手术成功率大大提高。脊柱内固定系统的理想目标是提供坚强固定，并以最少的融合节段，达到最大的矫正效果，更重要的是能从三维结构上矫正畸形。但脊柱侧凸矫形手术的目的不是最大程度 Cobb 角的矫正，而是使脊柱获得最大可能的平衡，要使原来不平衡的脊柱建立新的平衡，同时不能破坏平衡和制造新的不平衡，从而最大限度地恢复脊柱正常的生物力学特性。在矫形后残留的畸形要和整体保持和谐。因此 AIS 合理的、个体化的手术策略的制定需要解决以下几个问题：

1. 评估可矫正度；
2. 如何选择手术入路；
3. 临床分型和融合策略；
4. 内植物的选择；
5. 植骨融合的方法。

二、特发性脊柱侧凸手术矫形基本原理

（一）脊柱的三维结构

Dubousset 等于 1983 年首先提出了脊柱三维空间理论。脊柱的三维结构包括冠状面、矢状面、轴状面。正常矢状面上有胸后凸 30°（20°~40°），顶点 T_7；腰前凸 40°（30°~50°），顶点 L_{2-3} 间隙。其中，矢状面上重力线尤为重要，颈前凸使头部保持直立位，颈椎活动范围广，头部处于任何必需的部位。胸后凸使上肢处于靠前的功能位。腰前凸使躯干处于直立位。

（二）脊柱侧弯矫形的基本原则

首先考虑矢状面矫形，然后冠状面矫形，最终考虑三维矫形。

（三）矫形原理

【矢状面上】

加压力量矫正后凸，产生前凸；撑开力量矫正前凸，产生后凸。因此胸前凸的矫正需撑开，胸后凸的矫正需加压。

【冠状面上】

撑开狭窄侧的间隙，加压宽侧的间隙，后路凹侧撑开，凸侧加压，矫正侧弯。

【不同部位、不同类型的脊柱侧弯】

需采用不同矫形方法：胸段侧弯矫形要注意保持或产生胸后凸。腰段侧弯矫形要注意保持或产生腰前凸。

三、特发性脊柱侧凸可矫正度的评估

脊柱侧凸的可矫正度是影响手术方法和矫形疗效的重要因素，但提高侧凸的矫正率并非治疗的最终目的，在达到侧凸有限矫正的同时，保持躯干的力学平衡显得更为重要。特发性脊柱侧凸的可矫正度主要受限于脊柱侧凸类型、畸形程度和脊柱柔韧性，但同时还与矫正方法和手术医师对手术技术掌握的熟练程度有关。一般轻中度单弯患者，采用全节段椎弓根螺钉内固定进行三维矫正，其矫正率可达到 70% ~ 80% 甚至更高；而脊柱柔韧性较差的重度脊柱侧凸患者，即使采用多棒分节段三维矫形或前后路分期矫形治疗或全脊椎截骨技术，矫正率也很难超过 60%。另外年龄越大病程越长的患者，脊髓对牵拉刺激的耐受性越差，神经损伤的风险增加，限制了畸形的矫正度。对于翻修手术的患者，既往的内固定和植骨融合使畸形更僵硬，脊柱及其周围组织的解剖结构紊乱不清，二次手术时矫正更困难，且神经、血管损伤概率增加。

术前的心肺功能状态也可影响脊柱侧凸的可矫正度。中重度脊柱侧凸均有不同程度的限制性通气功能下降，表现为呼吸效率和肺活量下降，心肺储备功能较差，对麻醉和手术创伤打击的耐受性明显降低，直接影响脊柱侧凸的矫正效果。术前针对性心肺功能锻炼，如跑步、爬楼梯、吹气球等，能提高心肺的储备能力，增加对手术创伤的耐受性，可直接降低并发症的发生率、间接提高脊柱畸形的矫正度。

各种内固定的应用以及手术方法和神经损伤监测方法的改进是提高侧凸矫正度的有效方法。第三代三维矫形技术和椎弓根螺钉技术的应用，大大提高了脊柱畸形的矫正率和融合率。各种神经电生理监测手段的不断完善与临床应用，在降低手术并发症同时，也促进了侧凸矫正率的提高。目前强调唤醒实验、SEP 和 MEP 联合应用可提高其对神经损伤的预警作用，增加畸形矫正度。

四、特发性脊柱侧凸手术入路

根据手术入路，脊柱侧凸的矫形手术分为：前路矫形、后路矫形和前后路联合或分期矫形。

（一）后路脊柱矫形融合术

后路手术是最常用的脊柱侧凸矫形手术，现已成为脊柱侧凸矫形手术的金标准。理论上各种需要手术治疗的脊柱侧凸都可以通过后路三维节段性内固定进行矫形。传统的观念认为对于胸段柔软的 Cobb 角小于 90° 的脊柱侧凸可行单纯后路矫形内固定，而对于角度大于 90° 的患者则根据畸形僵硬程度、肺功能等决定是否先行前路松解。后路多节段 V 形截骨术的广泛使用，可使得单次后路矫正率增加。近年来，随着胸椎椎弓根螺钉技术的广泛使用，使得通过从后方达到三柱固定成为可能；而双棒去旋转、直接椎体旋转等当代后路矫形技术的开发应用，大幅提高了对顶椎区旋转畸形的矫正能力。有学者提出对于 Cobb 角 100° 以内的胸椎侧凸可通过单纯后路椎弓根螺钉矫形内固定达到较满意的矫形效果。对于脊柱矫形后仍残留明显剃刀背畸形的病例，可在后路同一切口内显露凸起的肋骨床，进行凸侧胸廓成形术。如凹侧胸廓向腹侧塌陷严重，可

通过凹侧胸廓抬高成形术增大胸腔容积。后路手术具有容易暴露，有多种内植物可供选择等优点，但也存在融合节段长，椎体去旋转效果差及邻近节段退变等问题。

（二）前路脊柱矫形融合术

【概述】

理论上固定范围在 $T_4 \sim L_5$ 之间的柔软性较好、度数小于 90° 的脊柱侧凸都可以使用前路矫形，但考虑到胸段前路内固定的难度和较高的并发症，目前脊柱前路矫形手术主要用于侧屈 X 片显示腰椎能良好去旋转和水平化的腰椎侧凸和胸腰椎侧凸。

【手术适应证】

1. 青少年非僵硬型侧凸；

2. 中度的胸腰椎和腰椎的侧凸（Cobb 角 <90°）；

3. 主弯在侧屈位上被动矫正达 50% 以上，上方次发弯具有良好的代偿功能；

4. 具有柔韧的良好代偿能力的胸椎侧凸；

5. 在侧屈位片上可减少至 20° 甚至更少；

6. 矢状面上没有异常的后凸或前凸存在。

【切口】

手术切口可根据需要融合的部位进行选择，包括：开胸（单开胸、双开胸），胸腹联合切口和腹膜外斜切口等。邱勇等所研发的保护膈肌的小切口在减小创伤、保护膈肌，缩短手术时间的同时，获得了良好的矫正效果，是一种比较适合中国国情的手术入路选择（图 5-3-3-2-1）。

【胸腔镜辅助的前路矫形术】

用胸壁锁孔替代长的手术切口，减小了对肩关节和呼吸功能的影响，疤痕小，恢复快，但学习曲线较陡。

【前路手术的优点】

在于短节段融合；同时矫形力可直接作用于侧方移位和旋转的椎体，拥有力学优势。

【前路手术的缺点】

在于技术要求高，暴露困难（上下终椎区处理不彻底），麻醉需双腔管插管、单肺通气等。随着后路三柱固定系统的出现和三维矫正技术的应用，前路手术的局限性和手术本身对胸腹腔脏

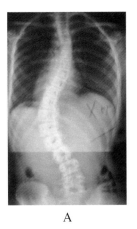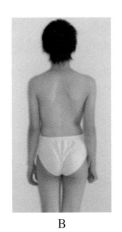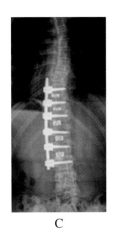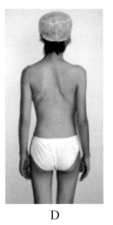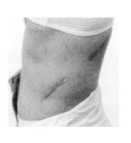

A　　　　　　B　　　　　　C　　　　　　D　　　　　　E

图 5-3-3-2-1　临床举例　特发性胸腰椎脊柱侧凸 Lenke5C 的临床表现和治疗（A～E）
A.女性，15 岁，特发性胸腰椎脊柱侧凸 lenke 5C，术前胸腰弯 Cobb 角 53°；B. 双侧腰线不对称；
C.行前路保护膈肌小切口胸腰椎脊柱侧弯 CDH 矫形术＋前路钛网支撑融合术，术后 1 年 X 线正位片显示矫形满意；
D. 双侧腰线对称，症状改善明显；E. 局部分段小切口愈合良好

器的影响等，使其适应证逐渐减少。

（三）前后路联合手术或分期手术

前后路联合手术的适应证为僵硬的脊柱侧凸，尤其是 90° 以上，脊柱柔韧性小于 20%，被动矫形差或残留角度大于 40° 的脊柱侧凸，可以先行前路脊柱松解，一期或二期后路三维技术矫正脊柱侧凸加植骨融合。对术前有神经系统症状的患者，为降低手术矫正过程中可能造成的神经系统症状加重，也可采用颅盆环牵引矫正。通过颅盆环牵引对脊柱施加缓慢矫正力，利用脊柱的蠕变特性，能有效提高侧凸的矫正率。另外，由于颅盆环牵引速度缓慢，提高了脊髓对牵拉的耐受性，即使治疗中出现神经损伤症状，通过及时调整外固定架，也可使症状得到缓解。对于年龄较大或凹侧早期融合的严重患者，可以一期后路脊柱松解，同时完成置钉，然后卧床大重量牵引 2~3 周，二期再行后路矫形手术。这样的分期手术既可在较安全的情况下提高矫形的效果，又避免开胸松解手术使得原本较差的肺功能进一步加重。

Risser 征小于 0，仍具有较多生长潜能的患者为避免后路内固定后出现曲轴现象，需先行一期前路骨骺阻滞再行二期后路内固定术。部分患者可先行单纯后路内固定术，术后严密随访，如有曲轴现象的迹象，则再行前路骨骺阻滞术。对于胸腰椎后凸畸形明显，躯干塌陷，脊柱支撑作

用已丧失的患者在一期后路矫形术后需行二期前路凹侧支撑融合术。

五、特发性脊椎侧凸植骨融合

手术分两个方面：矫形和植骨融合。要维持矫形，必须依靠牢固的植骨融合。

（一）前路融合术

常用于下列情况。

【病例选择】

1. 严重弹性差的脊柱侧凸　需通过前路松解，以便更好地矫形；

2. 部分翻修病例的严重后凸畸形　已无法再通过后路矫形的患者可进行单纯支撑植骨；

3. 严重旋转畸形或不宜后路矫形者　如严重椎板缺如等，侧凸患者需作前路矫形术时；

4. Mardjetako 等推荐下列脊柱前路手术指征　年龄小于 10 岁；Y 形软骨未闭；Risser 征小于 0。

【手术方法】

前侧入路，根据需融合的部位可选择开胸、胸腹联合切口、腹膜外斜切口等。凸侧入路，显露椎体后，切除椎间盘及上、下椎体终板，取碎骨片作椎间植骨。术中注意必须结扎椎体节段血管，以防出血；椎间盘尽可能切除，并暴露上、下椎体松质骨，以便很好的融合；椎间隙植骨

不宜过深，以免向后移动，压迫脊髓；也不能太靠前，太松，以防碎骨片向前脱落，植骨块融合不好。

（二）后路融合术

Russel Hibbs 于 1914 年应用脊柱融合方法治疗了第一例脊柱侧弯患者。1924 年他用石膏矫形和脊柱融合技术治疗脊柱侧弯，使该方法成为经典的融合方法。脊柱后路融合方法很多，它们的基本要点是取髂骨作小关节内外的融合。Goldstein 手术的主要特点是在横突周围作仔细解剖，除了小关节外，还作横突间植骨。Moe 手术是改良的侧方小关节内融合。这些手术方法虽然有所差异，但目的都是为了促进骨融合。因此必须仔细清理骨组织上所有软组织碎屑，完全地去皮质，破坏小关节，并做大量的自体髂骨植骨。

第三节 特发性脊柱侧凸的矫形术

一、特发性脊柱侧凸后路矫形手术

Harrington 从 1947 年开始试图寻找一种既能提供内在稳定又能起到矫形作用的方法治疗脊柱侧弯，并研制了 Harrington 系统，应用它治疗了大量的继发于脊髓灰质炎脊柱侧弯患者。此后对设计进行了多次改进。1962 年，他进一步证实随着手术技术的提高和内固定器械的改良，手术效果得到改善。Harrington 系统的最重要的进步在于它增加了脊柱融合率。1962 年以后最有意义的改良是改变了下撑开钩位置，将其从邻近关节突移到椎板下，这样减少了脱钩。在此后 20 年间，Harrington 系统的使用一直没有明显的变化。由于 Harrington 系统在脊柱侧凸矫形的历史中的功绩，人们习惯上也将它称为"第一代脊柱内固定系统"。

虽然 Harrington 技术是侧弯手术治疗乃至脊柱外科史上的一大革命，然而它也存在一些不容忽视的问题，如内固定物的脱出、不能控制矢状面结构以及术后需要佩带石膏和支具等。

1973 年，墨西哥 Luque 采用椎板下钢丝增加 Harrington 棍的固定，即所称的第二代脊柱内固定系统。它通过将固定点分散到多个椎体，创造更加稳定的结构。手术后患者一般可以不用石膏外固定。后来，Luque 发现并不需要金属钩来固定，因此他发明了"L"形的光滑的 Luque 棍系统，它用椎板下钢丝在每个节段上固定 L 型棒。Luque 系统最初用来治疗神经肌肉性侧弯，而后广泛地用于治疗特发性侧弯。

椎板下穿钢丝技术要求较高，而且容易发生一些神经系统的并发症，甚至有发生瘫痪的报道。这些问题的出现，客观上需要有一种既能节段性固定脊椎、又没有椎板下穿钢丝的危险性的新技术。在此历史背景下，Drummond 于 1984 年发明了 Wisconsin 系统。这一系统联合使用 Harrington 棍、Luque 棍和通过棘突行节段钢丝固定。Wisconsin 系统用钢丝固定至棘突，比椎板下穿钢丝容易得多，而且更安全，但是其稳定性和脊柱畸形的矫形远远不如椎板下穿钢丝的 Luque 技术，且这一系统的旋转控制差，术后仍需要外固定。

随着生物力学研究的深入，对脊柱侧弯也有进一步的认识。脊柱侧凸是一种立体的三维的畸形。然而，前两代矫形系统最多只能达到"二维矫形"。为此，法国 Cotrel 和 Dubousset 于 1984 年研制了可以放置多个位置、既能产生加压又能撑开的多钩固定系统，并且可以附加横向连接系统增强其稳定性。这一设计既提供了节段性固定，又能达到"三维矫形"。由于 C-D 系统不仅仅是器械的改进，而且在侧弯的矫形理论方面产生了一次"革命"，它的出现使侧弯的矫形进入了"三维矫形"的新时代，人们将它及其衍生出的内固定系统称为"第三代脊柱内固定系统"。

二、特发性脊柱侧凸前路矫形手术

众所周知，具有明显旋转畸形的结构性侧弯，轴向畸形的75%位于椎体中，仅25%在椎间盘内。后路内固定系统仅能在椎间盘中去旋转，因此有时需要前路去旋转。所谓三维矫形的后路手术，并不能代替前路手术。

1969年Dwyer设计了前路矫正脊柱侧凸的手术装置。但此手术有缺点：无去旋转作用；矫正侧凸时容易造成腰后凸畸形；此外随着躯干的扭动，椎体间融合不牢固，容易形成假关节。1970年Zielke改良了此手术，其优点是：矫正旋转畸形的同时矫正侧后凸。所以又称腹侧去旋转脊柱融合术，简称VDS。其优点还有固定节段少、对畸形节段加压、无撑开的作用，因此神经性损伤的发生率低等。然而，此手术断棒的发生率较高。目前，新型前路矫形器械由于生物力学设计的改进，此并发症已很少。

三、特发性脊柱侧凸融合范围选择

融合区的选择非常重要，太短将导致弯曲弧度变长，植骨变弯。融合太长使脊柱活动不必要地受限。

既往认为，应当融合结构性主侧弯，并避免融合代偿性侧弯；若有椎体旋转畸形时，需从中立位椎体融合到中立位椎体。然而此原则不能应用在下腰椎侧弯中，若L_4、L_5椎体旋转时，融合不必延至骶椎，仅低于端椎一个椎体即行，因为到骶椎时，旋转已不重要。此外，在双胸弯中，撑开和融合$T_5 \sim T_{12}$的右胸弯可加重$T_1 \sim T_5$的左胸弯。因此若术前站立位X像表明左胸弯的T_1椎体向右胸弯的凸侧倾斜或左第一肋高于右第一肋时，上胸弯应包括在融合区中。近年来，随着对脊柱侧凸的认识加深，学者们更加强调腰椎活动度以及生活质量等，因而在选择融合范围上，提倡选择性融合。

四、特发性脊柱侧凸前路矫形固定融合范围选择

根据站立位相和Bending相决定融合范围。

（一）站立位相

若侧凸顶椎为椎体，融合顶椎上下各一个椎体；若侧凸Cobb氏角大于50°，则融合上下各二个椎体；若侧凸顶椎为椎间盘，融合上下各二个椎体

（二）Bending相

弯向凸侧时，端椎处的第一个张开的椎间盘不需融合，以便使上下节段对过度矫正代偿；弯向凹侧时，远端椎体应当与骶椎平行。当二者不一致时，选择最长节段进行固定融合。

五、特发性脊柱侧凸后路固定融合范围选择

脊柱融合后，脊柱的平衡由未融合的能活动的节段来保持，并非由融合处来保持以后的平衡。根据上述原则来评估动态的或弯曲的X相，从而决定脊柱融合的范围。对于脊柱侧凸总体融合原则如下：矢状面上所有异常的节段；一般而言，所有的结构性弯曲都应融合。有许多病例一个弯度中仅部分是结构性的，这仅能由动态X相来决定；端椎应该在各个方向都能活动，最重要是远端，也就是说远端椎间隙在弯曲相中应能活动，远端椎终板在弯曲相中是平行的，弯曲相的轴状面应达到中立位。

研究表明，初潮前、Risser征0~1级的女孩及Risser征2~3级的男孩，脊柱仍在生长，因而其侧弯进展的危险性较高。这种患者侧弯大于40°应该行脊柱融合。年龄小的患者仍保留部分生长能力，如果单纯行后路脊柱融合，那么前方椎体的生长会导致畸形，这种畸形叫作曲轴现象（Crankshaft Phenomenon），其本质是椎体旋转，通常不伴有Cobb角的明显增加，但是由于产生肋骨隆起使畸形明显。以下两种情况发生曲轴现

象的可能性较大：

1. 初潮前女孩；

2. 伴有 Y 形软骨未闭的 Risser 征 0 级的女孩或男孩。

上述患者必须阻滞其前方椎体生长，一般需要用前方椎体融合的方法来达到这一目的。

骨骼发育成熟的患者一般不能确定其侧弯是否进展。因而需观察到侧弯超过 50° 为止。成人侧弯如果胸弯大于 50°，由于进展危险性高，因此必须行脊柱融合，在手术选择上，胸弯通常采用后路脊柱融合，胸腰弯及腰弯采用前路脊柱融合。自从 1962 年，多数学者在脊柱融合的同时，通常行内固定。目前内固定的种类很多，但最终目的都是改善畸形，较强地矫正畸形和获得满意的稳定性。

为了保障手术的安全性，国内外在手术时通常采用脊髓监护，监测体感诱发电位（SEP）和运动诱发电位（MEP）。并且常规行唤醒试验（Wake-Up Test）或 Hoppenstead 踝阵挛试验，以防止矫形引起神经系统损伤。

脊柱融合的成功取决于以下三个因素：脊柱侧凸矫形的维持；躯干平衡；有无后背疼痛。胸椎侧凸植骨融合术后很少发生后背痛，而腰椎植骨融合术后相对常见。融合术后的腰背痛的病因不详，但是研究发现，下列几种情况与此有关：

1. 如果术后在冠状面或矢状面发生躯干失代偿，那么患者术后常见腰痛，因此在融合时必须力求在骶骨中心线上达到平衡，以免发生冠状面或矢状面上的失代偿；

2. 术后腰痛与腰椎生理前凸消失有关，因此我们一定要恢复脊柱的矢状面的生理弧度；

3. 术后腰痛与下融合椎的范围有关，如果融合水平超过 L_3，则腰痛的发生率增高，所以应尽可能采用选择性融合。

节段性固定提供撑开、牵拉、去旋转的力量恢复腰椎前凸。节段性固定系统，第三代新型内固定系统可以提供多点固定，达到最佳的矫形效果。笔者将植入物置于胸腰椎连接处，通过加压产生前凸，实际运用中，主要以腰椎凸侧加压以增大腰前凸。

（邱　勇）

第四章 Lenke分型研究进展

第一节 Lenke分型概述及分型步骤

一、Lenke分型概述

1983 年 King 等依据特发性胸椎侧凸的部位、顶椎、侧弯严重程度、柔韧度和代偿弯曲等将特发性脊柱侧凸（IS, Idiopathic Scoliosis）归纳为五类，即 King 分型。这一分类标准曾是特发性脊柱侧凸治疗与研究的"金标准"，但是依据 King 分型进行脊柱侧凸矫形，不断有术后失代偿现象发生，有关 King 分型的争论也逐渐增多。对于如何准确地鉴别脊柱侧凸类型、如何选择固定融合范围仍然缺乏统一认识。因为 King 分型

的诸多问题，2001 年由 Lenke 等提出的 Lenke 分型近年来已逐渐成为国际上通用的关于特发性脊柱侧凸的标准分型方法。该分型以脊柱冠状面、矢状面二维因素为基础提出，是一个三步分型系统，可重复用于 AIS 的准确分型。其优点在于是可分析每个弯，可有效地进行术前计划。Lenke 分型的第一步是根据冠状面结构性弯的位置进行分型，共分为六型（表 5-3-4-1-1）；第二步再根据腰弯顶椎与骶骨正中线（Center Sacral Vertical Line，CSVL）的位置关系制定的腰弯修正型；最后再增加胸椎矢状面修正型。

表 5-3-4-1-1　特发性脊柱侧凸 Lenke 分型标准

类　　型	上胸弯	主胸弯	胸腰弯 / 腰弯	侧弯类型
1	非结构性	结构性（主弯*）	非结构性	主胸弯（MT）
2	结构性	结构性（主弯*）	非结构性	双胸弯（DT）
3	非结构性	结构性（主弯*）	结构性	双主弯（DM）
4	结构性	结构性（主弯*）	结构性（主弯*）	三主弯（TM）§
5	非结构性	非结构性	结构性（主弯*）	胸腰弯 / 腰弯（TL/L）
6	非结构性	结构性	结构性（主弯*）	胸腰弯 / 腰弯 - 主胸弯（TL/L—MT）
次弯结构性变标准	侧方弯曲位相上 Cobb ≥ 25°，$T_2 \sim T_5$ 后凸≥ +20°	侧方弯曲位相上 Cobb ≥ 25°，$T_{10} \sim L_2$ 后凸≥ +20°	侧方弯曲位相上 Cobb ≥ 25°，$T_{10} \sim L_2$ 后凸≥ +20°	

* : 主弯 =Cobb 角最大 --- 通常是结构性弯
　　次弯 = 所有其他侧弯 --- 可以是结构性弯或非结构性弯
§ : 在四型（三主弯），主胸弯或胸腰弯 / 腰弯都可以是主弯，根据何者 Cobb 角最大而定。如果主胸弯和胸腰弯 / 腰弯在度数上相同，则认为主胸弯是主弯。

二、Lenke分型步骤

（一）确认脊柱侧凸类型

局部侧凸包括上胸弯，主胸弯和胸腰弯/腰弯。主弯指 Cobb 角最大的侧凸，通常为主胸弯或胸腰弯/腰弯。若上胸弯 Cobb 角最大时（这种情况极少见）仍默认主胸弯是主弯。主弯通常被认为是结构性弯。在 1~3 型，主弯为主胸弯，而在 5 型和 6 型，胸腰弯/腰弯则是主弯。在 Lenke4 型中（三主弯），主胸弯或胸腰弯/腰弯都可以是主弯，根据何者 Cobb 角最大而定。若主胸弯和胸腰弯/腰弯度数相同，则认为主胸弯是主弯。

（二）次弯（除主弯以外的侧弯）可以是结构性弯或非结构性弯。

在站立位前后位 X 线片上 Cobb 角 ≥ 25°，且在 Bending 像上冠状面 Cobb 角 ≥ 25°，则认为此弯为结构性弯。若局部矢状面后凸 ≥ 20°，此次弯也被认为是结构性弯；换言之，即使上胸弯在冠状面上不符合结构性弯的标准，但如果 $T_2~T_5$ 局部后凸 ≥ 20°，则此弯也被认为是结构性弯；同样，即使主胸弯和胸腰弯/腰弯在冠状面上不符合结构性弯的标准，但如果 $T_{10}~L_2$ 局部后凸 ≥ 20°，那么此弯也是结构性弯。在确定完每个弯是结构性弯或非结构性弯之后，Lenke 分型 1~6 型即可得到确认（图 5-3-4-1-1、2）。

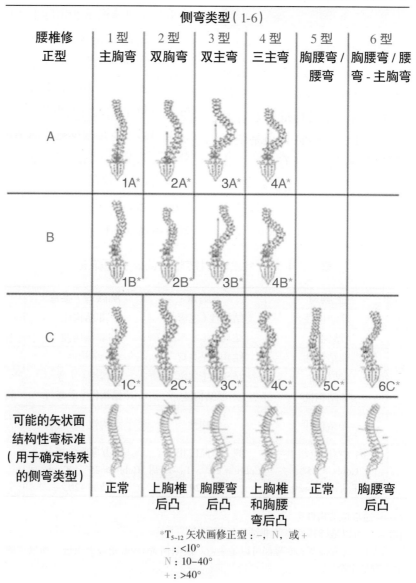

腰椎修正型	侧弯类型 (1-6)					
	1 型 主胸弯	2 型 双胸弯	3 型 双主弯	4 型 三主弯	5 型 胸腰弯/腰弯	6 型 胸腰弯/腰弯 - 主胸弯
A	1A*	2A*	3A*	4A*		
B	1B*	2B*	3B*	4B*		
C	1C*	2C*	3C*	4C*	5C*	6C*
可能的矢状面结构性弯标准（用于确定特殊的侧弯类型）	正常	上胸椎后凸	胸腰弯后凸	上胸椎和胸腰弯后凸	正常	胸腰弯后凸

*T_{5-12} 矢状画修正型：-，N，或 +
- : <10°
N : 10~40°
+ : >40°

图 5-3-4-1-1 特发性脊柱侧凸 Lenke 分型示意图

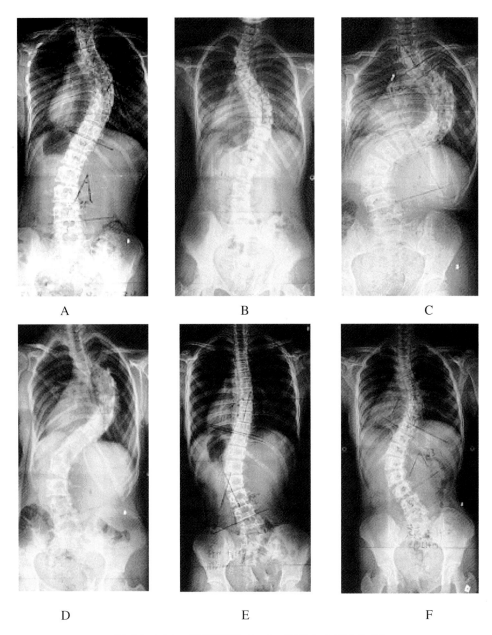

图 5-3-4-1-2　临床举例 Lenke 分型 1~6 型（A~F）

A. 女（＃3899），16 岁，主胸弯 68°，上胸弯（19°）和远端腰弯（35°），在 Bending 相上均小于 25°，均为非结构性弯，为 Lenke1 型；

B. 女（＃4174），13 岁，主胸弯 65°，上胸弯 60° 为结构性次弯，远端腰弯 21° 为非结构性弯，为 Lenke2 型；

C. 女（#4099），11 岁，主胸弯 Cobb 角（100°）为结构性主弯，腰弯 Cobb 角（68°）是结构性次弯；上胸弯（32°）在 Bending 相上 Cobb 小于 25°，为非结构性弯，故为 Lenke3 型；

D. 女（＃3776），14 岁，三弯均为结构性弯，主胸弯为主弯（100°），为 Lenke4 型；

E. 女（#3129），15 岁，胸腰弯（42°）为结构性主弯，为 Lenke5 型；

F. 女（＃3751），15 岁，胸腰弯（63°）大于主胸弯（50°）超过 5°，故胸腰弯为结构性主弯，主胸弯为结构性次弯，为 Lenke6 型

（三）腰椎修正型（A~C）

根据脊柱前后位片上骶骨中垂线（Center Sacral Vertical Line，CSVL）与腰椎的位置关系，将腰椎侧凸进一步分为 A、B、C 三型。若 CSVL 在腰弯顶椎双侧椎弓根之间穿过，腰椎修正型为 A；

若 CSVL 位于腰弯顶椎凹侧椎弓根内侧缘与椎体或椎间盘外缘之间，腰椎修正型为 B；若 CSVL 位于腰弯顶椎椎体或椎弓根外缘之外，腰椎修正型则为 C。当难以区分腰椎修正型是 A 还是 B，或是 B 还是 C 时均认为腰椎修正型为 B（图 5-3-4-1-3~5）。

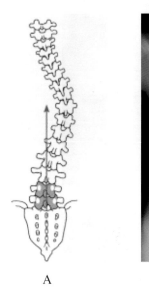 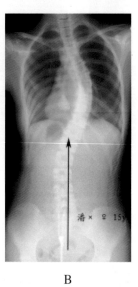

A　　　　　　　　B

图 5-3-4-1-3　临床举例 腰椎修正 A 型
A. 示意图；B. 临床病例，CSVL 位于 L₃ 双侧椎弓根之间

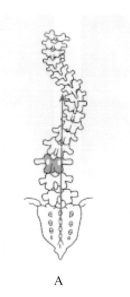 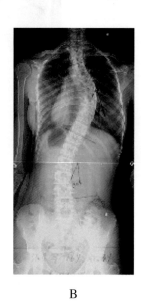

A　　　　　　　　B

图 5-3-4-1-4　临床举例 腰椎修正 B 型
A. 示意图；B. 临床病例，CSVL 位于 L₂、L₃ 凹侧椎弓根之
内侧缘与椎体外缘之间

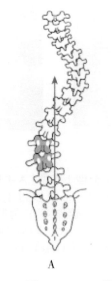 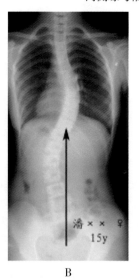

A　　　　　　　　B

图 5-3-4-1-5　临床举例 腰椎修正 C 型
A. 示意图；B. 临床病例，CSVL 位于 L₃ 凹侧椎体外缘之外

（四）胸椎矢状面修正型（ −，N，+ ）

胸椎矢状面修正型通过测量 $T_5 \sim T_{12}$ 矢状面 Cobb 角确定。" − "型指 $T_{5\sim12}$ 后凸角 < 10°；N

型指 $T_5 \sim T_{12}$ 后凸角在 10° ~ 40° 之间；" + "型指 $T_5 \sim T_{12}$ 后凸角 > 40°（图 5-3-4-1-6）。

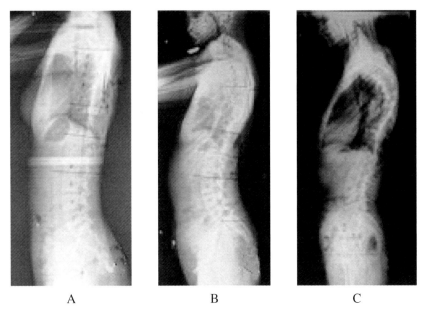

图 5-3-4-1-6　临床举例　胸椎矢状面修正型（A~C）
A. −，$T_{5\sim12}$ 后凸角 < 10°；B. N，$T_{5\sim12}$ 后凸角 10° ~40° 之间；C. +，$T_5\sim T_{12}$ 后凸角 > 40°。

（五）融合区域的正确选择

融合节段的正确选择，目的在于既矫正侧凸使脊柱处于平衡代偿状态，又尽可能多地保留活动节段。融合范围太短可导致术后失代偿（Adding on 叠加现象），融合节段太长则使脊柱的活动不必要地受限。融合术后脊柱的平衡不是由融合的节段而是由未融合的能活动的节段来保持。一般地，通过评估动态的或弯曲（Bending）的脊柱 X 片了解侧凸节段柔韧性及失平衡程度，可粗略决定脊柱融合的范围。一般而言，所有结构性主弯和结构性代偿弯都应融合，矢状面上所有异常的节段应包括在融合范围之内。一个侧凸弧中可能仅部分是结构性的，可通过动态 X 片来判断；融合端椎应该在各个方向都能活动，最重要的是远端融合椎，也就是说远端融合椎的远端椎间隙在 Bending 相中应能自由闭合，远端融合椎终板在凹侧弯曲相中小于 15°，旋转不能超过 20%，Bending 相的轴状面中应达到中立位。尽管如此，脊柱融合节段的选择是个非常复杂的问题，有许多因素决定，一些共同的原则包括：

1. 脱位节段或受到减压的节段必须融合；

2. 内固定避免终止于 $T_{8\sim9}$ 水平；

3. 在年幼 AIS 患者需要在 L_4、L_5 或 L_5、S_1 之间取舍时，应选择上位脊椎为下端固定椎；

4. 所有矢状面上的畸形节段必须包括在融合区内，特别是胸腰段交界性后凸畸形；

5. 融合固定的上下端在矢状面和冠状面上都不能终止于侧凸的顶椎区。

第二节　脊柱侧凸分型系统的建立对AIS术前评估及手术策略制定的临床意义

于恢复矢状面胸椎正常后凸形态。

一、概述

King 首先将分型和融合范围的选择结合起来，但 King 分型仅对特发性胸椎侧凸进行分型，并不包括双主弯、三主弯、胸腰弯及腰弯等，且对 King Ⅱ 型侧凸的治疗目前存在较大的争议，按 King 分型原则进行手术术后常发生躯干失平衡，已被公认是一种不完整的分型方法。Lenke 分型作为国际上临床使用最广泛的标准分型系统，侧凸类型较全面、对结构性侧凸的定义明确，且同时考虑到了冠状面和矢状面上的畸形，因而对侧凸融合节段的选择有重要指导意义。其中腰弯修正型对选择性融合与否有一定参考意义，而胸椎矢状面修正型 -、N 或 + 的手术指导意义在

二、Lenke1型

为结构性胸主弯，融合节段必须包括胸弯。

对于 Lenke1A 型一般采用选择性融合，而对于 Lenke1B 型和 1C 型是否需要行选择性融合尚存在争议（图 5-3-4-2-1、2）。选择性融合（即仅融合胸弯）具有融合节段短，保留腰椎活动性，手术创伤小和费用少的优点；缺点是未融合的腰弯可能发生失代偿而加重畸形，或出现胸腰段交界区矢状面后凸增大，或被融合的胸弯向远端延伸，进入未融合的腰段，腰弯叠加进入胸主弯使得后者跨度增加和弯度增大，即远端叠加现象。如进行非选择性融合（既胸弯和腰弯均融合），

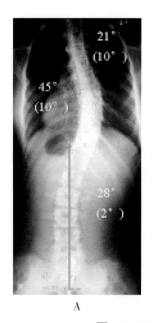
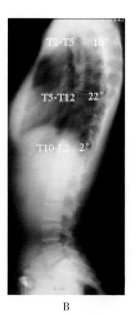
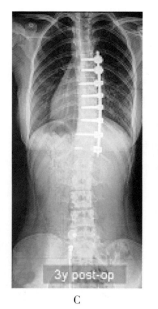
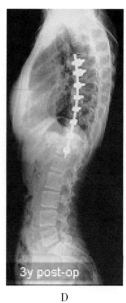

A　　　　　　　　B　　　　　　　　C　　　　　　　　D

图 5-3-4-2-1　临床举例　女性，18 岁，Lenke1 AN 型表现和治疗（A~D）
A、B.AIS Lenke1AN 型术前正侧位 X 线片；C、D.行前路选择性融合术后三年，正侧位 X 线片显示冠状面和矢状面矫形满意

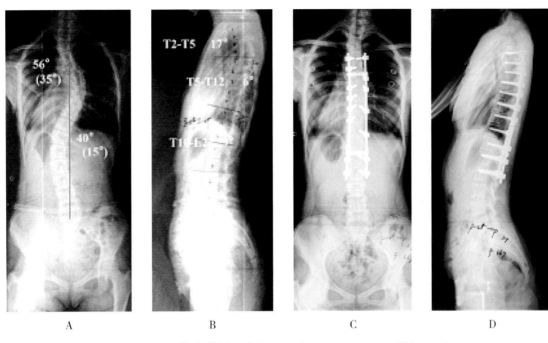

图 5-3-4-2-2　临床举例　女性，15 岁，AIS Lenke1B- 型（A~D）
A、B. AIS Lenke1B– 型；C、D. 行后路选择性融合术后二年，正位和侧位 X 线片显示矫形满意

则胸弯和腰弯在冠状面和矢状面上均获得最大程度的矫正。缺点是融合节段长，对腰椎活动度影响大，可出现邻近节段退变和腰痛，而且手术创伤增大，费用增加。一般地，Lenke1 型上端固定椎选择上端椎，多位于 T$_4$、T$_5$ 节段，而下端固定椎选择存在较大争议。

部分学者认为只要腰弯柔韧性好即可行选择性胸弯融合，此时腰弯在术后会呈现较好的自发性矫正。而另一部分学者对此类侧凸患者行胸弯选择性融合持谨慎态度，尤其在术后腰弯失代偿率较高的 Lenke1C 型中。对于 Lenke1C 型病例，腰弯顶椎明显偏离中线的情况下若行选择性融合，术后失代偿和失平衡的风险将大大增加。

Ibrahim 等认为如腰弯 Cobb 角 <35 °，Bending 位片腰弯纠正度 >70%，腰弯顶椎椎体位于骶中线上，腰骶段成角 <12° 且腰弯旋转 ≤ Ⅱ 度、胸腰段没有交界性后凸畸形，腰椎无结构性改变（如楔形变）可行选择性胸椎融合术。非选择性融合适用于胸弯前凸明显或胸腰段存在交界性后凸畸形，躯干倾斜明显或腰弯外观畸形明显，患者对外形改善要求高，不愿接受胸椎有较多残留畸形等。Lenke 等认为若胸弯与腰弯

Cobb 角度数之比、顶椎旋转度 (AVR) 之比以及顶椎偏距 (AVT) 之比均 >1.2，无胸腰段交界性后凸 (T$_{10}$~L$_2$<l0°) 则可行选择性胸椎融合。同时 Lenke 也给出了选择性胸弯融合的临床标准：对于典型的右胸弯患者，需要满足右肩高或双肩水平，躯干偏移胸部大于腰部，以及躯干前屈时胸背部隆起角度大于腰背部 1.2 倍以上。预防失代偿的措施包括排除"真性胸腰双主弯"，避免胸弯过度矫正，尽量使用平移力代替去旋转力，避免在胸弯凹侧下方使用撑开力，在凹侧中位椎和稳定椎之间使用压缩力，避免融合至稳定椎上一椎体，可能发生叠加现象；而融合至稳定椎下至上腰弯顶椎区可明显增加术后失代偿可能。

下端固定椎选择过短是导致 Lenke 1A 型发生远端叠加现象的重要因素。Miyanji 等根据 L$_4$ 倾斜方向将 Lenke 1A 分为两个亚型：L$_4$ 右倾为 1A—R，反之则为 1A—L，结果显示在下端融合椎的选择上 Lenke 1A—L 型比 1A—R 型高出 1.2~1.6 个椎体，为胸弯选择性融合下端椎的选择提供了新的思路。Suk 等建议若术前中立椎（Neutral Vertebra, NV）为下端椎（Lower End Vertebra, LEV）远端二个椎体以内，下端固定

椎选择 NV 即可；当 NV 为 LEV 远端两个以上椎体时，下端固定椎选择 NV 上方一个椎体即可，相对于选择 SV，可以保留 1~2 个运动节段。为减少叠加现象发生率，Salah 等认为左侧屈位片稳定椎（Left Bending Stable Vertebra，LBSV）或其远端相邻椎体作为下端固定椎，Wang 等则推荐选择远端首个距骶骨正中线大于 10mm 的脊椎作为 LEV，张永刚等建议下端固定椎被骶骨正中线触及。笔者既往研究认为需结合患者的生长发育成熟度、代偿性腰弯的柔软度和稳定椎的位置来进行综合评估，以确定下端固定椎的位置。总之手术策略制定前应仔细评估，不应一味追求"保护腰椎"而进行选择性融合。

三、Lenke2型

为结构性双胸弯，对 Lenke2 型仅融合下胸弯可导致术后双肩畸形进一步加重，一般认为是对主胸弯矫正过度超过上胸弯代偿能力所致的一种失代偿现象。

因此上胸弯的矫正对维持术后躯干平衡，特别是双肩的高度平衡有重要的作用，其融合上界往往达到 T_1、T_2，下端至稳定椎，通常为 T_{12} 或 L_1（图 5-3-4-2-3、4）。Lenke 在 1994 年对使用 CD 矫形系统的患者进行回顾性研究，提出当上胸弯满足 Cobb 角 >30°、在 Bending 像上超过 20°、侧凸顶椎椎体旋转超过 I 度、顶椎偏距 ≥ 1 cm、T_1 倾斜、二个胸弯的移形椎位于 T_6 或以下等大部分标准时为结构性上胸弯，矫形时应融合上胸弯以防术后出现失代偿现象。而在 2001 年 Lenke 又认为上胸弯在凸侧 Bending 像上 ≥ 25° 或 T_2~T_5 的矢状面后凸 ≥ 20° 时为真正性的结构需要融合上胸弯，这一标准一直沿用至今。然而，对于这种分型的标准目前持反对态度的观点日趋增多，总而言之目前尚无学术界广泛接受的结构性上胸弯标准。也有学者建议对 Bending 像上 ≥ 20° 的上胸弯予以融合。此外，临床上上胸弯的融合

节段仍存在争议，尤其是上端融合椎（T_1,T_2 或 T_3）的选择。而其下端固定椎选择参考 Lenke1 型。一般来说，术前患者的双肩平衡状态、T_1 椎体的倾斜情况及双侧喙突高度差等对上胸弯融合节段的选择有重要的参考意义。Lee 认为患者术前双肩高度差是决定术后双肩水平与否的重要的因素。如果左肩高或左侧斜方肌隆起，则需要融合上胸弯以纠正双肩右侧倾斜，如果只融合主胸弯会导致左侧肩关节的抬高，使得左肩更高。对于右肩高的患者，尽管存在结构性上胸弯但可仅融合主胸弯，因为在矫正主胸弯时会使得左肩抬高，对术前的右肩抬高产生代偿作用。Kuklo 发现对于术前右肩高相关的患者不需要融合上胸弯。尽管上胸弯为结构性完整弯，但是主胸弯矫正后左肩的抬高可以恢复双肩水平。术前双肩的水平患者，Kuklo 认为上胸弯的融合与否对术后双肩水平与否影响较小。对于左肩高的患者而言，应融合或部分融合上胸弯。然而这些学者在得出这样的结论时并没有把上胸弯本身的柔韧度考虑在内。很显然，上胸弯的自发矫正能力对术后双肩高度的恢复也起到重要的作用。Lenke 在提出其分型系统后在最新的一篇关于特发性脊柱侧凸矫形策略指导文献中认为对于上胸弯为非结构性的主胸弯，术前如果是右肩高则不需要融合上胸弯，上固定椎定在 T_4 或 T_5 即可；若术前双肩水平，则需要固定到 T_3；而如果术前表现为左肩高，则需要完全固定上胸弯。对于存在结构性上胸弯的双胸弯患者而言，术前左肩高的患者需要固定到 T_2 水平；术前双肩水平的患者可只固定到 T_3 水平，即部分固定上胸弯；对于术前右肩高的患者，尽管主胸弯的矫正可以抬高左肩，但考虑到上胸弯的柔韧性较差，仍然需要部分固定上胸弯。这些结论目前仍然缺乏足够的临床随访研究验证，在笔者认为 Lenke 的结论充分结合了上胸弯本身的柔韧程度以及术前双肩水平对融合节段的影响，具有一定的临床指导意义。

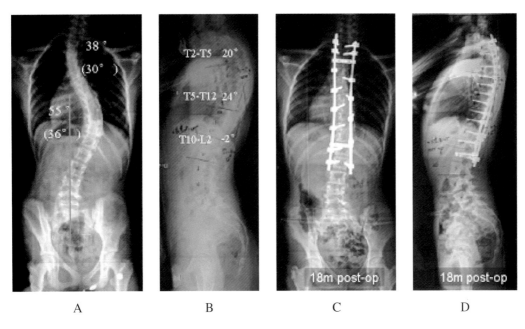

A　　　　　B　　　　　C　　　　　D

图 5-3-4-2-3　临床举例　女性，14 岁，AIS Lenke2AN 型（A ~ D）
A、B. 术前正、侧位 X 线片；C、D. 行后路选择性融合术后 18 月，正侧位 X 线片示矫形满意

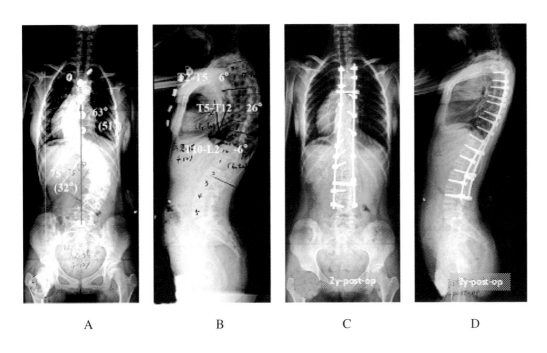

A　　　　　B　　　　　C　　　　　D

图 5-3-4-2-4　临床举例　女性，12 岁，AIS Lenke 3CN 型（A ~ D）
A、B. 术前正、侧位 X 线片；C、D. 行后路融合术后二年，正侧位 X 线片示矫形满意。

四、Lenke3型

为结构性双主弯。

同时融合胸弯及腰弯可以获得良好的腰弯矫形及躯干平衡，而行选择性胸弯融合其腰弯的矫形效果差且易出现术后躯干失平衡（图 5-3-4-2-4、5）。

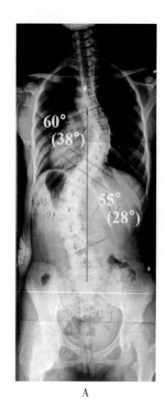
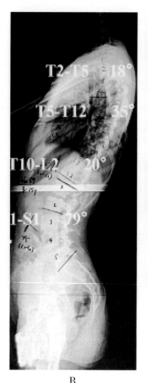
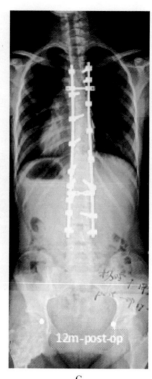
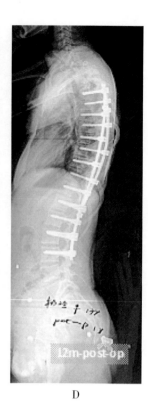

A   B   C   D

图 5-3-4-2-5　临床举例　女性，15 岁，AIS Lenke 3CN 型（A～D）
A、B. 术前正侧位 X 线片；C、D. 行后路融合术后 12 个月，正侧位 X 线片示矫形满意。

五、Lenke4型

为结构三主弯。

上胸弯、胸弯及胸腰弯或腰弯均为结构性弯曲，后两个弯曲均可能为主弯。一般而言，行三弯融合固定。胸腰双主弯或三弯长节段的融合可带来脊柱活动度明显下降以及并发症发生率增加等问题。通常术后活动度减小超过 25% 以上，导致脊柱整体柔韧性下降。这也提示在 L4 的选择时应尽可能保留较多的非融合节段，同时应该注重术后非融合节段和骨盆的功能锻炼，增强平衡和活动度代偿。Lenke 3 型和 4 型上端固定椎的选择参考 Lenke 1 型和 Lenke 2 型。在下列情况下胸腰双弯与长胸弯可以融合固定在 L3：

1. L3、L4 椎间隙具有良好的活动自由度，即在左右侧屈位 X 线片上能在凹侧或凸侧自由开放或闭合；

2. L3 在向凹侧侧屈位 X 片上显示自动去旋转；

3. 在侧屈位 X 线片上，骶骨中央线通过 L4，L4 倾斜小于 15°；

4. 顶椎在 L1、L2 或更高；

5. 腰椎柔软度好。

六、Lenke5型

为胸腰段和腰段脊柱侧凸。

胸弯为代偿性非结构性侧凸，该型也同样存在选择性融合胸腰弯或腰弯的争议。Lenke 等认为如患者 Risser 征 ≥ 2，术前胸弯 Cobb 角 <50°，胸腰弯或腰弯与胸弯 Cobb 角度数之比、顶椎旋转度 (AVR) 之比以及顶椎偏距 (AVT) 之比均 ≥ 1.25 且无胸腰段交界性后凸 (T10~L2<10°)，即可行前路或后路选择性融合胸腰弯或腰弯，融合节段选择一般为从上端椎到下端椎。在前路手术时，如下端椎上方椎体在 Bending 像上可显示自动去旋转，其与下端椎之间椎间隙具有良好的活动自由度，则可终止于下端椎上方椎体；对于上端椎紧邻的下方椎体在凹侧侧屈位片上显示自动

去旋转，其下方椎间隙具有良好的活动自由度的病例，或存在胸腰/腰弯凸侧的肩部低于凹侧的病例，可终止于上端椎下方椎体。由于前路手术有伤及腹侧器官和影响肺功能的风险，而后路手术可达到类似的矫形效果，越来越多的学者提倡后路手术矫正此型侧凸（图 5-3-4-2-6）。对于左胸腰弯或腰弯而言，左肩低于右肩是行选择性融合的相对禁忌证，因为选择性融合术后患者双肩失衡程度会加重；由于选择性融合胸腰弯或腰弯对于改善剃刀背畸形效果不明显，因此术前也应仔细评估侧凸患者剃刀背的程度。对于低 Risser 征的患者，选择性融合需慎重采用。

七、Lenke6型

为胸腰段或腰段主弯。

伴有结构性胸弯。与 Lenke5 型类似，选择性融合胸腰/腰弯后胸弯的自发性矫正及术后的进展性是关注的焦点。选择性融合的范围为从上端椎到下端椎。主弯近端固定达上端椎有助于减少结构性胸弯的术后残留角度。Sanders 等认为术前胸弯畸形程度及侧凸患者骨骼发育成熟程度是主要影响因素：腰弯与胸弯 Cobb 角度数之比 ≥ 1.25，Bending 像胸弯 Cobb 角 ≤ 20° 是反映胸弯结构性特征的最佳指标，而预测骨骼发育成熟度的最适影像学指标为髋臼 "Y" 软骨闭合情况。通常选择性融合后胸弯自发性矫正率远低于术前 Bending 相胸弯柔韧度，可能与僵硬的胸弯及剃刀背畸形有关。因此对于胸弯僵硬、剃刀背畸形明显的患者行前路选择性腰弯融合术应慎重。生长潜能较大的患者选择性融合术后融合节段曲轴现象的发生率高，且未融合代偿弯进行性加重的可能性大，易致躯干失衡，因此采取选择性融合时应慎重。

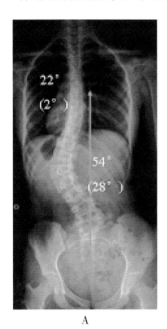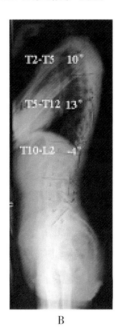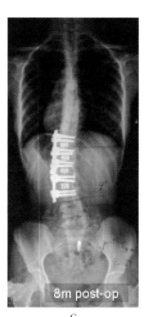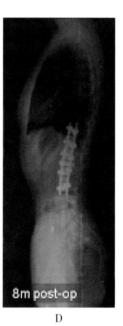

图 5-3-4-2-6　临床举例　女性，14 岁，AIS Lenke5CN 型（A~D）
A、B. 术前正侧位 X 线片；C、D. 行前路选择性融合术后 8 月，X 线正侧位片示矫形满意

第三节　特发性脊柱侧凸前路矫形固定融合范围选择

一、概述

前路矫形固定术可用于主胸弯和主胸腰/腰弯，即Lenke1型和5型。与后路手术相比，前路矫形内固定具有融合节段短等特点。一般地，主胸弯的上端椎到下端椎均需被融合。可采用前路开胸手术或胸腔镜辅助的前路术式。

二、经胸腹膜后和胸膜后入路

主胸腰/腰弯的前路矫形可采用经胸腹膜后入路和胸膜外腹膜后入路。邱勇等研发的保护膈肌的小切口入路具有减小创伤、保护膈肌等优点。对于主胸腰/腰弯，Zielke提出融合范围应为从上端椎到下端椎。上端椎和下端椎通过站立位X线片按照Cobb角测量方法确定。该方法被大多数学者采用。同时建议上端固定椎的选择应避免位于T_{12}。对于上端椎紧邻的下方椎体在凹侧侧屈位片上显示自动去旋转，其下方椎间隙具有良好的活动自由度的病例，或存在主弯凸侧的肩峰低于凹侧的病例，则近端固定可终止于上端椎下方椎体。一般来说，以下端椎确定下端固定椎通常具有较好的矫形效果。然而，为缩短融合范围，有学者提出可使下端固定椎可终止于在凹侧Bending片上达到水平化的椎体。Kaneda等认为运用双棒技术行前路选择性融合，其远端融合可终止于下端椎的上方椎体，从而缩短了融合范围。

三、短节段融合术

针对主胸腰弯（腰弯），Hall提出了短节段融合的理念。不过，短节段融合原则仅适用于轻中度且柔韧性好的胸腰段脊柱侧凸；在站立位X线片上，如果侧凸顶点位于椎间盘，则融合该椎间盘上下各两个椎体，如侧凸顶点位于椎体，则融合该椎体及上下各一个椎体。另外还应参考凸凹侧Bending片，在凸侧Bending片上，顶点上下第一个张开的椎间盘可不融合；在凹侧Bending片上，顶点下方椎体应与骶骨平行。如不具备以上两条，则应按最长的节段进行融合，且要求对融合节段进行过度矫正。由于短节段融合会使融合节段上下的椎间隙张开，所以对侧凸顶点以下的脊椎节段柔软度要求非常高。

四、结论

总之，正确的融合区选择既要获得侧凸的矫正，达到有效融合，又要尽量减少不必要的脊柱活动度的丧失，从而减少失代偿（叠加现象，躯干倾斜，假关节等）的发生。另外在目前翻修手术仍难被患者理解的国情下，是否进行选择性融合须十分慎重。

（邱　勇）

第五章　青少年特发性脊柱侧凸

第一节　青少年特发性脊柱侧凸概述、临床分类及分型

一、青少年特发性脊柱侧凸概述

特发性脊柱侧凸最早是 19 世纪中叶由 Bauer 提出，1909 年 Nathan 正式使用这一名称，直到 1922 年才由 Whitman 给出明确定义，随后被国际脊柱侧凸研究会推广。青少年特发性脊柱侧凸（Adolescent Idiopathic Scoliosis,AIS）是指发生于青春发育期前后的脊柱结构性侧凸畸形，它好发于青少年，尤其是女性，在整个青春发育期快速进展至青春发育结束，在成年期则缓解进展，有时则停止进展。

二、青少年特发性脊柱侧凸临床分类

（一）根据脊柱侧凸发病时的年龄分类

婴儿型脊柱侧凸（0~3 岁）、儿童型脊柱侧凸（4~9 岁）、青少年型脊柱侧凸（10~16 岁）。

（二）根据顶椎的位置分类

在前后 X 线平片上，脊柱侧凸的凸侧被定义为该脊柱侧凸的方向，即右胸椎脊柱侧凸指弯曲的凸侧在右侧。顶椎指的是弯曲中最为水平、旋转最严重和偏离中线最远的脊椎。

【单个主胸弯】

最为常见，顶椎在 T_8 或 T_9，常包括 6~7 节脊椎，一般为右侧凸。由于整个脊柱侧凸区均在胸椎，可早期引起凸侧肋骨向背侧隆起而被早期发现。双肩不等高明显，有时也可成为首发症状。该类脊柱侧凸发病越早，造成的胸廓畸形越明显，还常伴有胸椎后突的减小甚至出现前突，称为前凸型胸椎侧凸。

【胸腰椎主侧凸】

顶椎常为 T_{12} 或 L_1，由于可引起明显的躯干侧倾而外观畸形严重。有时，一个 40° 的胸腰椎侧凸造成的畸形明显重于一个 60° 的胸腰双主弯畸形。

【单个主腰弯】

顶椎常为 L_2 或 L_3，由于脊柱侧凸位置低，正常腰椎又是前凸，因而有时即使脊椎旋转很明显，但外观畸形轻，早期不易被发现。

【胸椎和腰椎两个主侧凸（又称胸腰双主弯）】

胸椎常为右弯，腰椎常为左弯。两个弯曲的度数、旋转、与中线的距离常接近，但腰弯的柔软性常大于胸弯。由于躯干平衡好、双肩等高，穿衣后即使度数很大，外观畸形也可以不明显，但在矢状面上可以在两个弯曲的交界区出现一后凸畸形，即交界性后凸畸形。

【两个主胸弯（又称胸椎双主弯）】

不常见，在胸椎出现两个方向相反的弯曲，通常为上胸椎左弯，呈后凸型，下胸椎右弯，呈前凸型，因而在两弯交界处可出现一明显的交界性后突，病人双肩不等高，但常为右肩低于左肩，左颈胸部比右侧饱满。

【颈胸段主侧凸】

少见，外观畸形明显，常被早期发现，但支具治疗极为困难，手术的矫形效果也差。

【多个互补性脊柱侧凸（又称"蛇"形脊柱侧凸）】

很少见，在胸椎和腰椎出现几个方向相反的脊柱侧凸，由于度数接近，互相补充因而平衡维持好、外观畸形轻，进展也相对较慢。

三、青少年特发性脊柱侧凸分型

（一）King 分型

King 分型曾因简单便于记忆被广泛应用，但该分型系统是根据侧凸的冠状面畸形和使用 Harrington 器械矫形结果的分析而得出的，不能正确反映侧凸的三维畸形；并且分型不完整，未包括单腰弯、单胸腰弯和三弯。在将其应用于三维矫形器械的治疗时，出现了很多问题，其中问题最多的是 King II 型产生的术后失代偿。该分型系统的可靠性和可重复性很低，仅为64%和69%，也不利于在不同治疗方法间进行比较研究，因此，目前已基本不再使用，使用较多的是 Lenke 分型和 PUMC 分型。

（二）Lenke 分型

Lenke 等通过对冠状面和矢状面畸形的分析对特发性脊柱侧凸进行分型，是目前较全面的分型系统；并且其可信度和可重复性较高，Lenke 报道分别为92%和83%，邱勇报道分别为60.5%和81.8%，远较 King-Moe 分型系统为高。

Lenke 分型包括三个部分：侧凸类型（1~6）、腰弯修正型（A、B、C）与矢状面胸弯修正型（-、N、+）。

Lenke 依照脊柱侧凸研究协会（SRS）的定义，在冠状面上以顶椎位置命名侧凸类型，同时做出以下定义：结构性近段胸弯为侧方弯曲 X 线片上 Cobb 角 ≥ 25°（T_1 倾斜入上弯或无）或胸椎后凸（T_2~T_5）≥ 20°；结构性主胸弯为侧方弯曲 X 线片上 Cobb 角 ≥ 25° 或胸腰椎后凸（T_{10}~L_2）≥ 20°；结构性主胸腰弯（腰弯）为侧方弯曲 X 线片上 Cobb 角或胸腰椎后凸（T_{10}~L_2）≥ 20°。

（三）AIS 分型

AIS 可分为以下六种类型（图5-3-5-1-1 ~ 9）：

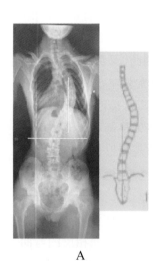 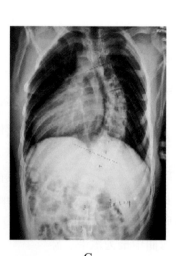 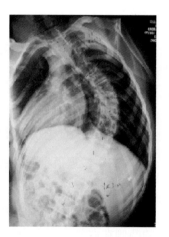

A   B   C   D

图 5-3-5-1-1 临床举例　Lenke 1 A N 型脊柱侧凸（A ~ D）

A. 胸椎主侧凸，Cobb 角51°，CSVL 在 L_2 两侧椎弓根之间穿过；B. 胸椎后凸（T_5 ~ T_{12}）为38°；
C. 凸侧 bending Cobb 角41°，为结构性胸椎主侧凸；D. 腰弯 Cobb 角30°，凸侧 bending Cobb 角0°，为非结构性侧凸

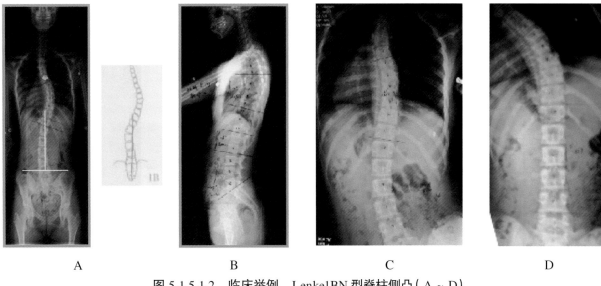

图 5-1-5-1-2　临床举例　Lenke1BN 型脊柱侧凸 (A ~ D)

A. 胸椎主侧凸,Cobb 角 42°，CSVL 在 L_4 凹侧椎弓根的内侧界至椎体外缘之间；B. 胸椎后凸 (T_5 ~ T_{12}) 为 14°；
C. 腰弯 Cobb 角 23°，凸侧 bending Cobb 角 3°，为非结构性侧凸；D. 凸侧 bending Cobb 角 21°，为结构性胸椎侧凸

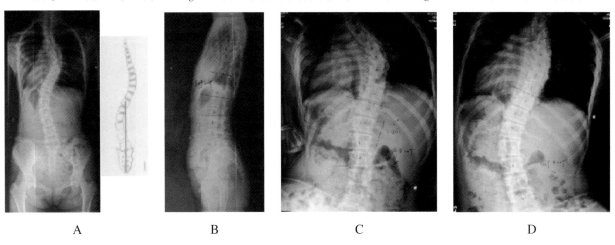

图 5-1-5-1-3　临床举例　Lenke1C- 型脊柱侧凸 (A ~ D)

A. 胸椎主侧凸，Cobb 角 51°，CSVL 位于 L_3 椎体外缘以外；B. 胸椎后凸 (T_5 ~ T_{12}) 为 6°；C. 腰弯 Cobb 角 40°，凸侧
bending Cobb 角 15°，为非结构性侧凸；D. 凸侧 bending Cobb 角 35°，为结构性胸椎主侧凸

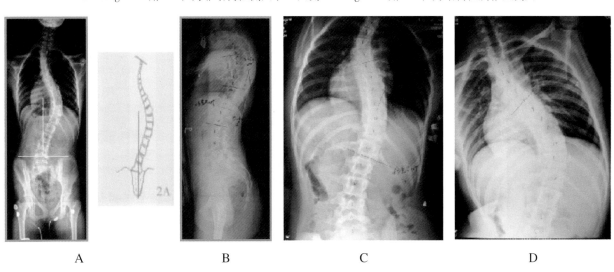

图 5-1-5-1-4　临床举例　Lenke 2AN 型脊柱侧凸 (A ~ D)

A. 胸椎双侧凸，主胸椎侧凸是主侧凸，Cobb 角 55°，CSVL 在 L_2 两侧椎弓根之间穿过；B. 胸椎后凸 (T_5 ~ T_{12}) 为 24°；
C. 凸侧 bending Cobb 角 36°；D. 上胸椎侧凸是结构性的次侧凸，Cobb 角 38°，凸侧 bending Cobb 角 30°

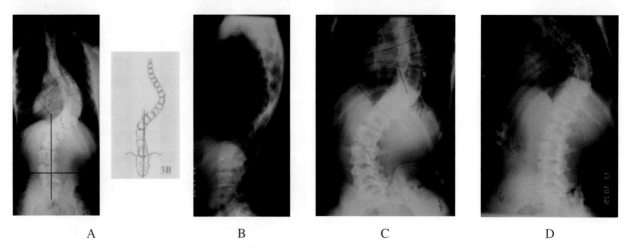

A   B   C   D

图 5-1-5-1-5　临床举例　Lenke 3BN 型脊柱侧凸（A ~ D）

A. 胸腰椎双主侧凸，主胸椎侧凸 Cobb 角 90°，CSVL 位于在 L₃ 凹侧椎弓根的内侧界至椎体外缘之间；
B. 胸椎后凸（T_5 ~ T_{12}）为 35°；C. 凸侧 bending Cobb 角 60°；D. 腰椎侧凸 Cobb 角 45°，凸侧 bending Cobb 角 28°

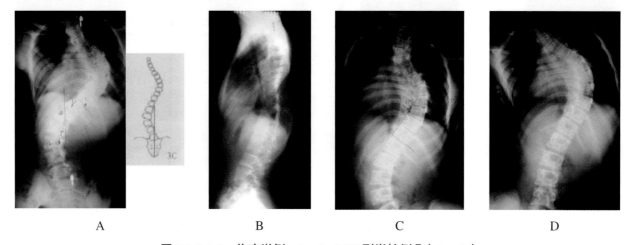

A   B   C   D

图 5-1-5-1-6　临床举例　Lenke 3CN 型脊柱侧凸（A ~ D）

A. 胸腰椎双主侧凸，主胸椎侧凸 Cobb 角 100°，CSVL 位于在 L₃ 椎体外侧缘；B. 胸椎后凸（T_5 ~ T_{12}）为 30°；
C. 凸侧 bending Cobb 角 60°；D. 腰椎侧凸 Cobb 角 75°，凸侧 bending Cobb 角 26°

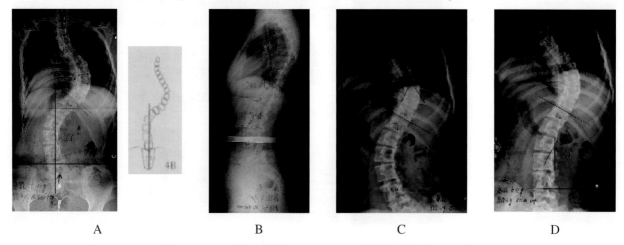

A   B   C   D

图 5-1-5-1-7　临床举例　Lenke4BN 型脊柱侧凸（A ~ D）

A. 上胸弯 Cobb 角 45°，胸弯 Cobb 角 72°，腰弯 Cobb 角 55°，CSVL 位于 L₃ 椎弓根的内侧界至椎体外缘之间；
B. 胸椎后凸（T_5 ~ T_{12}）为 26°；C. 上胸弯 bending 27°，胸弯 bending 67°；D. 腰弯 bending 30°

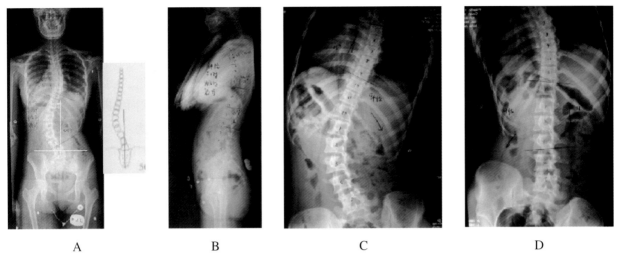

图 5-1-5-1-8　临床举例　Lenke 5C N 型脊柱侧凸（A ~ D）

A. 胸腰椎侧凸 Cobb 角 50°，CSVL 位于 L_1 椎体外缘以外；B. 胸椎后凸（$T_5 \sim T_{12}$）为 18°；
C. 胸椎侧凸 Cobb 角 30°，凸侧 bending Cobb 角 15°　D. 凸侧 bending Cobb 角 11°

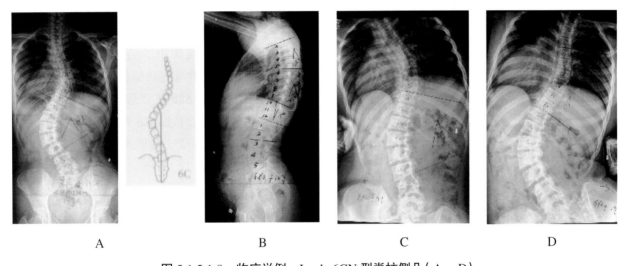

图 5-1-5-1-9　临床举例　Lenke6CN 型脊柱侧凸（A ~ D）

A. 躯干左倾，胸腰弯 Cobb 角 63°，主胸弯 Cobb 角 50°，胸腰弯与主胸弯均为结构性弯曲，且胸腰弯 Cobb 角 63° 与主胸
弯 Cobb 角 50° 的差值超过 5°；CSVL 位于 L_1 凹侧椎体外缘之外；B. $T_5 \sim T_{12}$ 后凸角为 40°；
C. 凸侧 bending Cobb 角 30°；D. 凸侧 bending Cobb 角 30°

Ⅰ型　主胸弯，胸弯为主弯，近段胸弯和胸腰弯 / 腰弯为次要弯曲，且为非结构性弯曲；

Ⅱ型　双胸弯，胸弯为主弯，近段胸弯为次要弯曲和结构性弯曲，胸腰弯 / 腰弯为次要弯曲且为非结构性弯曲；

Ⅲ型　胸腰双主弯，胸弯和胸腰弯 / 腰弯均为结构性弯曲，近段胸弯为非结构性弯曲。其中胸弯 Cobb 角大于胸腰弯（腰弯），相差不超过 5°；

Ⅳ型　三主弯，近段胸弯、胸弯和胸腰弯（腰弯）均为结构性弯曲，其中远侧两个弯曲均有可能为主弯；

Ⅴ型　胸腰弯 / 腰弯，胸腰弯（腰弯）为主弯和结构性弯曲，近段胸弯和胸弯为非结构性弯曲；

Ⅵ型　胸腰弯 / 腰弯 - 胸弯，胸弯和胸腰弯 / 腰弯均为结构性弯曲，近段胸弯为非结构性弯曲，其中胸腰弯（腰弯）为主弯，其 Cobb 角大于胸弯至少 5°；若胸弯和腰弯的 Cobb 角相差 <5°，则根据胸弯和胸腰弯 / 腰弯是否为结构性弯曲将

其归入Ⅲ、Ⅳ、Ⅴ型。

（四）上骶骨中垂线（CSVL）分型

在初步分型的基础上，考虑到手术矫形时腰椎侧凸可改变脊柱的平衡，还会对近端的侧凸造成影响，因此需要对腰椎侧凸的情况做进一步的评价。根据脊柱前后位片上骶骨中垂线（Center Sacral Vertical Line, CSVL）与腰椎的位置关系，将腰椎侧凸进一步分为A、B、C三型。

A型　CSVL在稳定椎以下的腰椎椎体两侧椎弓根之间穿过，该型侧凸必须同时存在顶椎位于T_{11}~T_{12}椎间隙或以上的胸椎侧凸。如果对CSVL是否穿过双侧椎弓根之间存在疑问，则判定为B型。A型腰椎侧凸主要见于主胸椎侧凸（Lenke 1型至Lenke 4型），不能用于定义胸腰段（腰椎）侧凸（Lenke 5型及Lenke 6型）。如果CSVL正好从顶椎椎弓根中央穿过，也视为腰椎侧凸A型。

B型　CSVL位于凹侧椎弓根的内侧界至椎体或椎间盘外缘之间，如对CSVL是否接触椎体或椎间盘外缘存在疑问，则判定为B型。此型侧凸同样只见于顶椎位于主胸椎的侧凸，因此也不包括胸腰段（腰椎）侧凸。

C型　CSVL位于腰椎椎体或椎弓根外缘以外。此类畸形的主侧凸可能位于胸椎、腰椎和/或胸腰段。

如对CSVL是否接触椎体或椎间盘外缘存在疑问，则判定为B型。C型可能包括所有的以主胸椎侧凸为主侧凸的畸形，必然包括所有的胸腰段（腰椎）侧凸。

腰椎侧凸（CSVL）分型可用于进一步评价六种Lenke分型脊柱侧凸的腰椎畸形，还可预测手术矫形后腰椎位置的改变。

手术矫形时，胸椎矢状面的生理曲度是需要考虑的关键指标之一。为此，在Lenke基本分型的基础上，对胸椎侧凸的矢状面做进一步分型。正常胸椎后凸（T_5 ~ T_{12}）平均为+30°（10° ~ 40°）（后凸为+）。与正常对照组相比，青少年特发性脊柱侧凸患者胸椎后凸角度减少，甚至可能形成胸椎前凸。在站立位侧位X线片上，测量T_5椎体上缘至T_{12}椎体下缘的矢状面后凸角度，如果后凸角度小于+10°为负型(-)；后凸角度在+10° ~ +40°为正常型(N)；后凸角度大于+40°，则视作正型(+)。

对特发性侧凸患者分型时，先做Lenke基本分型，然后区分腰椎侧凸分型及胸椎矢状面后凸角分型。最终获得的完整分型为三种分型的组合，如1A-、1AN、6CN等。

但由于该系统使用了结构性弯曲这一仍有争议的概念，使得对侧凸的描述容易产生混淆。Ogon等通过对Lenke分型系统的分析，其可靠性仅为41%，远低于Lenke等的报道。另外，该分型系统亦缺乏相应于各型的具体融合范围和手术方法。

（五）特发性脊柱侧凸的PUMC（协和）分型

该分型系统由我国邱贵兴经总结427例接受手术治疗的特发性脊柱侧凸患者的临床和影像学资料后提出。此系统根据顶点多少将侧凸分为三型，一个顶点为Ⅰ型，二个顶点为Ⅱ型，三个顶点为Ⅲ型。每型中再分不同的亚型，共计13个亚型（表5-3-5-1-1）。

表5-3-5-1-1　PUMC分型

型别	顶点数	亚型	特 点
Ⅰ 单弯	1	Ⅰa	胸弯，顶点位于T_2 ~ $T_{11、12}$椎间盘
		Ⅰb	胸腰段弯，顶点位于T_{12} ~ L_1
		Ⅰc	腰弯，顶点位于$L_{1、2}$椎间盘 ~ $L_{4、5}$椎间
Ⅱ 双弯	2	Ⅱa	双胸弯

型别	顶点数	亚型	特　　　　　　　点
Ⅱ 双弯	2	Ⅱb	胸弯 + 胸腰弯或腰弯，胸弯 > 胸腰弯 / 腰弯 10° 以上 Ⅱb1 符合以下条件： 1. 无胸腰段或腰段后凸 2. 胸腰段 / 腰段 Cobb 角 ≤ 45° 3. 胸腰段 / 腰段旋转度 < Ⅱ度 4. 胸腰段 / 腰段柔韧性 ≥ 70% Ⅱb2 胸腰段或腰段有后凸；若无后凸，但下述三条中有一条者，亦为Ⅱb2。 1. 胸腰弯 / 腰弯额状面 Cobb 角 > 45° 2. 胸腰弯 / 腰弯旋转度 > Ⅱ度 3. 胸腰段 / 腰段柔韧性 < 70%
		Ⅱc	胸弯 ≈ 胸腰弯 / 腰弯，即二者 Cobb 角差小于 10° Ⅱc1 胸弯柔韧性 > 胸腰弯 / 腰弯柔韧性；胸弯凸侧 Bending 相 ≥ 25° Ⅱc2 胸弯柔韧性 > 胸腰弯 / 腰弯柔韧性；胸弯凸侧 Bending 相 > 25° Ⅱc3 胸弯柔韧性 < 胸腰弯 / 腰弯柔韧性
		Ⅱd	胸弯 < 胸腰弯 / 腰弯 10° 以上 Ⅱd1 胸弯凸侧 Bending 相 ≥ 25° Ⅱd2 胸弯凸侧 Bending 相 > 25°
Ⅲ 三弯	3	Ⅲa	远端弯符合Ⅱb1 条件
		Ⅲb	远端弯符合Ⅱb2 条件

第二节　青少年特发性脊柱侧凸自然史

一、青少年特发性脊柱侧凸概述

在 AIS 的自然史中，值得关注的问题是：能否预测何种 AIS 畸形将会进展和未经治疗的脊柱侧凸会产生哪些影响。

几十年来，国内外的脊柱外科医师从各个角度对 AIS 的自然史进行了不懈的研究，发现许多因素均与 AIS 的进展相关，包括患者的年龄、性别、骨骼发育、侧凸的程度及类型、椎体的旋转等。

二、青少年特发性脊柱侧凸年龄因素

首诊时侧凸的年龄越小，畸形进展的可能性越大。Weinstein 研究了侧凸进展与首诊年龄及度数的相关性（表 5-3-5-2-1），发现侧凸进展的可能性与首诊年龄成负相关，而与侧凸大小成正相关，如首诊时 Cobb 角 < 19°，在 10 ~ 12 岁年龄段，其侧凸的进展概率为 25%；在 13 ~ 15 岁，进展概率即降至 10%，而至 16 岁时，因其骨骼的发育趋向成熟，故其侧凸的进展概率可能为 0%。

表 5-3-5-2-1　侧凸进展与首诊年龄及度数的相关性

首诊时侧凸大小（度数）	首　诊　时　的　年　龄　（年）		
	10 ~ 12	13 ~ 15	16
< 19	25%	10%	0%
20–29	60%	40%	10%
30–59	90%	70%	30%
> 60	100%	90%	70%

青春期是生长发育一个比较特殊的时期，此阶段迎来了发育的第二次高峰，机体生长的加速也会导致侧凸的进展加快（图 5-3-5-2-1）。Song 分别对 AIS 患者青春期侧凸的进展进行了研究，发现尽管患者均使用了支具，但不论是男性还是女性，其侧凸均迅速进展：男性中，所有青春期前侧凸超过 30° 的患者经过青春期发育以后侧凸均超过 45°，而女性患者的这一比例也高达 83%；在青春期以前侧凸不足 30° 的 AIS 患者中分别有 14% 和 4% 的患者进展到 45° 以上。

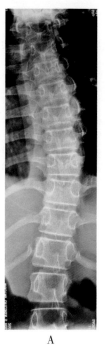

A

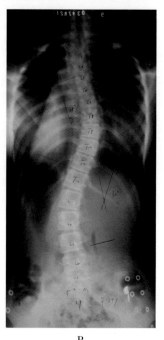

B

图 5-3-5-2-1　临床举例　女性 11 岁~14 岁 X 线片观察（A~B）
A. 发现时 X 线正位片示脊柱侧凸；B. 14 岁时 X 线正位片示侧凸进展为胸弯 38°，腰弯 30°

三、青少年特发性脊柱侧凸骨骼因素

包括骨骼成熟的程度和骨质的密度两个方面。

（一）骨骼成熟程度

是预测 AIS 进展的一个重要因素。临床上主要通过 Risser 征评价

骨骼的成熟程度。对骨骼发育尚未成熟的患者而言，侧凸进展与生长潜力、侧凸类型两大因素密切相关。生长潜力对侧凸畸形进展的影响是

十分明显的；发现侧弯时，Risser 征越低，畸形进展的可能性越大。Lonstein 研究了侧凸进展与首诊时 Risser 征及度数的相关性（表 5-3-5-2-2），发现侧凸进展的可能性与 Risser 征成负相关，如同样是 5°~19° 的侧凸，在 Risser 征为 0~1 的患者，侧凸进展可能性为 22%，而在 Risser 征为 2~4 的患者，侧凸进展的可能性降至 1.6%。该研究表明，随骨骼发育的成熟，侧凸进展的可能性减小；对侧凸度数较大的患者而言，即使骨骼趋向成熟，畸形进展的可能性仍较大。

表 5-3-5-2-2　侧凸进展与首诊时 Risser 征及度数的相关性

Risser 征	侧凸大小（度数）	
	5 ~ 19	20 ~ 29
0 ~ 1	22%	68%
2 ~ 4	1.6%	23%

Peterson 对 159 名 Cobb 角在 25°～35° 间的女性 AIS 患者随访直到其骨骼成熟或者侧凸进展了 6° 后发现，Risser 征 0～1 级可以作为 AIS 进展的独立危险因素；Suh 等对 50 名男性 AIS 患者随访一年以上后也得出类似的结论：Risser 征 4 级的侧凸进展速度为 3°/年，而 5 级的患者仅为 0.44°/年；Ascani E 发现未经过治疗的 AIS 在骨骼成熟后仍然有轻度的进展，平均 0.4°/年。因此只有等到骨骼完全发育成熟后侧凸的进展速度才会减小。

（二）骨密度

Courtois 将 33 位脊柱侧凸患者和相应的正常人对照后发现脊柱侧凸组的骨量明显少于正常组，Cheng 将 14 名女性 AIS 患者与正常对照对比也发现 AIS 患者患有骨质疏松的较正常人群多得多，Goto M 等则认为脊柱侧凸的进展与骨质的吸收有关，骨质被吸收可能是侧凸的进展的原因之一。

四、青少年特发性脊柱侧凸性别因素

男性、女性患者 AIS 的自然史的差异表现为女性所占的比例较男性大，而女性的侧凸进展也比男性快，因为有研究发现女性在其月经初潮之前起病的其进展较快。Suh 回顾了 50 例男性 AIS 患者，在 Risser 征 4~5 期间，44% 的男孩发展超过 5；而女孩相反，Risser 征 4 时，女孩就被认为骨骼发育成熟。这项研究提示男孩脊柱侧凸发病年龄较晚，侧凸进展也较晚，所以建议男性侧凸患者，应随诊到 Risser 征 5 为止。另有人研究发现，胸椎后凸的减少不仅对患者的肺功能有影响，而且是导致畸形进展的可能因素。

五、青少年特发性脊柱侧凸的程度

侧凸的程度常以 Cobb 角来表示，亦被认为是评价侧凸进展的最佳指标之一，侧凸程度不同，侧凸的进展速度也不同。首诊时侧凸的度数越大，畸形进展的可能性越大，较大的畸形在骨骼成熟后还可以进展，一般来说，骨骼成熟后小于 30° 的畸形，无论其侧凸类型，畸形在成年期可长期

不进展；但骨骼成熟后 50°～80° 的胸弯、胸腰双主弯及胸腰弯必定会进展。Edgar 的研究表明大于 50° 的胸弯平均每年发展超过 1.3°，而超过 50° 的腰弯或胸腰弯也倾向于发展，就胸腰双主弯而言，胸弯进展比单纯胸弯慢，而腰弯的发展与单纯腰弯相似。Lonstein 等对 727 名 Cobb 角为 5°～29° 的 AIS 患者随访至骨骼停止生长，发现仅 23.2% 的 AIS 患者侧凸进展；Pecina 对 97 名 Cobb 角 <20° 的 AIS 随访三年，进展的也只占 25.5%；Edgar 对 78 名未治疗的 AIS 患者在骨骼成熟后平均随访 37.7 年，原来 Cobb 角 >55° 的侧凸均有不同程度的进展，其中 90°～100° 进展最多，达到 1.5°/年；Weinstein 经过研究后也发现骨骼成熟时 Cobb 角 <30° 的基本上没有进展，而 Cobb 角达到 50°～75° 的 AIS 最容易进展。因此，Cobb 角越大侧凸进展的可能性就越大。

六、青少年特发性脊柱侧凸类型

侧凸类型对畸形进展影响表现为不同类型侧凸的进展速度亦有相当大的差别。Bjerkreim 等的研究发现，单个侧凸的 AIS 进展速度大于有两个或两个以上侧凸的 AIS（图 5-3-5-2-2）；Ascani 对 187 名随机选取的未经治疗的 AIS 分析后发现不同侧凸类型进展速度由快到慢为：胸弯 > 胸腰段弯 > 腰弯 > 双主弯；Meade 对 Cobb 角在 10°～40° 的三种均有两个侧弯的 AIS 进行比较后发现，胸腰双主弯、胸主弯伴代偿腰弯的 AIS 的侧凸较腰主弯伴代偿胸弯的 AIS 快，而前两者的进展速度无明显差别。

七、青少年特发性脊柱侧凸椎体的旋转

Weinstein 和 Ponseti 对发育成熟后侧凸发展的研究表明，无论侧凸为何种类型，30° 以上侧凸的进展还与椎体旋转有关；50°~75° 的胸弯发展迅速，平均每年增加 0.75°~1.0°，骨骼发育成熟后腰弯大于 30° 的患者在 40 年的随访中平均发展 16.2°。另一个值得注意的现象是右腰弯的发展速度是左腰弯发展速度的两倍。胸腰弯患者

的顶椎旋转最为显著，旋转随侧凸的进展而加重，顶椎的旋转及下终椎的旋转脱位均可导致畸形进展。Perdriotle 等对 221 例未经治疗的特发性胸段侧凸患者骨骼成熟前的 X 片进行了回顾性研究后发现侧凸的进展与脊椎旋转度的关系非常密切：脊柱旋转度越大，最终脊柱的侧凸也越严重。国内张光铂等对 81 例 7 ~ 15 岁的脊柱侧凸患者随访 1.5 ~ 2 年后也认为 AIS 的进展与脊柱旋转度密切相关：如脊柱无旋转，则侧凸消退或不加重的机会很大；若旋转明显，则自然消退的机会很

少，且旋转程度越重，侧凸加重的机会越多。

侧凸畸形可能给患者带来长远的心理和社会影响，如不良的自身形象、低就业率及排斥于社会群体之外。Weinstein 对 194 名 AIS 患者的长期随诊发现，11% 的患者从未结婚，21% 的患者对其畸形有轻微的心理反应，如不愿意穿紧身衣或浴衣。即使在中国，也只有极少数的严重脊柱畸形的患者，其身心健康未受太大影响且患者能接受其现状。

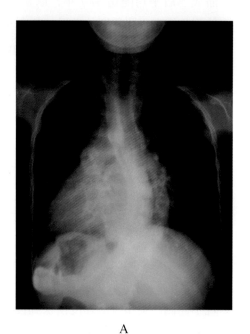
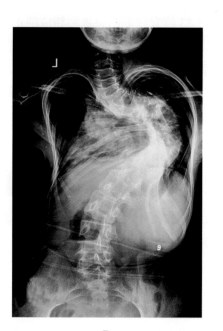

A   B

图 5-3-5-2-2　临床举例　女性，13 岁发现未治疗，五年后加重（A~B）

A. 13 岁时 X 线片发现脊柱侧凸，未治疗；B. 18 岁时发展成严重脊柱侧凸

第三节　青少年特发性脊柱侧凸非手术疗法之支具治疗

一、支具治疗原理

特发性脊柱侧凸的非手术治疗方法很多，目前较为公认的是支具治疗，其他方法独立使用时的有效性并不肯定，支具矫正畸形原理主要为以下三种：

1. 通过"扶直反射"和"避痛反射"达到诱导性纠正；

2. 遵循"三点原理"使用各种托垫加压来被动性纠正；

3. 偶合运动性纠正：躯干轻度前屈固定，引导躯干向上生长，从而使脊柱生长板所承受的力量达到正常的重新分布，维持脊柱在额状面和矢状面良好形态下的生长成熟。

二、支具治疗适应证

包括：

1. Risser 征 ≤ 2 和月经尚未开始或刚开始的患者；

2. 20°～40°的轻度脊柱侧凸，婴儿及早期少年型 40°～60°偶尔可用支具；

3. 节段长的脊柱侧凸支具治疗效果佳；

4. 40°以下柔软性较好的腰段或胸腰段脊柱侧凸 Boston 支具效果最佳；

5. 对于初诊外观畸形已经非常严重又有高度进展危险的患者，支具效果很差，合并胸椎前突者不宜支具治疗。

三、支具治疗的疗效评价

自 1946 年 Blount 和 Schmidt 最早介绍 Milwaukee 支具架治疗脊柱侧凸以来，国外相继出现了许多支具矫正脊柱侧凸的报告，结果不尽相同。Lonstein 和 Winter 研究了 30°～39°脊柱侧凸 Milwaukee 支具治疗的疗效，并与 Bunnell 预测的 30°～39°脊柱侧凸自然病程进展作一比较，Bunnell 认为 Risser 0～1 患者中 57% 进展 >5°，Risser 征 ≥ 2 的患者中 43% 进展 >10°，而 Lonstein 和 Winter 发现 Milwaukee 支具治疗失败率分别为 53% 和 25%。Miller 把 144 例 Milwaukee 支具或 Boston 支具治疗的患者与 111 例无治疗的对照组比较，治疗组有 17% 患者进展 >5°，而对照组是 24%。2000 年 Wiley 长期随访后发现每天佩带 18 小时以上 Boston 支具可有效阻止大曲度（35°~45°）青少年特发性脊柱侧凸的进展。朱泽章报告应用支具治疗并获中期随访的 AIS 患者 77 例，男 15 例，女 62 例；年龄 10~15 岁，平均 12.7 岁。侧凸分类：胸腰椎双主弯 26 例（A 组），单一胸椎主弯 37 例（B 组），单一胸腰椎主弯或腰椎主弯 14 例（C 组）。治疗前 Risser 征 Ⅰ~Ⅲ度，平均为 1.4，其中 Ⅰ度 57 例；Ⅱ度 13 例；Ⅲ度 7 例。治疗前原发弯 Cobb 角 22°～62°（平均为 35.9°）。20°～35°者 37 例，>35°者 40 例。全部病例随访 24～60 个月，平均 30 个月。23 例（29.8%）出现脊柱侧凸进展（原发弯增加 >5°）。在不同类型脊柱侧凸中，胸腰椎双主弯患儿的初诊支具矫正率最高，为 20.6%；其顶椎旋转矫正的发生率也最高，为 26.9%；其侧凸进展的发生率最低，为 23.1%，但与其他类型侧凸比较差异无显著性（P>0.05）。初诊支具矫正率和侧凸进展的发生率随 Risser 征的不同而呈现一定的变化趋势，表现为 Risser 征越小，初诊支具矫正率越大，而侧凸进展的发生率也越高，且 Risser

征Ⅰ度组与Ⅱ度组之间、Ⅰ度组与Ⅲ度组之间初诊支具矫正率的差异有显著性 (P<0.05)；而不同 Risser 征的顶椎旋转矫正的发生率差异无显著性 (P>0.05)，且其变化与此趋势并不一致。原发弯 Cobb 角 20°～35°组的初诊支具矫正率大于 Cobb 角 >35°组，差异有显著性 (P<0.05)，其侧凸进展的发生率低于 Cobb 角 >35°组，但差异无显著性 (P>0.05)；Cobb 角 20°～35°组的顶椎旋转矫正的发生率低于 Cobb 角 >35°组，但差异无显著性 (P>0.05)。

第四节　青少年特发性脊柱侧凸手术治疗

一、青少年特发性脊柱侧凸后路手术

（一）后路去旋转矫正技术

传统的哈氏技术对侧凸的纠正是通过单一额状面上的凹侧撑开，而去旋转技术主要是通过转棒改变脊柱畸形的平面而矫正侧凸，去旋转矫正技术把原脊柱侧凸在额状面上的畸形弯度部分转向矢状面，使在纠正额状面畸形的同时能一定程度地纠正脊柱的旋转畸形，并重建矢状面正常的胸椎后凸和腰椎前凸，从而达到真正意义的三维矫形。使用去旋转技术矫正侧弯有其基本条件，如脊柱必须柔软，Cobb 角不大（如小于 80°），后凸畸形不严重，脊椎无明显结构性畸形等。所以文献中报道能使用标准去旋转矫正技术的适应证大多是特发性青少年脊柱侧凸。对于严重畸形（如 Cobb 角 > 90°）或复杂畸形（如合并严重后凸畸形）和僵硬的脊柱侧凸，无法通过对单一预弯棒的旋转而纠正侧凸，一方面技术上不可能达到对棒行 90° 旋转，强行旋转可导致脱钩拔钉和脊椎后部骨折，甚至强大的扭转力可引发神经并发症。另一方面，术中额状面上的畸形程度并非是矢状面上所希望的曲度。去旋转矫正技术虽然可达到对畸形的三维矫正，但容易出现一个在哈氏手术中不易发生的特殊并发症，即手术后脊柱失代偿。失代偿指的是脊柱负重轴在额状面或矢状面上偏离正常位置，临床可表现为术后双肩不等高、躯干倾斜、胸腰段后凸、$C_7 \sim S_1$ 垂线偏离

中央等。X 线片上则可表现为代偿弯加重、原发弯延长进入代偿弯、内固定偏离稳定区和上下融合端出现交界性后凸畸形等。常见的原因有：

1. 远端融合水平选择错误，通常过短而忽略了腰弯；
2. 近端融合水平选择错误，如忽略了高位胸弯；
3. 术前没有认识到存在的胸腰段交界性后凸；
4. 纠正力的方向不正确，如在胸腰段脊柱区使用撑开力；
5. 融合固定终止于弯曲的顶椎；
6. 胸弯过度纠正而超过了腰弯的代偿能力；
7. 生长不成熟的脊柱在单一后融合术后发生曲轴效应。

（二）后路平移矫形技术

后路去旋转纠正脊柱侧凸畸形过程中，在纠正脊柱冠状面畸形的同时恢复矢状面的形态，当有时脊柱过于僵硬无法施行去旋转操作或冠状面的畸形角度不一定和矢状面理想角度相符合，这时就需要后路平移技术和悬梁臂技术与后路去旋转技术相结合来获得理想的矫形效果。平移技术矫形原理就是把在矢状面上已预弯成所希望曲度的棒置于侧凸区，再通过钩和钉把脊椎依次横向拉向预弯棒而纠正侧凸。横向平移可以满意恢复患者的躯干平衡，悬梁臂原理还可以纠正后凸畸形。但是，这两种矫形力的应用首先需要患者具有良好的骨内固定界面，骨质疏松或其他影响骨

质量疾病（如神经纤维瘤病）的患者可在应用中发生骨折。另外悬梁臂技术还存在两个缺点：一方面，在内固定的两端产生向后的力量，在这些区域有产生非生理性交界性后凸的倾向，另一方面畸形的凸侧棒的两端承受较大的应力集中，理论上容易出现神经并发症。同时在内固定的两端需要钳型钩型或牢固的椎弓根内固定系统，以防止骨和内固定界面的破坏。

二、青少年特发性脊柱侧凸前路矫形术

（一）胸椎脊柱侧凸

后路矫形手术对大多胸段脊柱侧凸的冠状面畸形可获得 60%～70% 的矫正，但存在矢状面矫正不足、失代偿和曲轴现象。与后路内固定术相比，前路内固定的主要优点是较好地改善矢状面形态。因为前路矫正胸弯是从凸侧入路，通过切除椎间盘，在凸侧进行加压，通过缩短脊柱纠正侧凸畸形，同时由于脊柱的缩短，可以使原来后凸不足（甚至前凸）的胸椎改善或恢复成正常的胸椎后凸。

（二）胸腰椎（腰椎）侧凸

胸腰椎和腰椎侧凸前路矫形由于矫形力直接作用于脊椎中旋转的椎体可对脊椎旋转进行更好的纠正，另外，前路矫正脊柱侧凸是通过缩短而不是延长脊柱，理论上也可减少神经损害并发症。前路矫正手术可以融合较少的节段，使骨盆上方保留更多的可以活动的椎间盘关节，使远期下腰部的退变、失代偿以及下腰痛等并发症的发生率明显减少。前路矫正手术还可以保持更好的躯干平衡，特别适合于某些存在骨盆倾斜的病人。

三、青少年特发性脊柱侧凸后路矫形术

（一）概述

20 世纪 50 年代 Harrington 设计出了 Harrington 内固定系统（哈氏术），应用它成功地治疗了大量继发于脊髓灰质炎的脊柱侧凸，并且提出了稳定区与稳定椎的概念，成为脊柱侧凸手术治疗史上的里程碑。随后有人对 Harrington 系统做了多种改进，最有意义的改良是改变了下撑开钩的形态和位置，将棒的入口从圆形改成方形以免棒的旋转，并将其位置从邻近关节突移到椎板下，以减少脱钩，人们习惯上也将它称为第一代脊柱内固定系统。它使脊柱侧凸的外科纠正成为可能，并大大减少了在此之前原位融合的假关节率。

20 世纪 70 年代 Luque 采用椎板下钢丝以增加 Harrington 棒的固定，后来他发现棒两端的钩完全不需要而发明了"L"形光滑 Luque 棒的系统，用椎板下钢丝在每个节段上固定 L 型棒。由于畸形纠正满意、手术设计简单和价廉而被广泛使用，并被称为"第二代脊柱内固定系统"。在以后的十多年临床更多的是联合使用哈氏术（凹侧）和罗氏术（凸侧），即 Harri-Luque 技术。这种联合使用对胸椎侧凸是符合生物力学的，但在腰椎侧凸，凹侧的哈氏棒撑开虽可在冠状面上纠正 Cobb 角，但在矢状面上有可能减少正常的腰椎前凸造成术后的平背综合征。另外，椎板下穿钢丝技术要求较高，容易发生一些神经系统的并发症，甚至有发生瘫痪的报道。置椎板下钢丝导致神经并发症的报道大多发生在 Harri-Luque 术，而不是单纯的 Luque 手术。

20 世纪 80 年代初，Dubousset、Graf、Hecquer 和 Shufflebarger 等对脊柱侧凸的生物力学分析、解剖观察和计算机模拟使人们真正的重新认识到脊柱侧凸的三维畸形特征。在此基础上，法国的 Cotrel 和 Dubousset 于 80 年代初创立了后路去旋转脊柱侧凸矫正理论，并成功地用 CD 技术达到了侧凸在三维空间的纠正。前两代矫形系统最多只能达到二维矫形。后路三维矫正技术可以多节段置钩钉，并通过预弯棒对畸形的脊椎去旋转，即把额状面的畸形曲度部分转向矢状面，成为矢状面所希望的胸椎后凸或腰椎前凸，同时额状面上的 Cobb 角获纠正。由于该类技术采用了选择性的多节段固定和去旋转力，三维纠正效果好，可满意重建躯干平衡、防止术后失代偿、并发症少、融合率高、纠正丢失少、术后不需外固定、可早期康复等。目前该类技术在国内外已成为治疗脊柱侧凸的规范化标准技术，并根据它的去

旋转三维纠正原理设计了其他矫正技术，如 CD-Horizon、TSRH、USS、Isola、Moss – Miami 和 Zea 等。这些三维矫正系统不仅仅是植入物的改进，而且也是侧凸的矫形理念方面的一次"变革"，它们的出现使侧凸的矫形进入了"三维矫形"时代，统称为第三代脊柱内固定系统。该类技术缺点是手术复杂、难度大、价格昂贵。

（二）手术步骤

【暴露脊柱】

根据三维矫形理论确定的融合节段，做骨膜下剥离。

【植入椎弓根钉】

在脊柱侧凸中，胸椎和腰椎均可使用。进钉点位于两条垂直线的交点，横线通过横突中部，垂直线通过上关节突的基底部。另一个标志为在上下关节突与横突交汇处有一骨嵴，在此嵴顶点上方 4mm，外方 4mm，处即为进钉点（图 5-3-5-4-1）。用咬骨钳去除进针点处少许皮质后，用锥形钻子逐渐轻轻插入松质骨，应有 15° 左右的内倾角，如定位正确，应无阻力，如遇到较大阻力，则有可能在椎弓皮质上，应改变方向或置入克氏针透视证实方向。不穿透椎体前方骨皮质，以免发生血管并发症。螺钉通道准备完毕，用探针探查通道四壁，并测量钉的长度，正常应是骨性结构，钉的插入应始终与终板平行，过低会损伤神经根，过高则会进入椎间盘。

【椎弓根钩的安置】

当椎弓根螺钉置入困难时，如在先天性脊柱侧凸、神经纤维瘤病和马凡综合症等或翻修手术时，可用椎弓根钩代替螺钉。此钩用于 $T_1 \sim T_{10}$ 节段，切除小部分下关节突，可通过二次截骨完成，纵形截骨线位于棘突轴线外 7mm，此线常位于椎板与下关节突的交界处。横向截骨线为沿横突下缘，椎弓根下缘与横突下缘的距离在各节段几乎都等于 3mm，截骨后应能暴露出上关节突的关节软骨（图 5-3-5-4-2）。沿上关节突插入椎弓根探查器，关节囊前部即自然被剥离。在钩导向器的帮助下，用持钩钳把椎弓根钩置入（图 5-3-5-4-3），可用榔头轻击钩导向器。

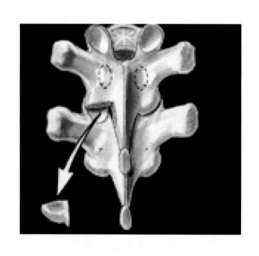

图 5-3-5-4-2　切除小部分下关节突，暴露出上关节突的关节软骨示意图

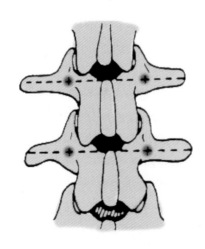

图 5-3-5-4-1　确定椎弓根进钉点示意图

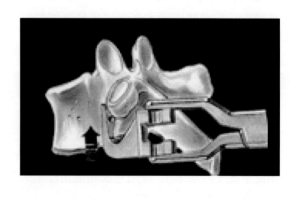

图 5-3-5-4-3　持钩钳将椎弓根钩置入示意图

【横突钩的安置】

最佳的安置位置为 $T_3 \sim T_{10}$，合格此钩置入横突上，方向朝下，把横突剥离器插入到横突与肋骨头之间，切断部分肋－横突间韧带，贴紧横突引入剥离器，以免损伤肋间后动脉（图 5-3-5-4-4）。

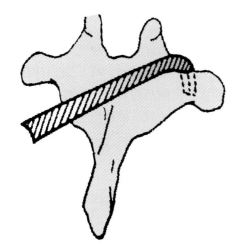

图 5-3-5-4-4　横突剥离器插入到横突与肋骨头之间，切断部分肋－横突间韧带示意图

【椎板钩的安置】

现由于椎弓根螺钉的使用，椎板钩的使用已明显减少，它可分为椎板上钩和椎板下钩。椎板上钩（或称尾向椎板钩）和椎板下钩（或称头向椎板构）的安置同 Harrington 术，在 $T_1 \sim T_{10}$ 区，应尽可能使用椎弓根钩代替椎板下钩，前者更稳定安全。胸椎椎板钩和腰椎椎板钩理论上分别用于胸椎和腰椎，但根据椎板构在棒去旋转运动中所受的力不同有时应交换使用。如胸椎凹侧的下中间椎上的椎板钩在棒去旋转中，受的力指向后内方，因而可使用腰椎椎板构，以免造成椎板骨折。相反，腰椎凸侧的椎板构在棒去旋转中，受到向前向内的力，有可能压迫硬膜囊，因而可使用胸椎椎板钩（图 5-3-5-4-5）。腰椎椎板在矢状面上通常向后下倾斜，椎板钩必须与此方向平行，否则钩板接触不好，为避免这种状况，棒的远端应预弯，或者使用特制的下腰椎头向或尾向椎板钩。当必须在同一脊椎的两侧同时置钩时（如后凸型脊柱侧凸的末椎），应使用小钩刃的椎板钩，以免两钩在椎管内重叠。

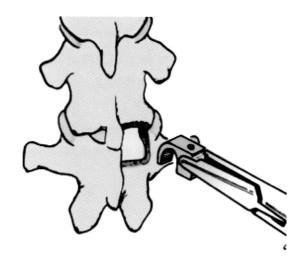

图 5-3-5-4-5　胸椎椎板钩的植入示意图

【脊椎"钳"的实现】

脊椎"钳"或称脊椎"抱钩"，是目前所有后路三维矫形器械中重要的一个基本技术，对钉（钩）在脊椎上的稳定以及畸形纠正起着非常重要的作用。

1. 椎弓根－横突钳（P－T 钳）　由一椎弓根钩与一横突钩组成，后者可置于椎弓根钩的同一脊椎上，也可置于上一脊椎上，此钳常用于内固定的上末端（图 5-3-5-4-6）。

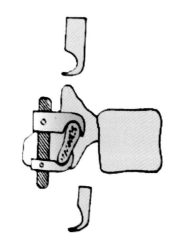

图 5-3-5-4-6　椎弓根－横突钳示意图

2. 椎弓根 – 椎板钳（P – L 钳） 由一椎弓根钩和一椎板钩组成，常用于当无法行 P – T 钳时的补充技术，如在 T₁ 和 T₂ 处，横突过于偏外而使横突钩过度偏离椎弓根钩轴线。

3. 椎板 – 椎板钳（L – L 钳） 由两个椎板钩组成，常用于内固定下端，由于腰椎椎板向后下方倾斜，头向椎板钩应使用短钩体斜钩刃的椎板下钩，以获良好钩椎接触。

4. 钉钩钳（S – T 钳） 由一椎弓根钉和一椎板钩组成，如使用椎板下钩，此钩可置于与钉同一脊椎上而少固定一个腰椎。如使用椎板上钩，此钩必须置于上一脊椎，因无空间在与钉同一脊椎上置入椎板上钩。由于钉位于椎板外侧，此时应使用偏心椎板钩。

【后路去旋转矫正】

1. 前凸性胸椎侧凸 在凹侧的战略性脊椎上置钩（钉）后，把第一根棒预弯成矫正术后脊柱矢状面上所希望的后凸，即正常的 20° ~ 40° 的胸椎生理后凸。把预弯棒置入凹侧的钩（钉）内后，此时棒的预弯平面自然位于额状面而与侧凸方向一致，然后把棒向凹侧旋转 90°，此时棒在冠状面上成为垂直，使侧凸得到纠正 (图 5-3-5-4-7)。由于棒的预弯平面此时已被转向矢状面，而使原胸椎的前凸变成后凸，胸椎的生理后凸获得了重建。

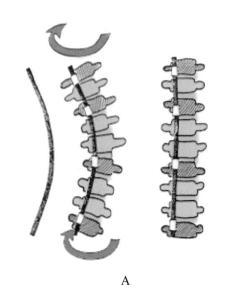
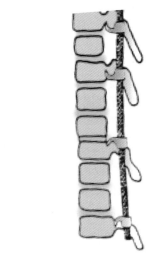
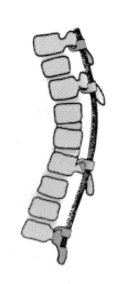

A   B

图 5-3-5-4-7　前凸型胸椎脊柱侧凸的矫形原理示意图（A、B）

A. 前后位观；B. 后方观

2. 腰椎侧凸 纠正的原理与前凸性胸椎脊柱侧凸相反，只是纠正先从凸侧开始，把预弯棒置于凸侧，然后向凸侧旋转 90°，以在纠正额状面畸形的同时重建腰椎前凸。

【节段性撑开和压缩】

逐次按术前设计行撑开或加压以达到矫形的目的。撑开力可以纠正前凸畸形或产生后凸，而压缩力可以纠正后凸畸形或产生前凸，通过在胸椎凹侧使用节段性撑开力和腰椎凸侧使用节段性压缩力可以同时辅助改善额状面和矢状面上的纠正，特别是在胸腰段脊柱使用压缩力可以纠正或防止交界性后凸畸形 (图 5-3-5-4-8)。

【预弯并置入第二根棒】

将钉、钩和棒相连接，逐次按术前设计对第二根棒上的钩、钉行撑开或加压以达到矫形的目的。

【安装横向连接器】

根据上下端固定钩或钉的两根棒之间的距离，选取适合型号的横向连接器。

【唤醒试验】

为了防止脊柱畸形过度矫正而引起脊髓损伤，必须在术中进行脊髓功能监测。但此监测并

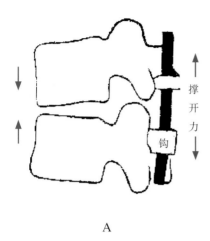

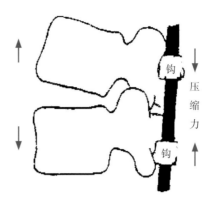

A   B

图 5-3-5-4-8　节段性撑开和压缩示意图（A、B）

A. 撑开力；B. 压缩力

不能预防神经损害，所以还必须进行术中唤醒试验。先让患者做握拳和伸指的动作，若患者可按指令完成，说明麻醉已足够浅，此时让患者活动脚趾和踝关节。若患者可以按医嘱主动屈伸手指，但不能活动脚与踝，应警惕脊髓损伤，最好立即松开螺母，减少矫正度。观察半小时左右，再次作唤醒试验，如无改善，则完全去除内固定器械，按脊髓损伤治疗。

【最终锁紧螺母】

唤醒试验证实双下肢活动正常，无脊髓损伤后，最终锁紧各个螺母。

【凸侧胸廓成形术】

凸侧胸廓成形术能大大改善剃刀背畸形的外观，增加体形美的效果。对于剃刀背畸形严重或外观明显、脊柱的矫正尚不能同时改善此种畸形的患者可行该手术。手术在后路矫形时在同一切口内同时完成，在骶棘肌外缘纵形切开肋骨表面覆盖的斜方肌、背阔肌和菱形肌。将肌肉拉向外侧，暴露最为明显的肋骨，纵形切开肋骨骨膜，用骨膜剥离器骨膜下暴露 5～6 根肋骨（图 5-3-5-4-9）。在肋横关节外侧首先剪断肋骨，用 Kocher 将断端提起，将肋骨剪断 7～9cm。术中注意保护胸膜，如有破裂可进行修补，破口过大，应做胸腔引流。

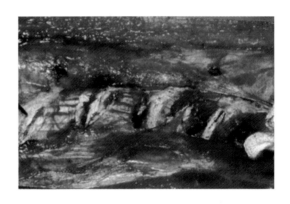

图 5-3-5-4-9　临床举例　胸廓成形术

【植骨融合术】

1. 植骨床必须清除软组织，并对其去皮质。后路植骨时需清除小关节突的关节囊、关节软骨和横突上的软组织（图 5-3-5-4-10）；

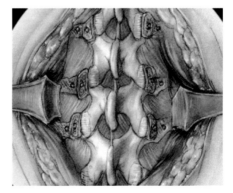

图 5-3-5-4-10　清除小关节突的关节囊、关节软骨和横突上软组织示意图

2. 后路植骨的去皮质，在腰椎应清除小关节突的关节软骨面，可使用"V"形截骨法，在上下关节突的"V"形槽内嵌入植骨块，同时行横突间的后外侧融合；在胸椎要对椎板行铰链式的去皮质，即把后皮质掀起不折断，其中植入骨块并与相邻椎板相连（架桥）；

3. 凹侧植骨应略多于凸侧以达到凹侧支撑作用。腰椎和胸椎的交界区植骨应略多于胸椎，因假关节易发生在交界区，而在胸椎即使植骨略少，也易发生自发融合；对于双主弯型侧凸，在两弯的交界区也应多植骨，因为该区常是个不稳定区；

4. 在内固定的上下端置钩区植骨应略多，以免该处发生脱钩；

5. 自体髂骨尽可能在矫形术完成后，取骨后立即植入。

（邱　勇）

第六章　特发性胸椎侧凸前路矫正术

第一节　特发性侧凸前路矫正术概述及传统前路矫形手术

一、特发性侧凸前路矫正术概述

　　胸椎脊柱侧凸前路矫形的主要优点是较好地改善矢状面形态。Beta 对 Harms 前路内固定治疗的 78 例与钩棒节段内固定系统治疗的 100 例进行比较，前路对主胸弯的平均矫正率为 58%，后路为 59%；术前后凸不足的患者后路手术后 60% 未得到矫正，而前路术后 81% 的患者恢复了生理后凸。Lenke 的研究表明对胸椎侧凸的前路选择性融合，腰弯自发性代偿矫正明显优于后路手术，部分患者甚至术后 2 年仍可继续矫正。Kuklo 等近年来的研究发现由于主胸弯的矫正，近端的胸弯亦可发生自发性的矫正，前路明显好于后路，当然近端胸弯的柔韧性同术后的自发性矫正率呈正相关。Kamimura 等对青少年特发性脊柱侧凸主胸弯进行选择性前路融合固定，不仅主胸弯得到了满意的矫正和保留了更多的腰椎运动节段，而且主胸弯的上下代偿弯亦发生了自发性的矫正（45.1% 和 50.2%）。因而前路手术治疗青少年特发性脊柱侧凸受到许多学者的青睐（图 5-3-6-1-1）。

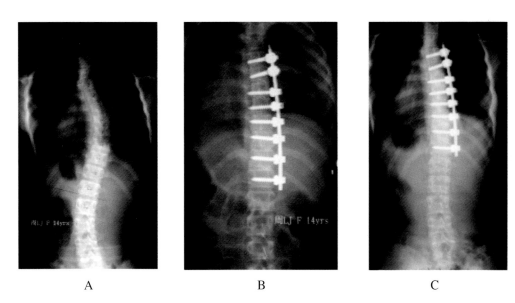

A　　　　　　　　　　B　　　　　　　　　　C

图 5-3-6-1-1　临床举例　女性，14 岁，特发性胸椎脊柱侧凸 Lenke1AN
A. 术前 Cobb 角 45°；B. 前路矫形术后效果满意；C. 术后 1 年随访时的 X 片提示，侧凸纠正无丢失

二、特发性脊柱侧凸传统开放前路矫形手术

（一）适应证

非后凸型特发性胸椎脊柱侧凸：主要指Lenke Ⅰ型的患者，且腰弯有足够冠状面代偿能力，前路矫正有保留脊柱远侧节段活动、避免胸腰段后凸畸形及曲轴现象的优点。

（二）内固定节段的选择

对于主胸弯，侧凸通常都必须从上末端椎固定到下末端椎，甚至在侧凸的下段由于椎间盘有较大柔软性而在术中显示了良好的自然矫正时也需如此，否则会在术后短期内出现失代偿。

第二节　特发性脊柱侧凸传统前路手术技术与并发症

一、特发性脊柱侧凸传统开放前路矫形术

患者取侧卧位，凸侧在上。切口起于肩胛骨的上端背侧，向下行经肩胛骨内缘，然后绕肩胛下角向前下方。顺切口切开背阔肌，将背阔肌下部与皮肤一并牵开，将前锯肌后缘从胸廓上钝性分离；只游离该肌之下部以避免损伤胸长神经。在上末端椎相应处，经第4、第5肋骨间或经第5、第6肋间隙开胸。一般，上位开胸切口允许切除上末端椎远侧的4个椎间盘，并对其4个椎体进行器械固定。在切除椎间盘时，重要的是切除椎间盘全部，向后直到后纵韧带。第二个开胸切口作在第8和第9肋骨之间，由此能够方便地到达 L_1。每一节段的椎体螺钉要安放在距椎体后缘相等距离的位置，尽量偏后，以便更好地矫正椎体的旋转。按顶椎过度矫正和累及节段的前凸预弯棒，通常被弯成大约20°。置棒前进行椎间隙植骨。从顶椎开始，在凸侧向心性加压，即可对侧凸进行矫正。达到矫正后，固定各螺丝钉上的固锁螺钉。

二、胸腔镜下胸椎侧凸前路矫形术及胸腔镜辅助下小切口胸椎侧凸前路矫形术

详见本篇第八章脊柱侧凸微创技术有关内容。

三、特发性脊柱侧凸传统开放前路矫形术并发症

（一）血管损伤

由于手术在脊柱区内进行，脊柱前方有大血管，如操作不慎，会造成血管损伤、大出血。

（二）胸导管损伤

如经左侧开胸，有时会损伤胸导管，但术中不易发现，常在胸腔引流瓶中见有乳糜液才被证实，一般可在术后1~3周内自行愈合。

（三）脊髓损伤

螺钉的方向极为重要，如螺钉及尖端均在横突的前方，就不会进入椎管，若螺钉的方向偏斜，使螺钉穿过部分椎管可引起截瘫。

（四）断钉、断棒及矫正度丢失

多是由于植骨融合不佳，有假关节形成而造成矫正度的丢失；因此椎体间植骨必须有良好的植骨床，并填入大量的碎骨条，才能获得牢固的骨性融合。

（五）失代偿

常由于固定节段太短而发生腰段弯曲的失代偿，需行二期后路手术延长原融合固定节段。

（邱　勇）

第七章　严重脊柱侧凸畸形的治疗

第一节　严重脊柱侧凸畸形治疗概述及术前准备

一、概述

严重脊柱侧凸是由多种疾病引起的脊柱在三维空间上发生发展的严重畸形，脊柱僵硬且度数大，其主要特征包括躯干失衡、头部偏离骨盆中央、双肩不等高、躯干倾斜塌陷等；严重脊柱侧凸常伴有心肺功能减退或下肢神经损害，甚至出现肺动脉高压和呼吸衰竭。此外，患者全身状况一般较差，可有营养不良和慢性呼吸衰竭等临床表现。

虽然后路三维矫正技术的创立使脊柱侧凸的矫正效果发生了革命性的改善，但严重复杂脊柱侧凸由于以上的病理特点，外科治疗仍然十分困难，存在手术难度大、矫正率低、神经并发症高、矫正度易丢失、远期假关节发生率高及平衡失偿等问题。

严重脊柱侧凸的患者，除外观畸形严重、躯干倾斜塌陷外，还常伴有额状面和矢状面的失衡，因此重建躯干平衡应作为严重侧凸矫治的主要目的之一。手术策略主要有一期前后路联合矫形、一期前路松解头盆牵引二期后路矫形、单纯后路矫形等方法。一期前后路联合手术存在创伤大、神经并发症高等诸多缺点。目前多主张采用分期手术，因为一定的前路松解、截骨、缩短脊柱后进行适当牵引可明显改善后路矫正效果、降低手术并发症、重建和保护躯干平衡。

二、术前一般性准备

严重脊柱侧凸患者不管其年龄大小，都可能存在不同程度的肺功能障碍，严重的肺功能障碍有时可能成为脊柱侧凸矫形手术的制约因素，必要的术前呼吸功能训练不仅可以减少术后肺部并发症，同时可以大大增强患者对手术的耐受性和安全性。

（一）肺扩张训练

让患者练习深呼吸，最大程度地吹气球等。患者吸气时，医师双手置于距离患者胸壁 1cm 处，要求患者作最大努力吸气扩胸去触及医师双手。

（二）肺呼气训练

患者呼气时，医师用双手挤压患者胸廓和腹部（可抬高膈肌）以帮助最大程度地呼出残气。另外，游泳也助于肺呼气功能的改善。

（三）体能训练

跑步及其他康复措施可提高肺的换气功能。

（四）呼吸机辅助呼吸

对于有慢性呼吸衰竭的严重脊柱侧凸患者，可进行清醒状态下的呼吸机辅助呼吸，采用呼气末正压通气（PEEP）和持续气道正压通气（CPAP）。PEEP 能使呼气末期呼吸道保持一定正压，避免肺泡的早期闭合，使得一部分因为肺不张等原因失去通气功能的肺泡扩张，从而在短期内改善肺的通气和换气功能，提高患者对麻醉的耐受性。行短期的呼吸机被动呼吸训练后，若患者的肺功能储备达到正常预计值的 35% 左右，即可行脊柱矫形手术。

三、术前的前期准备性手术

（一）前路松解术

通过脊柱前入路切除椎间盘、前纵韧带等组织可以松解和缩短脊柱、改善后路矫形术效果及降低神经并发症。

【手术方法】

全身麻醉，患者取侧凸凸侧向上的侧卧位，手术台凸起 20°~30°，胸弯采用经胸入路，胸腰弯采用经胸腹膜外或经胸膜外腹膜后入路，腰弯可采用经第 11 肋或第 12 肋骨床的腹膜后入路。在距离椎间孔 1cm 以上的椎体上结扎并切断节段血管（图 5-3-7-1-1），在腰椎沿腰大肌前缘剥离，勿损伤腰丛。根据二期后路手术固定的范围，尽可能切除固定区内所有的椎间盘或至少顶椎区周围的 5~7 个椎间盘和终板软骨，仅留下凹侧部分纤维环作为张力带。椎间盘的切除，应包括后面的纤维环，应达到后纵韧带以确保获得侧凸畸形的充分松解（图 5-3-7-1-2、3）。

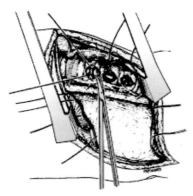
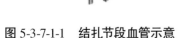

图 5-3-7-1-1　结扎节段血管示意

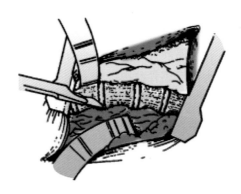

图 5-3-7-1-2　切除纤维环示意图

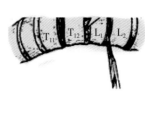

图 5-3-7-1-3　切除髓核示意图

【术后处理】

术后行 Halo - 股骨（或骨盆）牵引 2~3 周，牵引重量应逐渐增加，并密切观察是否有颅神经损害，同时观察上下肢运动感觉，如出现下肢麻木等神经症状，应立即减轻牵引重量。如剃刀背畸形明显，注意预防剃刀背畸形处的褥疮。

（二）胸腔镜下脊柱侧凸前方松解术

【概述】

严重脊柱侧凸的前路松解术，传统的方法是采用开胸手术松解。经胸前路松解存在一些术后并发症，如切口的感染，肌肉功能的受损，伤口疤痕的疼痛等等。随着微创外科技术的提高和光学影像技术的发展，电视胸腔镜下的微创技术已在胸椎侧凸畸形前路技术中广泛采用，

胸腔镜下前路脊柱松解与开胸松解相比具有一定的优点。由于胸腔镜下脊柱前路松解术仅采用数个胸壁锁孔，术后疼痛明显减轻，减少了切口感染的机会和手术后的疤痕形成。其次，由于采用微创技术的有限入路，避免了背阔肌、前锯肌及肋间肌的切断，极大地降低了对这些肌肉的功能影响。此外，传统的开胸松解时，由于暴露的限制，松解最上最下椎间隙时，常存在一定的困难，而在胸腔镜下仅需增加一个胸壁锁孔，采用 30° 或 45° 镜头，即可充分暴露出需松解的最上或最下间隙。使用带角度的髓核钳即可操作切除椎间组织。

电视胸腔镜下行脊柱侧凸的前路松解，需要采用双腔管插管，术中采用单肺通气，因而对麻醉的要求较高。在操作技术上必须进行一定的训

练以达到手眼一致，同时要求操作者必须对胸腔内解剖知识非常熟悉，这些均需要通过系统的训练而达到要求。

【手术方法】

1. 麻醉 采用双腔管气管内插管的全身麻醉。术中采用选择性单肺通气，手术侧肺叶压缩塌陷。手术体位是凸侧在上的侧卧位，上肢尽量向头向屈曲，便于上胸椎的镜下操作，肾区位于手术床腰桥部位，术中可适当升高腰桥，使人体屈曲，便于下胸椎的操作。

2. 手术步骤 首先在腋中线或腋后线上第6肋或第7肋间隙做第一个入口插入胸腔镜的镜头（图5-3-7-1-4）。由于卧位时，膈肌常升至第八或第九肋水平的高度，所以第一个入口不宜过低以免损伤膈肌。在作入口时应尽量靠近肋骨上缘，以免损伤肋间神经血管束。插入镜头前，可用手指探入分离，以防胸膜粘连而损伤肺。同时切口应尽量电凝止血，以免血液流入影响

镜头的清晰，当可视镜头插入胸腔后，即可见萎缩的肺，根据需要松解的节段水平，再在腋前或腋中线做3~4个操作入口。做入口时，可在镜头下直视入口的操作，并插入套筒，因此操作是安全的。

电视镜头插入后，由于凸侧肺已塌陷萎缩，在电视画面上可清晰地显示出脊柱和肋骨，切开壁层胸膜后，在视野中可辨别出凸起的椎间盘组织、凹陷的椎体及覆盖于椎体的血管。为了纠正严重的脊柱侧凸，必须切除多个水平的椎间盘组织，前路的松解常需切除5~7个椎间盘组织。

壁层胸膜切开后，钝性分离牵开壁层胸膜，节段血管电凝后切断（图5-3-7-1-5），完全暴露脊柱，认清椎间隙，以电刀切开纤维环，用髓核钳、刮匙等去除椎间盘组织及上下终板（图5-3-7-1-6）。切除椎间组织后，取髂骨或肋骨植入椎间隙，手术完成后通过最下面的入口放置胸腔引流管。前路松解手术完成后，行颅骨及双侧股骨髁上牵引。

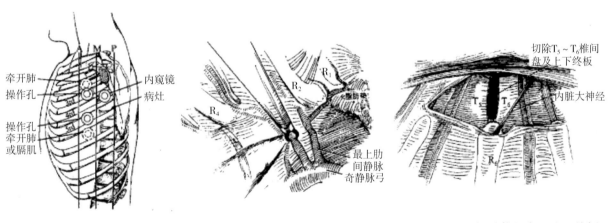

图 5-3-7-1-4　胸腔镜操作入口示意图　　图 5-3-7-1-5 电凝节段血管示意图　　图 5-3-7-1-6 切除椎间盘及上下终板示意图

（三）Halo 牵引

【概述】

向前追溯，回顾到希波克拉底之前的时代，牵引几乎是用于治疗脊柱畸形的最古老的方法之一。随着脊柱畸形矫形技术的发展，人们衍生出了形形色色各种各样的牵引方式，其中 Halo 重力牵引和

Halo 股骨髁上牵引仍然是目前最为常用的牵引方式。对于严重复杂脊柱侧凸，Halo 牵引已成为后路矫形术前的标准辅助治疗措施之一，尤其对伴呼吸功能障碍的患者，Halo 牵引不但能逐步改善冠状面、矢状面畸形及躯干平衡，而且能延长脊柱及改善患者的呼吸功能以提高患者的手术耐受能力。

【手术方法】

1. Halo 环的前方安全置钉点　颅骨的前外侧，眉眶中外 1/3 上 1.0cm；

2. Halo 环的后方安全置钉点　颅骨后方没有重要结构经过，置钉相对安全，置钉位置在圆周线上与前方置钉相对即可；至此可直接行 Halo 重力牵引，然而对于已实行松解手术无法行重力对抗的患者可进一步行 Halo 股骨髁上牵引；

3. 股骨下端置钉点　股骨下端内收肌结节上方 2cm 处由内侧向外侧穿入克氏针后牵引，提高对抗，配合 Halo 环牵引。

【并发症】

在 Halo 牵引过程中可能会产生一系列并发症，如螺钉松动、钉孔感染及脑脓肿等，这些并发症与定期消毒牵引钉、周围皮肤等良好的护理有关；另外还存在潜在颅神经损伤、下肢神经损伤、臂丛神经损伤和括约肌功能障碍等风险，此类神经麻痹为暂时性、可逆性神经损害，只要及时发现并积极治疗，预后良好。

（四）前路支撑性融合术

【概述】

对于伴严重交界性后凸畸形的胸腰椎双主弯，由于后路内固定和融合块在生物力学上位于负重轴的张力侧，术后远期易发生纠正丢失、内固定断裂或移位、假关节或融合块折断等。为减少此类并发症，可在负重轴腹侧进行支撑性融合。

【手术方法】

1. 取骨　根据所需支撑长度取自体胫骨内侧皮质长形骨条（宽 1.0cm，长 15~25cm），取骨条时保持胫骨嵴的完整性；

2. 手术入路　患者侧卧位，取脊柱侧凸的凹侧入路，如支撑融合区在 T_4~L_1，行常规经胸入路，如融合区在 T_{11}~L_5，行胸膜外腹膜后入路，如融合区在 T_8~L_4，则行经胸腹膜后入路；

3. 显露与开槽　骨膜下暴露融合区的全部椎体，对呈严重角状后凸的脊柱，对后凸窝内的椎体不一定完全暴露至椎体骨膜下，以免过多损伤节段性血管；切除椎间盘后（图 5-3-7-1-7），对上下支撑椎体进行开槽；

4. 撑开、植骨与固定　从后方对后凸顶椎加压，使前方椎间隙张开，把适当长度的胫骨条嵌插植入；根据嵌入后胫骨条的稳定性，可对植骨条进行一端或两端的螺钉固定，最后在后凸窝内植入多余胫骨条和肋骨（图 5-3-7-1-8），并尽可能多地使植入骨块与椎体接触。

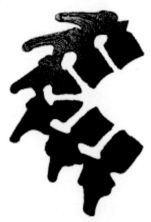

图 5-3-7-1-7　后凸脊柱侧凸在切除椎间盘后，前方出现巨大缺损示意图

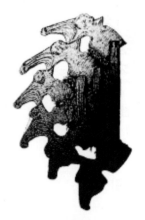

图 5-3-7-1-8　后凸窝内植入胫骨条和肋骨示意图

第二节　严重型脊柱侧凸畸形后路矫正术原则及方法

一、严重型脊柱侧凸畸形融合水平选择

严格按三维矫正理论进行融合水平的选择，特别是下融合椎，它应符合：

1. 在凹侧侧屈 X 片上位于稳定区，并达到自动去旋转；

2. 该椎远端的椎间隙能在左右侧屈动态 X 片上自由开放和闭合；

3. 该椎远端脊柱矢状面形态良好，特别是无交界性后凸畸形。

按此标准选择的下融合椎在大多数情况下平均要比按哈氏稳定椎概念选出的下融合椎高。三维矫正技术能比哈氏术节约融合节段的原理是通过棒的去旋转或横向平移能把原来并不处于稳定区内理想位置的脊椎拉回（在胸段）或推向（在腰椎）稳定区。

二、严重型脊柱侧凸畸形矫正方法

不管后路去旋转技术还是水平横移技术矫正脊柱侧凸，都要求脊柱柔软、后凸畸形不严重、脊椎无明显结构性畸形，所以文献中报道能使用标准去旋转技术矫正的适应证大多是青少年特发性脊柱侧凸。对于严重或复杂畸形（如合并严重后凸畸形）和僵硬脊柱，无法通过对单一预弯棒的旋转而矫正侧凸，一方面技术上不可能达到对预弯棒行 90° 旋转，强行旋转可导致脱钩和脊椎后部骨折，甚至强大的扭转力可诱发神经并发症。另一方面，术中额状面上的侧凸角度并非是矢状面上所希望的曲度。

对于此类患者，我们采用多棒分段三维矫形技术治疗严重复杂的脊柱侧凸，其基本原理之一就是把严重的侧凸分解成两个部分，即僵硬的顶椎区和上下相对柔软的终椎区，然后进行分段纠正，或对僵硬的双大弯先对胸弯纠正，再向下延长纠正腰弯，这样可达到

1. 由于在顶椎区和终椎区分别施加矫正力可使侧凸获最大的矫正；

2. 脊柱不在短时间内受到侧凸大幅度矫正造成的牵拉力；

3. 在获最大矫正时，保持或重建脊柱平衡。

由于难于对顶椎区的预弯棒行 90° 的去旋转，部分旋转后的脊柱在额状面上常处于失衡状态，此时通过同侧长棒的附加矫正或对短棒本身的延长可重建脊柱平衡，预防术后失偿。多棒分段三维矫形技术的具体适应证为严重前凸型胸弯、伴胸腰交界性后凸的严重脊柱侧凸、伴严重躯干倾斜的严重脊柱侧凸及胸腰双主弯等。

对多棒连接的区域和矫正顺序的选择变化较多，有时可有多种选择，原则仍然是在获得最大 Cobb 角纠正的同时必须考虑不破坏或重建脊柱在矢状面和额状面上的平衡。多棒分段矫形技术的创立，不仅使严重复杂脊柱侧凸的外科矫正成为可能，而且获得了较好的效果。文献报道大于 90° 的脊柱侧凸，矫正率仍达 58%。以往，有些患者虽然 Cobb 角很大，如胸腰双主弯患者，但双肩基本水平，$C_7 \sim S_1$ 线仍位于骨盆中央，双眼视线水平，传统矫形技术不但没有满意矫正 Cobb 角，反而导致躯干倾斜，双肩不等高等（平衡失偿）。多棒分段矫正技术对躯干平衡的重建十分引人注目，文献报道一组 72 例大于 90° 的脊柱侧凸中，52 例术前 $C_7 \sim S_1$ 线有 2~10cm 侧移（即躯干侧移），其中 47 例（90%）术后完全纠正（小于 1.0cm），双肩水平的重建率达 80%。这主要

通过术中监测 C_7~S_1 线与双髂嵴连线的垂直性，随时使用节段性压缩 / 撑开力进行调整，在保证重建平衡的前提下达到最大纠正。

全脊柱切除术（Vertebral Column Resection，VCR）：是治疗严重脊柱侧后凸畸形最直接有效的手术术式，完全切除畸形的椎体，通过预弯棒连接脊柱的远近端，逐渐抱紧进行矫形和固定，使脊柱的远近端重新排列，恢复或重建脊柱的冠状面、矢状面形态，因此可获得较满意的三维矫形效果；同时恢复了脊柱椎管的正常形态，解除了椎管对脊髓的压迫，有助于减轻原有的神经损害，而且该术式具有融合率及融合质量高，矫形能力强，不受椎间盘及前纵韧带骨化或钙化的影响以及脊髓及神经组织减压充分的优点；然而，此种术式需要进行大范围的脊柱三柱截骨，术中发生难以控制的大出血及出现严重神经并发症的风险明显高于常规脊柱矫形手术而且可能存在残留的后凸畸形，通过二期前路融合，可进一步稳固或提升了患者的远期手术疗效，减小了矫形术后畸形继续进展的可能和远期的纠正丢失。

三、严重型脊柱侧凸畸形凸侧胸廓成形术

凸侧胸廓成形术能大大改善剃刀背畸形的外观，增加体形美的效果。对于剃刀背畸形严重或外观明显、脊柱的矫正尚不能同时改善此种畸形的患者可行该手术。手术在后路矫形时在同一切口内同时完成，在骶棘肌外缘纵形切开肋骨表面覆盖的斜方肌、背阔肌和菱形肌。将肌肉拉向外侧，暴露最为明显的肋骨，纵形切开肋骨骨膜，用骨膜剥离器骨膜下暴露 5~6 根肋骨。在肋横关节外侧首先剪断肋骨，用 Kocher 将断端提起，将肋骨剪断 7~9cm。术中注意保护胸膜，如有破裂可进行修补，破口过大，应做胸腔引流。

四、严重型脊柱侧凸畸形凹侧胸廓抬高术

在各型脊柱侧凸引起的畸形中，背部的肋骨凸起或凹陷一般是病人所关注的主要问题，对于僵硬的脊柱侧凸畸形，即使采用当前最先进的器械内固定技术，也不能使躯干达到良好的解旋，加上胸廓本身的畸形，因此矫形术后常仍可留下较明显的剃刀背畸形。基于外观和心理方面的需要，除可使用上述的凸侧胸廓成形术外，还可通过抬高凹陷的肋骨可能达到改善外形的目的。凹侧胸廓抬高成形术所需进行的肋骨截骨既能使僵硬脊柱的柔韧度得到一定的增加，又能使胸廓凹陷畸形在冠状面上的矫正获得改善。

手术方法为经正中线切口进入凹侧肋骨部，牵开椎旁肌至凹侧横突尖部，在横突侧方沿肋骨切开骨膜 1.5cm，骨膜剥离器保护胸膜，在距横突约 1cm 处剪断肋骨，再用 Kocher 钳提起肋骨外侧段，使其向后重叠于内侧段上。修整断端的锯齿状面，明胶海绵置于肋骨与胸膜之间，保护胸膜和止血。在顶椎凹侧区行 3~5 根肋骨的截骨术，置后路矫形棒于肋骨下胸膜外以保证被截肋骨的抬高（图 5-3-7-2-1），完成器械内固定和脊柱融合。本手术不但能改善患者的外形，也可提高患者的胸腔容量，必要时可与凸侧胸廓成形术联合使用，但此手术不能单独用于脊柱侧凸的矫正，只能与其他脊柱侧凸内固定矫形技术同时使用。

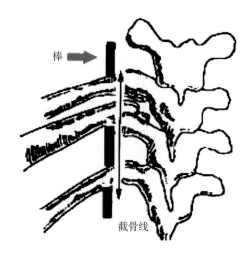

图 5-3-7-2-1　后路矫形棒置于肋骨下胸膜外示意图

第三节　严重型脊柱侧凸畸形手术治疗

一、后凸型脊柱侧凸的生物力学特征

后凸型脊柱侧凸中的后凸畸形可分为角状后凸和规则性后凸。前者主要发生于先天性脊柱侧凸和神经纤维瘤病性脊柱侧凸，后凸畸形进展快、临床可能存在潜在不稳定或严重不稳定，并可发生角状后凸处的旋转半脱位，导致不全性瘫痪，使前路手术存在极大的脊髓损伤危险。后者则主要见于神经肌源性或特发性脊柱侧凸，一般无不稳定的临床特征，也不容易发生旋转半脱位，后凸畸形的进展较慢，也不易出现神经损害并发症。但不管是角状后凸还是规则性后凸，远期均可能发生脊髓的慢性牵拉性损害。此类病人单一后路内固定融合术后的纠正丢失发生率和纠正丢失百分率均明显高于非后凸型脊柱侧凸，其主要的生物力学原因为脊柱前方出现空隙，脊柱前柱失去支撑功能而发生进行性的躯干塌陷。对于这种病人进行凸侧前入路的融合，并不能恢复前柱的支撑功能。因而理想的、符合生物力学原理的方法是行前方的支撑性融合，并且必须使用真正具有支撑功能的胫骨干皮质或腓骨，而非肋骨或髂骨，否则后路融合和/或内固定仍可出现疲劳骨折和发生躯干塌陷。

二、前方支撑融合时的入路选择

脊柱侧凸的前方凸侧入路为一普遍采用的标准化入路。此入路易于暴露和解剖。但对于一个后凸型脊柱侧凸，在行椎体间融合或脊柱松解时，前入路的选择不再单纯是个脊柱暴露的问题，必须根据生物力学要求选择手术入路（凸侧还是凹侧）。对于严重后凸型脊柱侧凸，远期发生神经损害或术后纠正丢失是公认的并发症，原因为后凸畸形呈进行性加重导致躯干塌陷，因而有效的预防措施是脊柱侧凸的凹侧支撑性融合，而非传统的凸侧脊柱融合。

三、后凸型脊柱侧凸的支撑区域选择

根据后凸顶椎与侧凸顶椎的关系，后凸型脊柱侧凸又可分为真性后凸型脊柱侧凸，即后凸顶椎与侧凸顶椎的位置一致或接近。另一种为旋转反向型后凸性脊柱侧凸，其后凸顶椎与侧凸顶椎不一致，其后凸的顶椎位于上下两个侧凸的交界区，发生原因为上下两个侧凸在交界处发生方向相反的旋转，即交界性后凸畸形。一般来说，真性后凸型脊柱侧凸可发生于神经肌源性脊柱侧凸、神经纤维瘤病性脊柱侧凸等，影像学特点为顶椎高度旋转和椎体连续向外侧塌陷。而交界性后凸畸形可发生在任何原因的胸腰双主弯，如先天性脊柱侧凸和特发性脊柱侧凸。对于前者的支撑融合，其支撑的区域主要是脊柱的侧凸区，相对较短。而对于后者，其支撑的区域就必须包含胸腰双主弯的交界区，即胸腰段脊柱，因而支撑区常跨越上下两个弯曲，相对较长。有时对腰弯有明显塌陷倾向，而胸弯不严重时，则必须在腰弯的凹陷中行支撑融合，这可达到最有效的支撑和恢复负重线，并预防上方胸弯的塌陷下沉。

四、后凸型脊柱侧凸的手术原则

根据后凸和侧凸的柔软性选择手术方法。脊柱相对柔软的病人，可以先行后路矫形，以便二期前路手术时，可使侧凸的脊柱处于最大的矫形状态下行前路支撑，前方的支撑可达到即刻稳定。

其缺点是由于脊柱没有充分松解，侧凸和后凸纠正受到一定限制。而对于僵硬性脊柱侧凸，由于直接后路矫形的效果差，可以先行前路支撑性融合，椎间盘切除将有助于脊柱松解，使二期后路矫形的效果进一步提高，其缺点是前方支撑融合的胫骨条可能在后路矫形中发生松动或移位，而失去前方支撑的即刻稳定。对于已出现有脊髓损害的患者，其脊柱已处于不稳状态，特别是存在有旋转半脱位时，直接的一期前路或后路手术都可能加重原有的神经损害，这种神经损害的发病机理并不是脊髓受到机械的压迫，而主要是后凸畸形对脊髓的牵拉或旋转半脱位时的椎管扭曲变形，因而可以先行牵引，以恢复椎管的连续性，部分患者可出现明显的神经功能改善，此时在牵引状态下后路手术，其安全性可以增加，并获得较满意的侧凸和后凸纠正，二期的前路凹侧支撑性融合也可以获得即刻稳定。

五、严重脊柱侧凸畸形手术疗法临床结果

目前国内外对严重后凸型脊柱侧凸的前方凹侧入路支撑性融合的报道较少，邱勇总结了 32 例，其中后凸畸形位于侧凸区 20 例，位于胸腰双弯交界处 12 例。术前后凸畸形 Cobb 角 60°~104°（平均 78°），术后 30°~104°（平均 50°），纠正率为 35.9%，术前脊柱侧凸 Cobb 角 56°~130°（平均 82°），术后为 20°~120°（平均 40°）纠正率为 51.2%。全组无死亡，无感染，无神经并发症。后路手术中硬脊膜破裂 2 例、胸膜破裂 2 例（胸廓成形时）、后份骨折 4 例、前路手术术后渗出性胸膜炎 2 例。随访 3 月~4 年，平均 17 个月。一年以上随访 22 例，假关节 1 例，后期脱钩 1 例。后凸纠正和侧凸纠正均无明显纠正丢失。1 例术后 5 个月在外伤后发生胫骨取骨处胫骨骨折，3 例不全瘫患者术后 2 例有一级 Frankel 分级神经功能改善。前路凹侧支撑性融合对后凸型脊柱侧凸具有支撑效果好、假关节发生率低和远期预防躯干塌陷的效果。虽然凹侧前入路对椎间盘的切除比凸侧入路要困难得多，但其矫形效果并不低于凸侧入路的椎间盘切除。该手术的主要问题是入路复杂，由于手术野深在，对脊柱的暴露时间长，有时解剖分离极为困难。另外，支撑的胫骨条也可能使膈肌的缝合发生困难或术后出现膈肌刺激症状。

第四节　矫正严重侧凸时的主要并发症及预防措施

一、神经并发症

脊柱侧凸矫治的潜在神经并发症是手术的主要障碍之一，对其发生率的报道不一。Harrington 或 Harri - Luque 等技术的神经并发症率为 0.6%~17.3%，虽然大部分为暂时的或轻微的神经损害，但严重的或永久性的损害有报道达 5.3%。

对于严重僵硬的脊柱侧凸，手术矫形和在顶椎区放置植入物有很大的危险性，术中可能会发生脊髓的损伤。一旦发生术中神经并发症，治疗应当及时而恰当。当术中不管是通过唤醒试验还是脊髓电生理监护发现有神经功能损害时，应立即暂停手术，检查是否过度纠正或植入物侵入椎管压迫脊髓，如神经功能仍不恢复，应立刻去除植入物，终止矫形，仅进行原位植骨融合。

手术后数小时到术后两周出现的神经并发症称为迟发性神经并发症，发生原因有脊髓组织充血水肿、硬膜外血肿的形成、伤口深部的感染、手术后早期的内固定移位，一般应立即再次手术，去除内固定，并进行神经损害平面处的椎板切除减压，不要盲目等待，如果能在早期去除内固定，

一般都有一定的神经功能恢复。

手术后两至三周软组织愈合后出现的神经功能损害称为远期神经并发症。常见的原因有手术后的矫正丢失和融合不佳假关节形成导致脊髓的机械性受压，脊柱矫形后的软组织和椎间隙等深部组织迟发性感染，硬膜和蛛网膜纤维瘢痕的形成，假性脊髓脊膜膨出（脑脊液漏），医源性的失稳或术后失代偿导致后凸、侧凸、过度前凸加重等，临床应根据原因进行相应处理。

自从后路三维矫形技术创立以来，神经并发症的发生率已经降低，严重神经损害的发生率小于1%。主要与以下经验有关：

1. 术前诊断出非特发性脊柱侧凸：伴有脊髓发育性畸形的脊柱侧凸其神经并发症可能性较大，如Chiari畸形、脊髓空洞症等，这类脊柱侧凸临床上易与特发性脊柱侧凸混淆；如遇胸椎左侧凸或后凸型或神经系统检查有异常发现，要高度怀疑非特发性脊柱侧凸；

2. 在同一区域尽可能少使用撑开力，特别是在胸椎；

3. 在T_1~T_{10}区，头向钩尽可能使用椎弓钩而不用椎板钩，尾向钩在置入有困难时，可使用横突钩代替，其矫正效果和固定强度不受很大影响；

4. 对严重复杂脊柱侧凸，尽可能使用多棒分段矫正技术，把严重侧凸分解成僵硬的顶椎区和上下相对柔软的终椎区，然后进行分段纠正；

5. 适当的前路松解如Halo牵引有助于降低神经并发症；

6. 术中使用大脑皮层体感诱发电位监护脊髓的神经电生理功能。

二、呼吸功能障碍

严重脊柱后凸矫形术后呼吸功能异常并非少见，文献报道脊柱矫形手术尤其是前路开胸手术后患者普遍存在呼吸功能的受损。Lonstein报道前路矫形手术呼吸系统并发症有11%，主要有肺炎、肺不张、气胸、胸膜炎等。脊柱畸形患者术后容易出现呼吸功能障碍的患者主要有肌萎缩、脊旁肌肉萎缩、脑瘫、先天性脊柱畸形以及在儿童时期发病的特发性脊柱侧凸。完备的术前肺功能评估、主动和被动呼吸功能训练、术中避免胸膜和肺的损伤加上术后密切观察可以适当减少术后呼吸衰竭的发生。

三、假关节

脊柱矫形后假关节的发生与患者自身骨融合的能力、植骨床的制备、融合骨的质量、植骨融合部位的应力分布、内固定的坚强程度以及手术后早期患者的制动情况有关。假关节通常发生的部位在胸腰段、下腰椎或两个弯曲的交界处。文献报道了1887例行CD内固定矫形手术的患者术后假关节的发生率为2.54%。假关节的判断比较困难，主要通过临床患者的疼痛、畸形的加重甚至植入物的断裂来间接反映。单纯的平片很难诊断。假关节发生后如果没有症状、也没有出现纠正丢失，躯干的平衡良好可以不需要手术治疗；如果出现断棒、纠正丢失等严重并发症，需要再次手术进行假关节修补重新植骨融合。

四、矫正丢失

术后早期可能有轻度矫正丢失，主要发生于在钩–脊椎界面。而远期的矫正丢失通常是由植入物并发症或假关节所致，根据临床后果决定是否再手术。

五、肠系膜上动脉综合征

肠系膜上动脉综合征少见，但为严重并发症，延误诊断可危及患者生命。脊柱矫形术后发生SMAS主要报道于20世纪70~80年代，发生率达2%~9%，原因可能为当时的脊柱矫形手术主要为使用大撑开力的哈氏技术，术后还需佩带躯干石膏。20世纪90年代后，三维矫形技术广泛使用，并使脊柱侧凸的纠正率大大提高，但SMAS的报道反而锐减，可能原因为三维矫形术主要使用去旋转力和平移力纠正脊柱侧凸，术后不再需要躯干石膏。回顾近十五年中英文文献，仅见三篇脊柱去旋转三维矫形术（TSRH）后发生 SMAS 的报道。临床表现为恶心、腹胀、上腹疼痛及间歇性呕吐，系肠系膜上动脉压迫十二指肠，发生梗阻。处理：禁食补液、胃肠减压，改变体位严重者需行手术探查，松解 Treitz 韧带或行胃空肠吻合术。

六、平衡失偿

脊柱矫形后的失代偿主要包括矢状面和冠状面的躯干平衡较术前有恶化、原继发弯曲加重或变为结构性、融合区的远端倾斜进入侧凸区、固定区的上方或下方出现新的交界性后凸或侧凸及平背综合症、曲轴效应等。术后失代偿的发生率文献报道不一，最高可达 14.59%，术后失代偿的常见原因包括：

（一）矢状面

融合终椎选择错误以及矫形时没有恢复正常脊柱矢状面的排列，术后可在融合区的上方和下方出现畸形加重；内固定恢复腰椎矢状面前凸不足或胸椎过分前凸会导致固定区的上方有前倾的倾向；术前忽略交界性后凸畸形，融合的下终椎正好落在后凸的顶椎区或它的上方，术后早期即可出现交界性后凸。

棒的预弯错误、各钩型设计错误，尤其是纠正力的方向错误也可导致矢状面失平衡。各种内固定矫形手术后出现的平背综合症，就是由于忽略了正常腰椎矢状面的前凸而出现术后的腰椎的前凸消失甚至后凸畸形。

术后的失代偿可通过下列方式得到挽救：

1. 由于融合节段选择错误导致的需要适当向上向下扩大延长融合区；

2. 部分或完全去除原有内固定，进行前方或后方截骨矫形恢复脊柱平衡，甚至进行脊柱外的截骨，如双侧髋臼上方截骨术恢复矢状面平衡。

（二）冠状面

冠状面失代偿最常见的原因是内固定融合节段的选择错误，可能出现在两种相反的情况之下，第一是融合时没有将结构性弯曲全部融合，忽略了远端的腰弯或近端高位胸弯，经常容易犯的错误是只融合固定了双主弯中的一个弯曲以及忽略了双胸弯中的上位结构性弯曲。第二是融合节段过长，进入了非结构性的代偿区域。

躯干的不平衡或倾斜，最明显的例子是在胸腰双主弯的患者只纠正了一个弯曲，虽然手术早期纠正很好，但由于另一弯不能代偿，手术对"主弯"的纠正，术后即可出现冠状面的失平衡。另一可能的情况是对 King II 型胸弯病人在进行胸弯选择性矫正融合时，胸弯的过度纠正超过了腰椎的代偿能力，远期即可出现与术前相反方向的躯干倾斜。

术后双肩不等高加重也是一常见的冠状面失代偿，主要发生在 KingV 型的脊柱侧凸患者，术前对僵硬的上胸段弯曲认识不足，没有进行纠正固定，而又对下胸段的侧凸进行过度纠正。

在某些脊柱侧凸的患者如下方固定在 L_3，由于在去旋转恢复腰椎前凸时可在 L_{3-4} 产生扭转力，L_{3-4} 椎间盘会发生楔形变甚至侧方偏移最终出现骨盆倾斜。

（三）水平面

对生长尚未成熟的脊柱行单一的后路融合手术导致术后曲轴效应，脊柱前方的持续生长加上后方的牢固融合导致脊椎在水平面上发生旋转偏移，这是一典型的水平面失代偿的表现，如脊柱前柱结构还存在生长潜能，可进行前路的椎体骨骺阻滞，否则即需要前后路环形截骨术。

为了有效预防术后失代偿，术前应充分对脊柱三维畸形和平衡进行评估，不能忽略脊柱矢状面的重要性，明确交界区的概念，重视骨盆在躯干和脊柱平衡中的作用。手术时间和脊柱的生长潜能是需要考虑的第四位因素。融合水平的选择应遵循其基本原则：所有矢状面上的畸形节段必须包括在融合区内，特别是胸腰段交界性后凸畸形；融合远端的椎间隙必须具有良好的活动自由度，即在左右侧屈位 X 线片上能在凹侧和凸侧自由开放或关闭；融合远端末椎在向凹侧侧屈位 X 片上显示自动去旋转，特别是在不成熟的脊柱；

在侧屈位 X 片上，骶骨中央线通过融合远端末椎，该末椎位于稳定区内；融合固定的上下端在矢状面和额状面上都不能终止于侧凸的顶椎区；如 T1 在额状面上倾斜大于 5°，注意可能存在的左侧高位侧凸，如 T_{2-5} 在侧屈位 X 片上示结构性，该区必须包括在融合区内。

（邱　勇）

第八章 脊柱侧凸微创治疗技术

第一节 脊柱侧凸微创治疗基本概念

一、脊柱侧凸微创治疗简介与历史回顾

胸腔镜技术在脊柱外科的应用始于20世纪90年代。20世纪90年代初 Michael Mack 和 John Regan 等最先在德克萨斯脊柱研究中心进行这方面的研究。几乎同时，Frank Eismont 进行了动物实验。而 Ronald Blackman 则进行了动物、尸体和临床实验。这项技术代表了一个革命性的进步，因为通过内窥镜置入胸腔的外科手术器械，而不必切断肋骨，并可以使用1英寸长的切口而不必行8~10英寸以上的切口。内窥镜与一个电视摄像头相连并通过套管置入胸腔，通过其他的鞘管可置入其他的手术操作器械；摄像头的光源可以使图像得到必要的放大。1993年，这项技术出现在爱尔兰都柏林的脊柱侧凸研究协会会议上，以及在加利福尼亚州圣地亚哥的北美脊柱协会（NASS）会议上。脊柱胸腔镜技术的特点：带有多重芯片的图像技术的发展明显提高了外科医生通过小的切口或套管在胸腔内辨认结构的能力；电视内窥镜在器械上保证了脊柱外科医生能够进行脊柱畸形的内镜下前路松解手术；取自髂嵴或肋骨的植骨块可通过一个狭窄的内镜套管置入椎间隙内；与开胸手术的9~12英寸以上的切口相比，胸腔镜治疗脊柱侧凸的美学效果也有巨大的提高。

Mack 等于1993年最先开展了胸腔镜下脊柱畸形前路松解手术。与传统开胸手术相比，胸腔镜手术用胸壁锁孔代替长的手术切口，无需切断背阔肌、前锯肌和肋间肌，对肩关节的活动和呼吸功能影响小，术后并发症少，恢复快，不留疤痕。随着这一技术的不断发展和完善，胸椎侧凸的微创矫形治疗成为可能。Picetti 等于1996年10月开展了第一例胸腔镜下脊柱侧凸前路矫形术，至1998年10月他们共完成50例胸腔镜 Eclipse 矫形术，取得了良好的矫形效果。南京鼓楼医院脊柱外科于2001年开展脊柱侧凸胸腔镜前路松解手术，并于2002年6月在国内率先开展胸腔镜下胸椎侧凸 Eclipse 矫形术，均取得良好的近期疗效。

二、胸段脊柱的解剖特点

开展胸腔镜下脊柱侧凸松解或矫形手术的前提条件是必须对胸段脊柱的解剖特点非常熟悉。与颈、腰段脊柱相比，胸段脊柱的解剖较为复杂且具有其自身的特点。

T_1 从表面看更像是一个颈椎，其椎体前缘扁平，横径大于前后径，棘突宽厚且较 C_7 的棘突更为突出。T_9 具有典型胸椎的外形，但其无下肋凹，因此 T_9 椎体与第10肋不构成肋椎关节。T_{10} 是最后一个既具有肋椎关节又具有肋横突关节的胸椎。T_{10} 椎体较 T_9 小，具有一个完整的肋椎关节面，与第10肋构成肋椎关节。T_{11}、T_{12} 比其他胸椎大，外形更像腰椎。T_{11} 只有肋椎关节，其横突发育较小，不形成肋横突关节。T_{12} 椎体较

T_{11}小，其肋椎关节的位置较T_{11}更偏向尾侧。

胸椎的横突由于与肋骨形成肋横突关节以维持脊柱的稳定，因此它较腰椎的横突更加结实。而上胸椎与下胸椎相比，其横突更长而结实。胸椎的连接也有其自身的特点。经过胸椎椎体部分的前纵韧带较椎间盘部分的前纵韧带窄而厚。前纵韧带与椎间盘和椎体的上下缘紧密连接，但在椎体的中部附着并不牢固。胸椎部的后纵韧带较颈椎和腰椎部厚，从上到下逐渐变窄，与前纵韧带相比其含有的纵形纤维更加致密而紧凑。胸椎部位的椎间盘厚度基本一致，前后分别与前纵韧带和后纵韧带紧密连接，其侧方还通过韧带与肋骨头产生连接。

胸腔镜手术时，肋骨头的定位和计数非常重要。第1、第2肋骨头一般位于相应椎体水平。第3肋骨头位于T_2、T_3椎体之间，依次类推到第9肋骨头。第10~12肋骨头则位于相应椎体水平。

胸椎前方的解剖结构较为复杂，胸主动脉、奇静脉、半奇静脉、胸导管、交感神经链等均位于胸椎的前方。在进行胸腔镜手术时必须熟悉整个胸椎区域的解剖结构，这样才能避免损伤上述组织。

右侧上胸椎区域（图5-3-8-1-1）：第1肋间静脉位于迷走神经的外侧，向右汇入右头臂静脉。第1肋被脂肪组织、头臂静脉和星状神经节等覆盖，因此在胸腔镜下不能看见。第2肋是胸腔镜下于右侧胸腔内见到的第1根肋骨。节段性血管位于椎体的中央，两根节段性血管之间的突出部分是椎间盘。右侧迷走神经位于右锁骨下动脉的前方进入胸廓并发出喉返神经。于气管的后方，右侧迷走神经发出分支进入心、肺、食管等器官。交感神经链位于肋骨头的前方，紧贴壁层胸膜。下颈部的交感神经节和上胸部的交感神经节共同构成星状神经节，一般位于第1肋骨头的旁边，手术时需加以保护，以免发生Horner综合征。

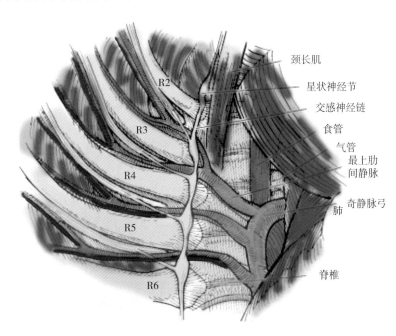

图5-3-8-1-1 胸腔镜下右侧上胸椎解剖示意图

右侧中胸椎区域（图5-3-8-1-2）：右侧中胸椎区域可见沿胸椎右侧表面上行的奇静脉，汇集4~12肋间静脉，在T_4、T_5水平注入上腔静脉。肋骨的上缘内侧从上到下依次为肋间静脉、肋间动脉和肋间神经，因此胸腔镜锁孔的位置应做在肋骨的下缘，以免损伤肋间血管神经束。右侧中胸椎区域还可见内脏大神经和胸导管，内脏大神经由5~9交感神经节的分支构成，沿肋骨头的前方下行，胸导管约在T_5水平向左越过中线注入左静脉角。

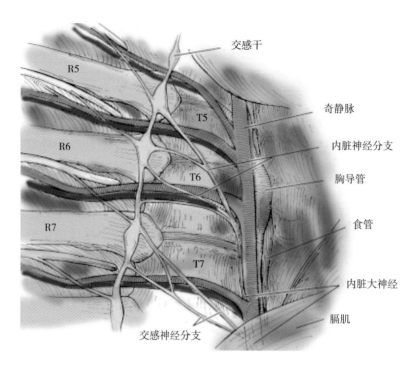

图 5-3-8-1-2　胸腔镜下右侧中胸椎解剖示意图

右侧下胸椎区域（图 5-3-8-1-3）：奇静脉延续于右腰升静脉，穿膈肌后沿脊柱的右前方、食管的后方和胸主动脉的右侧上行。右侧下胸椎区域还可见由 10~12 胸交感神经节发出纤维组成的内脏小神经。

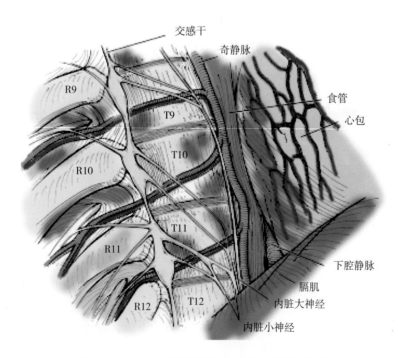

图 5-3-8-1-3　胸腔镜下右侧下胸椎解剖示意图

左侧上胸椎区域（图 5-3-8-1-4）：主动脉弓左侧直接发出左颈总动脉和左锁骨下动脉。左侧第一肋间静脉斜行穿越主动脉弓的前方，注入左头臂静脉。左侧迷走神经于左颈总动脉和左锁骨下动脉之间下行，发出左侧喉返神经。左侧迷走神经的前方还有左膈神经，下行支配膈肌。

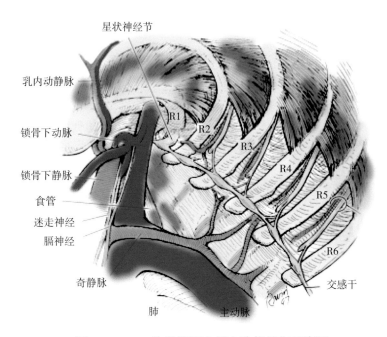

星状神经节

乳内动静脉

锁骨下动脉

锁骨下静脉

食管

迷走神经

膈神经

奇静脉

肺   主动脉

R1
R2
R3
R4
R5
R6
交感干

图 5-3-8-1-4　胸腔镜下左侧上胸椎解剖示意图

左侧中胸椎区域（图 5-3-8-1-5）：胸主动脉一般于 T_4 水平续于主动脉弓末端，开始时位于胸椎的左侧，而后逐渐移行至椎体的前方，在 T_{12} 下缘穿膈肌的主动脉裂孔进入腹膜后。

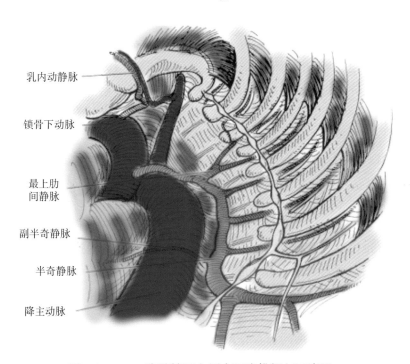

乳内动静脉

锁骨下动脉

最上肋间静脉

副半奇静脉

半奇静脉

降主动脉

图 5-3-8-1-5　胸腔镜下左侧中下胸椎解剖示意图

左侧下胸椎区域（图 5-3-8-1-5）：半奇静脉延续于左腰升静脉，沿脊柱的左前方、胸主动脉的后方上行，一般于 T_8~T_9 水平向右注入奇静脉。

Adamkiewicz 动脉是一个单侧动脉，一般位于 T_4~L_4 的左侧，且绝大多数位于 T_9~T_{11} 之间，它对于胸髓的血供非常重要。

第二节　脊柱侧凸微创治疗术前准备、麻醉与术中监护

一、脊柱侧凸微创治疗术前准备

电视胸腔镜是一个非常具有技术性的操作，它需要有广泛的培训、实践和经验。获得这种手术经验的理想途径是在培训实验中心的动物、模型和尸体上进行实践，模拟以及进行混合对照操作（内镜下及开放手术）。设计器械和对其它方面提出改进建议的研究小组同样必不可少。山羊和绵羊是胸腔镜技术最好的动物模型，但也可以使用猪作为动物模型，因为猪容易获得并且成本较低。胸腔镜技术的掌握存在一条明显的"学习曲线"。Picetti 等行胸腔镜 Eclipse 矫形术，其手术时间平均为 6.1h，而后期的手术时间平均不到 4h，其初期平均侧凸矫正率为 50.2%，而后期的侧凸矫正率达到 68.6%。关节镜、腹腔镜手术对于胸腔镜技术的掌握很有帮助，而传统的前后路矫形技术的掌握则是开展胸腔镜手术的前提条件。胸腔镜手术的开展需一只专门的医疗小组，包括脊柱外科医师、胸外科医师、麻醉医师，以及护理人员等。只有各方面通力合作，才能保证手术的成功。

胸腔镜下脊柱侧凸手术适应证的正确掌握对于手术的成功至关重要。关于其手术适应证的选择将在后面的章节详细讨论。术前常规拍摄站立位全脊柱正侧位 X 线片、平卧位左右 Bending 位 X 线片，以及骨盆平片。了解脊柱侧凸的类型、柔软度，以及患者的生长发育情况。女性患者需详细询问月经情况。术前应详细询问患者有无肺炎、结核和开胸手术的病史，即排除胸膜粘连存在的可能性。术前常规检查肺功能，由于胸腔镜手术采用单肺通气，因此患者术前的肺功能必须保持正常。另外患者的凝血功能也必须保持正常。具体手术方案的制定应遵循个体化、特异性的治疗原则。根据患者的侧凸类型、Cobb 角的度数、Bending 位 X 线片的侧凸矫正率，以及患者的生长发育情况决定需要手术的节段。胸腔镜手术的节段通常包括从 T_5~L_1 的 6~8 个椎体，有的可以延伸到 L_2。术前应将患者的病情、治疗方案，以及换醒试验的方法等向患者及其家属做详细的交代，以取得患者及其家属的配合。

二、脊柱侧凸微创治疗麻醉

胸腔镜手术对于麻醉的要求非常高，术前患者的肺功能、动脉血电解质等指标均需正常。麻醉师在插管前应对患者做详细的体格检查，观察患者的呼吸方式和节律，听诊呼吸音等。脊柱侧凸胸腔镜手术一般采用单肺通气。单肺通气可通过一个双腔支气管导管来完成。可以利用光纤支气管镜来帮助插入双腔支气管导管并判定其位置。在每一次变换患者体位后均需检查双腔支气管导管的位置，以确保患者呼吸的顺畅。因此在整个手术过程中，必须确保光纤支气管镜随时可以使用。麻醉师在铺单之前将非手术侧的肺萎陷，并且在 20min 内达到完全肺不张。

三、脊柱侧凸微创治疗术中监护

（一）概述

胸腔镜手术的术中监护非常重要。可通过桡动脉或股动脉插管监测血压、动脉血 PH 值、

PCO$_2$、PO$_2$等。通过颈内静脉或锁骨下静脉插管可测量中心静脉压，从而监测患者的血容量改变。用一根 Foley 导管插入患者的膀胱可于术中监测其肾功能的变化。胸腔镜手术时，内固定物的放置、脊柱的撑开、压缩和去旋转等操作以及结扎节段性血管等，均可对脊髓的血供产生影响，从而导致神经系统并发症的发生。因此，手术者在制定手术方案时必须考虑尽可能减少脊髓的缺血程度和持续时间、增加脊髓对缺血的耐受性，以及尽早发现脊髓的缺血性改变。近年来，以体感诱发电位（SEP）和运动诱发电位（MEP）为代表的神经电生理监护方法被广泛应用于脊柱外科手术中，使得人们可以早期发现脊髓的缺血性改变，从而大大降低了神经系统并发症的发生率。

（二）SEP

SEP 是对躯体感觉系统（感觉或含感觉纤维的周围神经或感觉径路）的任一点给予适当刺激，在该系统特定通路上的任何部位所检出的电反应。SEP 应用于脊髓功能的监护已有近三十年的历史。当脊髓缺血时，SEP 的波幅和潜伏期均会出现改变，More 等将 SEP 波幅下降 50% 或潜伏期延长 10% 作为判断脊髓缺血的标准。Apel 等在脊柱前路手术中应用 SEP 监测结扎节段性血管对脊髓血供的影响，他们将 SEP 波幅下降 50% 作为判断脊髓缺血的标准，阻断节段性血管后如 SEP 波幅下降 50%，则表明脊髓出现缺血性改变，即该节段性血管对脊髓血供很重要，应放弃结扎。邱勇等发现在脊柱前路手术中阻断 T$_5$~T$_{11}$ 节段性血管后 2min，SEP 波幅和潜伏期均出现明显改变。但随着阻断时间的延长，SEP 逐渐恢复，当阻断节段性血管 17min 后，SEP 已基本恢复正常，所有患者术后均无神经系统并发症发生。Pollock 等应用 SEP 监测主动脉缩窄修复手术中的脊髓缺血性改变，阻断主动脉后 15 例患者中 8 例 SEP 无改变，6 例阻断 15min 后 SEP 出现变化，当去除阻断 5min 后 SEP 恢复正常。1 例患者阻断 5min 后 SEP 波形消失，去除阻断 3min 后 SEP 恢复正常。所有患者术后均无神经系统并发症发生，因此他

们认为 SEP 是监测脊髓缺血的有效指标。

Grossi 阻断狗的主动脉并观察其 SEP 变化，一组刺激胫神经（PN-SEP），另一组将电极置于 L$_1$~L$_2$ 硬膜外，从而实现对脊髓的刺激（SC-SEP）。结果刺激脊髓组只需 3s 经 6 次刺激后便可得到良好的 SEP 波形，而刺激胫神经组需 90s 内连续刺激 200 次才能得到稳定的 SEP 波形。阻断主动脉后，刺激脊髓组 SEP 波形完全消失的时间显著长于刺激胫神经组（13.7 ± 1.0min；11.3 ± 0.7min），去除阻断后刺激脊髓组 SEP 波形的恢复时间明显快于刺激胫神经组。因此他们认为对于判定脊髓缺血，SC-SEP 比 PN-SEP 更加敏感。

（三）MEP

MEP 系用电或磁刺激大脑运动区或其传出通路，在刺激点下方的传出径路及效应器—肌肉所记录到的电反应。很多研究表明 MEP 是监测脊髓缺血性损伤的敏感指标。于泽生等认为脊髓前索缺血是导致 MEP 变化的解剖基础，而缺血时脊神经元兴奋性下降则是 MEP 变化的细胞电生理基础。脊髓缺血可使神经传导速度减慢，导致一过性神经传导阻滞，从而表现为 MEP 潜伏期的延长。脊髓缺血还可以使运动神经元兴奋性下降，放电运动神经元的数量减少，从而表现为 MEP 波幅的降低。David 等通过狗脊髓缺血再灌注损伤实验发现 MEP 波幅的改变与脊髓组织病理损害程度呈正相关。Meylaerts 等将 MEP 波幅下降 75% 或潜伏期延长 10% 作为判定脊髓缺血的标准，他们发现有些患者术中 MEP 波幅缓慢下降，而另一些患者术中 MEP 波形突然消失，虽经处理但 MEP 恢复缓慢。他们认为 MEP 缓慢改变表明脊髓的血液灌注处于临界状态，虽然运动通路信号的传导开始减慢，但神经元的活性尚能维持，当脊髓血供恢复后，MEP 迅速恢复正常。而 MEP 突然消失，表明脊髓血供完全中断，此时神经元遭受严重损伤，因此当恢复脊髓血供后，MEP 恢复缓慢。Laschinger 等通过阻断狗的胸主动脉造成脊髓缺血并观察 MEP 变化，结果

显示阻断胸主动脉后阻断水平以下的脊髓组织出现缺血性改变，MEP 逐渐消失。恢复脊髓血供后，MEP 由脊髓近端向远端逐渐恢复，若远端脊髓建立了侧支循环，则阻断胸主动脉后，远端脊髓的 MEP 保持正常。

肌源性 MEP 即复合肌肉动作电位（CMAP），Nakagkwa 认为 CMAP 能同时体现脊髓前角运动神经元和运动传导通路的电活动。由于脊髓前角运动神经原对于缺血最为敏感，因此 CMAP 表现出对脊髓缺血的超敏性。也正由于此，CMAP 表现出一定的假阳性，即术中 CMAP 出现变化的患者，术后并没有全部出现运动功能障碍。因此，Nakagawa 等建议术中可联合其它方法监测脊髓缺血。Deletis 认为最佳的脊髓监护方法应能够同时对脊髓的运动和感觉传导通路进行监护。Owen 认为神经源性 MEP（NMEP）同时包含沿运动传导通路顺行传导的电信号和沿感觉传导通路逆行传导的电信号。因此 NMEP 能同时对运动和感觉传导通路进行监护。Pereon 等的研究证明了 Owen 的观点，他们碰到一例患者，术中 NMEP 出现改变，但术后未出现运动功能障碍，其左腿却出现了感觉异常。Kai 通过结扎狗的节段性血管造成脊髓缺血，并观察 NMEP 变化，结果表明 NMEP 对脊髓的缺血性改变非常敏感，当脊髓缺血时，NMEP 表现为波幅的下降和波形的改变（波峰从多相变为单相），而潜伏期则无明显改变。

对于手术结束时 SEP 和 MEP 仍不稳定的患者，其脊髓血供处于临界状态，手术结束后仍会发生脊髓缺血。因此对于此类患者术后仍需进行一段时间的脊髓监护。Guerit 等认为术中脊髓监护只能反映当时脊髓的功能状态，由于术中患者处于低代谢状态，脊髓对缺血的耐受性相对较高，而术后患者的代谢加快，脊髓的血供需求增加，因此术中监护正常并不能保证术后不出现神经并发症，特别对于低血压、贫血、情绪不稳定的患者，术后继续行神经监护尤为必要。术后 MEP 监护不可行，由于在清醒状态下电刺激会造成患者疼痛，而刚做完手术的病人尚处于镇静状态，经颅磁刺激不可靠，因此 SEP 便成为术后脊髓监护的唯一有效方法。

第三节　脊柱侧凸胸腔镜下前方松解手术

一、脊柱侧凸胸腔镜手术器械

（一）概述

胸腔镜手术的器械与传统开放性手术的器械明显不同，由于侧胸壁至脊柱的操作距离大约在 14~30cm 之间，因此胸腔镜手术的器械较开放性手术的器械明显加长。通常胸腔镜手术的器械都标有刻度，有些器械末端带有角度，以便于视野暴露和手术操作。

（二）内窥镜

胸腔镜手术一般采用直径较大的硬性内窥镜（1cm 左右），以保证成像的清晰和视野的开阔。而直径较小或柔软的内窥镜成像效果较差，视野相对较狭窄。因此胸腔镜手术一般不予采用。

（三）锁孔装置

胸腔镜手术的操作是通过胸壁上的数个操作锁孔来进行的。锁孔装置包括套筒和套针两部分。套筒有硬性套筒和软性套筒两种，软性套筒可减轻对肋间血管和神经的压迫。套筒的直径有 7mm、15mm 和 20mm 等几种。

（四）软组织分离器械

包括各式组织钳、组织剪、牵开器、剥离器等。牵开器可以将肺组织牵开，以便于脊柱的暴露。剥离器可将壁层胸膜从脊柱和肋骨表面分开，有助于节段性血管的分离和结扎。

（五）止血器械

包括各式血管钳、单极、双极电凝、血管夹、吸引器、骨蜡，以及明胶海绵等。

（六）脊柱操作器械

包括整套刮匙、骨膜剥离器、咬骨钳、肋骨剪、持棒器、推棒器、螺丝起子、三叉型导向器、撑开钳、压缩钳、植骨器、特制克氏针、棒测量器等。

二、脊柱侧凸胸腔镜下前方施术手术适应证和禁忌症

（一）适应证

包括 Cobb>90°、Bending 位 X 线片侧凸矫正率 <50% 的僵硬性脊柱侧凸，以及 >70° 的后凸畸形，先进行前方松解手术可增加脊柱的柔软性，从而使后路矫形手术获得更好的疗效。对于 Cobb 角 >50°、发育未成熟的儿童，在行后路矫形手术之前，可先行胸腔镜前路骨骺阻滞术，这样可以防止"曲轴效应"的发生。另外对于一些胶原代谢性疾病、神经纤维瘤病所致脊柱侧凸，以及先天性半椎体畸形、严重的剃刀背畸形等患者均适合做胸腔镜下前方松解手术。

（二）禁忌症

包括术前存在严重的呼吸功能障碍、肺气肿、高气道压力等，以至不能耐受单侧肺通气的患者。对于曾有过肺炎、结核和开胸手术病史的患者，可能存在较广泛的胸膜粘连，由于胸腔镜下去除胸膜粘连非常耗时，且容易出血造成视野模糊，术后并发气胸和感染的机率也大大增加，因此此类患者不宜行胸腔镜下前方松解手术。低体重儿童胸腔容积小、肋间隙狭窄、单肺通气困难、"操作距离"短，因此体重低于 20kg 可作为胸腔镜手术的相对禁忌症。

三、脊柱侧凸胸腔镜下前方施术锁孔选择

胸腔镜下前方松解手术的锁孔选择与定位非常关键，正确设计锁孔的位置不仅可以减轻对肋间神经血管的压迫和损伤，防止术后胸壁皮肤麻木和肋间神经痛的发生，而且可以更加方便和彻底地切除椎间盘和上下终板，达到更好的融合效果。胸腔镜下前方松解手术的锁孔选择必须遵循一些基本的原则。如锁孔之间必须隔开一定的距离，以避免手术者的双手、及其与内窥镜之间的距离靠得太近，从而使手术者获得充分的操作空间。用于牵开、吸引等操作的锁孔应位于腋中线的稍前方，一般在腋中线和腋前线之间，这样可以使手术者的手臂处于一个相对自然、舒适的位置。插入胸腔镜的锁孔位置最好位于腋中线的稍后方，一般在腋中线和腋后线之间，这样可以保证内窥镜的位置位于手术者的操作范围之外。

暴露上胸椎的锁孔选择（图 5-3-8-3-1）：在腋窝的下缘做锁孔可以到达 T_1~T_5 椎体。由于腋窝内存在臂丛神经和血管，因此应避免在腋窝内

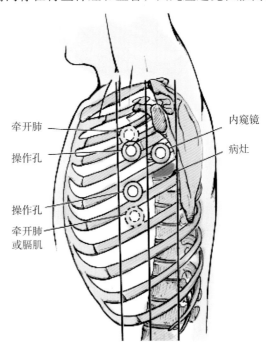

牵开肺

操作孔

操作孔

牵开肺或膈肌

内窥镜

病灶

图 5-3-8-3-1　暴露上胸椎的锁孔选择示意图

作锁孔。第1、第2肋间由于锁骨下动静脉的存在，因此也不宜作锁孔。操作锁孔通常作在第3、4肋间隙，而插入胸腔镜的锁孔位置应位于第4、5肋间隙、背阔肌的前缘。

暴露中胸椎的锁孔选择（图5-3-8-3-2）：T_5~T_{10}胸椎位于胸腔的中段，因此较容易暴露而无须牵开膈肌。中胸椎的操作一般3~4个锁孔便可完成。如采用0°角的内窥镜，则锁孔的位置可设计成T型，如采用30°角的内窥镜，则锁孔的位置可设计成L型。对于脊柱侧凸前

方松解手术而言，锁孔的位置设计成L型更加合适。

暴露下胸椎的锁孔选择（图5-3-8-3-3）：T_9~L_1椎体离膈肌很近，因此在暴露时需将膈肌向尾侧牵开。可适当升高手术台的头侧，利用重力作用使膈肌、肝、脾等腹腔内容物的位置下降。T_{12}、L_1椎体的暴露较为困难，可适当切开膈肌脚并尽量压低膈肌暴露其椎体，一般无需在腹膜后间隙另做锁孔。暴露下胸椎时，锁孔的位置设计成T型或L型均合适。

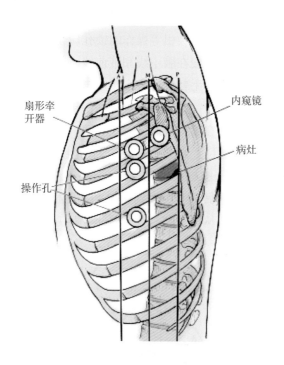

图 5-3-8-3-2　暴露中胸椎的锁孔选择示意图

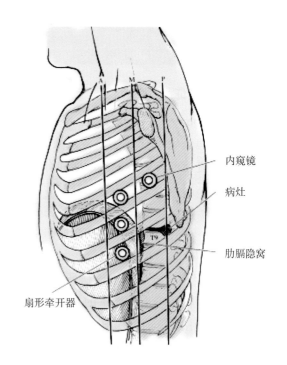

图 5-3-8-3-3　暴露下胸椎的锁孔选择示意图

四、胸腔镜下手术操作

脊柱侧凸胸腔镜下前方松解手术时患者的体位为侧卧位，凸侧椎体朝上。由于大多数特发性脊柱侧凸患者的胸椎凸向右侧，因此一般患者取左侧卧位。将患者手臂置于高过肩膀处，以利于操作。用笔标记出肩胛骨边缘、第12肋，以及髂嵴等体表标志。C-臂机正侧位透视，定出需行松解的最上端和最下端的脊椎在侧胸壁的体表投影。在腋中线或腋后线上第6肋或第7肋间隙作

第一个直径2cm的锁孔，插入胸腔镜镜头。由于卧位时，膈肌常升至第八或第九肋水平高度，所以第一个锁孔不宜过低，以免损伤膈肌。在做锁孔时应尽量靠近肋骨上缘，以免损伤肋间神经血管束。在插入镜头前，可用手指探入锁孔内，仔细分离，探查是否有胸膜粘连的存在。当镜头插入胸腔后，即可见萎缩的肺，根据需要松解的节段个数，再在腋中线附近作3~4个操作锁孔。手术器械可在锁孔之间相互替换操作。稍稍推开萎陷的肺，暴露出脊柱和肋骨，电刀切开椎体前方的壁层胸膜，在视野中可辨别出凸起的椎间盘

凹陷的椎体以及覆盖于椎体中部的节段性血管。钝性分离壁层胸膜，节段性血管电凝后切断。以电刀切开纤维环，使用髓核钳、刮匙等去除椎间盘组织及上下终板（图5-3-8-3-4）。在切除椎间

盘后，取自体肋骨植入椎间隙。植骨完成后，再次查看有无出血存在。无需缝合椎体前方的壁层胸膜，通过最下方的锁孔放置胸腔引流管。术后引流量＜50ml/8h时可拔除胸腔引流管。

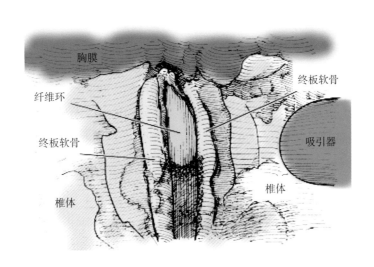

图5-3-8-3-4　胸腔镜下脊柱侧凸前路松解手术，在电凝切断节段性血管后切除椎间盘及上下终板示意图

清楚的视野暴露对胸腔镜手术至关重要，这就要求手术者必须对胸腔内的解剖非常熟悉，并经过系统的训练以达到手眼合一。肋骨头是非常有用的参考标志，参考其位置可更加完全地切除椎间盘和上下终板，并且可防止损伤大血管和避免进入椎间隙损伤神经根。Arlet认为结扎节段性血管可更好地暴露脊柱，并可以更加彻底地切除椎间盘。而Sucato则认为保留节段性血管可减少手术对脊髓血供的影响，降低神经系统并发症的发生率。南京鼓楼医院的临床实践证明节段性血管的结扎在青少年并不构成脊髓损害的威胁，进行胸腔镜前路松解手术时，结扎节段性血管可节约手术时间、降低操作难度、更加彻底地切除椎间盘。近来，King等报道了采用俯卧位行胸腔镜手术，他们认为与传统的侧卧位相比，俯卧位具有以下优点：

1. 有利于后凸畸形的矫正；

2. 由于肺和大血管受到重力的牵引，因而无需插双腔管行单肺通气；

3. 接着行后路手术时无需再次摆体位和铺

单，从而节省了时间；

4. 手术时间和出血量与侧位手术相当。

五、脊柱侧凸胸腔镜下手术并发症

脊柱侧凸胸腔镜下前方松解手术虽然是一种微创手术，但仍具有一定的并发症：

（一）出血

术中碰到出血时，手术者需保持镇静，毕竟我们看到的图像已被胸腔镜放大了15倍。可先用吸引器将出血吸干净，然后用电刀止血或小块明胶海绵压迫止血。也可适当应用一些止血药物。胸腔镜手术必须常规配备开胸手术的器械，以防紧急情况发生时，可立即开胸止血或改行开胸手术。

（二）肺损伤

虽然手术侧的肺处于萎陷状态并被牵开，但仍然容易遭受损伤。这就要求手术者必须仔细分离胸膜粘连，并且确保每一个操作步骤均在胸腔

镜直视下完成。

（三）硬脊膜撕裂

当看到椎体间流出比较清亮的液体时，就必须考虑有硬脊膜撕裂的可能。少量的脑脊液漏可以用生物蛋白胶或明胶海绵止住。如脑脊液漏较严重，则需请神经外科医师会诊，决定进一步治疗方案。

（四）淋巴管损伤

在手术野中出现牛奶样或云雾状的液体提示淋巴管损伤，可能是胸导管或是一个淋巴管的分支受损。通过使用内镜下的夹子或小的外科不锈钢夹或内镜下电凝装置可以使淋巴管损伤得到关闭。

（五）脊髓损伤

如术中 SEP 监护出现异常，表现为波幅的下降或潜伏期的延长，则表明有脊髓损伤的可能性。这时手术者应立即停止手术操作，并改变病人体位，同时应用大剂量激素以保护脊髓。

（六）交感神经链的损伤

如果手术后病人诉双下肢的皮肤温度不一样，则需考虑交感神经链的损伤的可能。交感神经链损伤一般不会产生严重的后果，其产生的双下肢皮温和肤色的差异只是暂时现象，经过一段时间后便可恢复。

六、脊柱侧凸胸腔镜下手术疗效评估

与传统开胸手术相比，胸腔镜手术用胸壁锁孔代替长的手术切口，无需切断背阔肌、前锯肌和肋间肌，对肩关节的活动和呼吸功能影响小，术后并发症少，恢复快，不留疤痕等优点。在切除中间区域的椎间盘时，开胸手术相对容易一些。但对于上下两端椎间盘的暴露，开胸手术较为困难，当切除上下两端椎间盘时，其操作器械不能平行于椎间隙，因此造成了上下两端椎间盘切除的不彻底。而在胸腔镜下只需在上端或下端增加一个入口或采用大角度镜头，便可很容易地进行暴露操作。Newton 等用山羊做动物模型，分别进行胸腔镜前路松解手术和开胸手术，然后对松解后的脊柱进行轴向旋转和前、后、侧方弯曲试验。结果表明两种手术后脊柱表现的生物力学性能相似，胸腔镜手术和开胸手术均能使脊柱获得充分的松解。Arlet 报道了 151 例胸腔镜前路松解手术，术前平均 Cobb 角 65°，经后路矫形手术后侧凸矫正率为 56%~63%。Niemeyer 等报道了 20 例脊柱侧凸，平均 Cobb 角 65.1°，经胸腔镜前路松解手术加后路矫形手术后，平均 Cobb 角达到 31.5°，平均侧凸矫正率 50.9%，平均松解节段 5.1 个，随访两年，所有病例均无明显矫正丢失。Newton 等比较了 14 例胸腔镜前路松解手术和 18 例开胸松解手术的临床结果，松解节段两组之间无显著差异，胸腔镜组为 6.4±1.1 个，开胸组为 6.1±2.9 个。经后路矫形手术后，两组的侧凸矫正率相似，胸腔镜组为 56%，开胸组为 60%。南京鼓楼医院设立了两组年龄、侧凸类型、柔软度、松解节段等均具有高度可比性的病例，并进行了前瞻性的比较观察，其临床结果与 Newton 报道的结果相似，胸腔镜松解组平均松解节段 5.8±0.9 个、术后平均 Cobb 角 39.6°±10.8°、平均侧凸矫正率 54.7±10.3%、半年后矫正丢失率 2.9±1.1%。开胸松解组平均松解节段 6.0±1.1 个、术后平均 Cobb 角 41.9°±13.2°、平均侧凸矫正率 53.2±12.5%、半年后矫正丢失率 3.2±1.3%。两组术后平均侧凸矫正率、松解节段个数、以及半年后的矫正丢失率均无显著差异（P>0.05）（图 5-3-8-3-5）。因此可以认为胸腔镜下脊柱侧凸前方松解手术完全能达到传统开胸前方松解手术的临床效果。

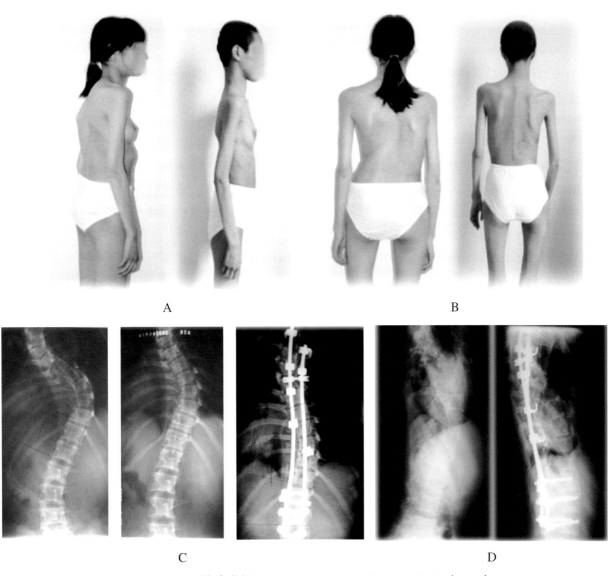

A   B

C   D

图 5-3-8-3-5　临床举例　女，15 岁，特发性脊柱侧凸施术前后（A~D）

A、B. 术前 Cobb 角 80°，胸腔镜下脊柱侧凸前路松解手术，两周后行后路 TSRH 矫形内固定术，术后侧凸矫正满意，外观
畸形明显改善，术后 Cobb 角 20°，脊柱矢状面形态恢复良好；C. 手术前后正位 X 线片对比观察；
D. 手术前后侧位 X 线摄片随访观察

第四节　特发性胸椎侧凸胸腔镜下矫形术

一、特发性胸椎侧凸胸腔镜下矫形术适应证和禁忌症

（一）适应证

适用于年龄较轻、Cobb 角较小、侧凸较柔软、脊柱矢状面形态正常或有轻度前凸的特发性胸椎侧凸患者，对于 Lenke Ⅰ型脊柱侧凸尤其适

合。对于 Lenke Ⅱ型脊柱侧凸，可采用选择性融合技术，即上胸弯较柔软时可仅融合下胸弯。

（二）禁忌症

肺功能不全，不能耐受单肺通气者；侧凸 Cobb 角超过 70° 者；胸椎凸侧与胸壁距离过短者；年龄小于 4~5 岁，不能进行双腔支气管插管者；存在手术史或感染而导致胸腔粘连者。

二、特发性胸椎侧凸胸腔镜下矫形术锁孔选择

胸椎侧凸胸腔镜下矫形术的锁孔设计原则与脊柱侧凸胸腔镜下前方松解手术基本相同。术前用记号笔标记出肩胛骨边缘、第 12 肋，以及髂嵴等体表标志。C- 臂机正侧位透视，定出需行内固定的最上端和最下端的脊椎在侧胸壁的体表投影。最上端锁孔位置应位于需固定的最上端椎体的中部水平，最下端锁孔位置应位于需切除的最下端椎间盘水平，这样可以使上、下端脊椎的螺钉置入变得更加容易。胸椎侧凸胸腔镜下矫形术的固定节段一般为 $T_5 \sim L_1$，如膈肌位置较低，可固定到 L_2，一般在腋中线和腋后线上作 4~5 个锁孔便可完成手术。由于卧位时膈肌常升至第 8 或第 9 肋水平，因此第一个锁孔位置不宜过低，一般在腋中线和腋后线上第 6 或第 7 肋间隙作第一个直径 2cm 的锁孔，以免损伤膈肌。在作锁孔时应尽量靠近肋骨上缘，以免损伤肋间神经血管束。

三、特发性胸椎侧凸胸腔镜下矫形术手术操作

胸椎侧凸胸腔镜下矫形术的初始步骤与胸腔镜下前方松解手术基本相同。全身麻醉，双腔管气管内插管，选择性单肺通气，手术侧肺叶压缩塌陷。手术体位为凸侧在上的全侧卧位，上肢尽量向头向屈曲，以避免肩胛骨影响上胸椎的镜下操作，肾区位于手术床腰桥部位，术中可适当升高腰桥，便于下胸椎的操作。当镜下松解手术完成后，便可在 C- 臂机引导下置入 Eclipse 中空螺钉。螺钉置入的位置一般位于肋骨小头的前方，椎体的中央。透过操作孔置入相应长度的短棒，从下向上依次抱紧压缩 Eclipse 螺钉，矫形固定（图 5-3-8-4-1）。无需缝合椎体前方的壁层胸膜，再次查看有无出血存在，通过最下方的锁孔放置胸腔引流管。术后引流量 < 50ml/8h 时可拔除胸腔引流管。出院时石膏外制动，为期 3 个月。

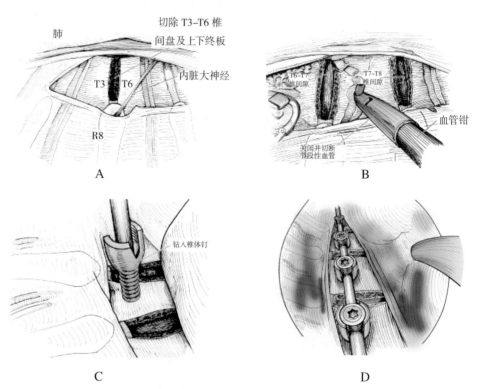

A B

C D

图 5-3-8-4-1 胸腔镜下脊柱侧凸前路矫形手术示意图（A ~ D）
A. 切除椎间盘及上下终板；B. 切断节段性血管；C. 拧入椎体螺钉；D. 安装矫形棒

螺钉的置入位置必须位于椎体的中央并且与终板平行。螺钉位置的偏斜可产生两种情况，一种是置棒困难。当棒强行置入螺钉后，位置偏斜的螺钉处便可产生很大的应力，很容易导致脊椎骨折。另一种情况是棒的置入变得更加容易，但产生的矫正力减弱，从而达不到预期的矫形效果（图 5-3-8-4-2）。节段性血管的结扎在青少年并不构成脊髓损害的威胁，但对于胸腔镜矫形手术，节段性血管不宜过早切断，切

除椎间盘时并不一定要切断节段性血管。这样可减少出血，使手术野更加清晰，而且在钻入椎体钉时，位于椎体中央的节段性血管还可作为进钉的参考位置。在手术过程中 T_5 和 T_{12} 的椎体钉最难钻入。T_5 椎体较小，侧壁前倾，导引器易向前打滑，容易损伤前方的奇静脉或半奇静脉。T_{12} 椎体部分被膈肌阻挡，进钉困难且容易损伤膈肌。因此钻入这两个椎体钉时需反复透视，小心操作。

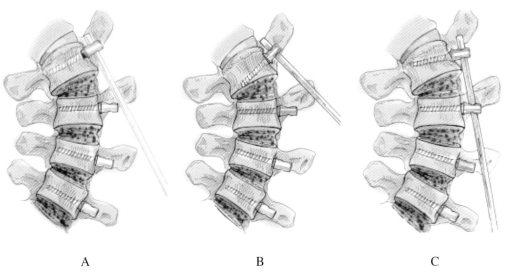

A　　　　　　　　　　B　　　　　　　　　　C

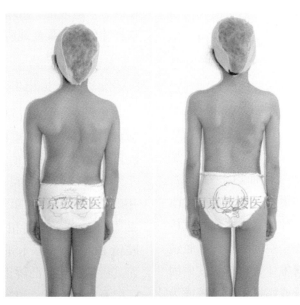

D

图 5-3-8-4-2　临床举例　胸腔镜下脊柱侧凸前路矫形手术时螺钉植入位置（A ~ D）

A~C 示意图：A. 螺钉的位置必须位于椎体的中央并且与终板平行；B. 螺钉向下偏斜可造成置棒困难；当棒强行插入螺钉后，位置偏斜的螺钉处便可产生较大的应力，容易导致脊椎骨折；C. 螺钉向上偏斜可使棒的置入变得更加容易，但产生的矫正力减弱，从而达不到预期的矫形效果；D. 矫形前（左）后（右）人体像比较

四、精确置入椎体螺钉的解剖标记

前路胸椎椎体螺钉置入的要求：

1. 螺钉平行于椎体上下终板；

2. 双皮质固定以获得最大的抗拔出力；

3. 螺钉突出椎体对侧不可过长以免伤及周围组织，尤其是位于左侧的胸主动脉；

4. 不能侵入椎管造成脊髓损伤。

在胸腔镜下置入椎体螺钉时，肋骨头常被选为参考解剖标志。邱勇等在 CT 上进行了相关的解剖学测量，量化了在胸椎中置钉的安全区间：在上胸椎 ($T_4 \sim T_6$) 选择 25mm 长的螺钉，螺钉紧贴肋骨头置入，参考两侧肋骨头连线，螺钉最大前倾角由 28° 逐渐减小至 9°；在脊柱侧凸顶椎区 ($T_7 \sim T_9$) 选用 30mm 长的螺钉，螺钉紧贴肋骨头置入，螺钉最大前倾角由 12° 逐渐增加至 22°；在远端胸椎 ($T_{10} \sim T_{12}$) 选用 35mm 长的螺钉，螺钉在仍然紧贴肋骨头置入，螺钉前倾角控制在 20° 以内均安全。

另外滋养动脉孔也可作为置钉的参考解剖标记。与肋骨头相比，椎体侧后方滋养动脉孔由于有血管进入，术中也较容易观察，但其解剖位置更为偏后。当以滋养动脉孔作为进钉标志时，进钉点应位于其前方 1cm 左右，在下胸椎尤其是 $T_{10} \sim T_{12}$ 节段，由于双侧滋养动脉孔连线可能穿过椎管，因此进钉点要进一步前移 3~5 mm，同时进钉方向可略向背侧偏移 5°~10°。

胸椎脊柱侧凸以右侧凸最为常见，在该类型患者中，由于椎体的旋转和矢状面形态的异常，主动脉偏向椎体的后方，并更贴近椎体，这种改变在顶椎区尤为明显。主动脉的后内侧偏移直接导致右侧置入椎体螺钉的安全空间减小。在腔镜下矫形时，经右侧胸腔进行椎体置钉行双皮质固定时易损伤对侧的胸主动脉或螺钉侵犯椎管成为一潜在并发症。邱勇等在 CT 上进行解剖学测量，选择肋骨头作为置钉参考点，提出在胸椎右侧凸的患者中采用下面的置钉方案以提高置钉安全性：在上胸椎 ($T_4 \sim T_6$) 选择 25mm 长的螺钉，螺

钉紧贴肋骨头置入，参考两侧肋骨头连线，螺钉最大前倾角由 29° 逐渐减小至 5°，因此螺钉腹侧偏移角度分别为 <20°、<10°、<5°；在脊柱侧凸顶椎区 ($T_7 \sim T_9$) 选用 30mm 长的螺钉，螺钉紧贴肋骨头置入，螺钉最大前倾角由 5° 逐渐增加至 12°，建议垂直于椎体矢状面进针；在远端胸椎 ($T_{10} \sim T_{12}$) 选用 35mm 长的螺钉，螺钉在肋骨头前方 3~5cm 置入，螺钉最大前倾角由 18° 逐渐增加至 35°。

五、特发性胸椎侧凸胸腔镜下矫形术并发症

胸椎侧凸胸腔镜下矫形术的并发症除具有与胸腔镜下前方松解手术相似的并发症以外，还具有一些特殊的并发症。胸椎侧凸胸腔镜下矫形手术时由于内固定物的植入，缝合椎体前方的壁层胸膜较为困难，因此术后的胸腔引流量较胸腔镜下前方松解手术多，且病人更容易出现呼吸系统并发症。另外胸椎侧凸胸腔镜下矫形手术后还会出现一些内固定方面的并发症。如螺钉的拔出、内固定物的松动等。远期并发症主要包括脊椎不融合、假关节形成，以及矫正丢失等。因此手术者在进行胸椎侧凸胸腔镜下矫形手术时必须严格掌握手术适应证、熟练掌握手术技巧、规范操作，这样才能最大程度地防止并发症的发生。

六、特发性胸椎侧凸胸腔镜下矫形术疗效评估

传统开放性前路手术的并发症较多，如肺炎、肺不张、严重的术后疼痛等，而胸腔镜 Eclipse 矫形术采用的是微创技术，因此其手术并发症较前者大大减少。Betz 报道了胸椎侧凸开胸前路矫形术和单纯后路矫形术的侧凸矫正率均为 59%。与之相比，Picetti 初期进行的胸腔镜 Eclipse 矫形术平均侧凸矫正率为 50.2%，而其后期平均侧凸矫正率达到 68.6%。南京鼓楼医院脊柱外科于 2002 年在国内率先开展胸腔镜下胸椎侧凸 Eclipse 矫形术，取得良好疗效。平均手术时间 5.9h，术中平均出血量 605ml，术后平均引流量 483ml，平均固定节段 7.2 个，平均 Cobb 角矫正率 76%。患者无需输血，无气胸，

呼吸道梗阻、胸壁皮肤麻木、肋间神经痛以及神经系统并发症发生。随访 3~11 个月，未发现内固定并发症和明显的矫正丢失（图 5-3-8-4-3）。因此胸腔镜 Eclipse 矫形术的矫形效果完全能达到或超过传统开放性前后路矫形手术。但其也存在手术时间长、难度大、适应证窄、医生过量接受 X 线、价格昂贵等缺点，且其远期效果的评估尚待长期随访。

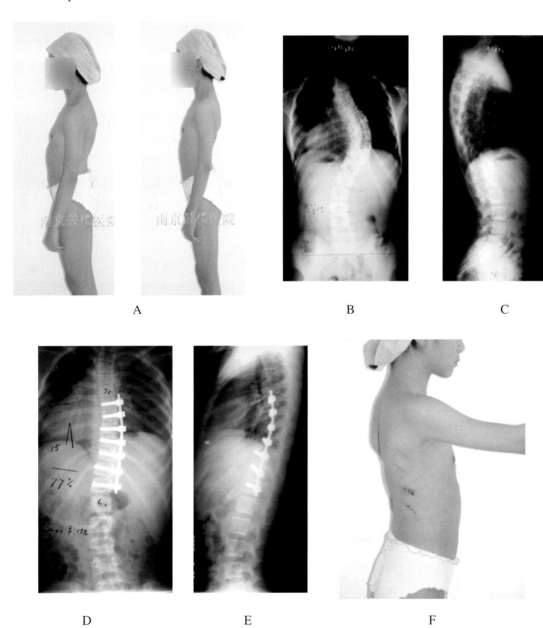

图 5-3-8-4-3　临床举例　女性，13 岁，特发性脊柱侧凸，术前 Cobb 角 64°，行胸腔镜下脊柱侧凸前路矫形手术，术后侧凸矫正满意，外观畸形明显改善，术后 Cobb 角 15°，脊柱矢状面形态恢复良好（A~F）
A. 手术前后病人外观比较；B、C. 术前正侧位 X 线摄片；D、E. 术后正侧位 X 线摄片；F. 手术伤口

第五节 胸腔镜辅助下小切口胸椎侧凸前路矫形术

一、胸腔镜辅助下小切口胸椎侧凸前路矫形术背景资料

（一）美中不足

尽管胸腔镜"锁孔"技术具有创伤小、美容学效果好和术后康复快等优点，且能取得与传统手术一致的治疗效果，仍存在如下缺点。

【技术要求高】

标准内窥镜手术由于其操作技术和视觉效果较传统开放手术发生了较大变化，往往需要较长的训练熟悉过程，才可达到灵巧手眼配合来完成骨、软组织分离切除和病灶的处理，是一艰难而费时的手术。

【受"锁孔"式工作通道的有限空间限制】

在处理复杂椎体病变或进行前路脊椎重建时存在较多困难。

（二）改变术式

鉴于此种情况，有学者将传统开胸矫形手术和胸腔镜手术的优点融合在了一起，采用小切口并辅以胸腔镜技术以弥补标准"锁孔"式内窥镜手术的不足。胸腔镜辅助下小切口开胸前路矫形手术是一种新型胸椎侧凸前路微创矫形手术。

二、胸腔镜辅助下小切口胸椎侧凸前路矫形术手术方法

患者取侧卧位、凸侧朝上，经第6或第7肋进胸，手术切口长约8cm，前端位于腋前线偏前1~2cm，后端位于腋后线偏后1~2cm，进胸后的操作与传统开胸前路矫形手术一样，将壁层胸膜打开，结扎节段性血管，然后直视下切除侧凸中间区域的椎间盘和上下终板，分别于腋中线水平切口上下1~2个肋间隙作近端和远端锁孔。利用胸腔镜手术器械进行节段性血管的结扎和上下终椎区域脊椎的松解和螺钉的置入，其操作既可于直视下完成，也可以在胸腔镜的辅助下完成，置入相应长度的短棒，在胸腔镜辅助下从下向上依次拧紧压缩椎体螺钉、矫形固定，植骨完成后缝合椎体前方的壁层胸膜，再次查看有无出血存在，通过远端的锁孔放置胸腔引流管，术后引流量小于50ml/8h时可拔除胸腔镜引流管，出院时石膏外制动，为期3个月。

三、胸腔镜辅助下小切口胸椎侧凸前路矫形术疗效评估

胸腔镜辅助下小切口开胸前路矫形手术由于采用微创技术，因此具有与胸腔镜前路矫形手术相同的优点，与传统开胸前路矫形手术相比，其手术并发症大大减少。南京鼓楼医院脊柱外科的统计资料显示胸腔镜下胸椎侧凸 Eclipse 矫形手术的平均手术时间为6.3h，术中平均出血量600ml，术后平均引流量480ml，平均固定节段7.2个，平均 Cobb 角矫正率为76%，而胸腔镜辅助下小切口开胸前路矫形手术的平均手术时间为4.2h，术中平均出血量为400ml，术后平均引流量250ml，平均固定节段7.5个，平均 Cobb 角矫正率为72%，因此可以看出胸腔镜辅助下小切口开胸前路矫形手术完全能达到胸腔镜下胸椎侧凸 Eclipse 矫形手术的矫形效果，而其手术时间、术中出血量、术后引流量等均较后者明显减少，另外胸腔镜辅助下小切口开胸前路矫形手术的费用较胸腔镜下胸椎侧凸 Eclipse 矫形手术明显降低，由于其操作大部分在直视下完成，因此避免了胸腔镜矫形手术时手术者过量接受 X 射线的缺点（图 5-3-8-5-1）。

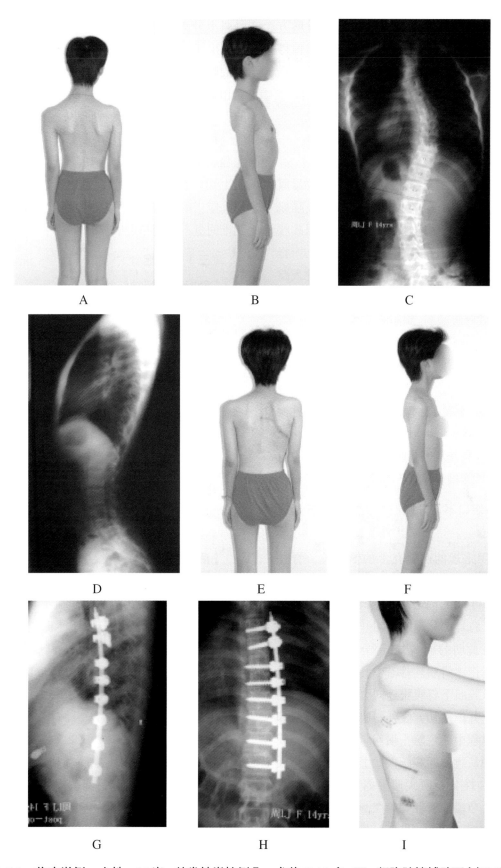

A　　　　　　　　B　　　　　　　　C

D　　　　　　　　E　　　　　　　　F

G　　　　　　　　H　　　　　　　　I

图 5-3-8-5-1　临床举例　女性，14 岁，特发性脊柱侧凸，术前 Cobb 角 45°，行胸腔镜辅助下小切口脊柱侧凸前
　　路矫形手术，术后侧凸矫正满意、外观畸形明显改善，术后 Cobb 角 10°，脊柱矢状面形态恢复良好（A~I）
A、B. 患者术前正侧位照片；C、D. 术前正侧位 X 线摄片；E、F. 术后正侧位照片；G、H. 术后正侧位 X 线摄片；I. 手术伤口

总之，作为一种新型胸椎侧凸前路矫形方法，胸腔镜辅助下小切口开胸前路矫形手术值得推广。

四、小切口胸腰椎侧凸前路矫形手术

（一）概述

胸腰段脊柱侧凸前路矫形手术通常需要暴露固定 T_{10}~L_3（L_4），由于 T_{12}、L_1 和 L_2 通常被膈肌覆盖，传统方法均采用切断膈肌的方法显露胸腰段脊柱进行内固定。该方法具有技术难度小、脊柱暴露充分、操作空间大等优点。然而此种入路创伤较大，切开膈肌后容易产生一些潜在的并发症，如术后腹式呼吸减弱、膈肌麻痹甚至肺不张等，患者术后恢复相对较慢，且残留较大手术疤痕。

在解剖上，膈肌角正好附着在 L_1 椎体上，T_{12}、L_1 椎间隙以及 L_1 节段性血管被膈肌覆盖，因此可以通过胸腔镜辅助技术，对膈肌以上的脊柱操作采用胸腔镜技术，膈肌以下采用保护膈肌的小切口进行，克服了传统切断膈肌手术入路的缺点，有效地实现了对胸腰椎脊柱侧凸的微创矫形。

（二）小切口不切开膈肌的胸腰椎前方暴露操作

患者采用常规的凸侧在上的侧卧位。脊柱的暴露分为两步。首先是 L_1~L_4 的腹膜后暴露，沿第 10 或第 11 肋的前 1/3 向前下腹壁作一长约 8cm 的切口。肋骨部分用电刀切开骨膜，钝性剥离骨膜后切除此肋的远端 1/3 部分，但保留肋软骨部分以作标记。将肋软骨沿中线剖开后找到腹膜后间隙，从膈肌下将腹膜连同腹腔内容物向中线方向推开，并依次切开腹外斜肌、腹内斜肌和腹横肌，此过程中注意防止损伤腹膜。将后腹膜与深部肌筋膜从腰方肌和腰大肌上分离，在腰大肌前缘向后钝性分开腰大肌显露 L_1~L_3（或 L_4）的脊柱，结扎节段血管并切除 T_{12}~L_3（或 L_4）的椎间盘组织。第二步为沿同一肋的后部作一长 8cm 的切口（两切口间隔约 7~12cm），切除同长度的肋骨，经胸或经胸膜外分离直达脊柱。在

膈肌上分离壁层胸膜，结扎 T_{11}~T_{12} 节段性血管，暴露出 T_{11} 或 T_{12}。紧贴脊柱分离膈肌角并进入下方的腹膜后间隙，使膈肌上间隙与膈下腹膜后间隙相通，但此时特别注意可能存在于膈肌角下方的 L_1 节段性血管，因为视野小，易造成损伤出血，应当在直视下分离结扎。虽然 T_{12}~L_1 椎间盘通常在膈肌下切除较在膈肌上切除更为方便，但从膈肌上切口有时也可切除，总之，T_{12}~L_1 椎间盘的切除应当耐心彻底，因为视野小和受膈肌的阻挡，此椎间盘不易切除彻底。

（三）并发症

【暂时性肋间神经痛】

由于肋间隙过度牵拉或压迫，使得肋间神经暂时性受损，或因缝合时将肋间神经缝扎，术后均可产生暂时性肋间神经痛。一般通过对症治疗或局部封闭治疗，3~4 个月以后逐渐消失；

【肺扩张不全】

由于单肺通气时间过长，术侧肺脏长时间萎缩状态，术后肺吹张不够，或未能发现术中微小肺组织损伤，术后产生术侧肺叶不张。通气侧肺脏下叶因分泌物阻塞，术后未能及时吸除，亦可发生肺不张。术后应及时摄胸片观察肺扩张情况，以便采取必要治疗措施；

【活动性出血】

主要原因为节段血管结扎不牢固而滑脱，或因电凝切断后电凝结痂脱落出血；其次是肋间血管被不正确套管置入损伤，手术时因套管压迫未发现出血，术后未处理肋间动静脉而出现出血；手术创面渗血，出血量超过 2500ml 或 200ml/h。发现活动性出血应在术中及时处理，术后一旦出现严重出血，则应毫不犹豫开胸止血；

【感染】

常见原因有胸内感染病灶切除时防护不够，或手术器械消毒不合格，无菌操作不规范其中更多见于内镜器械有污染。一旦发生胸腔感染，必需像普通脓胸一样进行有效引流，选用敏感抗生素，加强支持疗法，必要时再次手术冲洗胸腔，置胸腔冲洗管；

【脊髓神经损伤】

结核病灶清除时，去除死骨、坏死椎间盘或包裹性纤维组织松解时，容易损伤脊髓神经，产生严重临床后果，所以手术时，要熟悉局部解剖，规范手术操作，仔细分离组织，严禁单极电凝止血。

五、传统手术入路与小切口下保护膈肌的手术入路比较

胸腰椎脊柱侧凸前路矫形因具有以下优点而成为目前公认的手术方法之一：

1. 从前路可获得对旋转更好的纠正　矫形力可直接作用于脊椎中旋转的椎体；

2. 前路矫正侧凸通过缩短而不是延长脊柱　从而减少了因脊髓受牵拉而致神经损伤的可能性；

3. 前路矫正手术可以融合较少的节段　使骨盆上方保留更多的可以活动的椎间盘关节，使远期下腰部的退变、失代偿以及下腰痛等并发症的发生率明显减少。

但标准方法经胸、腹膜后入路需要切开膈肌，才能暴露胸腰段脊柱和在直视下进行内固定矫形，此入路虽然暴露好、操作容易，但膈肌作为分隔胸腔和腹腔的重要结构，切开后可能发生一定的并发症，如手术后腹式呼吸减弱、膈肌麻痹甚至肺不张等。采用保护膈肌的小切口胸腰段前路矫形手术主要目的是应用微创技术的理念，减小手术创伤，避免切断膈肌以预防相关并发症，同时可减小皮肤切口疤痕。

在解剖上，膈肌角正好附着在 L_1 椎体上，T_{12}、L_1 椎间隙以及 L_1 节段性血管被膈肌覆盖，传统的胸腰段侧凸前路矫形必须暴露出上述结构方能进行操作。本组结果显示对胸段和腰段分别采用小切口暴露的方法，避免切开膈肌，而仅在膈肌角处开一小孔道，同样可在保护膈肌的前提下完成 T_{12}~L_1 椎间盘的切除以及 L_1 节段血管的结扎，说明在膈肌开孔处穿入矫形棒、置入螺钉完成矫形、保护膈肌的胸腰段前路手术完全是可行的。

Johnston 报道用 TSRH 内固定行前路治疗 18 例特发性腰椎和胸腰椎侧凸患者，术后随访 12~29 个月，矫正率为 73.5%，无矫正丢失。而 Hopf 报道采用前路 CDH 对胸腰段脊柱侧凸进行矫形，纠正率为 79.4%。南京鼓楼医院采用保护膈肌的小切口行胸腰段侧凸前路矫形手术，术后 Cobb 角矫正达 80%，矢状面重建良好，与文献报道的全开放标准入路矫形结果相比，矫正率类似、无内固定并发症、无明显纠正丢失。该手术入路在减少手术创伤的同时能够达到与传统入路相似的临床疗效，同时由于创伤减小术后恢复较传统手术快，也没有因为手术操作难度的增加而使并发症增加，具有较大的临床实用价值。

恢复较传统手术快，也没有因为手术操作难度的增加而使并发症增加，具有较大的临床实用价值。

（邱　勇）

第六节　电视－胸腔镜下（VATS/EMI-VATS）胸椎侧弯松解、矫正及内固定术

一、电视－胸腔镜下（VATS/EMI-VATS）胸椎侧弯松解、矫正及内固定术概述

胸椎侧弯前路松解、植骨融合、内固定器械矫正 1964 年由 Dwyer 首先报道。1975 年 Zielke 改进了 Dwyer 系统，其治疗矫正率达 63%~85%，融合率达 77%~96%。1984 年 Kaneda 设计双棒多节段器械矫正率高达 90%，术后随访丢失度仅为 1.5°。1993 年 Tuli 报道使用 TSRH 系统矫正。1994 年 Hams 采用改良 Moss-Miami 固定，并认为胸段应避免去旋转手法。尽管前路手术取得非常好的疗效，但巨大的开胸暴露创伤给患者带来术中和术后的并发症、难以忍受的痛楚和缓慢的功能恢复。

1993 年 Mack 首先将 VATS（Video-Assisted Thoracoscopic Surgery）技术应用于脊柱外科领域。同年 Landreneau，1995 年 Regan、McAfee 相继开展 VATS 技术做脊柱畸形前路松解术。1995 年 Picetti 与其同事首例采用 VATS 技术做脊柱胸椎侧弯前路椎间盘切除、植骨、融合器械内固定。1999 年在欧洲脊柱外科会议上报道 50 例 VATS 技术矫正脊柱胸侧弯，2001 年在美国脊柱杂志上发表。1999 年美国 TSRH 骨科张宏博士报道 16 例此项手术技术。国内池永龙和其同事 1997 年采用 EMIVATS（Enlarged Manipulation Incision of Video-Assisted Thoracoscopic Surgery）技术矫正脊柱胸椎侧弯，2001 年开展 VATS 技术矫正脊柱侧弯，2002 年邱勇、吕国华、杨操与其同事亦开展此项目手术。

前路矫形已成为胸椎侧凸外科治疗的标准方法之一，胸腔镜下胸椎侧凸前路矫正因手术创伤小、矫形融合可靠、外形美观而受到青睐，但其麻醉要求高操作复杂和手术时间长是公认的缺点。开放小切口前路矫形手术则将传统的前路矫形技术和胸腔镜技术融合一体，可保持切口小，又可镜下观察，手术时间明显缩短，并发症明显减少，为大多数学者所推崇。

二、电视－胸腔镜下（VATS/EMI-VATS）胸椎侧弯松解、矫正及内固定术病例选择及术前准备

（一）手术适应证

1. Cobb 角 40°~70° King Ⅱ 型、Ⅲ 型，Lenke Ⅰa、Ⅰb 型或 PUMC Ⅰa、Ⅱb₁ 型的特发性脊柱侧弯，继发腰段弯曲不超过中线；

2. Cobb 角 40°~70° 进展性先天性胸椎侧弯；

3. 先天性半椎体胸段畸形；

4. 高位胸段代偿性弯曲；

5. 前路椎间融合术后假关节形成。

（二）手术相对适应证

1. Cobb 角大于 70° 僵硬性胸椎侧弯；

2. Cobb 角大于 70° 复合性先天性胸椎侧弯；

3. 神经纤维瘤病伴脊柱胸椎侧弯；

4. Cobb 角大于 60° 的后凸畸形；

5. 肺功能受损的神经肌源性脊柱胸椎侧弯。

（三）手术禁忌证

1. 严重或急性呼吸功能障碍者；

2. 不能耐受单侧通气者；

3. 严重心绞痛、心肌梗塞，心功能Ⅲ级和严重室性心律紊乱者；

4. 严重传染性疾病，如病毒性肝炎、艾滋病毒携带者；

5. 手术侧感染性胸膜病变者；

6. Cobb 角小于 40° 的胸椎侧凸、侧后凸畸形者。

（四）术前准备

1. 术前常规拍摄站立位脊柱全长正、侧位片和 Bending 片。了解脊柱侧凸的类型、柔性度、生长发育情况以及可矫正度的预测（图 5-3-8-6-1）。

2. 术前侧位拍摄每个椎弓根的 CT 正位像，了解椎体旋转、椎体截面积形态、脊髓和神经根状况及椎体和周围组织的畸形变化（图 5-3-8-6-2）。

3. 术前拍摄 MR 片，了解脊髓神经有否病变（图 5-3-8-6-3）。

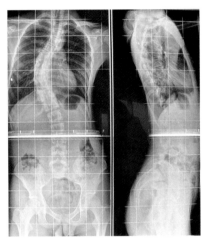

A

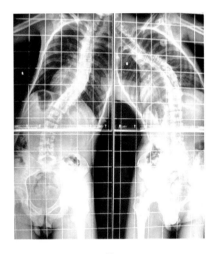

B

图 5-3-8-6-1　临床举例　脊柱侧弯 X 线摄像检查（A、B）
A. 全长正侧位 X 片；B. Bending 像

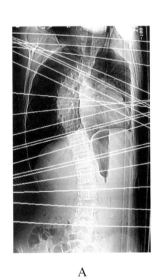

A

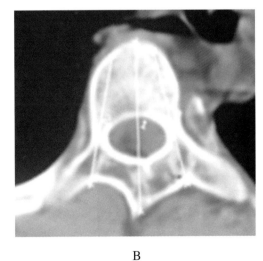

B

图 5-3-8-6-2　临床举例　CT 扫描法（A、B）
A. CT 椎弓根扫描；B. 测量椎弓根临床数值

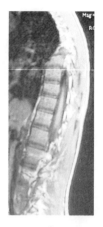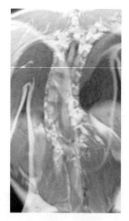

A   B

图 5-3-8-6-3　临床举例　MR 扫描法（A、B）
A. MR 矢状位扫描；B. MR 冠状位扫描

4. 术前常规肺功能测定，供麻醉师参考，同时询问了解有无肺炎、结核或开胸史，除外胸膜粘连的可能性。

5. 术前所需的器械都应严格挑选准备。

6. 术前做好桡动脉或腹动脉穿刺插管测量血压，动脉血 PH、PCO_2、PO_2，通过颈内静脉或锁骨下静脉插管测量中心静脉压及血容量改变。Foley 导管膀胱留置可术中监测肾功能变化。

7. 术前安装体感诱发电位（SEP）或运动诱发电位（MEP）仪，监测脊髓缺血状况，SEP 波幅下降 50%，作为判断脊髓缺血的标准（图 5-3-8-6-4）。

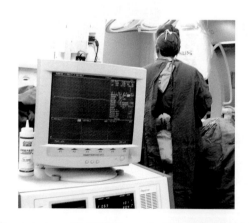

图 5-3-8-6-4　临床举例　SEP 术中监测脊髓功能

8. 患者知情同意：因为胸腔镜下手术具有切口小、创伤小、出血少、疼痛轻等优点，但操作及麻醉要求高，仍会出现许多并发症。如对主动脉、

腔动脉节段血管、肺组织、胸导管及脊髓神经等损伤。手术矫正可引起内固定螺钉松动、拔出，术后可产生肺不张、纤维化、疤痕、膈疝矫形度丢失等，均应详细告知患方，听取患方意见，更好融合治疗，避免医患之间发生在医疗和法律上的纠纷。

三、电视-胸腔镜下（VATS/EMI-VATS）胸椎侧弯松解、矫正及内固定术手术方法

（一）一般要求

麻醉、体位、手术者位置、切口定位、切口制作和暴露等 同 VATS/EMI-VATS 技术操作要求。

（二）具体操作步骤

【VATS 操作技术】

1. 锁孔选择　锁孔计划一般选择 4~5 个，分别于第 3、5、7、9、11 处，第一个锁孔取第 5 或第 7 肋骨（图 5-3-8-6-5）。正确设计锁孔位置既可减轻肋间神经血管的压迫或损伤，又可彻底切除椎间盘和上下软骨终板，达到更好的椎间融合。锁孔之间必须有一定距离，牵开吸引操作锁孔应位于腋中线的稍前方，即腋中线与腋前线之间。胸腔镜锁孔位置最好在腋中线稍后方，即腋中线与腋后线之间。

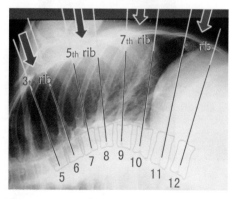

图 5-3-8-6-5　临床举例　VATS 锁孔选择

（1）上胸椎（T_{1-5}）：操作锁孔在 T_3、T_4 肋间隙，腔镜锁孔在 T_4、T_5 肋间隙。避免在腋窝内或 T_1、T_2 肋间隙锁孔，以免损伤臂丛神经血管或锁

骨下静脉等。

（2）中胸椎（T$_{5~9}$）：一般锁孔 3~4 个，T 形排列，也可 L 形排列，可采用 0° 或 30° 腔镜，暴露操作容易，无需牵开膈肌。

（3）下胸椎（T$_{9~11}$）：下胸椎离膈肌较近，暴露时需牵拉膈肌，T$_{12}$、L$_1$ 椎体暴露困难，有时需另作锁孔，下胸椎锁孔设计可选 T 形或 L 形。

2. 胸膜切开与分离　当插入镜头后即可见萎陷的肺，在腋中线附近作 3~4 个操作孔。手术器械可在锁孔之间相互替换。先行肺萎陷，暴露出脊柱和肋骨，用电刀切开椎体前方壁层胸膜（图 5-3-8-6-6），辨别突起的椎间盘节段、凹陷的为椎体，以及位于椎体中央的节段性血管（图 5-3-8-6-7）。钝性分离壁层胸膜，电凝并切断节段性血管，暴露出需矫正松解的椎间盘和椎体（图 5-3-8-6-8）。

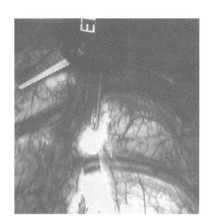

图 5-3-8-6-6　临床举例　切开胸膜

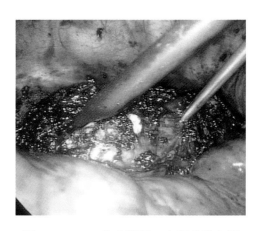

图 5-3-8-6-7　临床举例　电凝节段血管

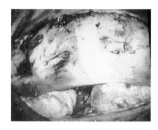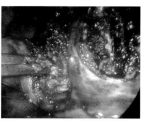

A　　　　　　　　B

图 5-3-8-6-8　暴露椎体与椎间盘（A、B）
A. 暴露椎体和椎间盘；B. 切开前纵韧带和纤维环

3. 椎间盘切除和椎间植骨　用电刀切开纤维环，用刮匙、髓核钳去除椎间盘组织及上下终板软骨，深达对侧椎体边缘，向后不超过肋骨头水平，以免损伤脊髓神经（图 5-3-8-6-9）。切除椎间盘后取自体肋骨植入椎间隙（图 5-3-8-6-10）。

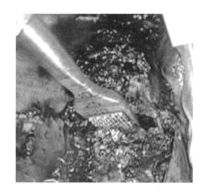

图 5-3-8-6-9　临床举例　切除椎间盘

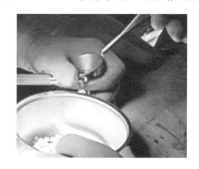

图 5-3-8-6-10　临床举例　体外漏斗椎间植骨

4. 椎体螺钉植入和畸形矫正　在 C-臂 X 线机引导下，确定导针位置和深度（图 5-3-8-6-11），注意导针应在椎体中心位和垂直椎体，植入 Eclipse 中空螺钉。螺钉位置均应在肋骨小头前方（图 5-3-8-6-12）。依次导入需矫正的椎体螺钉，然后通过操作孔植入相应长度的矫正棒（图 5-3-8-6-13）。从下向上依次抱紧压缩 Eclipse 螺钉，矫形固定（图 5-3-8-6-14）。

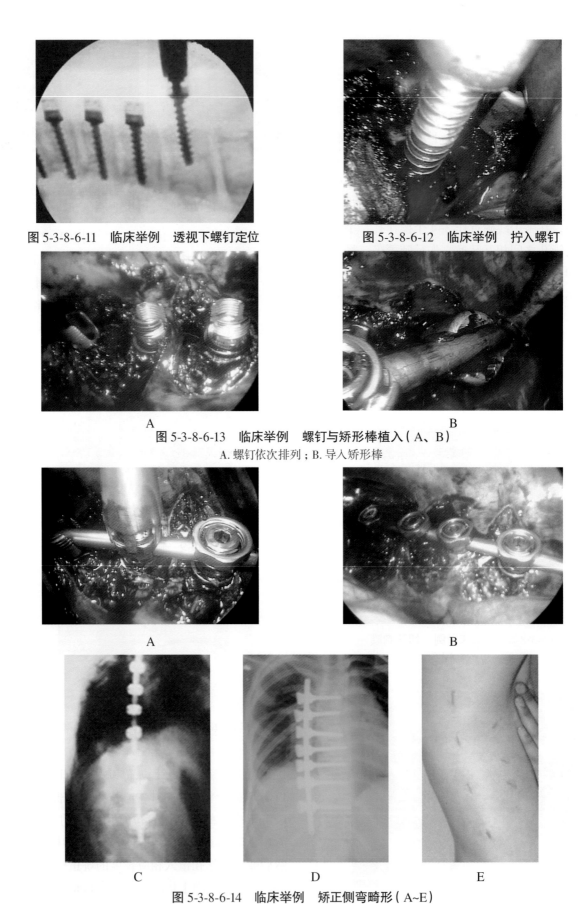

图 5-3-8-6-11　临床举例　透视下螺钉定位

图 5-3-8-6-12　临床举例　拧入螺钉

A

B

图 5-3-8-6-13　临床举例　螺钉与矫形棒植入（A、B）
A. 螺钉依次排列；B. 导入矫形棒

A

B

C

D

E

图 5-3-8-6-14　临床举例　矫正侧弯畸形（A~E）
A. 镜下机械式纠正侧弯；B. 镜下线缆式纠正侧弯；C. 术后侧位 X 线片；D. 正位显示畸形纠正；E. 术后创口愈合

5.闭合创口　无需缝合椎体前方壁层胸膜。再次检查有无活动性出血点，通过最下方的锁孔放置胸腔负压引流管。

【EMI-VATS 操作技术】

1.操作切口的设计　对手术的成功至关重要，EMI-VATS 开口应与椎体保持较近距离，每个开口负责两个椎体的固定，一般需要四个开口（图 5-3-8-6-15）。

2.胸膜切开与分离　沿着脊柱手术部位纵向切开胸膜，显露椎横血管（图 5-3-8-6-16）。在 L$_1$ 椎体处，应将膈肌与脊柱的移行处打开。

3.结扎椎横血管　可以缝合结扎法，也可电凝烧灼法，切断椎横血管将椎体暴露清楚。

4.前纵韧带和肋骨头的显露　充分暴露前纵韧带，将其与周围大血管彻底分开。肋骨头必须暴露清楚。因为椎间盘的切除及椎体固定都要在肋骨头平面的前端进行，超过肋骨头向后有损伤脊髓的危险（图 5-3-8-6-17）。

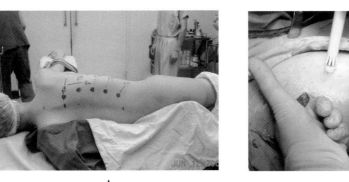

A　　　　　　　　　B

图 5-3-8-6-15　临床举例　EMI-VATS 脊柱侧弯矫形切口选择（A、B）

A.透视下体表切口定位标志；B.小切口暴露胸腔及内窥镜置入

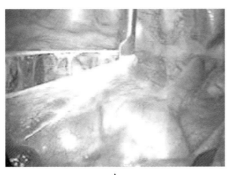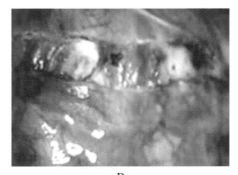

A　　　　　　　　　B

图 5-3-8-6-16　临床举例　切开胸膜暴露椎横血管（A、B）

A.切开胸膜；B.暴露椎横血管

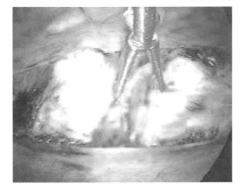

A　　　　　　　　　B

图 5-3-8-6-17　临床举例　切断椎横血管暴露椎体（A、B）

A.电凝结扎椎横血管；B.暴露椎体与椎间盘

5. 椎间盘的切除和植骨 将椎间盘及前纵韧带锐性切开，彻底切除椎间盘组织及椎体的上下终板软骨，深达对侧边缘，向后不超过肋骨头水平。刮除后，进行椎间隙植骨融合（图 5-3-8-6-18、19）。

6. 椎体螺钉植入 在电视及 C- 臂 X 线机监视下，决定导针位置和方向，导针进入点应正位于肋骨头平面的前端，注意观察导针应与椎体垂直，并处于椎体中心位（图 5-3-8-6-20）。第一枚螺钉植入应是侧弯顶椎的椎体，然后依次向两侧椎体分别植入，螺钉纵向排列均应在一条直线上（图 5-3-8-6-21）。螺钉植入要准确无误，速度要慢。过快操作可导致椎体崩裂或器械脱落，以致血管和胸腔脏器损伤。两端的螺钉应选择长尾可折断螺钉，以便装棒操作顺利进行。

7. 棒的植入 棒可以通过最远端的操作口进入胸腔，用抓棒器将棒钳住。棒先放置远端的 3~4 个螺钉上，用螺帽将棒固定在棒上。加压矫正从远端开始，依次向近端移动，加压时观察椎体前方及侧方有否螺钉倾斜和椎体撕裂（图 5-3-8-6-22）。

8. 完毕矫正后缝合胸膜覆盖内固定物并置胸腔引流管（图 5-3-8-6-23）。

【操作注意事项】

1. 上胸椎锁孔避免在腋窝内或 T_1、T_2 肋间隙处，以免损伤臂丛神经和锁骨下动静脉。中胸椎锁孔第一个锁孔应取 T_5 或 T_7 肋间隙。下胸椎锁孔应注意膈肌阻挡。

2. 结扎节段血管必须牢靠，以防术后出血。同时要避免损伤交感神经干。

3. 充分暴露前纵韧带和肋骨头，椎间盘切除及椎体螺钉固定都在肋骨头平面前端进行，超过肋骨头向后有损伤脊髓危险。螺钉置入必须在 C- 臂 X 线机监透下进行。

4. 螺钉排列应在一条直线上，螺钉位置应于终板平行，螺头超过对侧皮质。矫正棒应由最远端操

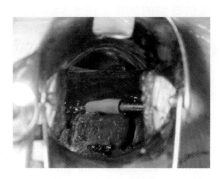

图 5-3-8-6-18　临床举例　椎间盘切除松解

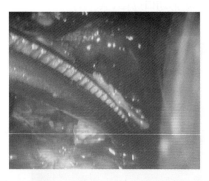

图 5-3-8-6-19　临床举例　椎间植骨融合

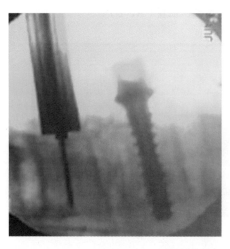

图 5-3-8-6-20　临床举例　透视下定位

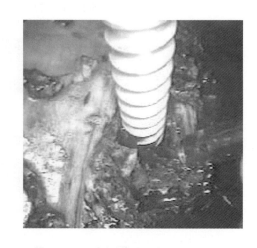

图 5-3-8-6-21　临床举例　螺钉排列

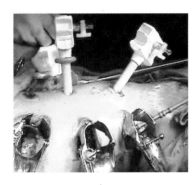
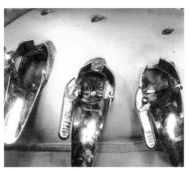
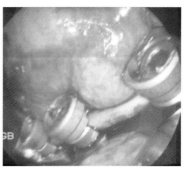

A　　　　　　　　　B　　　　　　　　　C

图 5-3-8-6-22　临床举例　侧弯矫形操作（A~C）
A.矫形棒从远端植入；B.矫形完毕体外观；C.矫形完毕镜下观

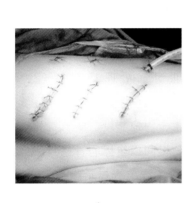
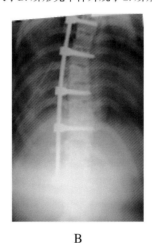
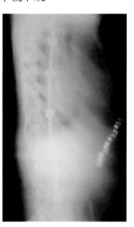

A　　　　　　　　　B　　　　　　　　　C

图 5-3-8-6-23　临床举例　缝合切开，放置引流（A~C）
A.术后创口及胸腔引流；B.C.侧弯纠正后正侧位 X 线片

作口进入胸腔，先固定远端螺帽，依次向近端移动。

5.加压矫正时，注意观察椎体前方及侧方有无螺钉倾斜和椎体撕裂。

6.矫正术完毕后，应认真检查有无肺脏损伤，术中肺扩张是否完全，胸腔引流波动是否正常等。

四、电视 – 胸腔镜下（VATS/EMI–VATS）胸椎侧弯松解、矫正及内固定术术后处理

1.严密观察术后生命体征；

2.严密观察胸腔引流瓶引流量、颜色及水柱波动等情况；

3. 术后 48~72h 内，引流量少于 100ml/24h，可以拔除引流管；

4.术后应用广谱抗生素预防感染；

5.术后一周，开始做功能练习，8 周后可以下地活动。

五、电视 – 胸腔镜下（VATS/EMI–VATS）胸椎侧弯松解、矫正及内固定术并发症防治

暂时性肋间神经痛、肺扩张不全、活动性出血、肺脏损伤、感染等并发症见 VATS/EMI-VATS 技术的并发症防治。但 VATS/EMI-VATS 技术矫正脊柱侧弯还有下列并发症：

（一）螺钉定位错误

螺钉定位错误的原因是操作时没有摄片或C-臂 X 线机监视下进行，操作者单凭临床经验易导致螺钉定位错误。最常见为螺钉打破上、下终板，部分钉体进入椎间隙。其次螺钉定位未在准确的矫正范围内，导致器械装置后，矫正不满意，术后产生曲轴现象或附加现象。

（二）椎体劈裂或螺钉脱出

上胸椎椎体比较小，螺钉选择过粗，矫形时受力过大，易引起椎体劈裂伤或螺钉滑出，导致内固定失败。所以螺钉拧入后不要再次退出或拧入，以免钉道松动。螺钉的螺纹要深，可在椎体内锚状固定，矫正时缓慢进行，使矫形力均衡。

（三）半膈穿透损伤

膈肌在 T_{12} 椎体附着处被矫正棒穿透伤，或被操作时不慎剥离损伤。McAffee 报道 1 例损伤。所以在膈肌附着点操作时应仔细分离以免损伤。

（四）暂时性下肢轻瘫

Mack 报告 1 例由过度矫正侧弯，脊髓神经受到牵张伤，导致术后下肢活动障碍，经对症治疗，缓慢好转。

六、电视–胸腔镜下（VATS/EMI–VATS）胸椎侧弯松解、矫正及内固定术病例介绍

［例 1］ 图 5-3-8-6-24 患者，女性，16 岁，因"发现脊柱侧弯两年"来院就诊，患者经过近两年的支具治疗，侧弯有继续进展趋势。入院查体：一般情况好，营养中等，呼吸平顺，皮肤黏膜无发绀，两肺呼吸音清，未及干、湿罗音，未闻及心杂音，腹部平软，肝脾无肿大。专科检查：胸椎右侧凸畸形，剃刀背畸形，胸椎后凸尚存在，两侧肩胛骨不等高，腰椎轻度左侧凸，未见背部皮肤异常，双下肢肌力感觉正常。辅助检查：站立位脊柱正位片提示胸腰椎呈 S 形侧弯，以胸弯为主，Cobb 角 52°，腰弯未超过骶中线，Risser 征 Ⅳ 度；侧位片提示胸椎后凸角稍减小，腰椎前凸角正常。Bending 片提示脊柱柔韧性尚可。肺功能检查无明显通气障碍。诊断为特发性脊柱侧弯（King Ⅲ 型）。处理：入院后经过充分术前准备，在全麻下行胸腔镜下前路脊柱侧弯矫形内固定融合手术，固定节段选择 T_{5-11} 椎体，共置入椎体钉 7 枚，椎间以自体肋骨植骨融合，手术无并发症。术后 X 线检查提示胸椎冠状面 Cobb 角纠正至 18°，术后两年随访侧弯无加重。

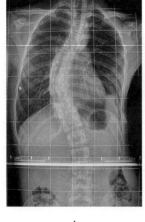 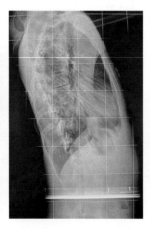 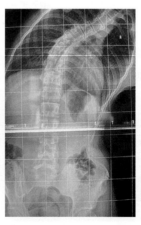 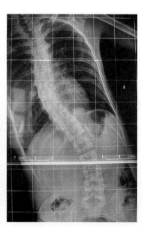

| A | B | C | D |

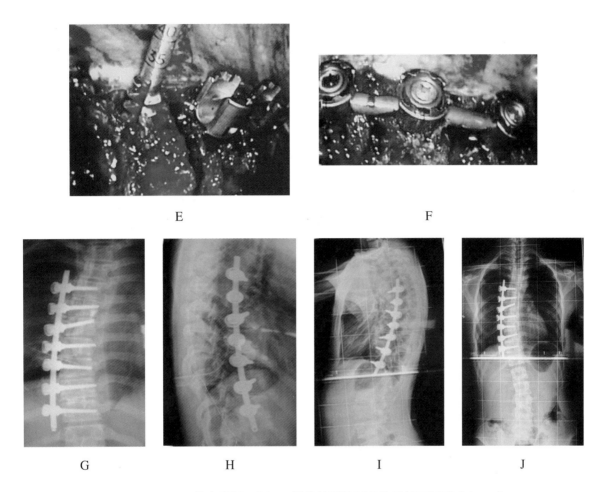

图 5-3-8-6-24　临床举例　例 1　特发性脊柱侧凸胸腔镜下矫形术（A~J）

A. 术前 Cobb 角 52°，King Ⅲ型；B. 术前胸椎后凸畸形；C. 术前左屈 Bending 像；D. 术前右屈 Bending 像；E. 胸腔镜下椎体松解，置钉情况；F. 胸腔镜下矫正畸形及内固定情况；G. 术后侧凸畸形已矫正；H. 术后胸椎后凸畸形已矫正；I. 术后二年复查后凸角度无丢失；J. 术后二年复查侧凸角度无丢失

[例 2]　图 5-3-8-6-25　患者，男性，16 岁，因"发现脊柱侧弯一年"来院就诊，入院查体：体形偏瘦，营养中等，呼吸平顺，皮肤黏膜无发绀，两肺呼吸音清，未及干、湿罗音，未闻及心杂音，腹部平软，肝脾无肿大。专科检查：胸腰椎呈 S 形侧弯，其中胸椎右侧凸，腰椎左侧凸，剃刀背畸形明显，胸椎后凸及腰椎前凸尚存在，两侧肩胛骨不等高，骨盆倾斜，未见背部皮肤异常，双下肢肌力、感觉正常。体重悬吊试验提示脊柱柔韧性差。辅助检查：站立位脊柱正位片提示胸腰椎呈 S 形侧弯，胸弯与腰弯均超过骶中线，胸弯大于腰弯，胸弯 Cobb 角 60°，腰弯 Cobb 角 20°，Risser 征 Ⅴ度；侧位片提示胸椎后凸角及腰椎前凸角基本正常。肺功能检查提示中度通气功能障碍。诊断为特发性脊柱侧弯（King Ⅱ型）。处理：入院后经过充分术前讨论及术前准备，决定行小切口胸腔镜下前路松解、矫形内固定融合手术。术后 X 线复查提示侧弯矫形满意，胸弯 Cobb 角纠正至 10°。术后随访二年，侧弯无加重。

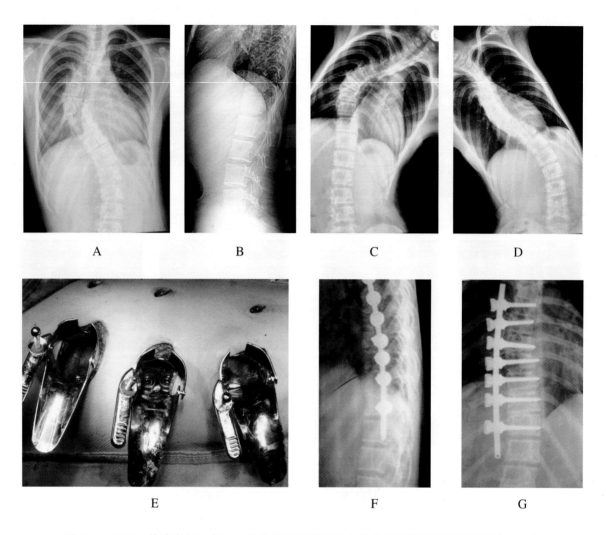

图 5-3-8-6-25　临床举例　例 2　特发性脊柱侧凸扩大操作口腔镜辅助下矫形术（A~G）
A. 术前 Cobb 角 60°（King II 型）；B. 术前平背；C. 左侧屈 Bending 像；
D. 右侧屈 Bending 像；E. 扩大操作口下完成侧凸矫正；F. 术后平背已矫正；G. 术后侧凸已矫正

（池永龙）

第九章　成人脊柱侧凸畸形矫正术

第一节　成人脊柱侧凸前路松解术

特发性脊柱侧凸发现愈早、治疗愈早，疗效也愈好，而且治疗方法也较简易，有效性高。但如果失去最佳年龄，到成人后方才求医，不仅手术复杂、疗效差，且施术风险也高。但毕竟某些病例由于各种原因而失去最佳时机，而至成年方才治疗，在向患者说明情况时，同时，在操作上务必小心、细心，切勿引发意外。

一、成人脊柱侧凸前路松解术应用解剖

（一）胸椎前方和侧方

主要结构有胸主动脉、食管及其他血管神经，经胸膜腔至椎体前外侧面均可看到。从外向内依次为交感干、内脏大神经、右奇静脉及左副奇静脉、食管（右）、胸主动脉（左）、位于食管后方的胸导管。横行于椎体侧方的节段血管直接发自胸主动脉是手术需要识别的重要结构。经显露后，可见脊柱呈凹、凸面交替的节段性表现，其中凹面部位对于椎体，并在壁层胸膜下方椎体的中部有横行的节段动静脉经过，凸面部位对于椎间盘，外侧经相邻肋横突关节与肋骨相连。交感干外侧的肋间隙中，可见肋间血管和神经，其中肋间血管为节段血管的延续（图 5-3-9-1-1）。

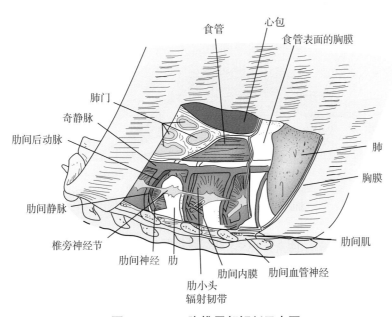

图 5-3-9-1-1　胸椎局部解剖示意图

（二）深部结构

侧前方显露腰椎结构后，可见左侧的腹主动脉和右侧的下腔静脉并行于椎体的前方，并以四对腰动静脉附着于腰椎，因此欲显露椎体前方则需结扎切除上述血管方能进入。由于腹主动脉居于左侧，故为避免损伤下腔静脉，选择左侧入路更为安全。

腰大肌起自并附着于 T_{12}~L_5 节段椎体前外侧面、横突及椎间盘。输尿管、睾丸（卵巢）血管及生殖股神经均于腰大肌前面下行，腰交感干则沿脊柱与腰大肌内侧缘之间下行，其中左交感干距腹主动脉左缘约 1cm，而右交感干被下腔静脉所掩盖，左右交感干间有交通支相连（图 5-3-9-1-2、3）。

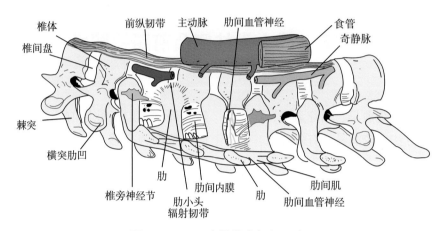

图 5-3-9-1-2　胸椎椎旁解剖示意图

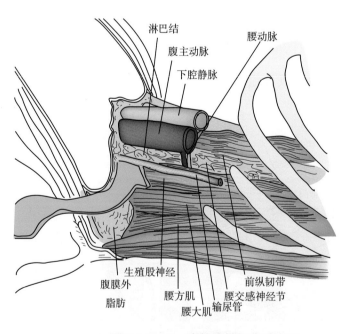

图 5-3-9-1-3　腹部腰椎解剖示意图

二、成人脊柱侧凸前路松解术病例选择

（一）手术指征

【重度脊柱侧凸畸形】

主要是侧凸大于60°、侧凸的反向及Bending相改善不明显者，尤其合并脊柱后凸、平背畸形，甚至前凸者。

【结构性改变者】

有明显结构改变的僵硬性先天性脊柱侧凸者。

【骨性化者】

病变区椎体间呈骨性连接的胸椎脊柱侧凸，并伴有明显的后凸畸形患者。

（二）禁忌证

1. 全身情况差，不能耐受手术者；

2. 曾有肺炎、结核和开胸手术病史伴胸膜腔粘连者；

3. 其他肺部及胸廓发育疾患导致的肺功能障碍而不能耐受单肺通气。

三、成人脊柱侧凸前路松解术术前准备与麻醉

（一）术前准备

【手术者】

必须熟练掌握手术侧前方开胸、侧前方胸腹联合以及腹膜后入路等手术技术。

【团队】

具有合作熟练的高度专业化的医疗团队，包括脊柱外科医生、胸外科医生、腹部外科医生、麻醉科医生等医护人员等。

【术前影像学评估】

拍摄全脊柱正侧位X位片，平卧位左右Bending位X线片，骨盆平片，确定手术松解的范围。

【长期吸烟的患者】

一般呼吸道的分泌物增多，难以清除，而且免疫功能受损，因此术前患者至少忌烟两周，必要的时候可以在术前加强呼吸功能训练，尽量减少术后呼吸道并发症的发生。

【术前其他准备】

1. 术前需要准备胸腔闭式引流和伤口负压引流器；

2. 术前常规检查肺功能，VC和FVC至少大于预计值的50%；

3. 支气管镜设备可以在徒手双腔管插管困难时在支气管镜下插管。

（二）麻醉

1. 全身麻醉，单腔或双腔管插管麻醉，术中操作间隙可以间断实施双侧肺通气；

2. 术中持续血氧饱和度、氧分压、二氧化碳分压检测；

3. 长期吸烟者在全麻时不宜采用吸入麻醉药，以最大限度地减少对呼吸道黏膜的刺激，术后注意及时吸痰，如血氧分压情况差，可推迟拔除气管插管，并以呼吸机辅助，以利恢复；

（三）术中监测与监护

1. 术中行神经电生理检测；

2. 保持正常气道阻力和通畅，需要保证胸、腹部不受压迫。

四、成人脊柱侧凸前路松解术手术步骤

（一）手术入路选择

【多选择侧前方】

脊柱侧凸的前路松解术常选择侧前方的手术入路，并依据所要松解侧凸的部位可经胸膜腔（胸椎）、经胸膜外腹膜后、胸腹联合切口（胸腰段）及经腹膜后（腰椎）进行显露。

【左右侧别则选择凸侧】

选择从左侧还是从右侧入路取决于脊柱侧凸的病理条件、是否为再次手术及手术者的擅长。一般情况下，脊柱侧凸患者的前路松解术应在侧弯的凸侧施行手术。

【注意保留节段动脉】

如果是二次手术者，则可选择前次手术的对侧作为本次手术的入路。但着重脊髓血供上考虑，

如果从对侧进行二次手术可能是将脊柱两侧的节段动脉都破坏的结果，那么手术从前次的一侧进入更安全。

【左侧入路更为安全】

从左侧入路，处理节段血管和前方的主动脉要比右侧入路中所遇到的下腔静脉和奇静脉系统容易且安全得多。

【下胸段侧别应全面考虑】

在下胸段的侧前方入路中，由于左侧的膈肌被肝脏所顶起，这样在左侧胸腔的显露空间会小于右侧，从而可能影响到下方节段的操作。

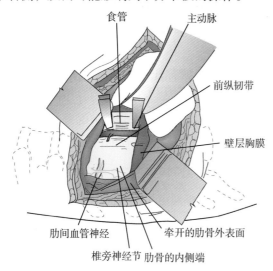

图 5-3-9-1-4　胸椎前方显露示意图

【切开纤维环】

以电刀在纤维环上烧灼出矩形的椎间盘轮廓，并以锋利的手术刀和髓核钳切除椎间盘。对于后凸的矫形，更倾向于去除前纵韧带和椎体两侧的环状韧带。虽然切除近侧的环状韧带比较容易，但切除对侧则很困难，这需要非常小心的显露，并在直视下以咬骨钳切除。在切除对侧纤维环之前，应以钝性分离的方式在对侧沿脊柱行径剥离出一道沟槽同大血管相隔离，以避免大血管的损伤（图 5-3-9-1-6）。

【切除椎间组织】

去除纤维环后，以髓核钳切除柔软的椎间盘组织，然后从侧方切除与椎体相邻的终板软骨，以 Cobb 骨膜剥离器切入椎体与终板软骨间，在

（二）手术具体操作步骤

【显露操作区术野】

通过侧前方入路显露拟松解的理想椎体区域后，仔细分离对侧椎体面椎间盘周围的软组织，而主动脉即包裹于此软组织中。此剥离中没有血管，因此应是不出血的，特别在胸椎区域。但在腰椎，由于有腰大肌的附着，显露对侧则比较困难。纵隔胸膜被覆于脊柱的前外侧，以电刀切开并向中间及外侧剥离，以 Küttner 剥离子可轻柔地显露节段动、静脉，如有必要可结扎之（图 5-3-9-1-4、5）。

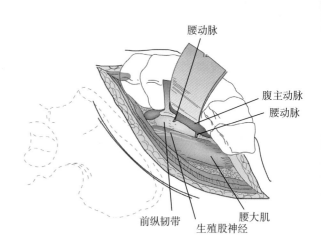

图 5-3-9-1-5　腰椎前方显露示意图

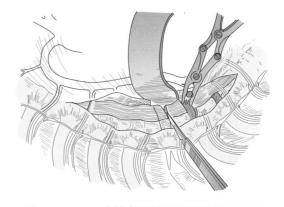

图 5-3-9-1-6　在椎节处切开前纵韧带示意图

该节段从椎体骨性终板上完整地切除软骨终板，如果剥离得仔细，会得到无血的软骨终板，而且通过这样的操作，可以既彻底又快捷地去除软骨板。最后以刮匙和髓核钳去除剩下的软骨碎片和

椎间盘组织，直到仅保留后纤维环。在所显露的侧凸区域中，按顺序处理每一个椎间盘间隙，并在切除椎间盘组织后以明胶海绵填充上述间隙。以上操作，可有效避免侵入椎体的松质骨床而引发的多量出血。如果椎间隙已形成骨性连接，则可以咬骨钳截除骨性连接部分直至后侧纤维环，获得松解的椎间隙（图 5-3-9-1-7）。

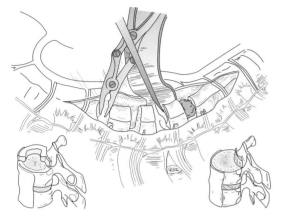

图 5-3-9-1-7　切除椎间隙内容物（椎间盘）示意图

【椎节植骨】

以上述方式切除松解区域中全部椎间盘后，手压凸侧或以撑开钳可检查松解后的情况，再依序对每一椎间进行植骨（图 5-3-9-1-8）。先去除每一椎间的明胶海绵保护，并以锐利的刮匙或骨刀切割骨性椎板形成植骨床，此操作所去除的骨碎片可留在椎间隙中，而且开胸手术入路中所切断的肋骨也可以剪成碎颗粒状植入椎间隙中。如有条件，可将切除肋骨截成1cm 宽的骨块，每 2 枚栓扎在一起，置于各椎间的凹侧做支撑可取得更好的效果。将碎颗粒

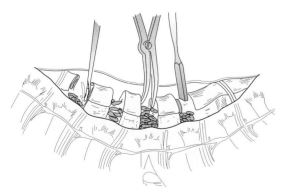

图 5-3-9-1-8　植骨示意图
切除椎节上下两侧软骨板、植入骨块

骨压紧密，但应注意不能朝向椎管，而应以撑开钳向两对侧压，此时椎间隙会出一些血，但植满骨的椎间隙其渗血通常会减慢，而且还可覆盖上明胶海绵用于止血。接下来术者可移向下一个椎间隙，重复上述操作直到完成全部椎间的植骨，也就完成了对显露区域脊柱侧凸畸形的松解。

五、成人脊柱侧凸前路松解术手术可能发生的意外

（一）椎节节段（肋间）血管损伤

手术入路中，可能损伤肋间血管及其上段节段血管。最常见肋间血管损伤部位是在肋骨角处切除肋骨时，仔细操作和充分止血非常必要。由于节段性血管横越于椎体侧面中部，在胸腔内显露椎体和切除椎间盘过程中可能损伤，因此结扎或电凝节段血管可以降低操作难度，更加彻底地切除椎间盘。

（二）肺损伤

单肺组织通气时，大约每30 分钟需请麻醉师将肺扩张一次，以防止术后并发肺组织不张。在操作中亦应注意避免损伤肺组织，并仔细分离粘连。

（三）硬脊膜撕裂

切除椎间盘过程中，如切取过深可能误入椎管，进一步导致硬膜撕裂，临床表现为椎间可见清亮液体流出，此时应考虑硬脊膜撕裂的可能，可根据情况进行修补。

（四）胸导管损伤

手术术野中见有乳白色液体流出，应考虑手术剥离过程中胸导管的损伤。

（五）脊髓损伤

切除椎间盘过深，超过后纤维环以及在椎体间撑开过大时，均可能造成脊髓损伤，可表现为术中 SEP 监护出现异常，即波幅下降或潜伏期的延长。

六、成人脊柱侧凸前路松解术临床经验简介

（一）入路选择

脊柱侧凸前路松解手术从哪一侧进入并非是一成不变，在前路二次手术中，常选择前次手术的对侧进入，这样可以有效地避免瘢痕组织、粘连及减少出血，同时还可以利用胸椎或胸腰段入路时所去除的肋骨进行植骨融合，手术结束时也可避免留存较大的关闭空间而更有利于愈合。

（二）重视对血管的处理

在某些情况下，对节段血管进行分离结扎比较困难，因为在严重的脊柱后凸畸形时节段血管常挤在一起，因此仔细耐心地进行处理极为重要。如无法进行结扎或节段血管破裂，可先以 Cobb 骨膜剥离子在节段血管行径的近端压迫止血，并吸净术野中的出血，再电凝节段血管破裂处以止血。因为脊柱侧凸松解手术不需行纵向的大块植骨或内固定矫形，因此在技术上较灵活，常不需结扎节段血管，这对一些极特殊的病例特别是考虑脊髓血运差者也很有利。

（三）注意保护椎节后方的保护屏障

在单纯脊柱侧凸畸形松解矫形中，对侧的纤维环可成为保持稳定的铰链，故术者往往会予以保留，因此在通常的脊柱侧凸畸形松解手术中，只有前纵韧带、前方和近侧的环状韧带需要切除，这样手术的复杂程度便明显降低。松解过程中，没有必要进入椎管，通常更倾向于留下后方的环状韧带，作为椎间盘间隙中植骨碎片和椎管之间的保护屏障。在切除软骨终板的过程中，因为并无侵入松质骨层，所以如果操作得当，到达骨性终板时是没有出血的。

（四）减少渗血和引流

完成每一椎间节段独立的椎间盘切除、韧带松解以及植骨融合后，对显露节段的部分壁层胸膜予以重新缝合，以减少进入胸腔的出血量。在腰椎节段，则没有可利用的筋膜组织予以覆盖缝合，这时可通过对腰大肌进行反折，并向前覆盖来控制渗血。如果经开胸入路，则需置入胸腔闭式引流并做适宜的关闭。

上述脊柱松解手术操作可用于从 $T_1 \sim S_1$ 的任何节段，其目的是为了提高脊柱畸形的活动度和矫形能力，以及增加脊柱椎间的融合率。而脊柱侧凸畸形的松解手术实际上总是对随后的后路矫形手术的一个补充，而主要的后路矫形手术则既可在同一麻醉下进行，又可以择期施行。

（海涌　藏磊）

第二节　成人胸椎脊柱侧凸前路松解术

一、成人胸椎脊柱侧凸前路松解术手术入路应用解剖

于体表可扪及的骨性标志是肩胛下角，大约平对第 7 肋水平。$T_{2 \sim 12}$ 水平侧前方入路，为经肋床或肋间到达胸椎，入路中涉及胸后、外侧壁的各层肌肉、肋骨、肋间、胸膜腔等结构。其中胸后、外侧壁肌肉主要有斜方肌、背阔肌和前锯肌。肋间结构主要为肋间肌和位于肋骨下缘的肋间血管和神经（图 5-3-9-2-1、2）。

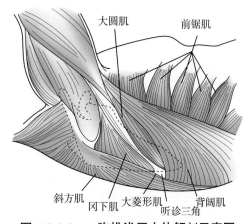

图 5-3-9-2-1　胸椎浅层大体解剖示意图

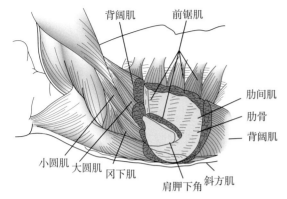

图 5-3-9-2-2　胸椎侧方深层大体解剖示意图

二、成人胸椎脊柱侧凸前路松解术体位与节段入路选择

（一）体位

选择侧卧位，脊柱侧凸凸侧向上，用沙袋或者肾托将患者固定。同时将两侧手臂置于前侧并上扬，其间垫枕呈祈祷姿势或将上方手悬吊于头架顶端，保持上肩部游离状态。在下方腋窝处放置一个小沙袋，以免腋动脉及其静脉受压，侧凸下方凹侧及两腿间垫枕，同时下方的腿取屈曲位，手术床的腰桥保持 $10° \sim 15°$ 过伸，使得下肢略向下垂，使手术野伸展以更好地显露脊柱，最后以固定带横行固定患者臀部及股部于手术床上。摆放好体位后触摸并且检查桡动脉的搏动是否正常，确保无动脉受压的表现，同时也注意观察手臂有无静脉瘀滞的情况发生。经常规消毒铺无菌手术单后，术者站在患者的后方进行手术。胸椎虽然由左侧或右侧均能显露，但以右侧显露较容易，因其可以避开主动脉弓及主动脉（图 5-3-9-2-3）。

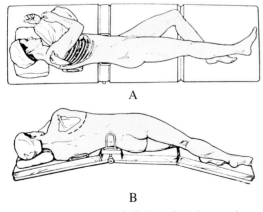

图 5-3-9-2-3　手术体位示意图（A、B）
A. 上方观；B. 后方观

（二）节段入路选择

按照前后位 X 线片，在腋中线上肋骨直接平对手术节段椎体。对于 $T_{1\sim4}$ 水平的显露，应掀起肩胛骨，并确认第 4 肋，并予以切除显露。对于 $T_{5\sim12}$ 水平，可根据病变范围及位置，选择 T_5、T_6 或 T_7 肋切除显露。一般对于中胸椎以下的脊柱侧凸畸形松解，手术入路中的切除肋骨应选择平对拟松解病变最上端椎间盘者。

三、成人胸椎脊柱侧凸前路松解术手术入路

（一）术野显露

【切开斜方肌及背阔肌】

显露 $T_{1\sim4}$ 椎体，通常作一标准的侧前方手术切口，于肩胛骨椎体缘边界至脊柱连线的中点沿肩胛骨下角弧向腋中线，切开皮肤及皮下软组织，显露并切开斜方肌下部和部分背阔肌。对于高位肋骨切除（第 6 肋以上），需切开菱形肌和上部后锯肌，然后通过向头侧活动同侧肩关节以触诊肋骨。由于上述手术步骤是经肌肉进行的，故有出血的问题，应以电凝进行切割，以控制出血量（图 5-3-9-2-4）。

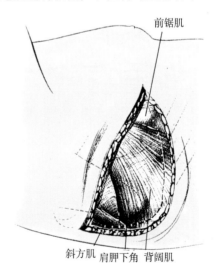

图 5-3-9-2-4　显露术野浅层示意图

【显露肩胛骨深部组织】

牵开肩胛骨并以手伸入肩胛骨下方进行触诊扣及最上肋，因为真正的第 1 肋位于第 2 肋内部，所以通常这一位置所及的"最上肋"实际上是第 2 肋，据此数肋骨并选择第 5 肋或第 6 肋为手术入路以显露 $T_{1\sim4}$ 椎体。而对于 $T_{5\sim12}$ 椎体的显露，

则采用低位肋骨（第7至第10肋）切除的侧前方入路。皮肤切口沿拟切除肋骨由肋软骨交界向后至肋骨角，肌肉入路与数肋骨的方法同上述（图5-3-9-2-5）。

【切开肋骨骨膜】

1. 一旦选择正确节段的肋骨后，向前延长胸部切口至肋弓，并沿拟切除的肋骨表面切开前锯肌至肋骨骨膜（图5-3-9-2-6）。

2. 以电刀沿肋骨行径切开肋骨前表面的骨膜，宽度约1~2cm，然后以骨膜剥离子行骨膜下剥离。在向上方剥离肋骨下缘时，骨膜剥离子的方向是由前向后剥离，起自肋软骨交界，止于后方的肋骨角，随后向下方剥离肋骨的上缘时，与剥离下缘的方向相反，即骨膜剥离子的方向是由后向前剥离，起自后方的肋骨角，止于肋软骨交界处（图5-3-9-2-7）。

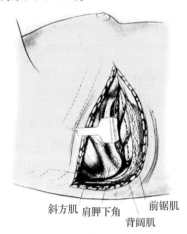

图 5-3-9-2-5　显露肩胛骨深部组织示意图

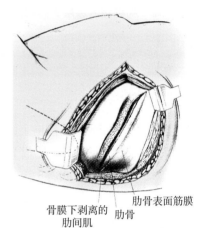

图 5-3-9-2-6　切开肋骨骨膜示意图

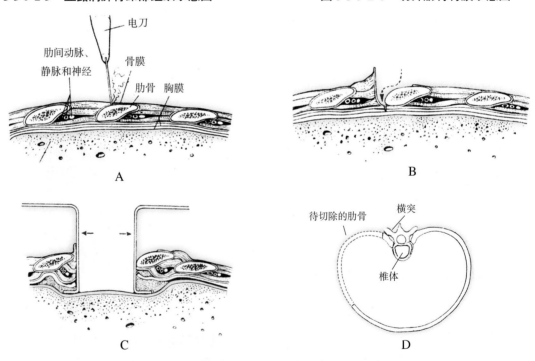

图 5-3-9-2-7　剥离肋骨骨膜程序示意图（A~D）

A. 切开肋骨骨膜；B. 紧贴骨面分离骨膜；C. 进入胸腔、牵开；D. 待切除之肋骨

（二）进入胸腔

牵开并分离椎旁肌显露肋骨角，并以双关节

咬骨钳在肋软骨交界和肋骨角部位剪断肋骨。切除肋骨后，显露并切开其下方的胸膜进入胸腔。钝性

剥离或分开入路中的粘连后，以湿棉垫保护切口，并上肋骨撑开器显露术野，纵向切开壁层胸膜，显露并结扎节段血管（图 5-3-9-2-8）。

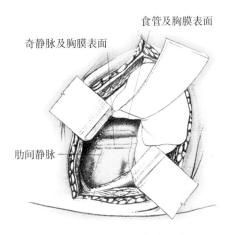

图 5-3-9-2-8　进入胸腔示意图

四、成人胸椎脊柱侧凸前路松解术临床经验简介

（一）按肌纤维方向剥离肋骨骨膜

行肋骨切除过程中，应沿肋缘顺着肌纤维的方向剥离肋骨骨膜。临床上，剥离肋骨应按照沿肋骨下缘从前向后剥离以及沿肋骨上缘从后向前剥离的步骤进行，以免损伤肋间血管及神经。

（二）酌情切除部分肋骨

对一些合并严重后凸畸形的患者，其肋骨平行走行且肋间隙已非常狭窄。显露中可于骨膜下去除上、下相邻肋骨约 2cm 宽度，如有必要，可同时于后方邻近肋骨角部分以及同一肋骨前方肋软骨部分予行切除，以进一步增大显露，而且在关胸时亦不会引起太大的麻烦。

第三节　成人腰椎脊柱侧凸前路松解术

一、成人腰椎脊柱侧凸前路松解术腰椎入路应用解剖

腰椎经腹膜后入路由浅入深所经层次为皮肤、皮下组织、腹外斜肌、腹内斜肌、腹横肌、腹横筋膜及腹膜后间隙（图 5-3-9-3-1）。

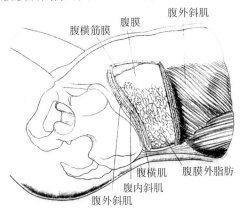

图 5-3-9-3-1　腰椎入路应用解剖示意图

二、成人腰椎脊柱侧凸前路松解术体位

取半侧卧位，身体与手术台呈 45°，腰椎脊柱侧凸的凸侧在上，特别适用于已经做过椎板减压或无明显后凸者。多以右侧卧位，在肋下及髂骨垫枕，右髋屈曲，左髋伸直。半侧卧位可使腹腔内容物下坠而离开手术切口。可应用手术床的腰桥，抬起腰部，使得肋骨下缘与髂嵴之间的距离增加，以利于手术操作（图 5-3-9-3-2）。

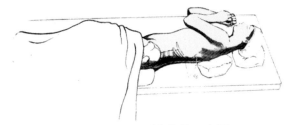

图 5-3-9-3-2　手术体位示意图

三、成人腰椎脊柱侧凸前路松解术手术入路过程

（一）切口

【切口】

切口起自 T_{11} 和 T_{12} 末端之间，沿髂嵴方向斜向下，指向腹直肌外缘、脐和耻骨联合连线的中点。切皮后以电凝进行皮下组织止血（图 5-3-9-3-3）。

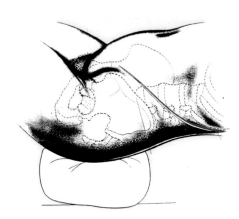

图 5-3-9-3-3　手术切口示意图

【切开深部肌层达腹膜处】

以电刀切开腹外斜肌腱膜、腹外斜肌和腹内斜肌，然后切断腹横肌，此时应防止切开腹膜。剪开后方横行纤维，钝性分离并显露腹膜（图 5-3-9-3-4）。

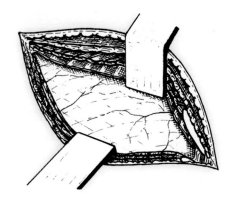

图 5-3-9-3-4　切开、分离深部肌肉示意图

（二）显露腰大肌前方组织

经钝性剥离将腹膜从腹壁深层的肌肉上剥离下来，于切口内置入胸腔自动撑开器，将腹膜保护并拉向中线。松解腹壁深层肌肉的粘连，并用手沿腰大肌前方进行剥离，可发现腰大肌表面的生殖股神经和紧贴腹膜深面向中线走行的输尿管（图5-3-9-3-5）。

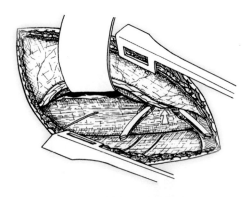

图 5-3-9-3-5　显露腰大肌前方组织示意图

（三）处理腰段血管

腰大肌前方可触及腰椎和主动脉，以自动拉钩妥善保护主动脉，显露通过腰椎外侧纵向走行的椎旁交感链和横越椎体的节段血管。结扎节段动脉并显露侧凸的腰椎（图 5-3-9-3-6）。

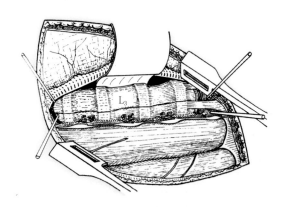

图 5-3-9-3-6　处理椎节血管示意图

四、避免手术入路意外损伤

（一）避免腹膜损伤

在手术中钝性分离腹膜的时候需要特别小心，避免误伤，一旦破裂，可将腹膜及时进行修补。

（二）避免淋巴管损伤

与胸导管损伤不同，在腰椎前路手术时主要发生损伤的不是下淋巴导管的主干，往往是其分支，较细，不容易发现断端，此时可以电凝凝闭断端。

（三）避免误伤输尿管

行于腰大肌表面的腹膜后间隙的疏松脂肪中，只要将腹膜后脂肪连同壁层腹膜一起游离推向前方，即可避免损伤。如见上述部位组织管状物有清亮液体流出，则考虑为输尿管损伤，应予以修补。

五、手术经验简介

（一）左侧入路较右侧安全

腰椎前路手术时，一般选择左侧入路下比右侧更加常用，因为脾脏和主动脉邻近，操作相对比肝脏及其下腔静脉邻近操作更加安全。而且，固定肝脏的韧带较多，术中牵开十分困难。

（二）应选择斜形切口

皮肤切口如不是斜行，将会损伤支配腹肌

的神经。入路中，行钝性剥离腹膜时，可损伤破裂，此时应予及时的修补。如果不能辨认位于腹膜和腰大肌之间的血管和输尿管，则有可能损伤之。

（三）其他

【注意解剖变异】

当因腰椎右侧病变而选择右侧方入路时，有时存在下腔静脉和输尿管变异，出现输尿管走行于下腔静脉后方的现象，此时应予重视。

【注意操作手法】

腰椎经腹膜后的侧前方入路，要求术者做到手法轻柔，小心牵拉，结扎牢固，以及显露清晰，也是保证安全的重要环节。

（海　涌　李宝俊）

第四节　成人胸腰椎脊柱侧凸前路松解术

一、成人胸腰椎脊柱侧凸前路松解术手术入路应用解剖

自外周直接分离膈肌，可见膈肌自前外侧附着于剑突和下方六组肋骨的软骨端。在后方，膈肌起于腰椎椎体的膈肌脚、腱膜性韧带和第12肋。其中膈肌脚为肌肉腱性结构，起自腰椎前纵韧带，并向上延展包绕主动脉和食道裂孔。中间弓形韧带于两侧分别起自膈肌脚，通过腰大肌桥接并附着于第1腰椎的横突。侧方弓状韧带起自从第1腰椎横突伸展于腰方肌表面，直至第12肋尖（图5-3-9-4-1）。

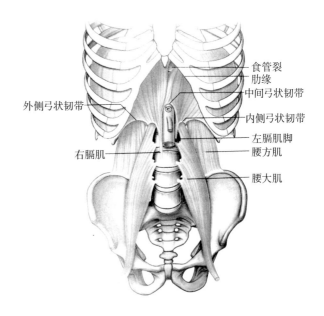

图5-3-9-4-1　胸腰段大体解剖示意图

二、成人胸腰椎脊柱侧凸前路松解术体位

选择侧卧位，对于脊柱侧凸患者将其主要胸腰弯或腰弯的凸侧向上，用沙袋或者肾托将患者固定。同时将两侧手臂置于前侧，其间垫枕。同时下方的腿取屈曲位，手术床的腰桥保持10°~15°过伸，使得下肢略向下方垂，使手术野伸展以更好地显露脊柱，最后以固定带横行固定患者髂嵴部于手术床上。摆放好体位后触摸并且检查桡动脉的搏动是否正常，确保无动脉受压的表现，同时也注意观察手臂有无静脉瘀滞的情况发生。经常规消毒铺无菌手术单后，术者站在患者的后方进行手术（图5-3-9-4-2）。

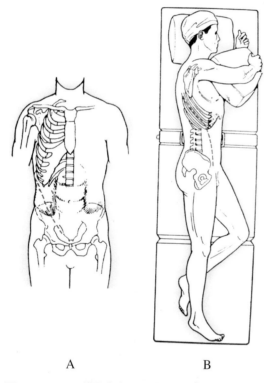

A　　　　　　　　B

图 5-3-9-4-2　体位与切口正侧位示意图（A、B）

三、成人胸腰椎脊柱侧凸前路松解术手术入路过程

（一）经第 9 肋进入

从侧前方显露 T_8~S_1 的椎体和椎间盘，获得一个完全的胸腰段及腰段术野。手术切口起自肩胛骨下角，沿第9肋弧形延续并经肋弓，然后直向腹股沟韧带中点斜行，止于腹直肌鞘的外侧。以电凝切开背阔肌和前锯肌，并骨膜下切除第9肋（图5-3-9-4-3）。

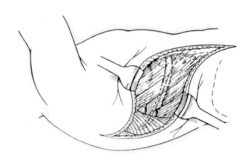

图 5-3-9-4-3　经第 9 肋进入胸腰段示意图

（二）撑开切口，显露椎节前方

在切开腹部肌肉之前，先应注意直接进入胸膜腔，即沿切除第9肋后的骨膜床切开，进入胸腔。经湿棉垫保护切口后，置入肋骨撑开器（图5-3-9-4-4）。

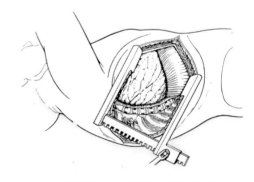

图 5-3-9-4-4　撑开切口，显露胸腰段椎节前方示意图

（三）分离膈肌

切开断肋水平的肋弓或者劈开切除肋的肋软骨，显露其下方的腹膜外脂肪，这是进入腹膜外平面和分离膈肌的门户。有些情况下，暂时放松肋骨撑开器并以耙钩牵开，胸膜膈肌角可以进一步显露，并且可以将膈肌分离至侧方弓状韧带，此时可重新放置肋骨撑开器（图5-3-9-4-5）。

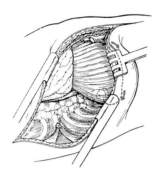

图 5-3-9-4-5　分离膈肌至侧方弓状韧带处示意图

（四）通过膈肌深部达腹膜脂肪层处

在肋弓横断或劈开肋软骨部位，以电刀切开肋下膈肌角处的壁层胸膜反折，然后分离膈肌下方的附着纤维，分离开附着纤维后，如果靠近胸壁便可进入腹膜外脂肪层，这是分离膈肌的关键。甚至当把附着纤维从胸壁上逐一分离开后，也有足够的附着纤维保留下来并与壁层胸膜相连，在关胸时可毫不困难地再次近似固定膈肌于胸壁（图 5-3-9-4-6）。

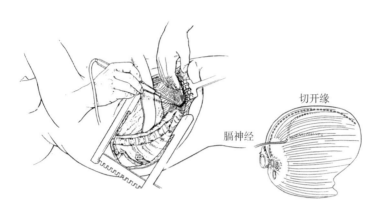

图 5-3-9-4-6　继续向膈肌下方深部分离，达腹膜脂肪层处示意图

（五）进入腹腔后方

一旦见到腹膜外脂肪，用手指或以纱布块从前方腹部肌肉分离腹膜外脂肪、腹膜以及腹膜腔内容。当从腹部肌肉至腹直肌侧缘将腹膜分离开后，可以电刀切开腹部肌肉。如果要扩大显露，可以在腰方肌和腰大肌表面进一步分离侧方和中间的弓状韧带，以此完成膈肌的分离。最后，从腰椎上分离或切断膈肌脚（图 5-3-9-4-7）。

（六）显露椎节前方

左侧入路可显露主动脉，而右侧入路可显露下腔静脉。从拟行松解的节段到主动脉裂孔，纵向分离下胸椎表面的纵隔胸膜，并向中间和外侧剥离。以电刀切断膈肌脚，由脊柱向上分离腰大肌起点的腱性部分并向外侧反折。于腰椎伤口缘覆盖湿纱垫，填塞纱垫并牵开腹膜腔及其内容物。椎节前方充分显露（图 5-3-9-4-8）。

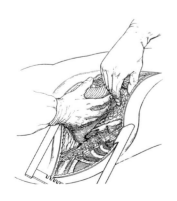

图 5-3-9-4-7　进入腹腔后方（腹膜壁层深部）示意图

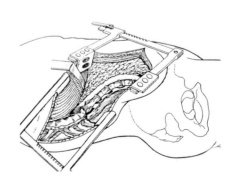

图 5-3-9-4-8　显露椎节前方示意图

四、成人胸腰椎脊柱侧凸前路松解术手术入路意外

（一）交感干和生殖股神经损伤

交感干和生殖股神经的解剖位置均较深，并行于腰肌筋膜的深面，从前面分离椎体时可遇到。术后如患者诉双下肢皮温不同，则提示交感神经链损伤的可能。

（二）输尿管、睾丸（卵巢）及血管损伤

均行于腰大肌表面的腹膜后间隙的疏松脂肪中，距椎体较远，只要将腹膜后脂肪连同壁层腹膜一起游离推向前方，即可避免损伤。如入路中见疑似输尿管者，可轻触之，输尿管会出现蠕动。如见上述部位组织管状物有清亮液体流出，则考虑为输尿管损伤，应予以修补。

五、成人胸腰椎脊柱侧凸前路松解术手术经验简介

（一）务必分离膈肌

如果靠近胸壁便可进入腹膜外脂肪层，这是分离膈肌的关键，切勿盲目处理。如果强要离开膈肌周围的边缘，比如 5~10mm，就有可能直接进入腹膜腔并损伤左侧的胃、脾脏或肠，而在右侧则会损伤肝脏。

（二）侧后方入路具有优越性

对于胸腰段侧前方入路亦常采用经胸膜外腹膜后入路，主要针对前路松解上端至 T_{11} 椎体时。通常沿第 11 肋切开表面覆盖的肌肉做显露，于胸部切断第 11 肋骨，沿 T_{11} 肋床行径切开骨膜，推开下层胸膜，并向后、向内、向下经胸膜反折间隙至膈肌脚部位，切断并推开膈肌脚，可显露下胸椎及上腰椎节段。

第五节　脊柱侧凸前后路联合松解矫形术

脊柱侧凸前路松解已如前述，本章着重介绍后路松解融合技术。

一、脊柱侧凸前后路联合松解矫形术体位

患者俯卧于 Hall-Relton 脊柱手术架上，该手术架的设计允许腹部悬空，不妨碍静脉的回流，因此腹内压较低，故椎管内压和后方静脉压均较低，从而减少术中出血。手术架支撑圆枕位于两侧胸部（乳房）及前侧的两髂嵴部位，必须注意不能压迫腋窝，以避免臂丛神经的损伤。两侧上、下肢均应有适宜的软垫及支撑（图 5-3-9-5-1）。

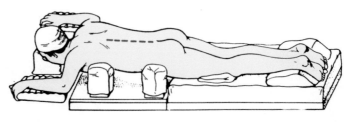

A

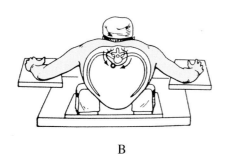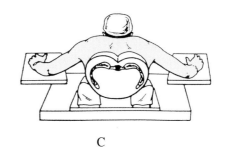

图 5-3-9-5-1　体位示意图（A~C）
A. 手术体位；B. 胸段肋弓水平面剖示图；C. 髂嵴处水平面剖示图

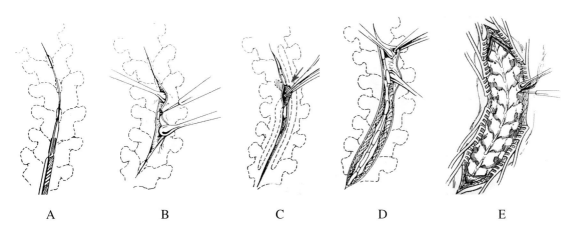

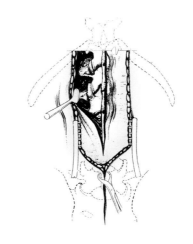

二、脊柱侧凸前后路联合松解矫形术手术入路过程

（一）切口

多采用后正中切口。手术切口垂直于融合节段内最近和最远端的椎体。通常应用直切口，除非极其严重的侧凸畸形。切口在棘突顶点部位，深达深筋膜。在青少年患者中，以锐利的手术刀切开棘突顶端的软骨帽，然后以骨膜剥离子经棘突仔细地向两侧行骨膜下剥离（图 5-3-9-5-2）。

图 5-3-9-5-2　切口及显露椎节后方操作程序示意图（A~E）

（二）分离棘突和椎板软组织

待剥离术野中所有的棘突和棘间韧带后，进一步剥离椎板，并注意需从棘突和椎板下缘对硬质纤维进行分离。如果不精细地行骨膜下剥离，会在上述区域附着残留大量软组织。在此剥离区域没有明显的出血点，因此可以相当快且以极少量的出血来完成棘突和椎板的剥离（图 5-3-9-5-3）。

（三）胸段应显露横突尖及小关节

在胸椎区域，可向外剥离至横突尖。在此过程中，术者会在小关节囊外 1mm 处遇到一个明显的小动脉出血点，这种情况会经常遇到，故应予以预计并预防性地对之进行电凝止血。除了其附着小

图 5-3-9-5-3　彻底分（剥）离棘突及椎板处软组织示意图

肌腱的头状表面外，横突较易剥离，尤其应用电刀更容易。向外剥离椎旁肌至胸椎的横突尖后，去除仍附着于骨面的所有软组织。小关节囊区域包括本应彻底从骨上去除的关节囊组织和关节本身，这也是经验欠缺的外科医生常残留软组织的最常见区域（图 5-3-9-5-4）。

（四）腰段侧后方处理要求

在腰椎，小关节的关节囊或者以咬骨钳去除，或者与椎间肌肉一起被掀起，并充分显露上、下关节突和关节内部。通常一些软性关节囊组织位于椎体下关节面之上和小关节内部下紧张的空隙内，应以锐利的刮匙去除这些组织。于腰椎节段显露横突与否是术者个人的决定，依赖于侧凸的性质和手术的计划，

但在青少年脊柱侧凸则通常不需显露横突。当所有显露完成后，术者应检查脊柱后方结构，如椎板、棘突、横突和小关节，将所有关节囊组织和棘间韧带组织予以去除，并将骨表面清理干净。以骨蜡对骨的出血进行止血处理，而对软组织的出血点予以电凝，故此时伤口内应无出血。去除上方软组织覆盖脊柱后方，每个椎体间均可见黄韧带（图 5-3-9-5-4B）。

（五）除去关节软骨

在所有需松解融合的节段中，都必须去除凹、凸两侧的小关节间软骨。在腰椎节段，应以薄骨刀对小关节面切割去除关节面软骨，刚好在软骨下骨外层进行切割，以咬骨钳、刮匙，也可用小磨钻去除软骨下骨和软骨组织（图 5-3-9-5、6）。

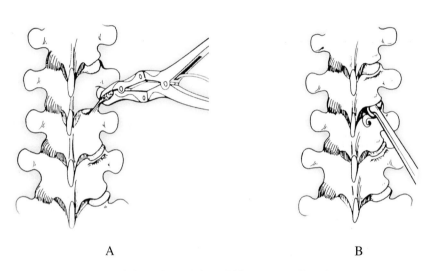

A   B

图 5-3-9-5-4　胸段后方两侧应显露横突及小关节示意图（A、B）
A.咬除小关节边缘；B.切除小关节囊及骨组织

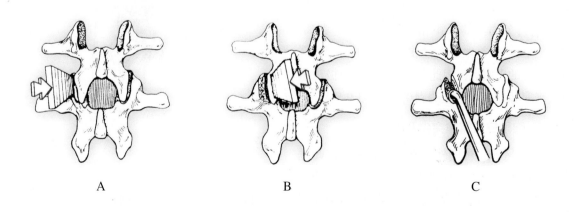

A   B   C

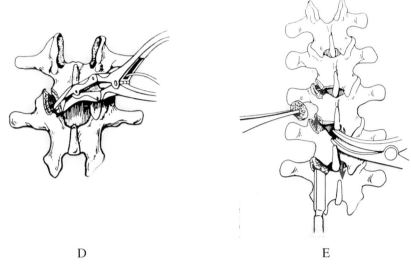

D

E

图 5-3-9-5-5　腰段后（侧后）方对小关节等刮（切）除的操作步骤示意图（A~E）

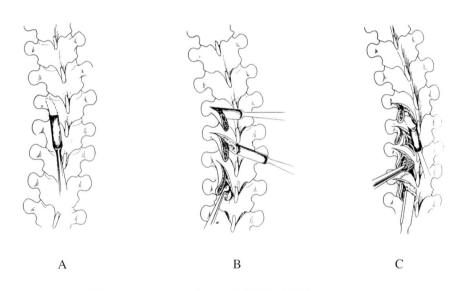

A

B

C

图 5-3-9-5-6　去除小关节软骨面示意图（A~C）

（六）再除去骨皮质

在胸椎节段，以咬骨钳切除下关节面，并以刮匙刮除上关节面的软骨。然后以锐利的刮匙、骨刀或气动磨钻轻轻地对上关节面的软骨下骨进行去皮质（图 5-3-9-5-7）。

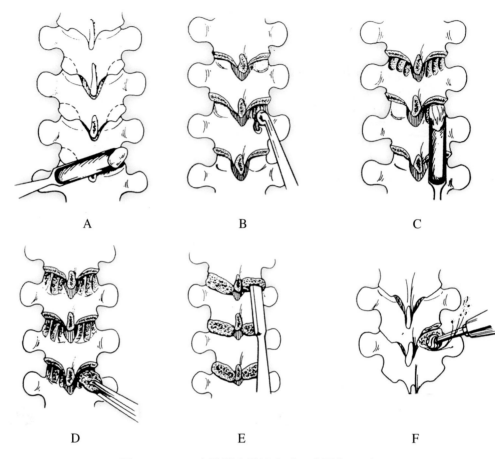

A   B   C

D   E   F

图 5-3-9-5-7   去除骨皮质诸方式示意图（A~F）

（七）胸椎后路松解融合术

下面介绍两种经典的胸椎后路松解融合技术。

【Moe 技术】

第一刀为以锋利的骨刀对椎板去皮质并直至横突的基底，保留骨瓣，然后去除深部软骨下骨和下关节软骨，第二刀为从下位椎体中线开始向上进入关节面和横突，保留骨瓣与横突相连并向外翘起与上位骨瓣相连。小关节区域所剩余的空间可以自体髂骨取松质骨块植骨。

【Hall 技术】

以锐利的骨刀一刀切除全部下关节突，暴露上关节突的关节面，以刮匙和磨钻去除软骨面，并以 Cobb 骨刀于上关节突关节面进行去皮质，最后以自体髂骨块插入植骨。

（八）小关节内植骨融合

小关节切除植骨后，以骨刀将棘突表面的剩余

骨去皮质。在伤口内保留所有的分离骨片，并可再取髂骨及应用异体骨进行植骨（图 5-3-9-5-8）。

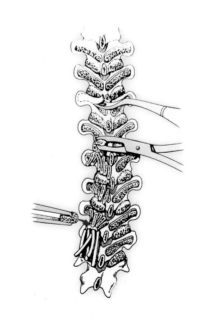

图 5-3-9-5-8   小关节内植骨示意图

三、脊柱侧凸前后路联合松解矫形术手术经验简介

虽然许多不同技术对于经脊柱后路的松解融合予以阐述和介绍，然而所有这些技术都有以下共同的特点。

1. 彻底完全地去除小关节；

2. 去除关节面软骨，切除至出血的松质骨骨面；

3. 最后在上述部位植骨。

（海 涌 藏 磊）

第十章 复杂严重型侧凸手术治疗

第一节 复杂严重型脊柱侧凸之手术治疗

一、复杂严重型脊柱侧凸概述

众所周知，特发性脊柱侧凸治疗的最佳年龄愈小愈好，并大多可通过非手术疗法获愈，手术疗法亦然。但由于种种原因，患者直至成年时方去求医，由于其病理解剖状态已失去可塑性而使手术难度增加，损伤较大，且易引发脊髓或脊神经根受损，这就要求在治疗上更需全面考虑，认真设计。

而所谓严重复杂性脊柱侧凸不仅包括此组病例，且由于复合性因素，使其病情更为严重，大多伴有呼吸功能不全及心肺功能障碍，因此麻醉及手术操作上意外发生率较高，且术后易引起呼吸机依赖症，为此对此组病例应高度重视，慎之又慎。

下述举例具有代表性，阐述于后。

二、复杂严重型脊柱侧凸临床举例

［例1］ 患者任某某，女，12岁，临床诊断为特发性脊柱侧凸伴慢性限制性呼吸衰竭。术前 Cobb 角 156°（图 5-3-10-1-1、2），肺功能检查 VCmax 实际值/预计值为 24%。因呼吸衰竭无法立刻进行手术，行清醒状态下使用呼吸机 3 个月后，肺功能 VCmax 实际值/预计值增至 39%，行后路多棒分段三维技术矫正脊柱侧凸。术后 Cobb 角为 38°（图 5-3-10-1-3、4），纠正率达 75%，术后气管插管顺利拔管，恢复满意（图 5-3-10-1-5~9）。

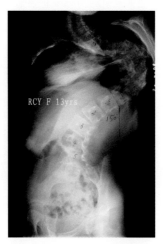

图 5-3-10-1-1 临床举例
术前 X 线片，前后位

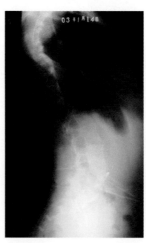

图 5-3-10-1-2 临床举例
同前，侧位

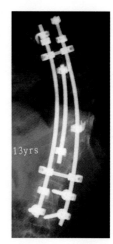

图 5-3-10-1-3 临床举例
术后 X 线片，前后位

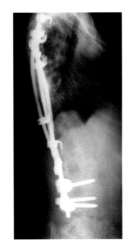

图 5-3-10-1-4 临床举例 同前，侧位

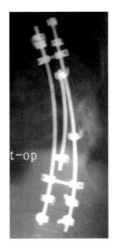

图 5-3-10-1-5 临床举例 术后半年随访 X 线片，前后位

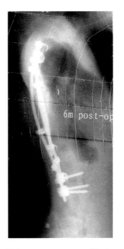

图 5-3-10-1-6 临床举例 同前，侧位观

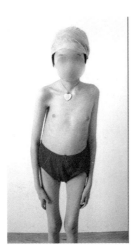

图 5-3-10-1-7 临床举例 术后外形，前方观

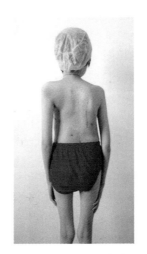

图 5-3-10-1-8 临床举例 同前，后背部观

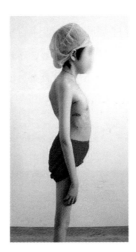

图 5-3-10-1-9 临床举例 同前，侧方观

［例2］ 患者李某某，男性，16 岁，因严重先天性脊柱侧凸伴呼吸衰竭来诊，临床表现呼吸困难，严重缺氧面容，需间歇性吸氧。术前诊断：1. 慢性呼吸衰竭，重度肺功能障碍 FVC 23％；2. 肺不张，肺部感染；3. 先天性脊柱侧凸，术前 Cobb 角 132°；4. 漏斗胸（图 5-3-10-1-10、11）。先进行清醒状态下的呼吸机使用，以改善肺功能，呼吸功能训练，后路多棒分段矫形内固定，漏斗胸胸廓成形术（图 5-3-10-1-12、13）。术后肺功能及外观畸形改善明显，并可正常生活。

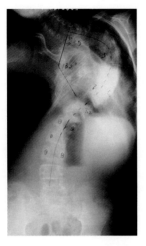 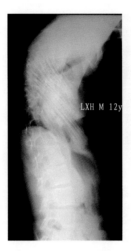 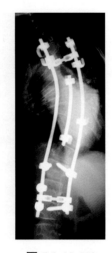 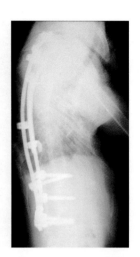

图 5-3-10-1-10　临床举例　术前 X 线片，前后位 　图 5-3-10-1-11　临床举例　同前，侧位 　图 5-3-10-112　临床举例　同前，术后 X 线片，前后位 　图 5-3-10-1-13　临床举例　同前，侧位

[例3]　患者杜某某，男性，27岁，临床诊断为复杂性脊柱侧凸严重型伴脊髓空洞症。体检显示胸椎左侧凸，剃刀背明显，术前 Cobb 角 108°（图 5-3-10-1-14、15），MR 检查显示颈段发现脊髓空洞（图 5-3-10-1-16），因无小脑扁桃体下疝，但因 Cobb 角较大，先行前路松解术，再行二期后路脊柱侧弯矫形手术，术中 SEP 监护脊髓传导功能，术后畸形纠正良好（图 5-3-10-1-17、18），未出现并发症。

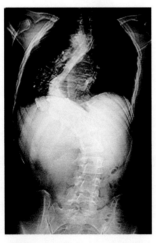 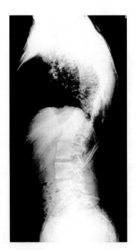 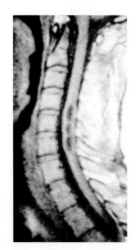

图 5-3-10-1-14　临床举例　术前 X 线片，前后位，显示 Cobb 角 108° 　图 5-3-10-1-15　临床举例　同前，侧位 　图 5-3-10-1-16　临床举例　同前，术前 MR 显示颈段中部脊髓空洞形成

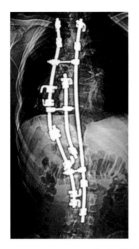

图 5-3-10-1-17　临床举例
同前术后 X 线片，前后位，
显示畸形矫正满意

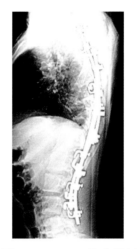

图 5-3-10-1-18　临床举例
同前，侧位

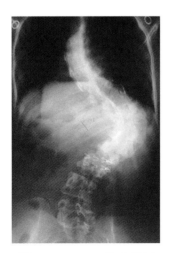

［例 4］ 患者唐某某，女，22 岁。临床诊断为严重胸腰段脊柱侧凸。术前 Cobb 角 128°，伴胸段后凸畸形（图 5-3-10-1-19~23），MR 检查发现 Chiari 畸形，脊髓空洞，因术前无任何神经损害症状，采用分期前后路手术矫正策略，即先行一期前路脊柱松解术，二期后路采用多棒分段三维技术矫正脊柱侧凸。术后躯干平衡获重建，矢状面矫正良好，无神经并发症，恢复满意（图 5-3-10-1-24~28）。4 个月及 2 年随访融合佳，无假关节形成，矫形维持好（图 5-3-10-1-29~32）。

图 5-3-10-1-19　临床举例
术前 X 线片，前后位

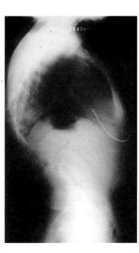

图 5-3-10-1-20　临床举例
同前，侧方观

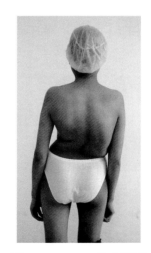

图 5-3-10-1-21　临床举例
同前，术前外形，背侧观

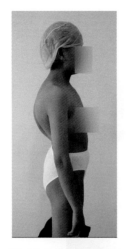

图 5-3-10-1-22　临床
举例　同前，侧方观

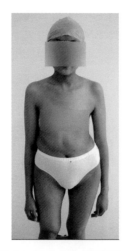

图 5-3-10-1-23　临床举例
同前，前方观

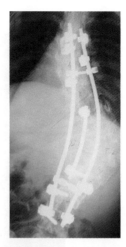

图 5-3-10-1-24　临床举例
同前术后前后位 X 线片，
畸形大部分被矫正

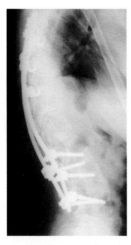

图 5-3-10-1-25　临床举例
同前，侧位

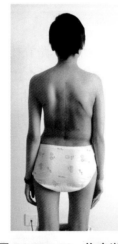

图 5-3-10-1-26　临床举例
同前术后外形，背侧观

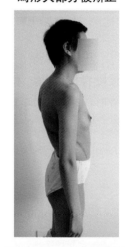

图 5-3-10-1-27　临床举例
同前，侧方观

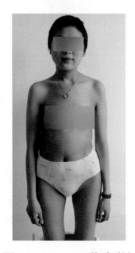

图 5-3-10-1-28　临床举例
同前，前方观

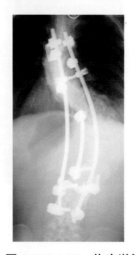

图 5-3-10-1-29　临床举例
同前术后 4 个月随访 X 线前后位片

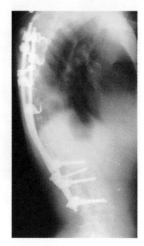

图 5-3-10-1-30　临床举例
同前，侧位

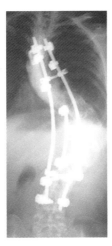

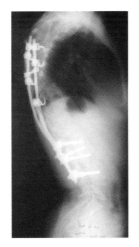

图 5-3-10-1-31　临床举例
同前，术后二年随访 X
线平片，前后位

图 5-3-10-1-32　临床举例
同前，侧位

[例 5] 患者徐某，男性，15 岁。因严重胸椎脊柱侧凸伴后凸，躯干倾斜明显入院；术前 Cobb 角 120°（图 5-3-10-1-33~37），MR 及神经系统检查未发现任何异常，临床诊断：特发性脊柱侧凸严重型。采用分期前后路手术矫正策略，先行一期前路脊柱松解术，二期后路采用多棒分段三维技术矫正脊柱侧凸。术后躯干平衡获重建，矢状面矫正良好，无并发症（图 5-3-10-1-38、39）。3 个月（图 5-3-10-1-40、41）及 18 个月（图 5-3-10-1-42~46）随访融合佳，无假关节形成，矫形维持好。

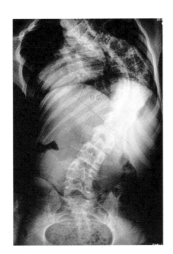

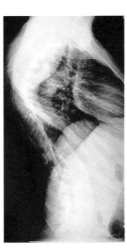

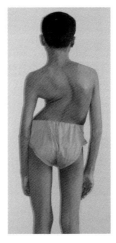

图 5-3-10-1-33　临床举例
术前正位片

图 5-3-10-1-34　临床举例
同前，术前侧位片

图 5-3-10-1-35　临床举例
同前，术前患者外形，背
面观

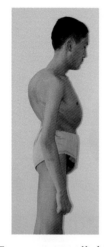
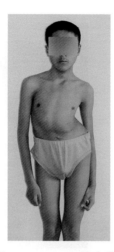
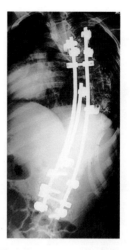
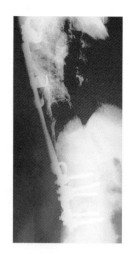

图 5-3-10-1-36　临床举例
同前，侧面观　　图 5-3-10-1-37　临床举例
同前，正面观　　图 5-3-10-1-38　临床举例
同前，术后 X 线，正位片　　图 5-3-10-1-39　临床举例
同前，侧位片

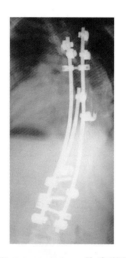
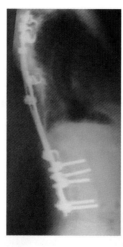
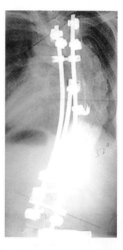

图 5-3-10-1-40　临床举例
同前，术后 3 个月随访 X
线平片，正位　　图 5-3-10-1-41　临床举例
同前，侧位片　　图 5-3-10-1-42　临床举例
同前，术后 18 个月随访 X
线片，正位

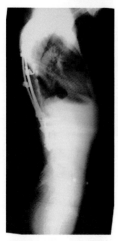
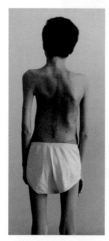
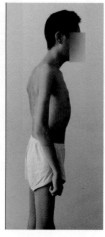
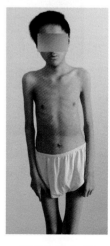

图 5-3-10-1-43　临床
举例　同前，侧位　　图 5-3-10-1-44　临床
举例　同前，术后患
者外形，背面观　　图 5-3-10-1-45
临床举例　同前，
侧面观　　图 5-3-10-1-46
临床举例　同前，
正面观

[例6] 患者张某某，女性，25岁，临床诊断为特发性胸腰椎侧凸。术前腰弯Cobb角60°，伴有半脱位及胸腰段后凸畸形（图5-3-10-1-47~49），行前路CDH矫形内固定加植骨融合术，术后矫形效果良好，外观改善明显（图5-3-10-1-50、51）。随访3年融合佳，矫形维持良好，无假关节及纠正丢失（图5-3-10-1-52、53）。

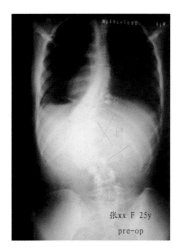

图5-3-10-1-47　临床举例
术前X线片，前后位

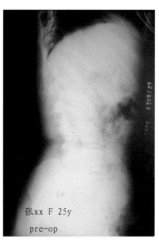

图5-3-10-1-48　临床举例
同前，侧位片

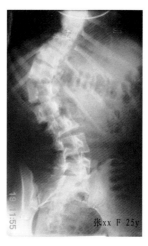

图5-3-10-1-49　临床举例
同前，以上腰段为中心，
侧位片

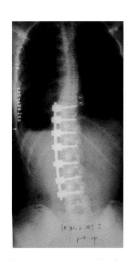

图5-3-10-1-50　临床
举例　同前，术后X
线片，前后位

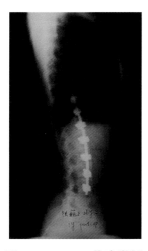

图5-3-10-1-51　临床举例
同前，侧位片

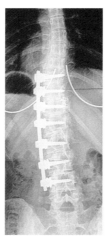

图5-3-10-1-52　临床举例
同前，术后三年随访X线
片，前后位

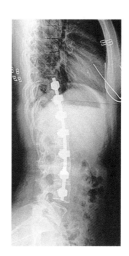

图5-3-10-1-53
临床举例
同前，侧位片

[例7] 患者戴某某，女，55岁，因主诉腰部疼痛不适，并有明显腰背部畸形逐渐加重来院就诊，经查体及 X 线平片检查后，临床诊断为退变性脊柱侧凸，伴后凸畸形及 $L_{3\sim4}$ 旋转半脱位。术前 Cobb 角 46°（图 5-3-10-1-54、55）。因畸形僵硬，先行一期前路脊柱松解术，二期后路多节段截骨加三维矫正脊柱畸形。术后侧凸矫正良好，矢状面恢复正常，无并发症（图 5-3-10-1-56、57）。术后一年随访融合佳，无假关节形成，矫形维持好（图5-3-10-1-58、59）。

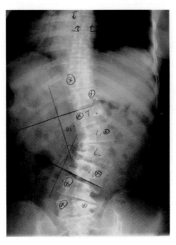

图 5-3-10-1-54　临床举例
术前 X 线片，前后位

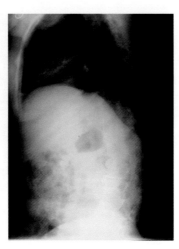

图 5-3-10-1-55　临床举例
同前，侧位片

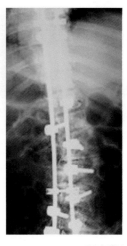

图 5-3-10-1-56　临床举例
同前，术后 X 线片，前后位；
显示矫正术满意

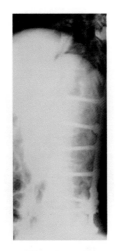

图 5-3-10-1-57
临床举例　同前，
侧位片

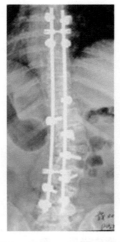

图 5-3-10-1-58　临床举例
同前，术后一年，随访 X 线
片，前后位，显示融合状佳，
无假关节形成及角度丢失

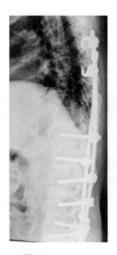

图 5-3-10-1-59
临床举例　同前，
侧位观

（邱　勇　朱丽华）

第二节　一期实施三种手术治疗重度僵直性脊柱侧后凸成角畸形

一、概述

重度成角性的脊柱后凸畸形常由先天发育及感染等因素造成，其后果不仅使患者躯体外观变形失衡，而且由于胸廓容积下降导致心肺功能受限，出现气促、心悸，晚期常损伤患者的脊髓神经，出现瘫痪，因此早期手术治疗矫正畸形就非常重要。

晚期重度脊柱侧后凸畸形伴脊髓受压一直是脊柱矫形中的难点，单纯的前路或后路手术，不易达到目的。

笔者应用后-前-后三步联合切口，一期手术完成，成功治疗矫正了一例先天性重度成角性脊柱侧后凸畸形，术后取得良好效果。

二、临床举例

（一）病史

患者祁某，男性，18 岁，自幼发现胸腰背部呈左侧凸及后凸畸形，于 1998 年在外院经左侧前方切口行 T_{11}、T_{12} 半椎体切除术，术中取 11 肋骨植骨，未行内植物固定。术后感觉脊柱畸形呈进行性加重，腰背部后凸逐渐增大，运动后出现腰部酸胀不适，坐久后出现腰部明显疼痛，并感觉右下肢缩短、增粗。2002~2004 年在上海仁济医院就诊。

（二）体检

入院查体：脊柱胸腰段向左侧后凸明显。右肩高于左肩约 1.5cm，腰背部呈驼峰样隆起（图 5-3-10-2-1），C_7 棘突垂直线距离骶正中线左侧 2cm，双侧肋髂距离左侧：12cm；右侧 16cm。双下肢长度：左侧为 80.3cm，右侧为 79.0cm。腹壁反射减弱。双下肢浅感觉、肌张力、肌力正常，膝腱反射、跟腱反射均减弱，双踝阵挛阴性，双 Babinski 征阴性，会阴部感觉及肛周反射正常。

（三）影像学检查

全脊柱 X 线片示：正位胸腰段向左侧凸畸形，Cobb 角 45°，椎体旋转Ⅳ度，侧位 T_{11} 半椎体畸形术后后凸畸形，Cobb 角 118°，MR 显示脊髓圆锥部明显受压（图 5-3-10-2-2~4）。

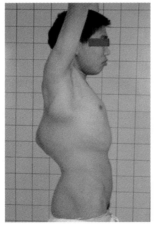
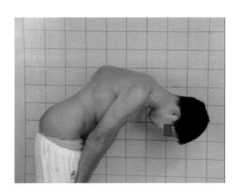

A　　　　　　　　　　　　　　B

图 5-3-10-2-1　临床举例　术前外观（A~B）

A. 立位，侧方观；B. 前屈位，侧方观

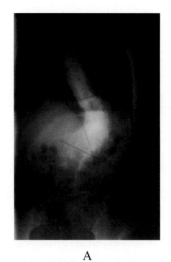
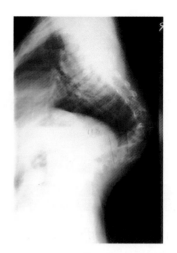

A   B

图 5-3-10-2-2 临床举例 术前 X 线正侧位片（A、B）

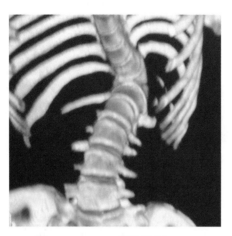

图 5-3-10-2-3 临床举例 CT
三维重建

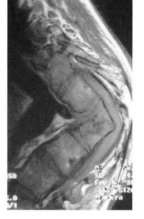

图 5-3-10-2-4 临床举例 术
前 MR 所见

（四）手术方法

手术在气管插管全麻及脊髓体感诱发电位监测下进行（图 5-3-10-2-5~9）。

【手术第一步】

患者取俯卧位，自 T_6~L_4 棘突取后路正中切口，咬除 T_7~L_3 棘突，行术野脊柱双侧下关节突部分

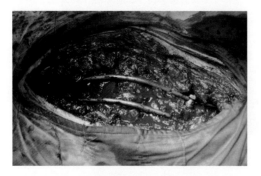

图 5-3-10-2-5 临床举例 第一步后路植入内固定
器械

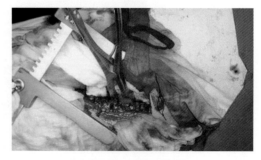

图 5-3-10-2-6 临床举例 第二步前路 T_{11}、T_{12} 切除，
T_{10}~L_1 椎体撑开

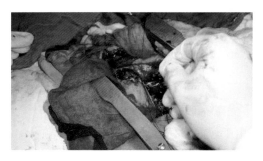

图 5-3-10-2-7　临床举例　第二步 T_{10}~L_1 间植入钛网支撑

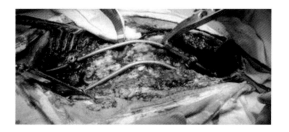

图 5-3-10-2-8　临床举例　第三步原位弯棒

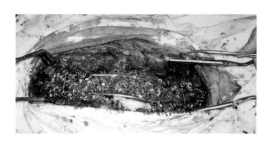

图 5-3-10-2-9　临床举例　充分植骨融合

切除，刮除关节面内软骨，行 $T_{9~10}$、$T_{11~12}$ 椎板间截骨。分别于 T_7、T_9、L_2、L_4 双侧椎弓根入点，开口、钻孔、开槽后分别拧入 8 枚椎弓根螺钉。将棒预弯后套入椎弓根钉临时固定，此阶段不行加压矫正，冲洗切口逐层缝合。

【第二步】

取左侧卧位，切第 10 肋进胸，取胸腹联合切口，显露并切除 T_{11}、T_{12} 椎体，将取下的骨质咬碎塞入钛网，用撑开钳撑开 T_{10} 和 L_1 间隙，此时再开放后路切口，前方逐渐撑开的同时后路逐渐对杆加压，仔细重复这个矫正过程，直到满意矫正，然后植入 Harms 钛网加固，放置闭式引流，逐层关胸。

【第三步】

再取俯卧位，后路原位弯棒，加压后固定，进一步矫正畸形。椎板去皮质，将所取骨质修剪后混合人工骨植入椎板上。

总手术时间 8 h，术中出血量约 1800ml，自体血回输约 1000ml，输红细胞悬液 400 ml，输血浆 200ml，术中体感诱发电位监测未发现明显异常。

（五）结果

术后患者畸形矫正良好，躯干恢复平衡，双肩等高，身高较术前明显增高（图 5-3-10-2-10），X 线片示：后凸 Cobb 角 42°，矫正率 64.5%，侧凸 Cobb 角 12°（图 5-3-10-2-11），患者术后呼吸、大小便、四肢感觉活动良好，无胸腔及神经系统等并发症发生。

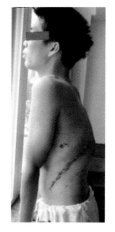

图 5-3-10-2-10　临床举例　术后外观

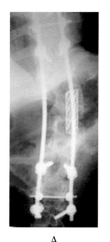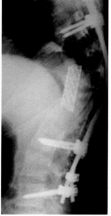

A　　　　　　　　B

图 5-3-10-2-11 临床举例　术后正侧位 X 线片（A、B）

三、注意事项

术前应注意心肺功能检查。进入胸腔、腹膜外腔应避免损伤内脏器官。因手术切口较大，术后应用皮内缝合，减少皮肤疤痕。术中进行体感诱发电位监护，减少神经系统损伤。因手术较大，失血较多，宜做自体血回输。手术创伤对患者打击较大，注意预防术后并发症的发生，如肺部感染、应激性溃疡、胃肠消化功能紊乱等。

四、对本术式的认识

重度成角僵直性脊柱侧后凸畸形的治疗一直是脊柱矫形外科中的临床前沿难题，尤其是手术干预。单纯的前路或后路手术，不易达到目的。某些学者采用后路经椎弓根楔形截骨来矫正畸形，通常采用前后联合切口，先运用前路脊柱椎体间松解、半椎体切除、Cage 或钛网支撑融合术，然后联合后路钉棒内固定术，三维矫正脊柱畸形，达到冠状面的矫正，矢状面恢复生理曲度，轴位消除旋转的目的。但对于后凸角度大于 90°~100° 的后凸畸形，单纯前后联合两步手术难以达到满意的手术效果。由于本患者的后凸角为 118°，又有先前的侧前方手术史，因此对其畸形进行手术治疗极富挑战性。

鉴于上述情况，笔者设计了三步手术一次实施术式，即后-前-后，一次手术同时完成。即先从后路装入内固定器械、椎板间截骨及初步矫形和固定，为前路进行撑开矫正打好基础；再行前路脊柱松解、半椎体切除、椎体间撑开并植入钛网，此两步操作可以通过一个前后联合切口完成，并可同时撑开和加压矫正畸形，最后再从后路进行加压和原位弯棒，以求进一步矫正畸形，加强内固定和植骨融合，从而取得了良好效果。

五、本术式优点及缺点

（一）优点

【提高矫正率】

由于经前路切除了半椎体或楔形融合椎，使原本严重弯曲、僵硬、难以矫正的侧凸有伸展余地；

【维持矫形效果】

前方支撑，后方张力固定，符合脊柱生物力学，固定牢固，脊柱融合可减少手术后假关节的发生；

【对脊髓的减压作用】

严重脊柱畸形，可造成椎管旋转变形、狭窄，脊髓往往受压，通过松解椎体，使得脊髓减压，同时也减少了矫形过程中发生脊髓压迫损伤的几率。

（二）缺点

手术时间长，创伤大，技术要求高，容易产生各种并发症，因此该手术方法适用于年轻患者。

六、结论

严重型侧凸患者并不多见，但直接危及患者生命和寿命，因此急需处理，且多需手术治疗。

由于病情严重，尤其是椎管内脊髓已被严重变位之椎节挤压到最后极限，且多伴有心肺功能不全。因此，手术难度极大。

早于 20 世纪 90 年代 Harms 等学者曾提出，后路—前路—再后路之三步骤手术法，但其是分三步走。笔者所采用的前后路一次性切口，不仅便于手术操作，且损伤较小，安全程度高，对类同病例的治疗上具有参考意义。但无论何种手术均应注意严格的术前检查，认真的术中操作，在血源充足（或自体输血）及诱发电位监测下小心施术。

（刘祖德　张清港）

第十一章　先天性半椎体所致的脊柱侧凸畸形

第一节　先天性半椎体所致脊柱侧凸的基本概况

一、先天性半椎体侧凸畸形概述

　　先天性脊柱侧凸是由于胚胎期脊椎发育异常和邻近支持组织异常，形成的脊柱侧向弧度。先天性脊柱侧凸常伴有其他先天性畸形。尽管先天性脊柱畸形有大量的文献，这一领域仍然存在着挑战。对外科医生来说，决定是否手术治疗和如何治疗是困难的，对这种患者应该分别对待。虽然文献已提供了有关畸形发生发展的知识，但这些资料必须与年龄、并发疾病情况、病儿的健康状态和侧凸的种类等一起进行分析。没有理由让一个先天性脊柱侧凸无限发展，也不要错误认为在侧凸矫正和阻止侧凸发展前，躯干高度还会增长。原位后路融合术曾被认为是非常好的方法，在很多病例效果良好。但是，对有些患者，椎体切除和截骨术可能得到更好的效果。一些新的方法可能更好地矫正畸形，与传统方法比较能更好地减少躯干高度方面的丢失。

二、先天性半椎体侧凸畸形分类

　　先天性脊柱畸形可分为形成不良（Ⅰ型）、分节不全（Ⅱ型）和混合型，后者有形成不良、分节不全并肋骨畸形。

　　部分性形成不良（楔形椎体）发生率约占先天性脊柱侧凸的7%，除非两个以上的楔形椎位于同一方向，楔形变小于50%的楔形椎很少导致明显的脊柱畸形。楔变椎体的生长潜能正常，因而很少发展成为严重的畸形。直至骨骼发育成熟，约60%的楔形椎患者侧凸小于30°。

　　完全性形成不良（半椎体）为最常见的先天性脊柱侧凸，约占43%。根据与其上下椎体的融合情况可分为以下几种。

　　1. 完全分节的半椎体，其上下方椎间盘均存在；

　　2. 半分节的半椎体，与其上方或下方正常椎之一相融合；

　　3. 完全未分节的半椎体，与其上方和下方的正常椎均融合（图 5-3-11-1-1）。

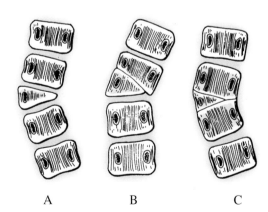

| A | B | C |

图 5-3-11-1-1　完全形成不良（半椎体）示意图（A~C）
A. 完全分节的半椎体；B. 半分节的半椎体；
C. 完全未分节的半椎体

　　每个椎体在其上、下两端有生长骺板。如果一个半椎体存在着较好的椎间盘间隙（与邻椎分节完全）意味着存在较好的生长骺板，半椎体生长活动将进一步加重畸形。当半椎体与上、下相邻椎体融合而缺乏生长骺板，其进行性加重的可能性明显减少。由于生长的不平衡引致先天性脊柱畸形侧凸的发展，所以明确上、下椎体不分节或完全性分节对预测畸形的进展很重要。完全分节的未闭型半椎体在弯曲发展方面最具危险，部分分节的半椎体即使是封闭型，则发展缓慢，腰骶半椎体明显影响脊柱平稳和侧凸加重。只有骶椎有某种变异的代偿后，侧凸发展才会减慢。虽然不平衡的半椎体存在着较大的发展可能性，但直到青春发育期才会出现进展加快。一种现象是两个半椎体位于脊柱的两侧，其间至少有一个正常椎体隔开，称为半节状排列交替脊柱侧凸，此种侧凸很轻，认为可缓慢加重（图 5-3-11-1-2）。但是，有时的加重取决于两个半椎体的距离和半椎体的自然病程。

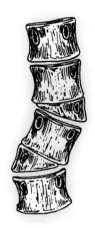

图 5-3-11-1-2　半节状排列交替脊柱侧凸示意图

（二）分节不全

分节不全类似于形成不良，也有分节不全程度

的不同。椎体阻滞为两个椎体越过相邻椎间盘融合在一起。典型的分节不全是骨桥，仅发生于一侧，两个邻近的椎体间有完好的椎间盘（图 5-3-11-1-3）。骨桥可延伸到两个或更多的椎体。由于分节不全的骨桥阻碍，其侧凸加重依据向凸方生长发展的程度。所以，相邻椎间有较宽大的椎间盘间隙合并未分节的骨桥，弯曲加重的可能性较大。相反，椎间盘间隙狭窄时，则进展慢。未分节骨桥最常见于胸椎。骨桥位于后方时随着脊柱前突的出现，伴有侧凸。如果骨桥在两侧，均跨过相同节段，可发生真正的前凸。

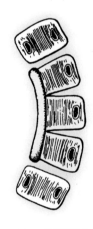

图 5-3-11-1-3　分节不全示意图

（三）混合型

一侧并肋形成，也可引起轻度脊柱侧凸。临床实践中，常可看到几种畸形同时存在，还常常见到先天性脊柱侧凸和后天性脊柱侧凸同时存在。

第二节　先天性半椎体所致脊柱侧凸畸形的治疗

一、非手术治疗

非手术治疗的最重要的原则是预防和控制畸形进展，因为一旦畸形进展开始发生，将持续到生长期结束，而导致严重的僵硬的畸形。要想得到治疗效果就必须改变疾病的自然病程，不少有关支具和电刺激治疗特发性脊柱侧凸的资料，证实了在改变特发性侧凸的自然病程的有效性。单纯的锻炼、脊柱按摩、特殊饮食方法及鞋的垫高对先天性脊柱侧凸治疗无效。

支具对有柔软性的长节段畸形，可暂时地控制侧凸并使脊柱继续生长，但不能控制一个短节段成角的先天性脊柱侧凸。支具对先天性脊柱侧凸上、下端出现的结构性代偿性侧凸有效，但如果弯曲发展应停用支具治疗。因为在侧凸上下所发生的代偿性弯曲是要保持脊柱在骨盆上的平衡，为了避免其代偿性侧凸加重，必须阻滞先天性脊柱侧凸的发展，手术矫正后可用支具治疗代偿性结构性侧凸。

二、手术治疗

（一）手术适应证

早期适当积极采用较简单的手术方法处理，能达到满意的效果而无严重并发症的危险。一旦发现患者畸形进行性加重，应尽早手术治疗。如今很少有理由让先天性脊柱侧凸自由发展，没有理由担心手术本身，或考虑术后会引起脊柱及躯干生长发育阻滞。严重先天性脊柱侧凸矫治的复杂手术不能恢复是由于弯曲较重而造成的脊柱躯干变短。已证实先天性脊柱畸形能继续发展，应行早期手术以避免畸形严重的发展。手术最好在 3 岁以前完

成，才容易控制畸形的发展。其他手术指征有畸形合并疼痛，或有明显的畸形外观，或畸形影响心肺功能，或合并有神经系统损害。

（二）手术方法的选择

【原位融合】

原位融合一般指不使用器械的后路融合术，后路融合的目的不是对弯曲的矫形，而是稳定弯曲以防止其进一步发展，被认为是治疗先天性脊柱侧凸的经典方法。手术简单安全，效果可靠，绝大多数病儿能耐受手术。较早用于脊柱融合的最常用手术是 Hibbs 和 Albee 法。Albee 法是在病变节段的棘突间嵌入植骨块并使之融合，而 Hibbs 法则是将骨块植于椎板及关节突上并使之融合。前者目前已较少应用，Hibbs 法应用较广，并有较多的改良方法。该手术的优点是简单、安全。其不足之处在于手术后需要石膏外固定，矫形仍有困难且矫正度不大，假关节的形成率较高，并可能在晚期发生弯曲加重，或出现前凸畸形，或胸椎生理性后凸消失。原位后路融合，应融合弯曲全段，包括脊柱两侧要有足够的植骨以保证有坚固的关节突关节融合。

因侧凸部原位后路融合需要融合相对较长的脊柱节段，这将对融合范围内的椎骨生长起限制作用。如果融合部位涉及腰椎，在骶骨上方保留数个节段不行融合，融合节段以下部位的椎间盘就可能存在退变的问题，退变由低位向高位发展。原位后路融合并不能使侧凸逐步自然矫正。对于严重侧后凸的患者，后路融合不能控制畸形，极有可能形成假关节，因而不适于采用这一方法。对腰骶部半椎体行后路融合，可能引起躯干变形和较大代偿性胸腰侧凸等畸形，对此类畸形最好采用半椎体切除术。原位融合并非能 100% 有效控制弯曲发展，尤其是对骨骼尚未成熟的儿童。原位后路融合侧凸出

现加重，可能是假关节形成或曲轴现象所致。曲轴现象产生系脊柱后方被融合骨块固定限制，而前方椎体继续生长的结果。由于脊柱后方在融合部位不能生长，椎体与融合的后部结构一起呈轴位旋转，引起侧凸明显的加重。因而在年幼患者仍有较大生长潜力时，行后路融合需辅助前路融合。对于 Risser 征"0"度及三角软骨未闭合的病儿，适宜行前、后路融合以控制其侧凸。不论单纯后路融合或前、后路融合，术后应该用石膏或佩戴支具外固定，至少要到放射线检查提示融合已愈合。原位融合对于某些颈胸段难以暴露的区域是适合的手术。对严重侧凸单纯用原位融合是不适合的，尤其是并有后凸畸形时更不适合。因为原位后路融合既不能对弯曲有所矫正，也不能控制弯曲的发展，而且有假关节形成的风险。

【后路器械矫形融合】

矫正脊柱侧凸的常用器械可以用来治疗先天性脊柱侧凸。以矫正为目的的后路器械矫正融合，最适用于以往侧凸部行原位融合失败或因忽略病情未曾治疗过的患者。器械是作为一种固定的方法，而不是对曾行侧凸部后路原位术后仍留有较小侧凸的矫正，使用器械的目的是稳定，这有助于增加融合的成功。由于先天性脊柱侧凸较僵硬，能获得的矫正程度较特发性侧凸小，仅可获得中等度矫正。由于内固定可制动椎体及产生较好的脊柱平衡，而有助于增加牢固融合。采用器械矫治前，必须用脊髓造影或 MRI 行椎管检查。如发现脊髓裂或其他椎管内畸形，可能需要对病变进行手术，可与器械矫正同时进行也可分期进行。

在考虑使用内固定器械时，应注意其安全性。通常应避免使用椎板下钢丝。由于这些侧凸是僵硬的，有去旋转作用的器械如 CD 难以发挥作用，但可以把 CD 及类似器械当作 Harrington 器械一样使用，由于是多钩固定，加上在棒的两端产生的合抱作用，能获得固定而不需撑开，加上其本身节段性固定作用，使侧凸矫正稳定，术后不必外固定。

先天性脊柱侧凸如伴有后凸畸形，术中应适当将棒预弯成脊柱轻度后凸状以防止器械脱出，如单纯用撑开力量矫正比较危险。如果后凸较大，应

考虑在初期行前路脊柱融合，以达到更好的矫正和保证坚固的融合。先天性脊柱侧凸通常节段血管已不在其典型的位置，血供可能不足，特别是在脊柱侧凸交界区域。行前路手术时，应细心地保护脊髓血供，尽可能不损伤节段血管。

【凸侧骨骺阻滞术】

前路半侧椎骨骺固定术合并后路单侧关节突关节固定术，可用于轻度到中度脊柱形成不良的侧凸，前、后入路的手术可以得到非常好的效果。仅通过前路或后路对凸侧进行关节突关节固定不能阻止凸侧椎体的不对称性生长，不能得到对弯曲的控制，还可能影响自行的逐渐矫正。因此，要想有良好的手术效果，则需行前路半侧椎骨骺固定，及后路单侧关节突关节固定，这两个手术可一期完成。凸侧半侧的骨骺被固定融合，而凹侧保持一定的生长潜力。但如果凹侧存在未分节的骨桥，则不会自发矫正。半椎体引起的畸形只需融合半椎体上下各一个正常椎体。在凹侧先天性骨桥形成的，则需作对应节段的凸侧融合。

如果最初的侧凸不很严重，这种方法可使畸形得到最大矫正和改善。因此，对长节段的严重侧凸则不合适，这种侧凸需行长节段关节融合和器械矫正。如果侧凸上或下存在着代偿性侧凸，代偿侧凸度可随先天性侧凸度的减少而减少。术后采用长期穿戴支具或石膏背心固定以确保融合，并有助于代偿性侧凸的矫正。凸侧骨骺阻滞术的优点，是随着侧凸得以控制可能自发矫正，而不是依靠内固定术中用力矫正侧凸。缺点是需要前、后入路进入脊柱以完成正规的前方骨骺阻滞。

【半椎体切除术】

半椎体可引致脊柱严重弯曲和不平衡，腰骶段的半椎体还会产生骨盆倾斜，下肢不等长。要矫治这种弯曲，需多节段融合以控制其发展。如伴有后凸，脊柱后凸的因素使通常用的矫治方法效果并不理想。如行半椎体切除，则可减少融合节段，达到比传统方法更好的矫正。但这些指征是相对的，除非证实其是进展性的和有明显畸形。半椎体切除术适合于有严重畸形需要矫正的患者，并不适合于仅仅需要控制弯曲发展或弯曲可被其他手术方

法有效矫正的病例。此方法特别适合腰骶椎半椎体并有骨盆倾斜和明显的胸腰段代偿性侧凸患者。半椎体切除术因为有神经损伤的风险，对胸椎不应作为常规采用。

单个分节完全的半椎体最容易切除，术中易确定其位置和界限，可获得较好的矫正。理论上完全分节不全的半椎体不应该有明显的畸形发展，也就不必切除。但是，当已引起明显的脊柱不平衡或躯干倾斜时，可行半椎体切除得到类似脊柱截骨术的效果。腰骶段半椎体必须尽早切除，以防出现胸腰段进行性代偿性弯曲及骨盆倾斜加重。胸腰连接部远侧的半椎体是最适合切除的指征，腰椎手术比胸椎更安全。半椎体切除有两个作用，一是控制畸形发展，二是矫正畸形。

半椎体切除采用直接切除或用蛋壳技术（椎体掏空术）。后者的优点是一次性一个入路进入切除，可限制半椎体的生长潜能，同时用内固定或石膏外固定很快矫正畸形。此方法如同时在该节段行凸侧后路融合，可以获得椎骨凸侧骨骺阻滞术的效果。此手术应在 C- 臂监视下进行，需要耐心仔细地操作，避免误伤。半椎体的椎板应先保留于原位，直到椎体被完全切除时再切除，这有助于在用刮匙刮除椎体内松质骨时，不至于损伤椎管内硬膜。

半椎体的切除手术可分前、后路两期进行，也可一期完成。半椎体的切除先经前入路达椎旁，结扎半椎体与上下各 1~2 正常椎体旁的节段血管，充分剥离半椎体的骨膜，切除上下位的椎间盘纤维环及上下位相邻正常椎的软骨板。显露椎体后缘，然后切除半椎体的椎弓根。用神经剥离器做椎体后缘的分离，力图保留后纵韧带以减少出血。先用咬骨钳或骨刀切除半椎体的前侧 4/5，然后仔细切除其后壁。半脊椎附件的切除则将凸侧骶棘肌由椎板上剥离，探明其椎板与上下关节突情况，然后以椎板咬骨钳仔细切除之。尚需切除同位的椎弓根，其横突亦可切除或不予处理（图 5-3-11-2-1）。

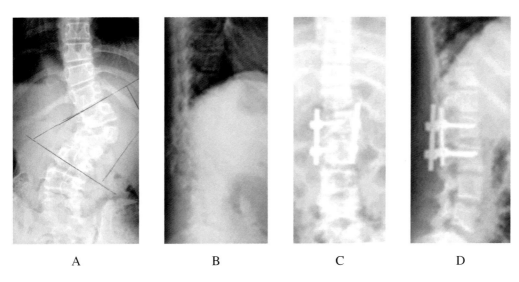

A   B   C   D

图 5-3-11-2-1　临床举例　半椎体畸形切除 + 内固定术（A~D）
A.B. 术前正侧位 X 线片；C.D. 术后正侧位 X 线片

【内固定方式】
半椎体切除术后内固定可采用下列方法之一。
1. 若分两期手术，一期前路手术后不做内固定。二期做后路手术的同时可在凸侧采用哈氏加压棒或 Wisconsin 系统矫形。凹侧用撑开棒加强固定。

2. 8 岁以上的胸腰段或上腰段半椎体，若一次完成了前后路半椎体切除，则可以采用 Zielke 器械固定。以椎体螺钉置入切除区上下方各两个椎体，然后上螺纹棒，扭转螺母，使上下椎体靠拢而达到切骨后的间隙逐渐消失。

3. 对年幼者也可一期完成前后路半椎体切除，

并以椎板钢丝作内固定。后路手术时在凸侧上下位正常椎板各置一组椎板下钢丝，然后将上下位椎板钢丝交叉扭紧，即上椎板深位钢丝和下椎板浅位钢丝配对，而上椎板浅位钢丝却与下椎板深位钢丝相互扭结。

4. 腰骶段的固定较困难。对少年可慎重采用经椎弓根螺钉固定器。对幼儿则不宜采用器械固定，可于手术后采用矫形石膏。新型的内固定装置对这类手术较有效，如 CD 系统有轴向装置，TSRH 系统有连接装置，这些部件可对原有固定器械加固或修复因固定装置断裂而造成的假关节。这类多钩棒系统，可有效地用来置换那些已经无效又必须去除的原固定装置。

（沈 强 丁 浩 朱 亮）

第十二章　先天性脊柱后凸畸形

第一节　先天性脊柱后凸畸形概述、分型及治疗原则

一、先天性脊柱后凸畸形概述

先天性后凸畸形是指发生于脊柱任何部位的病理性后凸畸形,由脊椎先天异常所致。1844年,Von Rokitansky首次发表文章描述脊柱后凸尸解情况。1932年,Van Schrick进一步将先天性脊柱后凸畸形分成两型,即椎体分节不良及形成缺陷,使本症的研究跨上了新台阶。1965年Hodgson首次报道了前路手术治疗一例先天性后凸畸形,为本症治疗做出突出贡献。1973年,Winter、Moe及Wang首次全面回顾了130例患者。其中所提出的部分原则,至今仍有应用价值。先天性脊柱后凸畸形自然发展过程险恶,易导致截瘫。支具治疗效果不佳,常需行前后路脊柱融合术,治疗过程中应注重预防脊髓压迫。

二、先天性脊柱后凸畸形分型

先天性后凸畸形包括两种主要类型。

(一) I型

椎体形成缺陷,多见于胸椎及胸腰椎结合部,极少发生于颈椎(图5-3-12-1-1)。I型发病率高,潜在危险性大,易形成角状后凸并致截瘫。畸形进展速度及严重程度与前方椎体缺陷直接相关,椎体缺陷愈多,进展愈快,畸形愈严重。

(二) II型

椎体分节不良,多见于胸腰椎结合部,其次为胸椎及腰椎(图5-3-12-1-2)。II型患者发展过

程相对较好,其进展程度与分节不良的长度(涉及脊椎节段)及生长不平衡(后侧及前侧生长关系)相关。

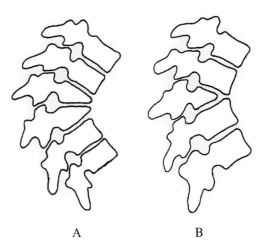

图 5-3-12-1-1　椎体形成缺陷示意图(A、B)
A. 中度; B. 重度

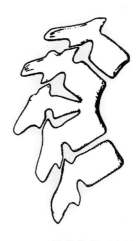

图 5-3-12-1-2　椎体分节不良示意图

三、先天性脊柱后凸畸形治疗原则

1. 对早期发现症状较轻者，以非手术疗法为主，多采用支具疗法，并随症状变化及年龄增加而择期更换与校正。

2. 已出现脊髓受压症状者，应立即卧床休息，严禁下床，并视病情转归作施术前准备。

3. 对脊髓受压症状明确者，应及早手术。

第二节　先天性脊柱后凸畸形手术疗法

一、概述

绝大多数先天性后凸畸形非手术治疗无效，有效的手术方案有两种，即单纯后路融合术及前后路联合融合术。

二、后路融合术

（一）适应证

【早期（5岁以下）】

此时发现的Ⅰ型畸形，仰卧侧位片畸形小于50°。

【5岁以下Ⅱ型】

此种畸形无需矫形，手术目的仅为阻止畸形角度发展。

（二）手术方式

对于早期发现的Ⅰ型畸形，后路融合并不能矫正畸形，因为在发育阶段，前方尚存的生长板将持续生长，可自动缓解后凸畸形。术中融合病椎及上下方各一正常椎。术后采用矫形石膏（Risser抗重力型）固定。卧床4个月后戴石膏行走，6个月时应已坚强融合。对于第二种情况（Ⅱ型），前路融合已存在，仅需后路融合以防止畸形进展。

三、前后路联合融合术

主要用于治疗Ⅰ型椎体形成缺陷畸形及Ⅱ型（分节不良）畸形，现分述于后。

（一）Ⅰ型椎体形成缺陷畸形

前后路联合融合术是治疗先天性后凸畸形的主要方法。畸形前方存在骨性成分缺失（先天所致前柱缺陷）和软组织挛缩（特别是前纵韧带），手术目的是切除挛缩的韧带、纤维组织及遗留的软骨，并植入自体骨重建前柱。由于原有骨性缺损，无需椎体截骨，除非存在脊髓压迫。

前路手术采用常规经胸或胸腹联合入路。结扎后凸节段血管，暴露脊柱对侧，完全切除挛缩的韧带及纤维环，除后侧纤维环外所有椎间盘均需切除。除截瘫患者需减压外均不需进入椎管。经前路松解后，脊柱柔韧性增强。此时麻醉师牵引头部，助手推挤顶椎可获良好矫形并嵌入支撑植骨块。虽然肋骨也具有一定强度，但多采用自体腓骨。将其余自体骨放置于椎间隙及支撑骨块周围，逐层关闭切口。

如后凸畸形严重，松解软组织后需用矫形装置进行矫形，如Santa Casa撑开器及Slot撑开器等。矫形装置使病理性后凸获缓慢而稳定的撑开力，术中可行脊髓监护及唤醒试验。如已获最佳矫形，在撑开器后侧放置腓骨支撑植骨，取出撑开器并放置第二支撑腓骨，在前方支撑骨块及后凸畸形所形成三角内填塞肋骨及髂骨条。前路放置内固定效果不理想，内固定宜放在后侧。

后路融合时必须包括畸形全长及上下方各一正常脊椎，较前路融合稍长，并采用自体植骨。内固定作为植骨融合的辅助手段，对单纯后凸畸形，主要作用力是后方压缩及"三点"矫正畸形，无需撑开。如后凸合并侧凸，在侧凸凸侧放置加压装置后，可在凹侧进行撑开。所有行前后路融合而无内固定者，均需佩戴 Risser 过伸石膏（包括颈部），以维持背伸位及防止轴向短缩。单纯支具固定不牢，除非 24h 佩戴 Mil-waukee 支具并绝对卧床。如患者采用儿童型后路内固定器，亦需 24h 石膏或支具固定。青年或成人采用 CD 或其他相同器械则无需外固定。

（二）Ⅱ型（分节不良）畸形

Ⅱ型畸形（分节不良）患者需在未分节区行前路截骨术。在畸形进展患者，未分节处前方骨桥仅占椎间隙前 1/2 或 2/3，而非整个椎间隙。因此，术者可切断骨桥直至后方残留间盘组织。此时畸形柔韧性增加，可使用撑开器矫形（分节不良常不涉及后方结构）。将骨条填塞于椎间隙后逐层关闭切口。后路手术，可应用内固定器械的加压及三点作用原理矫正畸形。如患者年幼不适

用内固定，可用 Risser 过伸位石膏矫正畸形。

四、脊髓受压者手术治疗

脊髓压迫分为轻、重二度。轻者出现反射亢进及阵挛，而无下肢无力及二便障碍。任何症状、体征加重者为重度。

对于轻度脊髓压迫，不需要减压，经前路松解、矫形，前后路融合，椎体恢复序列后可以解除脊髓压迫。对于重度脊髓压迫，需行前路脊髓减压及前后路融合术。前路减压需充分，上下方长度及两侧宽度要足够，避免椎体截骨边缘压迫脊髓。充分的减压及融合必须经正规开胸或胸腰部入路。虽然可经肋骨横突切除行脊髓减压，但支撑植骨困难，容易失败。椎板切除术治疗本症所致脊髓压迫是绝对禁忌。

（杨　操　杨述华）

参 考 文 献

1. 陈德玉，袁文，王新伟，赵杰.腰椎伤病诊断与治疗.北京：科学技术文献出版社，2007

2. 李智钢，李明，侯铁胜.原位自体骨与磷酸钙人工骨混合植骨在脊柱侧凸畸形矫正融合术中的应用［J］.临床骨科杂志，2006,9（1）

3. 马薇薇，邱勇，朱锋等.皮层体感诱发电位在全脊椎截骨手术中的预警应用价值［J］.中华骨科杂志，2009,29（4）

4. 邱勇，钱邦平，王斌等.后路截骨术治疗胸腰椎骨折术后迟发性后凸畸形的疗效分析［J］.中华骨科杂志，2008,28（3）

5. 邱勇，王斌，朱锋等.退变性腰椎侧凸的冠状面失衡分型及对截骨矫形术式选择的意义［J］.中华骨科杂志，2009,29（5）

6. 邱勇，王渭君，王斌等.胸腔镜辅助小切口前路矫形置钉安全性的研究［J］.中华骨科杂志，2006,26（11）

7. 邱勇，吴亮，王斌等.特发性脊柱侧凸两侧椎旁肌的影像学差异及其临床意义［J］.中华骨科杂志，2006,26（4）

8. 邱勇，朱泽章，王斌等.严重脊柱侧凸畸形后路全脊椎截骨术后残留后凸畸形的原因及处理策略［J］.中华骨科杂志，2008,28（1）

9. 饶书诚，宋跃明.脊柱外科手术学（第三版）.北京：人民卫生出版社，2006

10. 孙旭，刘臻，邱勇等.Lenke 5 型脊柱侧凸前路选择性融合术后胸弯的转归及其影响因素［J］.中华骨科杂志，2009,29（9）

11. 王守丰，邱勇，王斌等.脊柱侧凸手术后的神经并发症［J］.中华骨科杂志，2007,27（3）

12. 袁文，刘洋，陈德玉等.重度颈椎后凸畸形的手术治疗［J］.中华骨科杂志，2007,27（9）

13. 赵定麟，王义生.疑难骨科.北京：科学技术文献出版社，2008

14. 赵定麟.临床骨科学—诊断分析与治疗要领，北京：人民军医出版社出版.2003 年

15. 赵定麟.现代骨科学，北京：科学出版社，2004

16. 赵定麟.现代脊柱外科学，上海：上海世界图书出版社公司，2006

17. Da-Di Jin.Combined anterior and posterior approach in surgical treatment of scoliosis. SICOT Shanghai Congress 2007

18. Dorward IG, Lenke LG.Osteotomies in the posterior-only treatment of complex adult spinal deformity: a comparative review.Neurosurg Focus. 2010 Mar;28（3）:E4.

19. Fu G, Kawakami N, Goto M, Tsuji T, Ohara T, Imagama S.Comparison of vertebral rotation corrected by different techniques and anchors in surgical treatment of adolescent thoracic idiopathic scoliosis.J Spinal Disord Tech. 2009 May;22（3）:182-9.

20. Zhan-Chun Li, Zu-De Liu, Wei-Ping Zang,etal.surgical correction of scoliosis associated with marfan syndrome. SICOT Shanghai Congress 2007

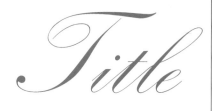

第四篇

非特发性脊柱侧凸

第一章　神经纤维瘤病侧凸

第一节　神经纤维瘤病侧凸概述、临床表现、诊断及病理改变

一、神经纤维瘤病侧凸概述

神经纤维瘤病（Neurofbromatosis）是一种涉及人体多个系统的常染色体显形遗传性疾病。胚胎发育上看该病为同时累及神经外胚层、中胚层及内胚层，临床上可引起多系统受累，可以同时出现皮肤、神经系统、消化系统、骨骼系统和软组织异常。神经纤维瘤病一般分为两型，周围型（Neurofbromatosis-1，NF-1）和中枢型（Neurofbromatosis-2，NF-2）。周围型神经纤维瘤病伴发的骨骼系统异常主要包括脊柱侧凸畸形、长骨的假关节和弓形改变、四肢局部的过度增生肥大（象皮样改变）。其中文献报道神经纤维瘤病伴发脊柱侧凸畸形的发病率大约在10%~80%，由于该侧凸畸形有其特异的病理特征和病程发展规律，治疗策略与其他类型的脊柱侧凸也有显著的不同。

NF-1即为国内外文献通常所述的Von Reckinghausen氏病，Von Reckinghausen在1882年首先指出此病肿瘤组织的来源是神经鞘细胞（Schwann细胞）。目前证明NF-1是人类最常见的单基因突变所导致的疾病，也是人类最为多见的肿瘤易感性疾病之一，发病率为1/4000。与该病相关的基因在1990年即得到克隆，属于抑癌基因家族，基因所在位点为17q11.2，该基因正常编码的蛋白为neurofibromin。

NF-2型的特征是有双侧的听神经的神经纤维瘤。NF-2的相关基因位于22号染色体的长臂，一般不涉及骨科疾病。

二、神经纤维瘤病侧凸临床表现

该病主要表现为皮肤和中枢神经系统症状，皮肤改变有咖啡牛奶斑（褐色色素沉着）、皮下结节（疣状突起）和丛状神经纤维瘤，腹股沟和腋窝的雀斑，象皮病样神经纤维瘤。中枢神经系统有学习障碍、脑部或（和）脊髓的雪旺氏细胞瘤和神经纤维瘤，胶质瘤，脊膜瘤。眼部表现为Lisch结节（即虹膜错构瘤，90%的患者有该征象）和视神经胶质瘤。骨骼系统则表现为脊柱侧凸，有时脊柱侧凸和牛奶咖啡斑是仅有的临床表现。骨骼的过度生长，假关节，骨骼的囊性改变。骨干的纤维炎导致骨皮质和骨膜的增厚。其它如口、舌、胃肠道、喉、气管、生殖系统等均可累及。

三、神经纤维瘤病周围型诊断标准

尽管神经纤维瘤病周围型表型复杂，但根据美国国立卫生研究所于1987年制定的疾病诊断标准，该病的临床诊断并不困难。即具备以下两项或两项以上标准即可诊断NF-1。

1. 至少6个牛奶咖啡斑，成年患者每个斑点直径至少有15mm大小，儿童5mm大小（图

5-4-1-1-1）；

2. 两个或更多的任何类型的神经纤维瘤，或至少一个丛状神经纤维瘤（图 5-4-1-1-2）；

3. 腋窝或腹股沟区的色素斑；

4. 视神经胶质瘤；

5. 裂隙灯下观察有两个以上的虹膜 Lisch 结节；

6. 独特的骨骼病变。脊柱侧凸伴或不伴后凸（图 5-4-1-1-3）、椎体扇贝型改变（图 5-4-1-1-4）、肋骨"铅笔样"改变、横突纺锤形改变、胫骨假关节、胫骨弓形变或皮层骨破坏（图 5-4-1-1-5）等；

7. 直系亲属明确诊断神经纤维瘤。

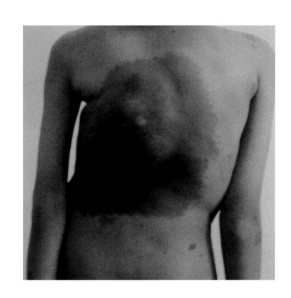

图 5-4-1-1-1　临床举例　神经纤维瘤病的皮肤咖啡斑和皮肤神经纤维瘤

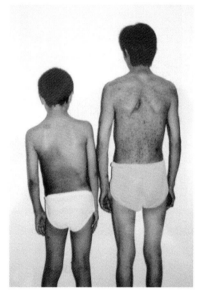

图 5-4-1-1-2　临床举例　父子均患有脊柱侧凸，可见皮肤咖啡斑和皮肤神经纤维瘤

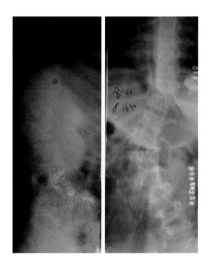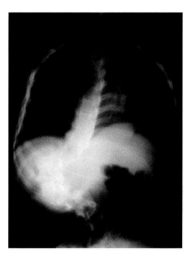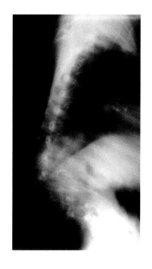

A   B   C

图 5-4-1-1-3　临床举例　男性，13 岁时 X 线片示后凸型腰椎侧凸 NF-1 伴脊柱侧凸（A~C）
A. 正侧位 X 线；B、C. 17 岁时 X 线片示脊柱侧凸明显进展，导致严重的脊柱侧后凸畸形，后凸 Cobb 角 160°

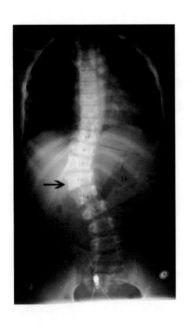

图 5-4-1-1-4　临床举例　X 线片示椎体扇贝型改变

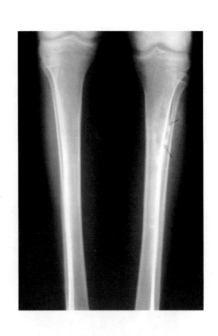

图 5-4-1-1-5　临床举例　X 线片示胫骨皮层骨破坏

四、神经纤维瘤病侧凸病理改变

（一）骨与关节改变

神经纤维瘤病患者约有 50% 会出现骨科相关疾病。关于神经纤维瘤病引起骨骼改变的原因有不少研究，主要集中在两个方面，即中胚层进行性发育畸形和神经纤维瘤组织侵蚀邻近组织所致。侵犯中枢神经系统可出现颅骨腔变大、骨质的局部缺损，若合并脑膜瘤或神经胶质细胞瘤可引起视神经孔扩大、蝶骨翼的破坏缺损、蝶鞍的扩大、面颅骨发育不全等表现。侵及脊柱通常会引起脊柱的侧凸畸形和矢状面的后凸畸形。若侵及骨骼表现为皮质缺损、边缘不整、皮肤增厚，若肿瘤组织生长于骨内呈膨胀性增生，可表现为骨囊性改变。四肢还可出现橡皮肿和血管畸形，长骨的过度生长和长骨的弓形改变。

（二）伴发脊柱侧凸

【发病率】

脊柱侧凸是神经纤维瘤病最常见的骨科病变，由 Gould 在 1918 年首先报道神经纤维瘤病伴发脊柱侧凸。各种不同临床病因学的脊柱侧凸中神经纤维瘤病的比率大约占 3%~10%。在神经纤维瘤病患者中发生脊柱侧凸的比率在各个文献报道中不尽相同，从 10% ~80%。

【发病机制】

NF-1 脊柱侧凸的发病机制目前仍不明确。以前有关其发病机制主要有以下学说。

【硬脊膜扩张学说】

NF-1 常常合并硬脊膜扩张，但局部神经组织往往并无增粗或其他异常，仅扩张部位的硬脊膜变薄变脆，这种囊性扩张侵蚀周围骨结构，是导致明显脊柱畸形或不稳的因素之一。

【肿瘤破坏学说】

有学者报道了发生于椎体内的神经纤维瘤，并认为瘤体破坏骨组织并最终导致椎体部分塌陷是 NF-1 脊柱侧凸或后凸的发病机制之一。

【骨密度学说】

伴随或不伴随内分泌代谢异常的骨密度降低也是 NF-1 脊柱侧凸发生和发展的一个重要因素。Abdel-Wanis 最近提出了神经纤维瘤蛋白 - 褪黑素 - 血清素学说。Abdel-Wanis 推测 NF-1 营养不良性和非营养不良性脊柱侧凸发病机制不同，但侧凸的进展却有相同的机制。营养不良性脊柱侧凸可能缘于骨骼中神经纤维瘤蛋白缺乏导致的发育缺陷。非营养不良性脊柱侧凸的启动因子是与神经纤维瘤蛋白缺乏有关而产生的骨骼肌改变，可伴随代偿性 IQGAP1 水平上调。褪黑素缺乏是两种不同类型侧凸进展的共同影响因素，褪黑素减少和相应的血清素增加导致两者体内浓度失去平衡，以及 IQGAP1 增加所致的钙调蛋白拮抗作用，两种因素共同促进畸形发展。

（三）脊柱侧凸类型

神经纤维瘤病伴发的结构性脊柱侧凸分为两种类型：营养不良性脊柱侧凸和非营养不良性脊柱侧凸。在评估神经纤维瘤病伴发脊柱侧凸时，判断它是营养不良性还是非营养不良性很重要，需要临床医师仔细地寻找营养不良性改变的迹象，因为预后的判断和治疗方式与这些改变密切相关。除额状面 Cobb 角的测量外，矢状面形态的判断也很重要，因为这类病人通常会有异常的后凸或前凸畸形。

非营养不良性脊柱侧凸与特发性脊柱侧凸在影像学上比较类似（图 5-4-1-1-6），神经纤维瘤病本身对脊柱畸形没有多大影响。营养不良性脊柱侧凸的主要特征是侧凸节段短（通常累及 4~6 个椎体）、侧凸成角明显、椎体的楔形变、脊柱的严重旋转、脊膜扩大膨出、椎体的扇贝样改变、前方后方及外侧椎管扩大，横突的纺锤样变细、神经根管的扩大、肋骨在前后方向上旋转 90° 导致肋骨看起来很细，呈铅笔样改变（图 5-4-1-1-7）。正是由于神经纤维瘤病患者脊膜的膨出以及椎管内径扩大，临床上很多患者脊柱严重的成角畸形和旋转半脱位但是没有神经损害体征。严重的矢状面畸形在营养不良性的脊柱侧凸中比较常见。神经纤维瘤病的脊柱侧后凸特征是矢状面的急剧成角和顶椎的严重畸形。

五、神经纤维瘤病侧凸影像学改变

（一）基本改变

朱锋等对 NF-1 患者的营养不良性脊柱侧凸分别进行了 X 线、CT、MR 的观察（表 5-4-1-1-1），发现最常见的和重要的影像学改变为短节段成角侧凸畸形（90%）、椎体严重楔形变（85%）、椎管扩大（83%）。另外他还发现由于神经纤维瘤病患者脊膜的膨出以及椎管内径扩大，很多患者有脊柱严重的成角畸形和旋转半脱位但是没有神经损害体征，这和 Crawford 的观察结果类似。

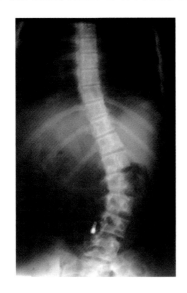

图 5-4-1-1-6　临床举例　NF-1 伴腰椎非营养不良性脊柱侧凸

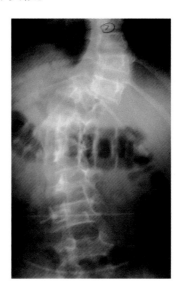

图 5-4-1-1-7　临床举例　营养不良性脊柱侧凸患者的肋骨呈"铅笔样"改变

文献报道有许多神经纤维瘤病伴发脊柱侧凸的病人有颈椎异常，临床医师容易忽视这一点。颈椎病变包括颈椎骨性结构异常、颈椎序列排列异常、颈椎矢状面形态异常、颈椎内神经纤维瘤改变（图 5-4-1-1-8）。颈椎的异常在短节段后凸和胸腰段侧凸大于 65° 的患者比较多见，而这类病人往往又都是需要接受全身麻醉、牵引和手术治疗的，所以在进行上述治疗前常规的颈椎 X 线摄片和颈椎 MR 是必需的。

神经纤维瘤病患者通常伴有很多的椎管内外病变，常见的包括脊膜的扩大、假性脊膜膨出、神经纤维瘤通过神经根管侵犯脊髓、严重后凸畸形压迫脊髓、肋骨的内脱位通过神经根管进入椎管（图 5-4-1-1-9）。这些都是脊髓损害的主要原因，也是矫形手术后导致神经损害的高危因素。Khoshhal KI 报道神经纤维瘤病患者肋骨移位导致截瘫病例报道，瘫痪症状在前路减压手术和肋骨切除后得到完全恢复。Jacobsen 也曾经有报道该类患者内固定术后出现瘫痪。手术医师对于这些危险病变应当有足够的认识，术前的脊柱站立位正侧位和卧位 MR 或脊髓造影都是必须的。

（二）进展性脊柱侧凸的影像学特征

神经纤维瘤病脊柱畸形较为重要的一个临床特点为畸形呈进行性加重。任何一个患者的脊柱畸形我们都应当认为它是处在发展的阶段而不是静止不变的，同时也不能将 NF-1 所伴发的脊

表 5-4-1-1-1　伴发于神经纤维瘤病的营养不良性脊柱侧凸的特征性影像学改变

X 线 检 查	CT 检 查	MR 检 查
短节段侧凸畸形 100%（34/34）胸椎后突畸形 87%（26/30）	椎板破坏 91%（31/34）	脊膜扩大或椎管内膨出 100%（34/34）
椎体的扇贝形改变 88%（30/34）	椎体扇贝形改变，皮质骨破坏 88%（30/34）	椎板的变薄变细及破坏 88%（30/34）
肋骨变细 88%（30/34）	椎弓根长度改变 88%（30/34）	椎体皮质骨破坏，边缘不规则 88%（30/34）
椎体楔形变 88%（30/34）	椎管扩大 85%（29/34）	椎弓根长度改变 88%（30/34）
椎弓根间距增宽 82%（28/34）	神经根管的扩大 41%（14/34）	椎管扩大 85%（29/34）
椎体旋转超过 3 度（Moe Nash）82%（28/34）	椎旁神经纤维瘤的侵犯 12%（4/34）两例哑铃状肿瘤	神经根管的扩大 41%（14/34）
横突的纺锤形改变 41%（14/34）	肋椎关节脱位 12%（4/34）	椎旁神经纤维瘤的侵犯 12%（4/34）

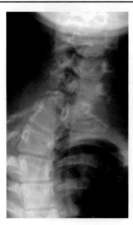
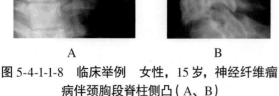

A　　　　　　　　B

图 5-4-1-1-8　临床举例　女性，15 岁，神经纤维瘤病伴颈胸段脊柱侧凸（A、B）

A. X 线正位片示颈胸段脊柱侧凸，凸侧第 1、第 2 肋骨头处神经纤维瘤压迫性骨破坏；B. X 线侧位片示 $C_{6\sim7}$ 脱位

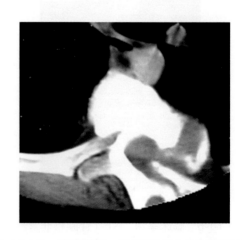

图 5-4-1-1-9　临床举例　CT 示肋骨小头向椎管内脱位

柱畸形简单的分为营养不良和非营养不良两种类型。非营养不良性脊柱畸形并不是它疾病的终止，很有可能是疾病的某一发展阶段，是向营养不良性畸形发展的一个过程。Durrani 等有一个重要的发现，就是这些营养不良性改变在整个疾病的发展过程中会不断进展，同时这也预示着脊柱畸形也可能会有所进展，他们用"Modulation"这个词来描述这一现象。虽然目前还没有确切的证据来证明这种"Modulation"是否和神经纤维瘤病的某一发展阶段有必然的联系，但这是临床研究工作中应当密切注意的一个问题。临床观察中发现患者发病年龄越早向营养不良性改变的可能性就越大，同时脊柱侧凸进展的可能性也越大。朱峰等还第一次将脊柱特征性的影像学改变与脊柱侧凸的进展相结合，影像学改变有三种或三种以上同时出现尤其是伴有肋骨的铅笔样改变的话，畸形进展的危险性又会加大，这类患者有 82% 出现了脊柱畸形的明显进展。通过统计学显示组间差异明显。

Calvert 提出椎体如果前方有"扇贝样"改变，

侧凸和后凸加重的可能性会大大提高，而在生理前凸情况良好的患者畸形进展的可能性就较小。Funasaki 同时提出侧凸加重的危险因素包括发病年龄较早、Cobb 角大、异常后凸畸形、椎体"扇贝样"改变、顶椎的严重旋转（>11°）、侧凸的顶椎位于下胸椎、凹侧或双侧肋骨的铅笔样改变超过一个。Chaglassian 发现如果患者同时伴有外周骨骼系统的异常如胫骨假关节，侧凸就会比较缓和而且进展较慢。Wilde 还发现这类患者在坚强脊柱融合后畸形仍有可能进展。

神经纤维瘤病脊柱侧凸的治疗是一个相当复杂的问题，每一个患者的自然病程有可能都不太一样，而且具有不确定性。另外脊柱畸形的病因学也不是很清楚。充分认识到脊柱畸形的上述特征性改变的临床意义有助于了解神经纤维瘤病所伴发的脊柱畸形的自然病程，从而指导临床治疗。笔者发现，如果患者在很年轻时即有多种营养不良性改变，如多根肋骨的铅笔样改变，即预示着畸形进展的可能，早期的手术干预可以预防畸形的严重进展。

第二节　神经纤维瘤病侧凸治疗

一、概述

神经纤维瘤病脊柱侧凸在手术之前应当排除可能存在的脊膜扩大、假性脊膜膨出和椎弓根变细皮质变薄。因为这三种病理改变可导致术中置入椎弓根螺钉或椎板钩时发生硬脊膜破裂甚至脊髓损伤。虽然脊髓造影可以判断椎管内肿瘤和脊膜扩大，但是 MR 更能够反映脊髓移位和蛛网膜下腔异常等病变。

二、非营养不良性脊柱侧凸治疗

非营养不良性脊柱侧凸的转归和预后与特发

性脊柱侧凸相似，畸形的基本治疗策略与特发性脊柱侧凸类似。侧凸角度小于 20° 时可进行密切观察，如出现进展时应进行支具治疗。如果侧凸角度大于 40°~45° 就应当采取适当的内固定矫形手术。Shufflebarger 报道十例神经纤维瘤病伴发非营养不良性脊柱侧凸通过后路 CD 内固定矫形，虽然随访时间不长，但是其结果与特发性脊柱侧凸的内固定治疗效果类似。

临床上值得特别注意的是这类患者融合术后发生假关节和失代偿的风险较高，在随访过程中可能有一部分患者随着生长和发育的成熟，原先的非营养不良性改变会逐渐进展，并出现营养不良性的改变，可能的原因是这些患者发病时年龄小而尚未表现出脊柱的营养不良性改变。Crawford 曾经报道过非营养不良性脊柱侧凸在随访过程中出现营养不良性改变；这类患者同样也会出现椎管内的神经纤维瘤，如果肿瘤过度生长会导致椎管内脊髓受压和椎管的发育不良，所以这类患者的术前检查同样应包括 CT、MR，甚至脊髓造影。

三、营养不良性脊柱侧凸治疗

营养不良性脊柱侧凸的支具治疗效果不佳，早期的手术治疗才是正确选择，Winter 报道对营养不良性脊柱侧凸的患者支具治疗后平均进展 27°。对于 Cobb 角大于 20° 的患者应当尽早手术治疗，不能因为支具耽误了手术时机。笔者也发现 NF 患者行支具治疗后侧凸的控制不佳，早期的融合并不会导致躯干高度的丢失，因为该类患者的病变节段相对较短而且病变节段的生长能力较差，所以不需要等到发育成熟再行手术治疗。对于发病年龄较低，Risser 0~1 的患者笔者采取凸侧前后路联合骨骺阻滞的办法尽早控制脊柱侧凸的进展。

营养不良性脊柱侧凸的手术治疗对外科医师来说是一个挑战，合理的手术治疗方案的制定主要依据：

1. 有无后凸畸形存在；
2. 有无神经功能缺损。

若营养不良性患者侧凸在 35°~80° 之间，后凸小于 40° 的应当尽快行后路内固定加植骨融合手术。后路手术有很多内固定系统可以选择，笔者主要选取的内固定装置为 CDH 或 TSRH 三维矫形内固定系统，内固定置入的端椎选择与特发性侧凸的手术方案一致，即分别位于上下稳定椎处。

神经纤维瘤病患者由于脊柱本身存在营养不良性改变，同时有自身骨代谢的异常（如脊柱骨密度的减低），故有时单纯的后路植骨融合手术不能达到满意的效果。而且神经纤维瘤病伴发脊柱侧凸累及节段短、严重成角、脊柱僵硬，单纯后路手术的矫形效果也差。Parisini 即认为神经纤维瘤病尤其是有椎体"扇贝样"改变的患者，前路融合手术是必须的。因此笔者对绝大部分神经纤维瘤病患者（90%）均先行一期前路松解加植骨融合术，植骨

来源为自体肋骨加髂骨，术后行两周的颅骨–股骨髁上牵引，再行二期后路三维矫形，临床效果良好。

有侧后凸的营养不良性神经纤维瘤病患者单纯后路融合矫形效果均不佳。如果后凸大于 50°，前路胫骨条支撑就是必须的，而且前路椎间盘切除要超过端椎一到两个椎体。只有这样才能保证后凸矫正的远期效果，使脊柱得到坚固的融合，防止后凸的进展以及内固定钉或钩承受太大的负荷。笔者对于后凸大于 50° 的患者均行二期前路胫骨支撑融合，术后随访后凸无明显进展，远期效果佳。

Winter、Hopf 和 Hsu 认为只有同时行前后路的融合术才能获得理想的效果，在前路融合时一定要注意完整切除所有发生结构性畸形的椎体、椎间盘，丰富的自体骨移植和坚强的自体胫骨条支撑，Betz 还建议行带血管的肋骨移植以加强前路融合固定。当然做到这一点很不容易，因为严重成角的畸形手术暴露就很困难。Winter 发现即便这样有些患者的融合情况还是不佳，可能是由于这类患者自身骨结构不良以及融合区域过短。

神经纤维瘤病患者的营养不良性脊椎给内固定带来一定的麻烦，有些椎板由于肿瘤和膨出脊膜的压迫变得很薄，植入内固定装置很困难。如果骨性结构和畸形严重程度不适合内固定手术，只能行 Halo-支具治疗。本组尚未发现骨骼严重破坏影响植入物内固定的，但是这是手术医生应当注意的重要环节。

四、脊柱侧后凸伴脊髓受压

脊髓受压主要有两个原因：脊柱的成角畸形和椎管内病变。MR 和高容量 CT 脊髓造影有很大的帮助，当患者没有脊柱后凸畸形但是存在瘫痪症状时应当高度怀疑椎管内病变，除非有确凿证据排除。如果脊髓压迫由后凸畸形造成，椎板切除是绝对禁忌的。脊椎后份结构的去除不但会加重后凸畸形而且去除后路融合所需要的宝贵骨质。如果脊髓受压较轻而且没有椎管内病变，可以适当的行牵引治疗，待脊柱序列有所恢复以及压迫解除后再行前后路融合手术。当有严重的后凸畸形伴脊髓受压时，在后路手术前先行一期前路减压手

术是必需的。肿瘤在前方压迫脊髓可先行前路切除、脊髓减压加融合术。肿瘤在后方则半椎板切除加肿瘤切除。

五、神经纤维瘤侧凸术后处理

非营养不良性患者的手术后处理与特发性侧凸患者一致，营养不良性患者手术后需要石膏或支具保护制动直到影像学证实融合情况良好，以保证植入的钩或钉免受后凸畸形所导致的巨大应力。患者的随访很重要以观察融合和畸形进展的情况。患者通常需要随访 6~12 个月，并且以后每年观察是否有融合块的破坏。因为即便是行前后路联合融合手术，一部分患者仍然没有达到坚强的融合。如若融合不佳，还需要再次手术加强融合。

六、神经纤维瘤侧凸手术并发症

除了任何脊柱手术均会遇到的并发症外，神经纤维瘤病还有其独特的并发症。McCarroll 指出脊柱前方软组织中的丛状静脉会阻挡手术入路，造成出血增多。神经纤维瘤组织自身血管丰富，手术中必然出血较多。神经纤维瘤病成角畸形严重，前路支撑手术难度很大，顶椎旋转严重甚至有半脱位，失去与其他椎体的联系，这种失联系使得后凸凹侧支撑的效果欠佳，有可能术后还要进展，术后假关节和内固定断裂螺钉松动的发生率较高。侧后凸严重的患者前路手术笔者建议取凹侧入路，因为凸侧椎间盘切除会加重脊柱不稳，而且凸侧入路做支撑融合也比较困难，凹侧入路可以获得较好的力学支撑。Winter 曾经报道两例患者由于手术暴露时脊髓挫伤导致术后瘫痪，两例患者都有术前未曾发觉的脊膜扩大所致的椎板破坏。神经纤维瘤病患者手术的最大危险就是术前忽略脊椎的病变而盲目行内固定和脊柱撑开手术。

第三节　神经纤维瘤病伴发脊柱侧凸（NF-1）之手术治疗

一、NF-1手术治疗概述

神经纤维瘤病虽可引发多种部位各种疾患，且多发于各关节系统及皮肤等而影响美观和功能，但其中最为严重的是波及脊柱之病变，可造成脊柱侧凸，进一步则易引起瘫痪，以致治疗上十分复杂，大多需手术矫正，务必重视。以下介绍两例典型病例。

二、NF-1手术治疗典型病例一

患儿，男性，13 岁。临床诊断为神经纤维瘤病伴发脊柱侧凸。术前严重的侧后凸畸形，躯干塌陷，患者处于临床临界瘫痪状态，正侧位 X 线平片显示脊柱严重畸型（图 5-4-1-3-1）。行后路矫形内固定加二期前路胫骨条支撑融合手术（图 5-4-1-3-2），矫形效果满意，脊柱的力学支撑重新得到恢复（图 5-4-1-3-3）。

三、NF-1手术治疗典型病例二

患儿，男性，12 岁。临床诊断为神经纤维瘤病伴发脊柱侧凸。术前 X 线片示脊柱侧凸伴胸腰椎严重旋转半脱位（图 5-4-1-3-4、5），但无神经损害症状，行后路矫形内固定植骨融合术，矫形效果满意（图 5-4-1-3-6），二期行凹侧入路的自体胫骨条支撑融合，脊柱的力学支撑重新得到恢复与加强（图 5-4-1-3-7、8）。

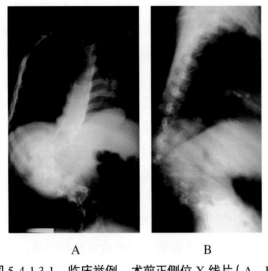

图 5-4-1-3-1　临床举例　术前正侧位 X 线片（A、B）

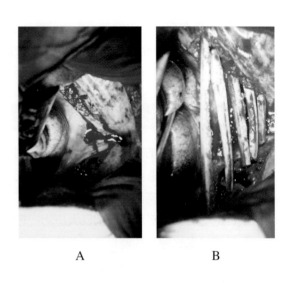

图 5-4-1-3-2　临床举例　二期手术术中（A、B）
显示采用胫骨支撑骨条修正后突畸形

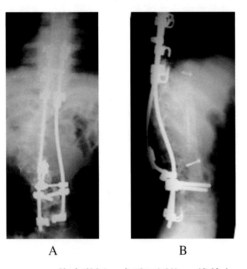

图 5-4-1-3-3　临床举例　术后正侧位 X 线片（A、B）

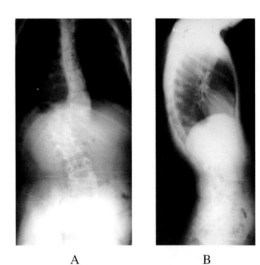

图 5-4-1-3-4　临床举例　术前正侧位 X 线片（A、B）

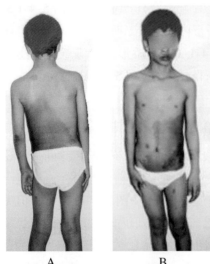

图 5-4-1-3-5　临床举例　术前外观（A、B）
A. 背后观；B. 前面观

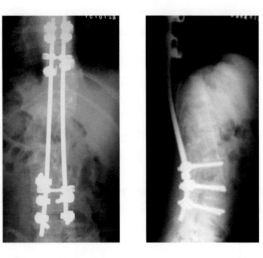

图 5-4-1-3-6　临床举例　术后正侧位 X 线片（A、B）

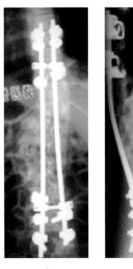
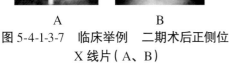

图 5-4-1-3-7　临床举例　二期术后正侧位
X 线片（A、B）

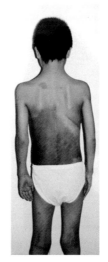
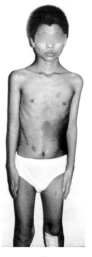

图 5-4-1-3-8　临床举例　二期术后外观（A、B）
A.背后观；B.前面观

（邱　勇　朱丽华）

第四节　早发型侵及脊柱之神经纤维瘤

一、早发型侵及脊柱之神经纤维瘤概述

因神经纤维瘤引发脊柱侧弯者大多在成年以后发病，而在学龄前发病者并不多见，此与基因突变速度成正相关。在治疗上既要依据神经纤维瘤病之要求，又要兼顾脊柱侧弯的诊治原则，对年幼儿童仍应以非手术治疗为主，在防止进一步发展前提下予以矫正畸形，并在少年后酌情考虑手术治疗。

二、早发型侵及脊柱之神经纤维瘤典型病例

患儿，男性，6 岁，因脊柱侧弯来院就医，查体见躯干前后有大片色素斑，斑区有多个大小不等的结节（图 5-4-1-4-1、2），X 线平片显示脊柱侧凸明显（图 5-4-1-4-3）。

根据全身与局部所见，本例诊断为神经纤维瘤病并发脊柱侧凸。因患儿年龄较小，不宜施术，为纠正畸形及阻止发展以躯干石膏配合凹侧撑开杆矫正（图 5-4-1-4-4），疗效满意。

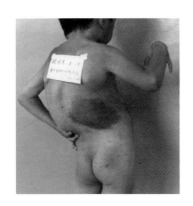

图 5-4-1-4-1　临床举例　患儿侧后面观

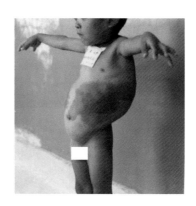

图 5-4-1-4-2　临床举例　患儿侧前面观

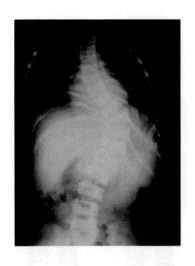

图 5-4-1-4-3　临床举例　X 线片示脊柱侧凸明显

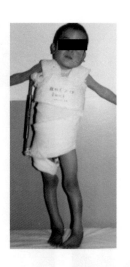

图 5-4-1-4-4　临床举例　术后康复
术后行躯干石膏配合凹侧撑开杆矫形固定后功能练习

（刘志诚　刘忠汉　亓东铎）

第五节　神经纤维瘤病伴颈椎后凸畸形的外科治疗

一、神经纤维瘤病伴颈椎后凸畸形概述

神经纤维瘤病是常见的遗传性疾病，往往合并肌肉骨骼系统的异常，这其中以脊柱畸形为主，表现为脊柱侧凸及后凸畸形。临床上颈椎后凸畸形较为少见，且往往发病年龄早，畸形呈进行性加重，导致脊髓、神经受压，产生严重后果。笔者在既往 12 年中有 6 例神经纤维瘤病合并颈椎后凸畸形的诊治经验，对其外科治疗及相关问题阐述于后。

二、神经纤维瘤病伴颈椎后凸畸形发病率

神经纤维瘤病是常见的常染色体遗传性疾病，包括Ⅰ型（周围型，NF-1）和Ⅱ型（中枢型，NF-2）二个亚型。Ⅰ型神经纤维瘤病在新生儿中的发病率为 1/4500，是一组复杂的临床症候群，常涉及全身多个系统，合并脊柱侧凸较为常见，发病率占 NF-1 患者群的 10％ ~26％。其中需要行矫形融合手术的达 1/4。而颈椎后凸畸形相对罕见，文献没有明确的发病率，且多为个案报道。Crawford 等一组 116 例神经纤维瘤病患者的报道中，发现仅 4 例患者合并颈椎后凸畸形。Craig 等一组 8 例伴有颈椎椎旁或椎管内肿瘤的神经纤维瘤病患者中，亦有 3 例存在颈椎后凸畸形。

三、神经纤维瘤病伴颈椎后凸畸形病因学

对于神经纤维瘤病引起脊柱畸形的确切病因至今尚不十分清楚。有学者研究发现神经纤维瘤病合并脊柱侧凸患者骨矿含量较低，并推测骨生长过程中合成与分解代谢的异常破坏了骨量的动态平衡。Kolanczyk 等最近的一项研究发现，神经纤维瘤病引起骨骼肌肉系统的异常可能与成骨细胞异常增殖及其分化、矿化能力

下降有关，而由此引起的软骨组织分化缺失及皮质骨发育不良可能是导致骨骼畸形的原因。

四、神经纤维瘤病伴颈椎后凸畸形临床表现

（一）概述

神经纤维瘤病合并颈椎后凸畸形在临床上除了皮肤上的典型表现，如散在牛奶咖啡斑、异常毛发及色素沉着，颈椎后凸畸形往往还有以下特点。

（二）发病年龄小

Kokubun 等报道，神经纤维瘤病颈椎后凸畸形患者的平均年龄为 20 岁（1~38 岁），约半数患者神经系统受累。本组病例平均年龄 20.8 岁，最小的 12 岁。

（三）畸形程度重

NF-1 合并颈椎后凸畸形较其他病因所致的颈椎后凸例如退变、椎板切除术后等程度要重。Kokubun 等报道多数患者后凸角度大于 50°（16°~138°）。

（四）神经症状与后凸程度不符

NF-1 患者可由于颈椎后凸出现瘫痪症状，也可能后凸畸形非常严重而没有任何神经症状，Nijland 等报道过颈椎后凸畸形超过 90° 而没有神经症状的患者。

笔者的病例中也有超过 40° 而患者没有明显神经症状的，这给临床治疗决策带来了一定困难。

对于神经纤维瘤病合并脊柱畸形的患者，支具治疗往往效果不佳。通常认为，若保守治疗不能控制畸形发展，应积极早期手术。且大多数神经纤维瘤病颈椎后凸畸形患者在就诊时后凸角度已较大，往往合并脊髓神经损害以及平视、吞咽困难等合并症，一般需要手术治疗。文献对于神经纤维瘤病颈椎后凸畸形外科治疗的报道不多，且多为个案报道。Ward 等报道了 2 例神经纤维瘤病颈椎后凸患者，1 例为 9 岁男孩，颈椎椎板切除椎管内肿瘤摘除术后出现颈椎后凸畸形，行前路 C_4~T_1 椎体及肿瘤切除，C_3~T_3 间自体腓骨植骨重建，后路 C_2~T_4 钉棒系统及椎板下钢丝内固定，术后患者肌力恢复，影像学显示植骨融合。另 1 例为 28 岁女性，颈部疼痛 1 年，影像学示 C_{3-6} 节段严重侧后凸，椎管内占位病变。行前路 C_5、C_6 椎体切除，脊髓减压，自体髂骨植骨重建，后路钉棒系统及椎板下钢丝内固定及植骨融合术，术后支具固定 3 个月。随访 18 个月，患者肌力恢复，植骨融合。Vadier 等报道了 1 例 13 岁女孩，术前颈椎后凸角度为 82°，没有神经症状，行前后联合颈椎固定融合术，术后后凸角度矫正至 18°，畸形改善明显。笔者认为，严重的颈椎畸形可导致严重神经并发症，脊柱 360° 融合可以改善畸形，取得良好疗效。Yonezawa 等报道了 1 例严重神经纤维瘤病性颈椎后凸畸形，患者为 15 岁男孩，行一期前路融合、后路椎弓根钉内固定矫形重建，术后后凸角度恢复至 35°，术后随访 16 个月，前方椎体融合良好，无明显矫正丢失。

五、神经纤维瘤病伴颈椎后凸畸形手术指征

对于畸形角度较大（ > 40°）、合并或不合并神经症状及畸形明显进展者，应及时手术。因神经纤维瘤病患者相对而言骨骼质量较差，骨密度较低，且畸形往往较为严重且僵硬，出现矫形失败、内固定脱出、断裂及假关节形成的可能性较大，手术策略采用前后路联合手术、360° 脊柱融合较为恰当。

六、颈椎截骨术的应用

颈椎截骨术由于毗邻结构的复杂，术者操作空间的限制，是一项难度与风险极高的技术，稍有不慎，将导致严重后果，鲜见文献报道，少数几篇报道均为强直性脊柱炎所致颈椎后凸畸形的后方截骨。我们所应用的截骨方式与之相似，不同的是强直性脊柱炎后凸截骨主要为 C_7、T_1 节段截骨，本病截骨范围大，矫形程度大，固定节段长，往往需从 C_3 固定至 T_1 或 T_2，手术目的主要为恢

复患者平视，以使其能正常生活。而本文所应用的后路截骨单节段截骨范围小，仅为后凸顶点上位椎体的下关节突一部分，截骨的主要目的为松解，辅以内固定，以利于融合。

神经纤维瘤病合并颈椎后凸畸形发病率较低，临床表现复杂，手术治疗是目前脊柱外科的挑战之一，其手术难度大，并发症较多，疗效难以预料，是临床上较为棘手的问题。

图 5-4-1-5-1 男性，17 岁，神经纤维瘤病性颈椎后凸。发现颈椎后凸畸形 2 年，成进行性加重 1 年，躯干皮肤可见散在咖啡斑、异常色素沉着及毛发，诉双上肢麻木要求手术治疗。

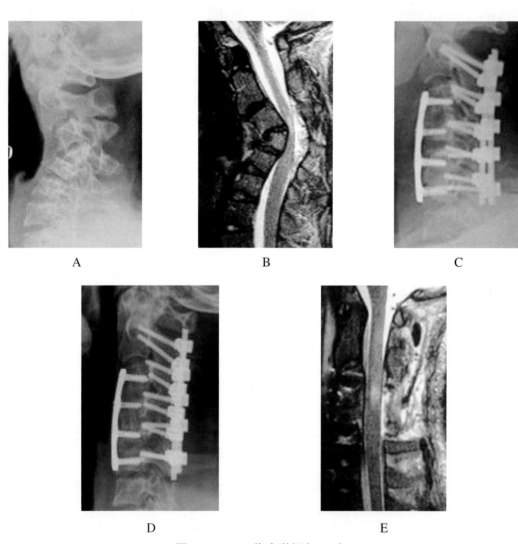

A   B   C

D   E

图 5-4-1-5-1　临床举例（A~E）

A. 术前颈椎侧位片示颈椎严重后凸畸形，$C_{3~5}$ 角度 70°；B. 术前颈椎 MR 示脊髓明显受压；C. 行颈后路截骨、侧块螺钉固定后再行前路椎体次全切减压＋钛板内固定，术后 X 线侧位片显示后凸畸形矫正理想，颈椎曲度及脊髓形态恢复较好；D. 一年后复查见颈椎侧位片示固定位置良好；E. 术后一年 MR 矢状位显示颈椎侧位曲线恢复对位满意，已获骨性融合。

（刘　洋　袁　文　陈德玉）

参 考 文 献

1. 刘洋，袁文，陈德玉等．神经纤维瘤病性颈椎后凸畸形的外科治疗［J］．中国脊柱脊髓杂志，2009，19（2）

2. 王亭，邱贵兴．神经纤维瘤病在骨科中的表现及治疗［J］．中华骨科杂志，2005，4：245-2471．

3. 杨庆铭．骨科学．北京：中国协和医科大学出版社．2007

4. 章建林，江华．神经纤维瘤病的研究进展［J］．中国实用美容整形外科杂志，2005，4：240-242．

5. 赵定麟．现代骨科学，北京：科学出版社，2004

6. Elefteriou F, Kolanczyk M, Schindeler A, et al. Skeletal abnormalities in neurofibromatosis type 1: approaches to therapeutic options. Am J Med Genet A. 2009 Oct; 149A（10）: 2327-38. Review.

7. Gerber PA, Antal AS, Neumann NJ, Homey B, Matuschek C, Peiper M, Budach W, Bölke E. Neurofibromatosis. Eur J Med Res. 2009 Mar 17; 14（3）: 102-5.

8. Jett K, Friedman JM. Clinical and genetic aspects of neurofibromatosis 1. Genet Med. 2010 Jan; 12（1）: 1-11. Review.

9. Jin-Tang Wang, Xiao-Wei Zhang, Shu-Ming Li. Surgical treatment of cervical bone tumors. SICOT Shanghai Congress 2007

10. Kang-Ping Yang, Miao-Liu. Cervical kyphosis deformity after cervical laminectomy. SICOT Shanghai Congress 2007

11. Kolanczyk M, Kossler N, Kühnisch J, et al. Multiple roles for neurofibromin in skeletal development and growth［J］. Hum Mol Genet. 2007, 16（8）: 874-886.

12. Lammert M, Kappler M, Mautner VF, et al. Decreased bone mineral density in patients with neurofibromatosis 1［J］. Osteoporos Int. 2005; 16（9）: 1161-1166.

13. Langeloo DD, Journee HL, Pavlov PW, et al. Cervical osteotomy in ankylosing spondylitis: evaluation of new developments［J］. Eur Spine J, 2006, 15（4）: 493-500.

14. Slam KD, Bohman SL, Sharma R, Chaudhuri PK. Surgical considerations for the familial cancer syndrome, neurofibromatosis 1: a comprehensive review. Am Surg. 2009 Feb; 75（2）: 120-8.

15. Yahay KH. The genetic and molecular pathogenesis of NF1 and NF2［J］. Senmin PediatorNeurol, 2006, 13: 21-261.

第二章　Marfan综合征脊柱侧凸

第一节　Marfan综合征脊柱侧凸基本概念

一、Marfan综合征脊柱侧凸概述

Marfan 综合征是遗传性基因缺陷导致结缔组织异常而产生的一系列疾病，它是一种常染色体显性遗传疾病。具体的病变部位为 15 号染色体 FBN1 基因，编码纤维蛋白。纤维蛋白的异常导致肌肉骨骼系统、心脏、眼睛等多系统器官的病变。

骨骼系统的病变表现多样，"蜘蛛指"，四肢相对躯干较长，鸡胸，漏斗胸，胸腰段脊柱侧凸。心血管系统中主动脉扩张、动脉返流、动脉瘤、二尖瓣脱垂是最常见的病变。眼科病变包括近视眼，白内障，晶状体脱垂，视网膜剥脱。由于这一疾病表型的多样性，临床将它分为两大类，即 Marfan 综合征（马凡氏综合征）和 Marfanoid 综合征（类马凡氏综合征）。

法国的 Berbard Marfan 于 1892 年在法兰西医学会的一次大会上首次系统描述了这一疾病，患者是一名叫 Gabrielle 的女孩，她有着异常的四肢，随后的研究又发现这一疾病还有其他的异常，蜘蛛指，心血管病变和致命的动脉瘤。Marfan 因此在 1934 年获得英格兰皇家医学会的荣誉会员称号。

二、Marfan综合征脊柱侧凸发病率

Marfan 综合征的发病率为 1/10000~1/5000，纤维蛋白基因的突变可以导致一系列不同的表型，同时还有一些病与 Marfan 综合征类似，如 Ehlers-Danlos 综合征、胱氨酸尿症等，有时鉴别较困难，这也使得确切的发病率难于统计。有些学者发现高龄妊娠时纤维蛋白基因突变的几率较高。Marfan 综合征患者预计生存期男性 40 岁，女性 45 岁，随着心血管外科进步这一数字正逐步提高。Marfan 综合征的病因学非常明确，15 号染色体 FBN1 位点的突变导致纤维蛋白的异常是本病的病因。

三、Marfan综合征脊柱侧凸发病机制

Marfan 综合征的发病机制研究是从结缔组织的基质成分，胶原、透明质酸、弹性蛋白等方面进行。一些研究发现 Marfan 综合征患者胶原的交联能力下降，基质中的胶原排列杂乱无章；蛋白多糖代谢也存在一定问题。直到 1986 年目标才转移到纤维蛋白上。MacKusick 发现 Marfan 综合征最典型的病理改变是结缔组织中纤维和弹性蛋白缺乏规则的排列。至 20 世纪 90 年代通过基因图谱技术将病变定位在 15 号染色体 q15~23 之间。纤维蛋白基因上有几个易突变位点，大部分突变导致半胱氨酸的异常从而影响纤维蛋白的正常交联，正是这种交联的异常才引起结缔组织结构改变，纤维蛋白在晶状体悬韧带、大血管管壁以及四肢关节韧带中发挥重要作用，因此临床上也以这几个器官受累最明显。

四、Marfan综合征脊柱侧凸临床表现（临床诊断）

（一）概况

Marfan 综合征的临床表现多种多样，但没有一种是特异性。Marfan 综合征的诊断主要依靠典型的临床表现，骨骼、心血管、眼睛、肌肉、脂肪、皮肤、筋膜均有受侵。现行的国际公认的诊断标准为 Ghent 标准（DePaepe A 1996），它是于 1995 年通过对 1986 年 Berlin 诊断标准修改完善的基础上提出的。分为主要和次要诊断指标，主要指标是在 Marfan 综合征中相对特异而在其他疾病或正常人群较为少见的症状体征。

（二）骨骼系统

【主要表现】

鸡胸或严重的需要手术治疗的漏斗胸（图 5-4-2-1-1A）；上下身比例失调（头顶到足底，以耻骨联合分界，上下身比例小于 0.85）；上肢周径和长度比例失调，周径与长径比例小于 1.05；阳性腕部体征 Walker 征（拇指示指环绕对侧手腕时可相互交叉）；阳性拇指体征（拇指过伸外展时可触及桡骨）（图 5-4-2-1-1B）；Steinberg 征（图 5-4-2-1-1C）；脊柱侧凸超过 20° 或脊椎滑脱；平底足畸形；髋臼中心性穿透（脱位），即 X 线片上示髋臼底变薄（图 5-4-2-1-1D）。

【次要表现】

中度漏斗胸畸形；高弓颚；关节过度活动；特殊面容，面颊狭长；

两项主要表现或一项主要表现加两项次要表现即可诊断。

（二）眼科

【主要表现】

晶状体脱垂。

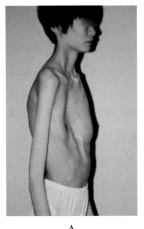
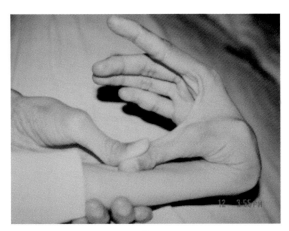

A　　　　　　　　　　　B

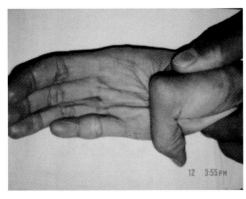
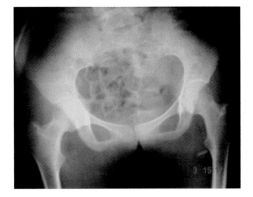

C　　　　　　　　　　　D

图 5-4-2-1-1　临床举例　女性，15 岁，马凡氏综合征伴脊柱侧凸（A~D）
A. 漏斗胸；B. 阳性拇指体征；C. Steinberg 征；D. 髋臼底变薄

【次要表现】

角膜扁平；超声检查发现眼球前后径加大；睫状肌弹性或虹膜弹性降低导致近视。

需要一条主要表现或两条次要表现方可诊断。

（三）心血管系统

【主要表现】

升主动脉扩张伴或不伴主动脉返流；主动脉夹层动脉瘤。

【次要表现】

二尖瓣脱垂伴或不伴返流；肺动脉扩张；40岁以上患者出现二尖瓣瓣环的钙化；降主动脉或腹主动脉扩张或夹层瘤。

诊断要求一个主要或次要表现即可。

（四）呼吸系统

次要表现：肺大疱；自发性气胸；

符合一项表现。

（五）皮肤

符合下述一项次要表现：异常皮纹；反复发作的疝气或切口疝。

（六）硬膜囊

仅一项主要诊断标准：CT或MR上的腰骶部硬膜扩大或膨出，发生率65%~92%，随年龄增加扩大或膨出逐渐加重。

（七）家族史

父母、子女或同胞符合如下临床表现：FBN1基因突变导致 Marfan 综合征；FBN1 相关基因变异而且后代有 Marfan 综合征类似的结缔组织改变。

五、Marfan综合征脊柱侧凸诊断标准

【单发病例】

二个系统符合主要临床诊断标准并有第三个脏器受累。

【有家族史者】

符合一条阳性家族史标准，并有二个系统符合临床诊断标准；

具有上述一个主要诊断标准和数个次要诊断标准者称为类马凡氏综合征。

六、Marfan综合征脊柱侧凸影像学特征

手部平片可发现典型蜘蛛指畸形，掌骨指数（Metacarpal Index）第二至第四掌骨长径和宽径比值男性正常8.6，女性正常9.2，超过这一比值称为蜘蛛指。有些患者有狭长头颅（Dolichocephaly），某些患者可能有颞下颌关节脱位。平底足和第一趾骨狭长也常可见到。脊柱典型影像学改变：脊柱侧凸、胸椎前凸畸形、胸腰段后凸畸形，椎体双凹征，椎体发育不良；椎体高度较宽度明显长，脊椎滑脱，鸡胸或漏斗胸。CT上显示椎弓根间距增宽、椎管扩大（图5-4-2-1-2）、脊膜扩大膨出，椎体扇贝形改变，椎板破坏。而颈椎摄片示颈椎通常正常。

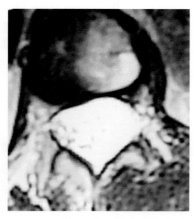
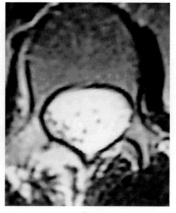

A   B

图 5-4-2-1-2　临床举例　马凡氏综合征 MR 横断面所见（A、B）
A、B均显示椎管扩大和椎弓变细

第二节 Marfan综合征伴发脊柱畸形

一、Marfan综合征伴发脊柱畸形概述

Marfan 在他描述的第一个患者上并没有提到脊柱畸形，直到 1902 年 Mery 首次描述 Marfan 综合征伴发脊柱的侧后凸畸形。

75％的 Marfan 综合征患者有脊柱畸形，最常见的是脊柱侧凸，同时伴有脊柱矢状面形态改变。Marfan 综合征中脊柱侧凸确切的发病率并不知道，因为不同的医疗中心对 Marfan 综合征的定义和诊断标准都不一样，因此很难做一个大样本的统计分析。幼儿和儿童患者均有脊柱侧凸发生，大约 50％患者 6 岁发病，另外一些到 9 岁才初次就诊。如同特发性脊柱侧凸，Marfan 综合征伴发的脊柱侧凸有多种类型：单弯、双弯、三弯、长 C 弯等，但是 Marfan 综合征伴发的脊柱侧凸进展较早较快，即使青春发育成熟也会继续进展。虽然大部分学者认为 Marfan 综合征出现脊柱侧凸是由于韧带松弛所致，但大部分这类脊柱侧凸并不像想象中的柔软。侧凸中半脱位和脊椎萎缩性改变也屡见不鲜。

由于 Marfan 综合征和 Marfanoid 综合征有各自不同特点，需将二者分开描述。

二、Marfan综合征伴发脊柱侧凸

Marfan 综合征伴发脊柱畸形的自然史研究并不非常明确，因为许多早期研究将 Marfan 和 Marfanoid 混为一谈。目前有一些被大家接受的观点是通过与特发性脊柱侧凸的比较得出的。Marfan 综合征男女发病率基本一致，侧凸的各种类型虽然都有表现，最多见的是双主弯。侧凸在婴儿或儿童时期即有表现，有时在儿童时期就已表现得很明显。Marfan 综合征伴发脊柱侧凸的临床特征为：侧凸出现早、角度大而且不断进展，即使在青春发育后期也有明显进展；脊柱侧凸男女发病比例一致；畸形在青少年时期就较为僵硬；伴发后凸畸形的比例较特发性脊柱侧凸患者高；伴有腰背部疼痛且会影响呼吸功能。

Makin 将 Marfan 综合征与 Marfanoid 综合征分开进行比较，发现 42 例 Marfan 综合征患者中有 29 例（69％）伴发脊柱侧凸。Robin 报道 Marfan 综合征伴发脊柱侧凸比例为 60％（27/45），Alfred I. DuPont 中心的 Joseph 报道 Marfan 综合征 100％发生脊柱侧凸。Birch 和 DeWald 的数字分别为 86％ 和 73％。

Manning 报道 1 例未受任何治疗的 Marfan 综合征患者，初诊时胸腰双弯分别为 10° 和 17°，平衡良好。7 年后随访时角度分别达到 44° 和 42°。Savine 报道一例 31 岁严重脊柱侧凸，上胸弯和腰弯均达到 180°。Robin 报道 9 例患者未行任何治疗，1 例发生自发性融合，另 8 例均有不同进展，最大角度达到 185°。Winter 报道一名 2 岁男婴，胸腰双弯分别为 42° 和 52°，未予任何处理 16 岁时胸弯已达 180°，伴有严重呼吸功能障碍。上述报道均表明 Marfan 综合征伴发的脊柱侧凸若不采取任何治疗措施会进展为非常严重的脊柱畸形。

Marfan 综合征伴发的脊柱侧凸可在婴儿或儿童早年时期即出现，但较为隐匿，通常在 10 岁左右才被发现，Makin 报道平均发病年龄为 12.5 岁，Savini 报道为 10.5 岁。特发性脊柱侧凸很少主诉疼痛，Makin 报道 27 例 Marfan 综合征患者中 20 例主诉背部疼痛，Robin 的报道中疼痛发生率为 74％，疼痛的确切机制目前尚不明确，只是提示当侧凸患者主诉疼痛时需要考虑 Marfan 综

合征的可能。

侧凸类型中双主弯最多见，且通常不伴有骨盆倾斜。Savini 报道 50％的患者为胸腰双主弯，23％为三弯。Robin 的研究中，48％为胸腰双主弯，33％为单胸弯。且胸弯中以右胸弯为多见。Birch 报道 12 例侧凸，10 例为胸腰双主弯，2 例为单弯。邱勇等诊治的 12 例 Marfan 综合征患者中胸腰双主弯 4 例，单胸弯 1 例，双胸弯 3 例，腰弯 4 例，其中 8 例出现胸腰段交界性后凸型脊柱侧凸，1 例出现胸椎前凸。

Marfan 综合征伴发的侧凸进展迅速，若不干预会发展到很大角度。LeDelliou 报道 59 例患者中有 11 例角度超过 100°，只有 8 例 Cobb 角小于 30°。Manning 的研究中，Cobb 角平均 53.5°，平均进展速度 10.2°／年。Robin 报道术前平均 Cobb 角 72°，Bending 片纠正率 50％。畸形在青春前期进展最快，Daudon 报道男性平均每年进展 7.2°，女性平均每年进展 5.8°。

三、类Marfan综合征伴发脊柱侧凸

文献报道类马凡综合征中，脊柱侧凸发生率 88％（14/16），而且男性明显多于女性，为 12 :2。Robin 报道发生率为 42％，Manning 的研究中侧凸发生率 100％，其中 1 名 12 岁女性，右胸弯 73°，伴严重后凸畸形，至 24 岁后凸已进展为 120°。上述研究说明类马凡综合征发生脊柱侧凸的比例也相当高。

脊柱侧凸发生的时间与 Marfan 综合征类似，8.7~10.5 岁。Makin 报道类马凡综合征未诉疼痛，Robin 的研究中 42％侧凸出现疼痛。Marfan 综合征中双主弯占多数，类马凡综合征中则单弯占多数。Makin 报道的 14 例中，10 例右胸弯或胸腰弯，1 例双主弯，1 例双胸弯，2 例腰弯。Manning 报道 10 例，7 例右胸弯，1 例左胸腰弯，1 例双主弯。

Manning 报道类马凡综合征患者初诊时 Cobb 角平均 53.6°，且进展较 Marfan 综合征快，进展速度达到 10.5°。而 Joseph 报道类马凡综合征进展速度较慢。

第三节　Marfan综合征脊柱侧凸的治疗

一、Marfan综合征脊柱侧凸非手术治疗

Marfan 综合征发病较早（通常在婴儿或儿童期），且大部分有明显进展。但也不乏特殊病例。Joseph 报道 8 例患者未行任何治疗，随访中未见畸形明显进展；Fahey 和 Finby 也有类似报道。因此，对某些度数较低的患者采取随访观察也不失为一种方法。

多数医师认为 Marfan 综合征伴发脊柱侧凸对支具治疗效果不明显，我们认为对某些患者度数不大没有明显矢状面畸形的脊柱侧凸可以尝试使用支具治疗，具体适应证与特发性脊柱侧凸类似，尤其是对低龄患者，通过支具可以控制畸形进展或推迟手术年龄。Marfan 综合征患者佩戴支具有时比较困难，尤其是 Marfan 综合征常伴有鸡胸，且皮下脂肪较薄。也有部分成功支具治疗的报道，Odgen 报告 1 例 30° 腰椎侧凸通过 Milwaukee 支具得到良好控制。LeDelliou 报道 50％ 患者对支具治疗有效，但是胸腰段后凸畸形对支具疗效欠佳。Makin 报道中 11 例畸形得到很好控制，但另外 6 例仍然需要手术治疗，同时作者发现虽然某些脊柱侧凸在佩戴支

具时能够得到良好控制，但支具拆除后会有明显反弹。Moe 报道 12 例 Marfan 综合征伴脊柱侧凸接受 Milwaukee 支具治疗，3 例需要手术治疗，3 例好转，1 例加重，4 例保持不变，1 例仍在继续治疗。支具治疗的适应证为 20°~45°，除非因为某种原因需要推迟手术年龄，某些严重心脏功能不全无法耐受手术的患者也只能通过支具控制。支具治疗最有效的当然是低龄未发育成熟的患者。超过 45° 的侧凸治疗效果很差，Manning 报道 11 例患者平均 Cobb 角 70.5°，支具治疗 2.8 年后 Cobb 角进展到 84.1°，平均进展 4.9°，结果显然令人难以满意。McKusick 曾尝试过一项实验性治疗，对未成熟女性患者使用雌性激素促进其成熟，试图使患者尽快停止骨骼生长，减少支具使用的时间，作者认为这一方法可使许多女性患者避免手术治疗，但这一治疗方案还没有得到更大规模的推广，而且雌性激素的使用是否会带来副作用还不清楚。

二、Marfan综合征脊柱侧凸手术治疗

（一）概述

若 Cobb 角大于 40°，发育足够成熟，就需要手术治疗。Marfan 综合征患者发生内固定并发症和假关节的几率明显高于特发性脊柱侧凸患者。如伴有脊柱后凸畸形，多数医生推荐前后路联合手术，由于 Marfan 综合征的特殊性，完备的术前评估相当重要。

（二）术前评估

心肺功能是检查的重点。伴严重主动脉瓣或二尖瓣返流的患者，心功能储备下降，能否耐受手术创伤甚至是两次手术，需要和心脏科医生、麻醉科医生密切沟通。Marfan 综合征患者心脏大血管管壁较脆弱，常伴有夹层动脉瘤或大动脉扩张，术中使用撑开矫形力要适可而止，否则有可能出现术中大血管的破裂，纠正达到术前侧屈位 X 线片的纠正度即可，不可片面追求 Cobb 角的纠正。伴发胸椎前凸和漏斗胸

的患者呼吸明显受限，术前肺功能检查是必需的，VC 低于正常值 40% 就必须高度谨慎，可以考虑先进行呼吸功能训练或进行漏斗胸手术改善肺功能。心肺疾患除非出现严重的并发症，否则并不是脊柱手术的禁忌证。

Mesrobian 认为术前需询问患者是否有呼吸困难的病史，进行平卧位、坐位肺功能评估，是否存在肺不张、肺大疱等损害肺功能的疾患。Pyeritz 指出 Marfanz 综合征患者脊膜扩大会给脊柱手术麻醉带来一定并发症，尤其是进行椎管内腰麻时可能会有麻醉药的蓄积。Marfan 患者由于血管张力较低术中可能出现难于控制的出血，术前需要备足够的库存血或自体血，术中自体血回输也是很好的解决方法，同时术中注意仔细止血。

Marfan 综合征患者 SEP（大脑皮层体感诱发电位）可能与 AIS 患者不一致，在 Loder 的一篇文章中曾提到非特发性脊柱侧凸 SEP 的改变模式，其中 3 例为 Marfan 综合征患者。虽然目前的相关研究较少，但这是一个很有意义的领域。

（三）手术策略的选择

正如特发性脊柱侧凸矫形一样，后路矫形内固定加自体髂骨融合手术同样也是 Marfan 综合征脊柱矫形的主流手术。Marfan 综合征合并的脊柱侧凸常伴有矢状面畸形，Harrington 和 Luque 技术很难对三维畸形进行纠正，因此我们建议对这类患者应采用第三代矫形内固定技术（图 5-4-2-3-1）。内固定钩的选择和设计与 AIS 类似，Marfan 综合征伴发的脊柱侧凸可能较为僵硬，采用三维矫形原理进行原位弯棒比较困难，但可以结合节段撑开、压缩、平移等技术完成矫形。矫形融合的水平选择相对保守，需要包括整个结构性弯曲，僵硬超过 20° 的代偿性弯曲也要包括在融合区内，Marfan 综合征很少固定到骨盆。术前侧屈位 X 线片纠正后仍大于 50° 者需行前路松解，术后牵引 2 周后行后路内固定。邱勇等矫治的 12 例 Marfan 或类马凡

综合征患者 11 例采用后路矫形内固定手术，其中 Cobb 角大于 70° 的患者先行前路松解，两周后再行后路内固定，内固定采用 TSRH 或 CDH，另 1 例腰椎 48° 侧凸采用前路 CDH 矫形内固定。Marfan 综合征前路矫形内固定的手术适应证需严格把握，笔者曾遇到 1 例外院会诊病例，行前路短节段内固定术后出现畸形加重，严重失代偿甚至骨盆倾斜。对伴严重后凸型脊柱侧凸

患者，如果躯干塌陷明显，为了减少后路内固定的张力恢复躯干支撑功能，可考虑前路凹侧胫骨条支撑。具体的策略是先行后路矫形内固定两周后再行前路支撑融合。这一手术方案可有效避免远期内固定断裂和假关节发生。Gjolaj 等对比 AIS 患者后认为，Marfan 综合征患者总固定节段较长，远端融合椎应包括中立椎和稳定椎，矢状面矫形效果较好。

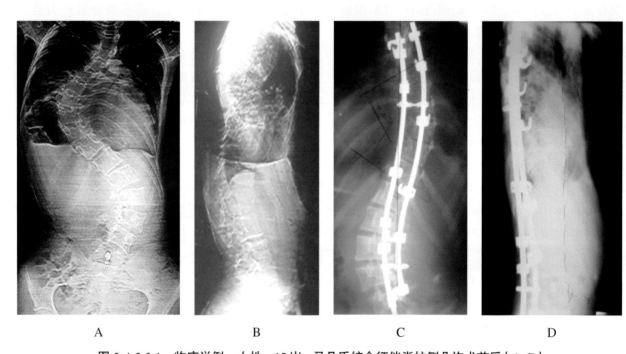

图 5-4-2-3-1　临床举例　女性，15 岁，马凡氏综合征伴脊柱侧凸施术前后（A~D）
A. X 线正位片示胸腰双主弯；B. X 线侧位片示胸腰段交界处后凸畸形；C、D. 行后路 CD 矫形内固定融合术后正侧位 X 线片

脊柱非融合矫形技术对于合并侧凸的低骨龄 MFS 患儿来说是很好的选择，如采用生长棒技术可以在保留脊柱生长能力的同时积极控制脊柱侧凸进展。近年来出现的 VEPTR 技术还能更好地促进胸廓的发育，恢复患儿的肺功能。但是必须注意的一点是对于合并严重后凸畸形的患儿，由于后柱的生长，非融合手术往往会导致后凸畸形的加重。

Joseph 曾经使用皮下置棒治疗 1 例 Cobb 角 90° 的 4 岁女孩，虽然术后纠正 50%，但多次手术使得患者非常虚弱最后因为上端脱钩只能行终末期手术。邱勇等曾采用皮下置棒治疗 1 例 Marfan 综合征患者，出现内固定断裂、畸形加

重等并发症，遂改为前后路融合加后路内固定手术，笔者认为皮下置棒技术由于治疗周期长，并发症高，患者消耗大而很难推广。

（四）并发症

Marfan 综合征脊柱侧凸矫形的内固定并发症和假关节发生率较高。这可能与早期 Harrington、Luque 内固定不牢固，对角度大且伴有后凸畸形的侧凸控制不力有关。Birch 和 Herring 报道这类患者并发症常见，有 44% 患者出现假关节和术后丢失矫正度。他们强调这类患者需要大量的植骨、牢固的节段内固定和术后仔细观察假关节。Amis 和 Herring 报道使

用 Harrington 撑开技术治疗 1 例此类脊柱侧凸，由于过度采用撑开力，术后出现严重的腰椎后凸、假关节和内固定上方脱钩。笔者治疗 12 例 Marfan 综合征患者，术后 1 例出现内固定松动和轻微的交界性后凸。笔者的经验是在内固定上方采用"钳型"抱紧钩型，下方采用椎弓根螺钉增加固定力；内固定不能终止于矢状面畸形交界区，而应跨越整个后凸畸形；胸腰段交界区避免使用撑开力。

另一类常见的并发症为术后呼吸衰竭，主要见于术前肺功能受损、胸椎严重前凸的患者，因此 Marfan 综合征有胸椎前凸或术前呼吸困难病史的需要排除手术禁忌症。

（五）手术预期效果

Manning 的报道平均纠正率为 38.2%，随访纠正丢失 9.9°；Robin 报告平均纠正率 41%；Makin 44%；Joseph 为 10%~81%；Winter 随访患者无 1 例纠正丢失。

【胸椎前凸】

Marfan 综合征患者经常出现脊柱矢状面反曲畸形，即胸椎前凸和腰椎后凸。胸椎前凸常伴有漏斗胸畸形。Winter 报告 Marfan 综合征的脊柱畸形患者常存在胸椎前凸，对这类患者在矫正冠状面畸形的同时必须保证矢状面的平衡。这类患者胸廓前后径都非常窄，呼吸明显受限，患者长期缺氧、消瘦，手术治疗应获得更加正常的前后径以改善肺功能。笔者的经验是，对严重前凸的脊柱侧凸患者术中尽量使用悬吊原理，在纠正侧凸的同时将前凸的脊柱拉向后方以增加胸廓的前后径（图 5-4-2-3-2），对漏斗胸可分期手术抬高塌陷胸骨。

【胸腰段后凸】

典型的后凸畸形的顶椎位于下胸椎或胸腰椎。有时 Marfan 综合征伴发的后凸畸形椎体骨骺有轻微形态学改变，需要与 Scheuermann 氏病鉴别。Marfan 综合征伴随胸腰段后凸畸形不乏报道，Manning 发现 45% 的患者伴有胸腰段后凸畸形；Savini 报道 3 例患者后凸角度从 50°~100° 不等；Birch 和 Herring 强调矢状面后凸畸形的重要性，因为它给手术矫形带来很大难度，常会导致内固定失败。采用 Harrington、

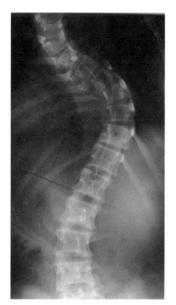 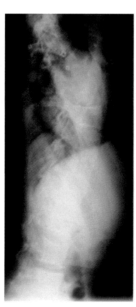 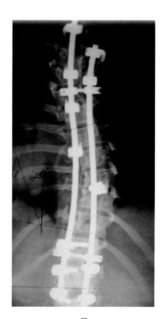 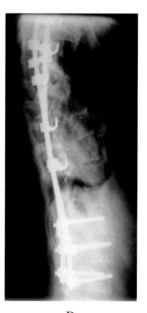

A	B	C	D

图 5-4-2-3-2　临床举例　女性，15 岁，呈马凡氏综合征伴前凸型胸椎侧凸施术前后（A ~ D）
A、B. 术前正侧位 X 线片；C、D. 行后路 TSRH 矫形内固定融合术后正侧位 X 线片显示恢复满意

Luque 技术对这类患者内固定时，并发症的发生率相当高，主要是内固定松动和假关节。对需要手术治疗的患者，需行前路松解加后路器械固定和融合，必要时还需行前路支撑融合手术。

【滑脱】

Marfan 综合征中合并腰椎滑脱不乏报道，术前发现腰部台阶感、腘绳肌紧张、腰腿部放射痛、步态异常需要密切关注。Taylor 认为滑脱是由于韧带松弛和肌肉力量减退造成的。Savini 报道 1 例 7 岁患者 L_5~S_1 100% 滑脱，13 岁时接受后路融合加 Harrington 复位内固定，固定范围 L_3 至骶骨，手术后滑脱复位良好，随访畸形控制佳。有时滑脱的纠正会使侧凸有部分改善，Winter 报道 2 例严重滑脱患者，术前有 27° 的胸椎侧凸，行后路 Gill 滑脱减压复位加后外侧融合术，术后侧凸有所减轻。另一例患者先行 2 周牵引，后行后路 Gill 减压融合，继续牵引两周后再行前路融合手术，手术后患者疼痛和腘绳肌紧张得到缓解，滑脱控制良好，侧凸也有明显改善，尽管可能有部分是牵引的作用。目前多数学者认为，出现滑脱采取早期治疗，牵引加后路原位融合可以获得满意效果同时避免出现神经并发症。

【脊膜扩大和膨出】

脊膜扩大在 Marfan 综合征中的发病率较高，Pyeritz 发现 51 例患者中 33 例出现脊膜扩大，CT 上的表现主要为椎管扩大、椎弓根或椎体皮质变薄、椎间孔扩大、脊膜突出椎管外，严重者甚至出现前方脊膜膨出和椎弓根破坏。他认为脊膜扩大是由于脊膜自身强度降低在脑脊液的冲击下不断扩张所致。若发生骶管内脊膜膨出或囊肿会导致腰骶部或腿部疼痛，因此，Marfan 综合征患者出现上述症状需高度注意骶管内脊膜改变。Eisenberg 发现 1 例严重前方脊膜膨出，导致盆腔内占位，同时椎体有"扇贝型"改变，作者认为是脊膜扩大压迫所致。对严重的脊膜扩大膨出需行腹腔内引流以缓解症状，Stern 和 Harkens 均报道各 1 例高龄患者（55 岁）由于骶管内脊膜扩大或脊膜膨出导致腰骶部症状，行脑脊液引流术后症状有缓解。

（邱　勇）

第三章 神经肌肉性脊柱侧凸

第一节 神经肌肉性脊柱侧凸基本概念

一、神经肌肉性脊柱侧凸病因和病理

神经肌肉性疾病是一组病症,特点是大脑、脊髓、周围神经、神经肌肉接头处或肌肉丧失了正常功能。其病因常需仔细的临床体检才能发现,有时需用神经–肌电生理甚至神经–肌肉活检才能明确诊断。这些神经肌肉性疾病常引起脊柱侧凸,美国脊柱侧凸研究学会制定了神经肌肉性脊柱侧凸的分类。

神经肌肉性脊柱侧凸的具体发病机理目前尚未完全确定。椎旁肌为脊柱提供重要的动力性稳定作用,而椎体、椎间盘以及韧带对抗弯曲的能力比较小,神经肌肉性疾病均可引起肌肉功能受损,导致肌力降低或对随意肌肉的协调控制,或丧失感觉功能如本体感觉等,导致躯干平衡的调节功能紊乱,这就可影响脊柱的动力性稳定。例如脊肌萎缩症几乎都引起脊柱侧凸,其明显特征是中轴肌及肢体近端肌无力,而 Friedreich 共济失调性脊柱侧凸的发展与全身肌力降低没有明显的相关性,其脊柱侧凸的发病机制可能是平衡和姿势反射的紊乱,而不是肌力降低。脊髓空洞造成脊柱侧凸的机理既可能包括脊髓内反射异常、本体感觉传导通路损害、姿态平衡功能障碍,也可能是对支配躯干肌特别是椎旁肌的脊髓前角及椎体束造成损害而引起椎旁肌的不平衡。神经肌肉性脊柱侧凸患者初期在卧位时脊柱是直的,但在直立体位则发生弯曲或畸变。脊柱一旦发生轻微弯曲,就有不对称的力作用在椎骨的终板上,作用在椎骨终板上的负荷增加将抑制其生长,负荷减少则生长较快,因而侧凸凹侧终板受到的压力负荷增加而致发育减慢,而凸侧负荷相对减少而生长加快,这种应力不均作用的结果是导致凹侧椎体发育抑制和椎体楔形变。侧凸的进行性发展随椎间盘、椎骨和关节突改变而不断加重,这些姿势性弯曲渐变成结构性畸形。许多神经肌肉疾患患者在侧凸发生时年龄很小,发生椎体畸形的潜在可能就非常大。

二、神经肌肉性脊柱侧凸临床表现和诊断

(一)脊柱侧凸

神经肌肉性疾病功能障碍最后共同累及的部位是肌肉细胞,其脊柱侧凸因而具有一些共同的特点。神经肌肉性侧凸比特发性侧凸发病更早,如脊肌萎缩症的脊柱侧凸发病年龄通常在 6 岁前,痉挛性脑瘫患者大多在 10 岁前发生脊柱侧凸。如神经肌肉疾病出现得越早或疾病越重,则其脊柱侧凸也越严重。Rosenthal 等发现有行走能力的脑瘫患者中 38%发生侧凸,但仅有 2%的患者弯曲大于 40°。而 Madigan 等发现长期卧床的脑瘫患者中侧凸的发生率高达 76%。

与特发性脊柱侧凸不同,大多数神经肌肉性侧凸是进展型的,即使很小的侧凸在骨骺成熟后

还会持续发展。特发性脊柱侧凸的进展多发生在青春期生长高峰时，其生长高峰期可以预测，通常为女性 10~14 岁、男性 12~16 岁。脑瘫患者的生长高峰期跨度较大，最早可为 8 岁，最迟可至 20 岁，因而其脊柱侧凸发生进展的时间也变化较大。Saito 等对 37 例痉挛性脑瘫患者平均随访 17.3 年，发现 20 岁以上脊柱侧凸仍持续进展，67％的全身受累患者、100％的卧床患者和 57％的胸腰弯患者会进展至严重侧凸。Thometz 和 Simon 发现不能行走的痉挛性四肢瘫痪以及胸腰弯的患者发展最快，侧凸小于 50° 者，平均每年加重 0.8°；侧凸超过 50° 者，平均每年加重 1.4°。但有些神经肌肉性侧凸不一定会进展，如 Friedreich 共济失调患者的脊柱侧凸，Labelle 发现约 1/3 Friedreich 共济失调患者的侧凸为非进展性，骨骼发育成熟时 Cobb 角 <40°。

X 线片是诊断脊柱侧凸的主要手段，可以帮助确定畸形的类型、病因、部位、严重程度和柔软性。常规 X 线检查包括站立位或坐位全脊柱正侧位片，摄片时尽量减少对患者的辅助支持，以反映重力作用下脊柱畸形的真实情况和躯干的平衡状态。此外还应摄仰卧位的正侧位 X 线点片以及左右弯曲片。由于此类患者肌肉功能差，配合

程度低，难于拍摄标准的卧位左右侧屈位 X 线片，因而牵引下 X 线片对评价脊柱侧凸和后凸畸形的柔软性有一定的价值，可通过辅助人员同时进行头部和双下肢用力牵引来完成，但是如果患者存在痉挛性脑瘫或髋关节屈曲挛缩，上述牵引方法不一定有效。Lonstein 推荐将患者固定于 Risser – Cotrel 架上缓慢牵引可获得满意的牵引下 X 片。影像学上，多数神经肌肉性脊柱侧凸表现为在冠状面上长的 "C" 形弯曲（图 5-4-3-1-1），至少累及 6 个椎体，通常为 8~10 个椎体，随着脊柱侧凸的进展，更多椎体累及，常累及骶骨，发生骨盆倾斜。根据 X 线特点，Lonstein 将脑瘫性脊柱侧凸分成两个类型：I 型是类似特发性脊柱侧凸的单弯或双弯，骨盆水平，占 40％。II 型是延伸至骶骨的长 "C" 形腰弯或胸腰弯，伴有严重的骨盆倾斜，占 58％。Friedreich 共济失调性侧凸类型则常不属于典型的神经肌肉性脊柱侧凸，而与特发性脊柱侧凸相似，左右弯的发生率相同，胸腰双弯最多见，其次为单胸弯和单腰弯，"C" 形弯发生率仅为 14％ ~25％。Labelle 等随访 56 例患者，发现典型的伴骨盆倾斜的神经肌肉性胸腰弯仅占 8 例。Charcot-Marie-Tooth 患者的脊柱侧凸也很少累及骶骨，骨盆倾斜的发生率也不

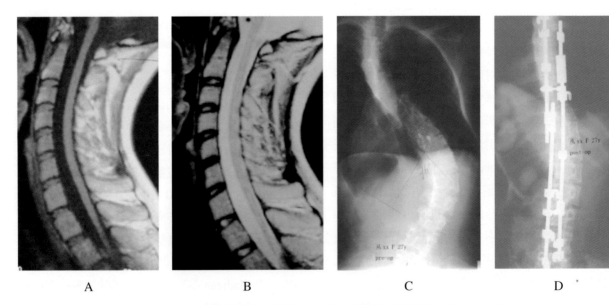

A   B   C   D

图 5-4-3-1-1 临床举例　女性，27 岁，小脑萎缩伴脊柱侧凸（A~D）
A、B. MR 颈段矢状位 T_1、T_2 加权；C. X 线正位片示 "C" 形长弯伴轻度骨盆倾斜；
D. 后路 CD 矫形术后躯干平衡重建满意，骨盆水平状

因弯曲的加重而增加。神经肌肉性脊柱侧凸矢状面上可出现后凸畸形，一种为真正的脊椎序列成角畸形，系躯干塌陷所致；另一种为脊柱侧凸引起脊椎旋转所致，Stagnara称之为"后凸型脊柱侧凸"。在缺乏坐立平衡的脑瘫患者中，矢状面后凸畸形相当普遍。40%~66%的Friedreich共济失调患者常伴发胸椎后凸增加和腰椎前凸减少，胸椎后凸多发生在疾病的后期，其中许多后凸为继发于椎体旋转的假性后凸，但有时真正的后凸也确实存在，Labelle对脊柱三维重建研究后证明后凸常位于侧凸累及节段近端的上胸椎区和双弯的胸腰段交界区。能够行走的脑瘫患者伴有髋关节屈曲挛缩时也可发生腰椎前凸增加，但少见。

（二）骨盆倾斜

神经肌肉性脊柱侧凸常延伸到骶骨和骨盆而致骨盆斜倾。骨盆倾斜是指在脊柱轴线和骨盆轴线之间有一个固定的结构性畸形，传统上把骨盆倾斜只看作冠状面上的畸形，认为骨盆倾斜是指骨盆在冠状面上丧失正常的水平位置，不与脊柱成直角。其实，早在1973年Dubousset就首先提出了"骨盆椎"概念，从三维空间上分析骨盆倾斜的发生机理，并将骨盆倾斜确切定义为脊柱和骨盆之间在冠状面、矢状面以及水平面上所存在的固定性排列紊乱。

骶骨和髋骨是由两个骶髂关节和耻骨联合连接在一起，这些关节几乎是不能活动的，因此Dubousset认为可以把骶骨和骨盆复合体看成一个椎体-骨盆椎。骨盆椎可在三维空间上发生转位。骨盆椎连接躯干和下肢，其运动支点在于腰骶关节和双侧髋关节上，通过骨盆的位置调节来达到身体平衡。此外骨盆椎具有可塑性，在发育期如果肌肉不平衡或存在先天性异常时，就可能发生骨盆变形。引起骨盆倾斜的原因较多，按病变的解剖位置不同可分为骨盆下、骨盆、骨盆上因素。骨盆下因素包括髋关节挛缩、麻痹或畸形、下肢不等长等。骨盆自身的因素包括先天性发育畸形、骨折畸形愈合和骨盆带肌力不平衡等。骨盆上因素主要是脊柱畸形。脊柱侧凸造成骨盆倾斜的原因是跨越脊柱到股骨、脊柱到骨盆的肌肉挛缩或肌力不对称、髂腰韧带紧张等。此类骨盆倾斜纠正的好坏影响脊柱侧凸的矫治效果。骨盆倾斜还可能诱发骨盆偏高的一侧髋关节半脱位或脱位（图5-4-3-1-2）。

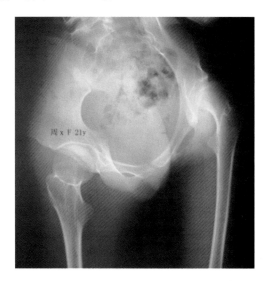

图5-4-3-1-2 临床举例 女性，21岁，脊髓灰质炎后伴脊柱侧凸；骨盆倾斜导致一侧髋关节半脱位

X线片是评价骨盆倾斜的主要手段，特别是站立位全脊柱正侧位片。倾斜的骨盆在冠状面上丧失正常的水平位置，与脊柱不成直角。通过在X线片上观察闭孔的形状也可判断有无骨盆倾斜，正常位置上，闭孔的长轴是水平的，若骨盆在矢状面上发生旋转，这个形状也随之变化。Dubousset将骨盆倾斜分为规则性和不规则性两种。规则性骨盆倾斜是指脊柱和骨盆在三维空间中是连续的，即骨盆正常地连接着脊柱。冠状面上发生的骨盆倾斜表现为与腰椎的侧凸方向一致，若发生在矢状面上，则骨盆沿着腰椎生理前凸或后凸畸形而发生相同倾斜。不规则性骨盆倾斜是骨盆的倾斜至少在一个面上不与脊柱相延续，比如在冠状面上与腰椎弯曲方向相反。骨盆倾斜可对患者带来很大的痛苦。伴有骨盆倾斜的患者由于坐位时的负重面不平整，常诉就坐时疼痛，保护性感觉丧失者可形成褥疮。感觉存在者，疼痛可能限制患者对就坐的耐受能力。有褥疮者可能引起坐骨或股骨大转子骨髓炎。倾斜的骨盆使得脊柱在直立位不能保持稳定，患者不得不用双手或肘支撑身体，从而变成所谓的功能性四肢瘫。

（三）患者评估

许多神经肌肉性疾病如脊肌萎缩症或脑性瘫痪等，在出生时就可能已发生，而出生后出现的疾病大多为后天性或基因缺陷，如 Duchenne 肌营养不良等。应该指出许多患者原有的神经肌肉疾病并不静止，其功能的丧失更多源于原有疾病的加重，而不是脊柱畸形进展所致。必须对神经肌肉性脊柱侧凸患者进行全面的评价，包括行走能力、呼吸功能、心脏状况、营养代谢及可能存在的进食困难等。

行走能力的评估包括走动状况、坐立、上肢活动、智力状态、视力以及日常生活能力。行走能力的评估非常重要，随着脊柱侧凸的矫正，术后行走能力一般会明显改善。但是必须警惕，脊柱内固定融合术后可能造成一定程度的功能丧失。有些术前勉强能走的患者术后可能无法行走；术前用手动轮椅者，可能术后只能借用电动操纵；甚至在术后对手臂支撑的依赖性大大增加。Brown 等发现在脊肌萎缩症患者脊柱侧凸术后，运动幅度大的活动，如传递物品、洗浴、穿衣等均下降。脑瘫性脊柱侧凸行 Galveston 骨盆固定后髋关节屈曲畸形可能会加重，这是因为骨盆固定后骨盆屈曲和旋转的代偿功能已不存在。为了获得一个稳定的脊柱和水平的骨盆，以及防止畸形进展进一步导致肺功能损害，可能需要让患者及家属认识到付出这样的代价是值得的。

特发性脊柱侧凸的肺功能减退与脊柱侧凸的严重程度呈线性相关，而且胸椎侧凸是最重要的影响因素。相反，神经肌肉性脊柱侧凸的肺功能降低是多因素作用的结果，呼吸肌无力、肌纤维化和挛缩以及严重的脊柱畸形是导致限制性肺通气障碍的三大重要因素。肺组织的受压与移位，使肺内小气道及毛细血管床发生扭曲，并造成肺顺应性下降及呼吸与循环阻力增加，进一步发展则出现肺换气功能障碍，甚而发生肺动脉高压、

肺心病。肺功能减退可引起肺部反复感染，最终导致呼吸衰竭。术前应了解患者的呼吸功能，包括有无活动后或休息时气短、呼吸困难，有无反复感冒、上呼吸道感染病史。并常规进行肺功能检查，最大肺活量是评价呼吸功能的最佳指标。Duchenne 肌营养不良患者能站立时，为肺功能的高峰期，此后由于患者肌无力的不断加重，肺功能每年约退化 4%，降至正常预计值的 25% 后一般不再减少，直至患者死亡。有时由于缺乏患者的配合以及肋间肌麻痹，肺功能检查结果并不准确，对这类患者较好的肺功能评估方法是获取上呼吸道感染或肺炎的病史。

脊柱侧凸可造成胸廓变形、胸腔缩小，从而引起血管与心脏受压或心脏位置移位。病变早期有心排血量以及心脏泵力的下降，活动量增加时可出现明显的心功能代偿不全征象。随着畸形的加重，肺功能失代偿、肺组织受压及肺血管的扭曲，使心脏负担进一步增加，发展为肺动脉高压、肺心病，甚至心肺功能衰竭与死亡。此外许多疾病，如 Duchenne 氏肌营养不良和 Friedreich 共济失调都可能直接损害心肌，引起心脏疾病。Duchenne 氏肌营养不良患者的心肌受累是普遍存在的，50%~90% 患者有心电图异常，心脏功能的受累程度通常与骨骼肌功能障碍程度平行。Friedreich 共济失调常并发逐渐加重的心肌病和心衰，通常于 30~40 岁时死亡。

神经肌肉性脊柱侧凸患者的营养状况的评估也很重要，特别是存在吞咽或进食困难的患者。引起神经肌肉性脊柱侧凸患者营养不良的原因较多，包括唇、舌、及咽部肌肉的不协调使其咀嚼和吞咽困难，胃食管反流导致的反流性呕吐、食管炎以及吸入性肺炎等，此外手术也提高了患者的代谢需求。患者血清白蛋白低于 3.5 g/L 和全血淋巴细胞计数低于 1.5 g/L 时应进行仔细的营养状况检查。术前适当的营养治疗，能恢复患者细胞质量和免疫能力，有助于切口的愈合和降低术后感染的可能性。

第二节　神经肌肉性侧凸畸形治疗

对神经肌肉性脊柱侧凸的矫治目的是在水平的骨盆之上维持脊柱在冠状面和矢状面上的平衡。最大限度降低患者呼吸损害的程度，并获得理想的康复功能。

一、神经肌肉性侧凸畸形非手术治疗

（一）概述

与特发性脊柱侧凸相比，神经肌肉性脊柱侧凸患者更需要支具治疗，而且佩戴支具的时间更长。支具治疗的目的是：矫正脊柱畸形和控制畸形的进展。尽管支具治疗后脊柱侧凸也可能继续发展，但侧凸的进展速度可能减慢；稳定脊柱和骨盆，支具能给肌肉无力的患者提供躯干支撑，使患者能使用上肢和控制患者的异常反射。脊柱矫形支具分为主动型和被动型，主动型支具，如Milwaukee 支具，作用机理是通过肌肉主动收缩而纠正脊柱侧凸畸形，适用于能控制躯干或可以走动的患者（图 5-4-3-2-1），主要包括轻度脑瘫患者尚有配合主动训练的能力以及伴有后凸型脊柱侧凸的 Charcot-Marie-Tooth 患者。由于多数神经肌肉性脊柱侧凸患者缺乏主动控制的正常矫正反射或主动配合支具矫正的能力，被动型支具就显得更有效，这些患者常需要用定制的全接触式支具（图 5-4-3-2-2），这种支具能明显改善早期柔软的脊柱畸形，但由于全接触型支具可能对胸廓躯干的发育起着一定的限制作用，需要进行频繁的支具更换。轮椅坐位托架适用于受累严重的和不能控制头颅的患者，如脑瘫患者，能使躯干挺直、骨盆保持水平位置、减少痉挛反射强度以及控制压力分布，有效地容纳或调整严重的脊柱畸形，使患者能被置于端正的坐姿。

（二）常用坐位托架

有以下三种。

【坚固的坐垫和靠背】

适用于轻度或无需辅助的患者，有助于稳定骨盆。

【衬垫辅助坐立】

适用于需要骨盆支撑或部分需要胸部支撑的患者。

【铸模辅助坐立】

适用于缺乏坐立平衡、需要更多支撑的患者。

在支具治疗的时间上，普遍认为，对于大多数幼儿期患者，支具可有效控制畸形，一旦青春期生长高峰出现，支具无效，手术稳定脊柱成为必须，因此试图象治疗特发性脊柱侧凸那样通过支具延迟手术时间至生长高峰末通常是不可能的。在青春期开始时，85%~90%的脊柱生长已经发生，而且在青春期侧凸进展很快，Cobb 角明显增大并且成为结构性。由于神经肌肉性疾病病人常有皮肤感觉缺失，长期佩戴支具可能发生皮肤破溃、压疮等并发症，因此并不需要全天佩戴支具。对于较柔软的侧凸，若支具控制满意，甚至可以仅在患者站立时佩戴支具以对抗重力。

二、神经肌肉性侧凸畸形手术治疗

（一）概述

很多神经肌肉性脊柱侧凸需要手术治疗。对神经肌肉性脊柱侧凸患者脊柱融合手术的目的是矫正脊柱畸形，恢复脊柱在水平的骨盆上方达到冠状面和矢状面上的平衡；提高患者的步行或就坐能力，解放上肢使其术后能完成更多的活动；改善患者的心肺功能或防止其恶化；缓解疼痛，

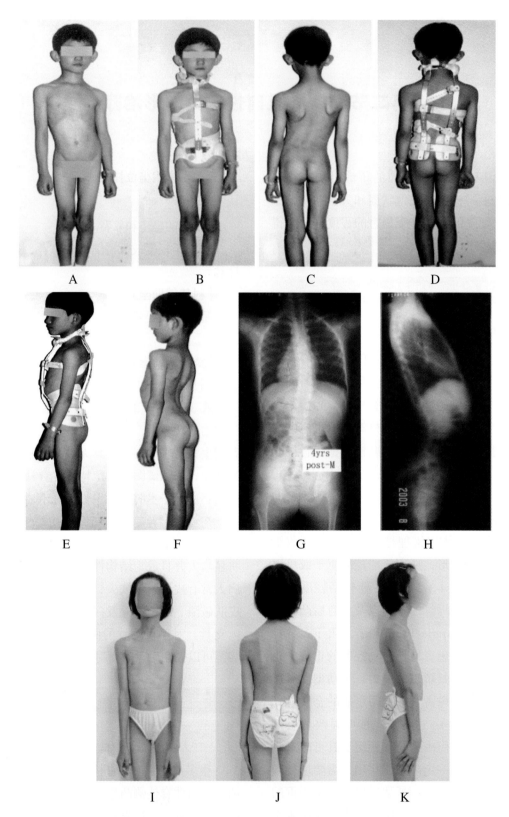

图 5-4-3-2-1　临床举例　女性，5 岁，轻度脑瘫伴脊柱侧凸，Cobb 角 36°（A~K）

A~F. 患者能独立行走，佩戴 Milwaukee 支具；G. X 线片示 Milwaukee 支具治疗二年，Cobb 角 26°；
H~K. Milwaukee 支具治疗 4 年后脊柱侧凸控制满意，躯干平衡，Cobb 角 25°

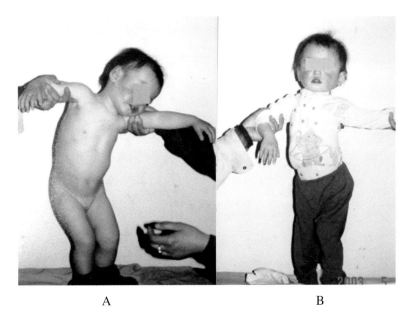

A　　　　　　　　　B

图 5-4-3-2-2　临床举例　女性，1.5 岁，未分类的神经肌肉性脊柱侧凸，使用全接触性支具，每 6 个月更换一次（A、B）

A. 来诊时状态；B. 使用支具后

减轻坐位时负重面不平整引起的疼痛以及肋骨撞击骨盆产生的疼痛；达到坚固的融合，以确保患者获得永久性的畸形矫正和功能改善。

（二）手术方法

【后路内固定矫形融合术】

是治疗神经肌肉性脊柱侧凸最常用、最有效的方法。神经肌肉性脊柱侧凸的手术原则不同于特发性脊柱侧凸，其手术的年龄更小、需要融合的节段更长。在后路手术融合水平的选择上，近端融合水平通常应达到 T_4 以上（常为 T_2 或 T_3）。若融合止于 T_4 或以下，畸形有向头侧发展的倾向，融合区头侧可能发生后凸加重，特别是脊肌萎缩症患者更容易发生这种迟发的上胸段后凸，还增加了患者术后控制头部的困难。由于许多患者伴有坐立失衡或骨盆倾斜，如果在侧屈位或牵引位 X 线片上骨盆的倾斜是固定的（L_4 或 L_5 相对于髂嵴间线的倾斜超过 10°~15°），则融合一般应向下达到骨盆水平。Lonstein 认为对有行走能力的 I 型脑瘫性脊柱侧凸的融合水平的选择同特发性脊柱侧凸，对无行走能力的患者，以往倾向于融合至 L_4 或 L_5，但在青春期可发生远端加重，坐立失衡及骨盆倾斜，因而 Lonstein 建议此类患者均

融合至骶骨。后路内固定技术的发展也很迅速，20 世纪 50 年代中后期 Gucker 等报道了采用后路脊柱融合术来治疗脊髓灰质炎引起的脊柱侧凸，术后需卧石膏床约 4 个月。1962 年 Harrington 棒开始用于治疗脊柱畸形，Bonnet 等应用这种器械治疗神经肌肉性脊柱侧凸 113 例，纠正率达 34%。Luque 棒是一种节段性脊柱内固定器械，通过椎板下钢丝的拧紧而使脊柱矫正，与传统的 Harrington 棒固定相比，具有可提供三维平面稳定性的优点。在美国，此项技术由 Allen 和 Ferguson 发展并标准化。Allen 和 Ferguson 还发展了一种用 Luque 棒弯曲后插入到髂骨内行骨盆固定，称为"Galveston 技术"（图 5-4-3-2-3），事实上，目前所有通过使用髂骨翼螺钉固定骨盆的技术，都可广义地称为 Galveston 技术。在法国，更多地使用骶髂螺钉固定骨盆，Dubousset 认为虽然操作相对复杂，但可更有效地控制和固定骨盆。1983 年 Cotrel 和 Dubousset 提出了脊柱侧凸的三维矫形理论，随后各种使用钉、钩的三维矫形器械得到广泛推广，这些器械除可施加弯曲和旋转的矫正力外，还可沿棒施加节段性撑开和压缩力，这已成为目前治疗神经肌肉性脊柱侧凸的主要方法。

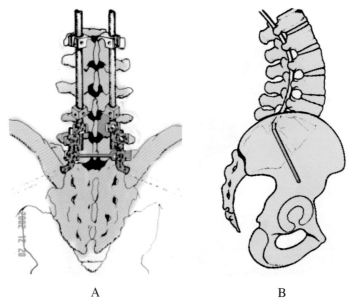

图 5-4-3-2-3　Galveston **骨盆固定术（A、B）**
A.正面观；B.侧方观

【前路融合术】

在神经肌肉性脊柱侧凸治疗中也非常普遍，行前路手术的理由：

1.针对脊柱的生长潜能行骨骺阻滞，防止早期后路手术后曲轴现象的发生；

2.对僵硬性腰弯或胸腰弯行前路松解，通过切除椎间盘组织使僵硬的脊柱变得"松动"，提高对脊柱畸形和骨盆倾斜的后路手术矫正效果，有时还可同时行前路内固定；

3.有些患者的脊柱后方常缺如（例如脊髓脊膜膨出）。

不过，前路手术要充分考虑这些患者的肺功能情况以及能否耐受手术，因为前路手术几乎不可避免地"切断"膈肌止点，术后容易发生肺部并发症，特别是脊肌萎缩症患者。对于需要进行前后路手术的病人，在前路内固定的使用上存在争议。Bonnett等认为只有同时进行前后路器械内固定的前后路手术，才能良好地矫正畸形和降低假关节率。不过，Allen等怀疑前路器械内固定的必要性，认为前路固定由于部分阻碍了后路矫形力的使用，可降低总体矫正效果，建议采用前路松解融合术，后路骨盆内固定。目前大多主张前后路手术应分期进行，Winter对前后路一期手术和前后路分期手术的临床结果进行了比较，发现分期手术组患者术后并发症的发生率明显低于一期手术组。

近年有多位中外学者提出全脊椎切除截骨术（Vertebral Column Resection, VCR）也可以用于治疗严重僵硬的神经肌源性脊柱侧凸，不过手术风险较大。

【骨盆固定术】

Dubousset主张对于神经肌肉性脊柱侧凸病人的腰骶部在三维空间的任一平面上存在明确的或潜在的不稳定因素时，均应融合到骨盆。若必须融合到骨盆，手术重建的骨盆排列必须在三维空间中都是恰当的，以适应患者行走和就坐。另一方面，如果脊柱融合节段远端的骨盆是平衡的，并有足够的肌力和姿势控制潜能使患者得到稳定的坐立和站立平衡，就没有必要融合到骨盆（图 5-4-3-2-4）。骨盆内固定是采用由 Allen 和 Ferguson 所介绍的 Galveston 方法，即把一根特殊弯曲的棒固定到髂骨翼内，棒被插入髂后上棘，并行经坐骨大切迹上方的两层骨皮质之间。这种固定法可提供牢固的稳定性，并允许施加很大的矫正力来矫正骨盆倾斜。随后笔者对此技术进行了改良，不用将棒弯曲插入到髂骨翼内，而是改用髂骨螺钉,棒与髂骨螺钉连接来纠正骨盆倾斜,明显简化了手术操作,缩短手术时间,可有效控制骨盆旋转,改善骨盆及躯干倾斜,重建躯干平衡。Pruijs 等采用骶髂螺钉技术纠正神经肌肉性脊柱侧凸合并骨盆倾斜,结果显示侧凸 Cobb 角纠正率为 53%~70%,骨盆倾斜纠正率达 60%~84%,骶骨倾斜角恢复正常,Pruijs 等认为骶

髂螺钉固定技术操作相对简单、固定牢靠、稳定性好。国内邱勇近年来采用使用髂骨螺钉改良的 Galveston 方法治疗神经肌肉性脊柱侧凸二十余例,术前 Cobb 角 38°~165°(平均 78°),双侧髂嵴相差 3~10 cm,术后 Cobb 角 10°~72°,纠正率达 59%,术后双侧髂嵴相差为 0~3cm(图 5-4-3-2-5),步态改善明显。

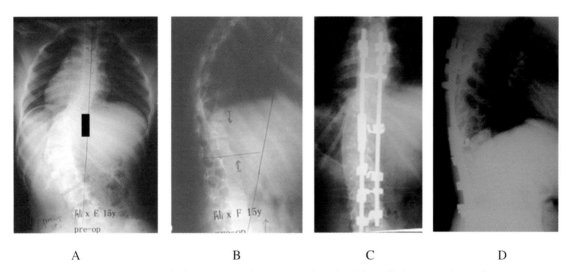

| A | B | C | D |

图 5-4-3-2-4　临床举例　女性,15 岁,脊髓灰质炎后伴胸腰侧凸(A~D)

A、B. 躯干右倾和轻度骨盆倾斜,Cobb 角 73°;C、D. 后路 CD 矫形植骨术(T_6 ~ L_5),不固定到骨盆;术后二年复查,X 线片示骨盆水平状,躯干平衡,矢状面序列重建满意

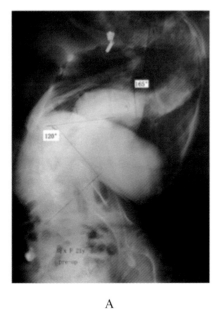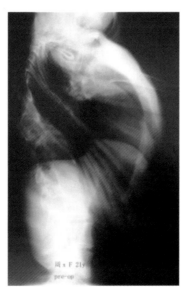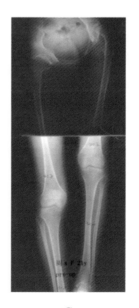

| A | B | C |

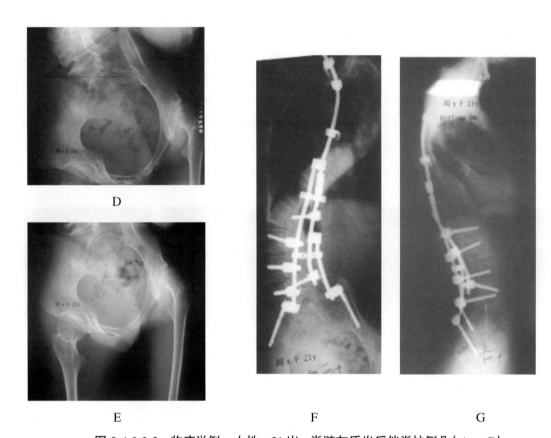

图 5-4-3-2-5　临床举例　女性，21 岁，脊髓灰质炎后伴脊柱侧凸（A ~ G）

A~D. 严重脊柱侧凸和骨盆倾斜 X 线片；E. 骨盆倾斜导致一侧髋关节半脱位；F、G. 使用髂骨螺钉的改良 Galveston 骨盆固定术治疗脊柱侧凸，术后 6 个月复查，X 线片示骨盆倾斜及躯干失衡改善明显，矢状面序列重建满意

对需要融合至骨盆水平的患者，保持腰椎的生理前凸很重要。这样可使体重更平均地分布到坐骨结节下和股后区域，降低尾骨表面发生褥疮的危险。不同类型的骨盆倾斜有不同的手术策略。伴有过度前凸的规则性骨盆倾斜的手术策略是先在凹侧施加纵向撑开力，以同时矫正冠状面和矢状面上的畸形。随后，再在凸侧加压进一步矫正冠状面上的畸形。对于伴有后凸畸形的规则性骨盆倾斜，首先在凹侧进行撑开是不符合生物力学原理的，因为这样会加重后凸畸形，因此，应先在凸侧的腰椎和腰骶关节部施加压缩力以矫正后凸，然后安放凹侧棒。而对于不规则性的骨盆倾斜的处理，首先使用一根短棒矫正骨盆本身的倾斜，然后再用一根长棒纠正胸腰畸形的残留部分，最后再用连接块将两棒连在一起。对伴有腰骶后凸的不规则性骨盆倾斜，先行腰骶段凸侧加压，以矫治腰骶部后凸，另一侧用一短棒撑开稳定，当腰骶部被矫正以后，再用另外的棒矫正胸腰段的畸形，随后用连接块把上下两段的棒连在一起（图 5-4-3-2-6）。

【牵引】

牵引已广泛用于神经肌肉性脊柱侧凸的治疗，包括Halo-骨盆、Halo-股骨或Halo-重力牵引等。对于神经肌肉性脊柱侧凸的治疗非常重要，O'Brien认为Halo-骨盆、Halo颅环-股骨牵引对矫正骨盆倾斜价值很大。Lonstein认为虽然牵引对脊柱侧凸的矫正无效，但可帮助控制不合作的患者，使前后路分期手术路径之间患者的护理较为容易。国内邱勇的经验是术前牵引对帮助纠正骨盆倾斜是有帮助的，还可以用来改善患者术前的肺功能，并确定患者能否耐受脊柱手术。牵引的并发症较常见，包括齿状突缺血性坏死，颅神经麻痹，截瘫、针道感染以及颈部强直等，因而牵引过程中应严密观察，牵引时间也不宜超过2~3周。对脊髓脊膜膨出患者行Halo-骨盆牵引可能是危险的，因为即使避免了牵引针进入硬膜囊内，颈部牵引对脑脊液回流也不利。

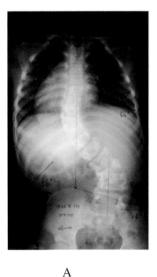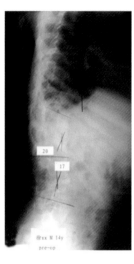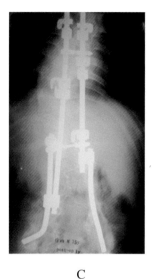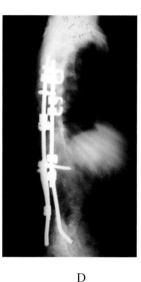

| A | B | C | D |

图 5-4-3-2-6　临床举例　对不规则性骨盆倾斜，先在腰弯的"凹侧"（即腰骶交界区的凸侧）给后凸的腰骶关节加压以减小冠状面上的髂腰角，恢复腰骶前凸；然后腰弯的凹侧施加撑开力，对正位 X 线片所示冠状面上腰骶角小于 90° 的一侧，在腰弯主要凹面的尾端和下方腰骶角的头侧，有一短小的侧凸区域撑开；再用另外的棒矫正胸腰段的畸形，随用连接块把上下两段的棒连接（A~D）

A、B. 手术前正侧位 X 线片；C、D. 术后正侧位 X 线片

（三）术中注意事项

术中并发症发生的可能性非常大。麻醉意外可导致死亡。术中低温可能对患者正常的生理功能不利，易引起心肌功能低下和心律不齐，加上患者原有神经肌肉性心肌病，问题就特别严重。体温过低还可能减弱机体对低血氧和高二氧化碳血症的反应。术中应控制患者体温，使麻醉和手术相对安全。脊肌萎缩症患者对呼吸中枢抑制剂尤其敏感，术后应尽量减少使用这类药物。与特发性脊柱侧凸患者相比，由于骨质疏松、肌收缩无力及手术时间长，神经肌肉性脊柱侧凸患者术中更容易发生大出血。稀释、控制性低血压、细胞回收器的使用以及细致、熟练的手术操作技术都是减少术中输血的有效方法。由于神经肌肉性脊柱侧凸通常更大、更僵硬、更难进行器械内固定，术中可能发生神经并发症。为保证不损伤脊髓功能，术中唤醒试验已成功地用于临床，但是许多神经肌肉性脊柱侧凸患者不能或不愿意配合术中唤醒试验，此时术中脊髓诱发电位监测就显得尤为重要。

（四）术后处理

术后早期可能发生的并发症是肺部并发症，常需要做术后的通气支持，如吸痰、间歇性的被动加压呼吸等。预防肺部并发症最好的办法是在对脊柱行坚强而稳定的内固定，使患者术后无需外制动而能早期活动。术后的早期，呼吸功能改善常不明显，尤其是前后路二次手术者的呼吸功能在术后数月内甚至还不如术前。国内有学者进行了数年的追踪随访，发现绝大部分患者在术后 3 个月才能恢复到术前水平。数年后肺功能虽有明显改善，但仍不能达到正常水平。可见肺功能的改善并不因为脊柱矫形术而达到完全的矫正，这种改善是病理过程的逆转，而有些改变却已根本无法逆转，如肺泡的发育不良与数量减少。因此，对术后肺功能的改善不可有过高的期望，而应鼓励患者作出长期的康复训练。为了预防术后充血性心力衰竭和肺水肿，要细心监测患者的体液平衡。术后二周内还要严密观察患者的营养状况，如果营养摄入不足就要经肠或肠外增加营养以满足围手术期代谢的需要。术后很少需要佩戴支具，如患者有严重的骨质疏松或严重畸形、肌肉痉挛或运动障碍，脊柱内固定器将受到过大应力，则术后使用外支具是有益的。感染是神经肌肉性脊柱侧凸患者的另一个常见问题，脊髓脊膜膨出和脑瘫患者的感染率最高，文献报道脑瘫患者术后平均感染率为 19%。深部感染的处理方法是拆除所有的缝线直至内固定器械和植骨，引流和清创，合理使用抗生素，经常更换敷料直至肉芽组织覆盖内固定器械和移植骨，延期关闭创口。

（邱　勇）

第四章　骨、软骨发育不良与成骨不全性脊柱侧凸

第一节　骨、软骨发育不良性脊柱侧凸

一、骨、软骨发育不良性脊柱侧凸概述

骨软骨发育不良（Osteochondrodysplasia）是一组以骨、软骨异常生长和重建为特征的遗传性疾病，每种疾病都有其独特的遗传特征和临床表现。这类患者大多有骨骼系统的形态学异常，可表现为对颅骨、脊柱、躯干、四肢的不同程度影响，最典型的特征是身材短小且不成比例，可于出生时或生长过程中表现。尽管这类疾病临床较为罕见，但最新统计资料显示其总体发病率并不低，约 2.4~4.7/10000，甚至有学者认为其实际发病率可能是上述数字的二倍。此类疾病种类繁多，目前已得到确认的就有一百五十多种，难以一一阐述，本节主要介绍常见与脊柱病变有关的骨软骨发育不良疾病。

二、骨、软骨发育不良性脊柱侧凸遗传学基础

伴随分子生物学研究的深入，近年来对于骨软骨发育不良疾病的遗传学基础的认识有了很大的提高。目前已发现与骨软骨发育不良有关的变异成分有成纤维细胞生长因子受体（FGFR3）、各型胶原分子、软骨低分子基质蛋白（COMP）、甲状旁腺激素受体（PTHR）、弯曲变形性发育不良硫酸盐转移因子、芳香基硫酸酯酶 E、转录因子 SOX9、组织蛋白酶 K 等。

FGF 抑制生长板软骨细胞的增殖和过度生长、软骨基质合成，及软骨细胞的最终分化和基质钙化。FGFR3 是一种酪氨酸蛋白激酶，基因位点 4p16.3，其变异导致受体过度激活，从而抑制骨生长。FGFR3 变异所致疾病有典型软骨发育不良（Classic Achondroplasia，）、软骨发育低下（Hypochondroplasia）、致死性发育不良（Thanatophoric Dysplasia），软骨发育不良属于常染色体显性遗传，但多数为自发变异所致，变异多数为 cDNA 第 1138 核苷酸的 G-A 转位，而软骨发育低下则为相同位置的 C-A 易位。

胶原是骨和软骨的主要成分，胶原改变也是多种骨软骨发育不良疾病的病理基础。Ⅰ型胶原是构成骨、皮肤、肌腱的主要胶原成分，由 2 条 α-1 链和 1 条 α-2 链形成螺旋结构。其中 α-1 链基因（COL1A1）位于 17q21.21-q22.05，α-2 链基因（COL1A2）位于 7q21.3-q22.3，COL1A1 和（或）COL1A2 变异导致 Ⅰ型胶原数量减少或结构改变，导致各种类型成骨不全。Ⅱ型胶原由相同的 3 条 α-1 链构成，主要存在于软骨，但也见于髓核、内耳覆膜和玻璃体，其基因 COL2A1 位于 12 q13.1- q13.2，不同 COL2A1 变异导致不同程度Ⅱ型胶原减少，导致 Stickler 发育不良（Stickler's Dysplasia）、软骨形成低下（Hypochondrogenesis）、先天性脊椎骨骺发育不良（Spondyloepiphyseal Dysplasia Congenita）、Kniest 发育不良（Kniest's Dysplasia）。另外，Ⅸ型胶原、Ⅹ型胶原、Ⅺ型

胶原的变异分别导致 2 型多发性骨骺发育不良（Multiple Epiphyseal Dysplasia 2）、Schmid 型干骺发育不良（Metaphyseal Dysplasia,Schmid Type）。

其他如软骨低分子基质蛋白（COMP）变异可导致 1 型多发性骨骺发育不良和假性软骨发育不良（Pseudoachondroplasia）、甲状旁腺激素受体变异导致 Jansen 型干骺发育不良（Metaphyseal Dysplasia, Jansen Type）、硫酸盐转移因子基因变异导致扭曲变形性发育不良（Diatrophic Dysplasia）、芳香基硫酸酯酶 E 变异导致斑点状软骨发育不良（Chondrodysplasia Punctata）、转录因子 SOX9 变异导致肢体弯曲性发育不良（Campomelic Dysplasia）、类固醇异构酶依莫帕米结合蛋白（EMP）变异导致 Conradi-Hunermann 型斑点状软骨发育不良（Chondrodysplasia Punctata，Conradi-Hunermann Type）。

三、骨、软骨发育不良性脊柱侧凸临床表现

骨软骨发育不良的诊断往往需要影像学资料、临床检查、家族史、遗传学和病理检查的有机结合，其中以影像学检查尤其重要。X 线骨骺异常表现为骨化延迟、不规则，骨骺扁平或小骨骺、点状骨骺。干骺端异常表现为干骺端增宽、杯口状、不规则、针刺样外缘。骨干异常表现为皮质增厚或变薄。脊柱异常主要表现为椎体高度、外形和解剖学改变，以扁平椎最普遍，椎体外形改变有鸟嘴样变、后缘驼峰样变、上下缘不规则，解剖异常有半椎体、分节不良、冠状面裂隙等（图5-4-4-1-1）。脊柱后份异常如椎弓根距减小、脊柱裂也可见于某些骨软骨发育不良。其它有助于鉴别诊断的 X 线检查部位有手、颅骨、骨盆、肋骨、锁骨和肩胛骨。以下仅介绍常见伴有脊柱病变的骨软骨发育不良。

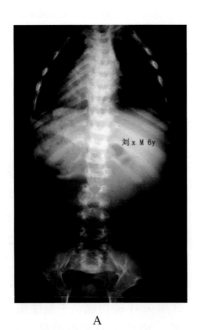 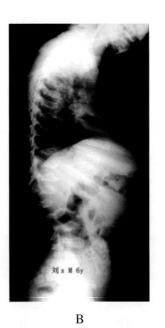

A   B

图 5-4-4-1-1 临床举例　男性，6 岁，骨软骨发育不良，X 线片示扁平椎，椎体外形有鸟嘴样变、上下缘不规则，伴后凸畸形（A、B）
A. 正位 X 线片；B. 侧位 X 线片

软骨发育不良是一种最常见的短肢型侏儒，发病率约（0.5~1.5）/10000，患儿出生时就表现肢体短小，尤以近端明显，躯干长而窄，因面中部发育差而表现额头及头颅较大，鼻梁塌陷，典型体征是患儿手指于伸直位并拢困难，尤以中指和环指明显，呈叉状。常见脊柱改变为椎管狭窄、胸腰椎后凸。可伴随枕大孔狭窄，肘伸直受限，膝内翻和过伸，骨盆X线髂骨翼呈方形，髋臼顶扁平。

罕见的先天性脊椎骨骺发育不良发病率约3.4/1000000，为常染色体显性遗传。出生时即有较特征性的临床表现，桶状胸、四肢短小、面部扁平、宽眼距、腭裂，以后可出现视网膜剥离、近视、短颈、畸形足、髋屈曲挛缩、髋内翻。脊柱改变为脊柱侧后凸和寰枢椎不稳。X线典型特征是椎体高度降低，在婴儿椎体由于后柱发育缺陷而呈梨形，在儿童扁平椎多见、椎体前方楔形变或不规则。下腰椎椎弓根间距狭窄可见。

X染色体遗传的迟发性脊椎骨骺发育不良（X - Linked Spondyloepiphyseal Dysplasia Tarda）只有男性受累。临床表现往往于5~10岁才明显，躯干短小不明显，许多患者的最初表现是过早的大关节骨性关节炎（髋关节受累多见）和脊柱的圆背畸形。X线特征性改变为椎体后缘隆起、终板硬化、椎间隙变窄和股骨颈粗短。也可有股骨头发育不良、髋内翻以及肩、肘、膝的轻微异常。

扭曲变形性发育不良是一种短肢型侏儒，常染色体隐性遗传。患者通常畸形较重，常合并心血管和呼吸系统异常，生存期明显低于正常人。出生时表现肢体短小、严重畸形足、搭便车者拇指和腭裂。通常于出生后才形成的特征有花椰菜耳，肋软骨过早骨化。常伴有严重的脊柱侧凸和后凸以及脊柱裂。髋、膝、肘等关节常呈挛缩畸形，股骨头骨骺发育不良、股骨头脱位、髋臼发育不良常见。

假性软骨发育不良也是一种以短肢型侏儒为特点的常染色体显性遗传疾病，通常2~3岁才出现异常，最初表现是行走迟或鸭步，头面部无畸形或甚至比正常人更漂亮，广泛韧带松弛，下肢可表现膝内翻或膝外翻畸形，伸肘和腕关节尺偏受限。成人高度80~130cm。X线表现为长管状骨短小，干骺端粗大，骺核碎裂不规则。腰椎过度前凸常见，通常因并存的髋关节屈曲畸形而加重。

Conradi-Hunermann型斑点状软骨发育不良是X染色体显性遗传。斑点状软骨发育不良的特征是X线所有长骨骺核呈斑点状。表现肢体短小、扁平脸、塌鼻梁、白内障、皮肤鱼鳞癣、毛发粗和脱发。肢体短小常不对称，导致肢体不等长和脊柱侧凸，骺核完全钙化后关节面常不规则，引起关节炎改变。

Kniest's发育不良的特征性改变是哑铃形股骨，患儿手指长而骨节大，不能完全握拳。这均是因为患者管状骨干骺端异常粗大所致。脊柱侧凸和后凸出现早，且呈进行性。其他改变有面部结构扁平、突眼、近视、视网膜剥离、腭裂、听力受损。髋关节屈曲挛缩，股骨头骨化迟，表现宽而平改变，髋臼发育不良。

在临床上少见的脊椎骨骺干骺发育不良（Spondyloepimetaphyseal Dysplasia）患儿呈明显侏儒体型，鸡胸及脊柱侧凸或后凸，常伴有腭裂和视网膜剥离。特征性X线改变为长骨干骺端呈现斑纹状不规则硬化带，此表现多于3~4岁后出现，故此病婴儿期很难与先天性脊柱骨骺发育不良鉴别。

四、脊柱畸形治疗

（一）脊柱侧凸和侧后凸

脊柱侧凸和侧后凸是骨软骨发育不良较常见的脊柱畸形，上述疾病中除软骨发育不良和X染色体遗传的迟发性脊柱骨骺发育不良外均可发生，也见于进展性发育不良（Metatropic Dysplasia）和肢体弯曲性发育不良。骨软骨发育不良伴发的脊柱侧凸有许多共同的特点，如发病年龄为幼儿早期，侧凸进展快，侧凸较僵硬，往往需要手术治疗。下面以扭曲变形性发育不良和Conradi-Hunermann型斑点状软骨发育不良为例。

扭曲变形性发育不良胸腰椎于出生时排列正常，但在患儿开始行走后，侧凸或侧后凸逐渐进展，通常从 4 岁开始，侧凸渐加重，且脊柱随年龄增加逐渐僵硬。后凸常位于胸椎中部，受累节段少。Remes 等认为椎间盘结构异常及其迅速退变可以解释脊柱活动范围的逐渐减少，并可能是脊柱侧凸发展的原因。Remes 总结了 98 例弯曲变形性发育不良，发现脊柱侧凸 86 例（发病率 88%），并总结为 3 型：即早期进展型（11/98）、类特发性脊柱侧凸型（41/98）、轻度非进展型（33/98）。治疗的前提是对侧凸类型及柔软性的评价，小范围、柔软的侧凸可尽早尝试支具治疗，严重、僵硬、进展性侧凸或先天性节段分化和形成缺陷所致侧凸应手术治疗。多数可选择后路内固定矫形 + 融合，骨骺未闭的年幼患儿可选择皮下置棒、有限后路内固定融合可延缓先天性畸形节段的发展，严重畸形、僵硬的患者必须行前路松解。伴有轻、中度后凸时弯棒应考虑后凸因素，严重后凸往往需要同时行前路支撑融合。

Conradi-Hunermann 型斑点状软骨发育不良常见半椎体畸形，支具治疗往往难以奏效，手术方法有骨骺阻滞、后路内固定矫形融合、原位融合、半椎体切除等。以骨骺阻滞最为常用，该方法是融合凸侧前方椎体骨骺和后方小关节，范围通常为半椎体上下两个节段。该方法的优点是融合区小，可利用凹侧生长矫正侧凸畸形。由于患儿手术年龄常较小，内固定物选择有一定困难，Risser 征 0 级的患儿原位融合应选择前后路融合，以避免日后曲轴效应和假关节形成，半椎体切除适于腰骶椎半椎体。

（二）胸腰椎后凸

多见于软骨发育不良，在假性软骨发育不良和脊椎骺干骺发育不良中也可见到此畸形。所有软骨发育不良婴儿期均伴有胸腰椎后凸畸形。该畸形分两种，即柔软型和僵硬型，柔软型可能是因为躯干的肌张力降低所致，少数患儿表现僵硬型后凸，该型侧位片显示一至二个节段椎体楔形改变。多数柔软型后凸在患儿开始行走后自动好转，大概在 2 岁左右。僵硬型胸腰椎后凸大于 30° 或胸腰椎后凸 3 岁后持续存在，应选择 Milwaukee 支具和后凸衬垫，可结合屈曲挛缩髋关节的伸直锻炼。胸腰椎后凸大于 40° 的 5 岁以上患儿应考虑手术治疗，因随年龄增加畸形逐渐变僵硬，矫正更加困难。通常需要行前、后路联合手术，先行前路椎间盘切除松解、肋骨植骨支撑，然后行后路脊突钢丝固定并植骨融合，因患者常同时合并椎管狭窄，侵犯椎管的内固定不主张使用，术后支具保护 6 个月。有明显胸腰椎后凸，顶椎楔形变并下肢神经症状患者（通常为下肢痉挛性瘫痪），需要行前路顶椎切除。单纯椎板切除并不能起到减压作用，相反破坏了后份的稳定性。

（三）寰枢椎不稳

先天性脊椎骨骺发育不良、假性软骨发育不良、Conradi-Hunermann 型斑点状软骨发育不良、Kniest 发育不良、进展性发育不良均可发生，其中以先天性脊椎骨骺发育不良发病率最高，约 30%~40%。这种不稳可能是某些解剖异常的结果，如齿状突假关节、齿状突发育不良，伴或不伴寰枢椎韧带松弛。寰枢椎不稳临床可表现为渐进性颈髓损害、四肢瘫和猝死。通常怀疑寰枢椎不稳时，应拍摄寰枢椎张口位、前屈和后伸颈椎侧位片，屈伸位 MR，若前弓 - 齿状突间距 >5mm 可诊断不稳，脊髓沙漏状狭窄或信号改变为不稳的间接征象。鉴于寰枢椎不稳的高发病率和潜在危险，建议所有骨软骨发育不良患者均应摄片排除。寰枢椎不稳应行手术保护神经功能不受损伤。手术年龄以 4 岁左右为最佳，手术为后路寰枢或寰枕融合，寰椎后弓多半不需切除，因年龄较小，通常只剥离骨膜就可引起自发融合。术后 Halo-环支具固定 3 个月。伴明显前方受压患者可行经口入路前方减压，但该手术感染率高、并发症多。

（四）椎管狭窄

主要见于软骨发育不良，部分软骨发育低下也有此改变。下肢症状和体征多半在中年出现，胸腰椎后凸和髋关节屈曲挛缩导致的腰椎前凸可使提前发病，Fortuna 等报道的协同病理因素有椎间盘突出（17%）、小关节退变（60%）、椎体楔形改变和后凸（23%）。

软骨发育不良合并神经受累有四种类型：

Ⅰ型 伴有隐匿性感觉和运动改变的腰背痛，可有膀胱症状；

Ⅱ型 间歇性跛行；

Ⅲ型 神经根型；

Ⅳ型 急性截瘫。

其中Ⅰ型和后凸畸形相关程度最高，Ⅱ型通常不伴有后凸，行椎板切除术后60%预后良好，Ⅲ型手术效果类似于椎间盘源性神经根受压，Ⅳ型术后通常无改善。膀胱受累可通过检查是否有残余尿及膀胱测压明确。前后位X线可显示腰椎椎弓根距变窄，CTM和全脊柱MR可确定脊髓和神经根是否受压。最常用手术是多平面椎板减压，有根性压迫时同时行椎间孔扩大。矢状面减压范围应在MR显示受压平面以上1~2个节段，向下至骶椎，水平面范围应减压至椎弓根内侧。成人多节段椎板切除减压术后不需融合。如果胸腰段或腰椎后凸明显，或手术对后柱稳定性破坏过大，后凸有可能进一步发展，则需行减压区域后外侧融合伴或不伴椎弓根螺钉系统。由于软骨发育不良患者椎管严重狭窄，行椎板减压时术者应十分小心，必须配备术中脊髓监护。

（五）其他脊柱改变

颈椎后凸、颈椎隐裂多见于扭曲变形性发育不良，颈椎严重后凸导致脱位、大关节重叠及低体重常常是预后不良的表现，这些患儿往往伴有心、肺缺陷，多半在出生后短期内死亡。颈椎后凸在患儿出生时即存在，到7岁左右大多可自行纠正，也可逐渐进展，最终压迫脊髓直至突然死亡。所以严格的定期随访非常重要。平片可显示顶椎前方楔形变，静态和动态摄片密切监视，有明显改变者可进一步MR检查。通常首选TLSO支具，若保守治疗失败或神经症状进展，应选择手术治疗。对于小儿可选择单纯后路融合，因前方的持续生长可部分纠正后凸。有神经系统后遗症或颈椎后份缺陷患者可选择前后路联合手术。

目前骨软骨发育不良的治疗仍相对滞后，多数治疗只是脊柱、四肢畸形的矫形，补救性的融合、减压、延长等，病因治疗如基因、生长激素治疗等仍处于探索阶段。相信伴随对骨软骨发育不良发病机制的进一步了解，此类疾病的治疗也必将取得较大的突破。

第二节　成骨不全性脊柱侧凸畸形

一、成骨不全性脊柱侧凸畸形概述

成骨不全（Osteogenesis Imperfecta）又称脆骨病，是一种以Ⅰ型胶原缺陷为特征的遗传性结缔组织疾病，表现为骨骼（图5-4-4-2-1）、韧带、皮肤、巩膜以及牙齿等组织不同程度的异常。见于各人种，女性略多见。大多数患者被证实存在编码Ⅰ型胶原（COL1A1和COL1A2）的两个基因位点中任一个的突变，此基因突变引起原胶原Ⅰ的合成异常（量）或结构异常（质）。

二、成骨不全性脊柱侧凸畸形诊断

该病的四个主要临床诊断标准为：

1. 骨质疏松伴骨骼过度脆性；

2. 蓝色巩膜；

3. 牙齿异常；

4. 早期耳硬化症。

符合上述两个标准即可确诊为成骨不全。其他临床特征包括韧带松弛、阵发性出汗伴体温调节异常、便秘、疤痕增生、早期血管钙化、以及精神过度欣快。

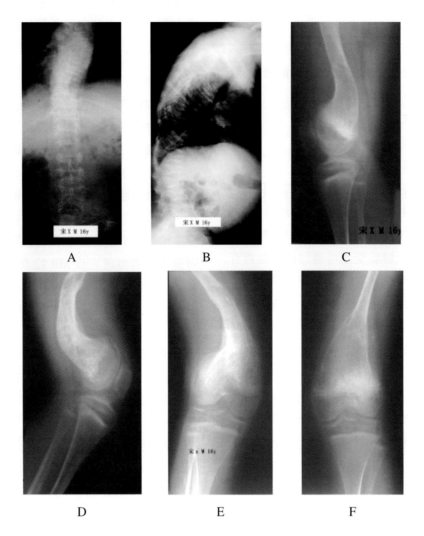

图 5-4-4-2-1 临床举例 男性，16 岁，成骨不全性脊柱侧凸（A ~ D）
A. X 线正位片示胸椎侧凸；B. X 线侧位片见椎体骨质疏松、骨小梁纤细、楔形变和鱼口样（双凹）畸形；
C~F. X 线片显示股骨前屈畸形和下段骨折畸形愈合状

三、成骨不全性脊柱侧凸畸形——分型

Sillence 把成骨不全分为四型。

（一）Ⅰ型

常染色体显性遗传型，最常见和症状最轻，在新生儿中发生率为 1/30000。骨骼脆性可导致骨折概率增加，但无身材矮小、骨骼弯曲畸形。患者身高一般正常或比同龄人身高的平均值低 2~3 个标准差，此型患者伴有听力过早丧失以及终生存在的蓝色巩膜。根据有无牙齿异常（灰齿症）又可进一步分为ⅠA 型（无）和ⅠB 型（有）。

（二）Ⅱ型

致命型，大多为常染色体显性遗传。由于肺部并发症，围手术期死亡多见。严重的骨骼脆性可导致身材矮小和胎儿骨折的发生，婴儿有面部小、呈三角型；小鸟嘴样鼻；持续存在的蓝色巩膜。Ⅱ型可进一步分为三个亚型：ⅡA 型（望远镜样长骨、串珠肋）、ⅡB 型（产前或分娩时死亡）和ⅡC 型（细长、结节状肋骨）。

（三）Ⅲ型

少见，多为常染色体显性遗传。2/3 以上的患儿出生时就有多发性骨折。骨骼脆性严重，患者身

材矮小明显，身高比同龄人身高的平均值低 10 个标准差。骨骼脆性具有进展性，引起长骨弯曲的逐渐加重，后凸型脊柱侧凸和胸廓畸形也进行性加重。由于肺部并发症，生存寿命一般小于 30 岁。患儿出生时可有蓝色巩膜，但成年期变为白色或灰色。

（四）Ⅳ型

常染色体显性遗传型。骨骼异常变异较大，而且患者身高可以正常，也可表现为严重矮小。一些矮小患者出生时巩膜呈蓝色，长大后变为白色，早聋见于部分Ⅳ型患者。实验室检查没有帮助，但可排除低磷血症、维生素 D 缺乏、先天凝血异常等疾病。

四、成骨不全性脊柱侧凸畸形临床难题

特殊成骨不全问题有：

1. 反复的下呼吸道感染，甚至有生命危险；

2. 脊柱侧凸进展患者的肺功能受损。有学者报道胸弯大于 60° 可导致肺功能严重受损；

3. 牙齿发育不良，伴牙齿发育不良者易形成脊柱侧凸、后凸和颅底凹陷，而伴关节囊松弛者则不易；

4. 传导性耳聋，多见于轻症成骨不全，常合并蓝巩膜和骨骼脆性，亦可合并慢性鼻窦炎。

五、成骨不全性脊柱侧凸畸形治疗

目前成骨不全患者最常用的治疗是二磷酸盐抑制骨吸收，生长激素刺激骨生长和胶原形成，成骨不全的基因治疗仍处于研究阶段。通过理疗、康复锻炼、支具等帮助患者改善功能和提高生活质量仍是主要治疗手段。无并发症的单发骨折通常保守治疗。2 岁以下患儿长骨多发骨折或畸形影响功能可行经皮髓内穿针固定，2 岁以上患儿选择可延长棒髓内固定。

六、常见脊柱畸形

（一）颅底内陷

有报道 25% 成骨不全患者伴有颅底内陷，多见于Ⅲ型。临床症状常常隐匿且轻微，但也有因颅底内陷脑干受压造成猝死的报道，临床症状与中枢神经直接受压、脑脊液流出受阻、血管受压有关。X 线、CT 和 MR 均有助于诊断，尤其 MR 能较好显示对脊髓的压迫。有脑干压迫症状或影像学表现者应考虑手术治疗，可行经上颌骨前方减压并枕颈内固定融合。

（二）脊柱侧凸

成骨不全患者脊柱侧凸发生率为 29%~100%，多见于Ⅲ型成骨不全。侧凸类型以胸腰双主弯常见，然后是胸弯和胸腰弯，通常伴有不同程度后凸畸形。多在 5 岁前出现，青春期前后均持续进展，弯曲出现越早，进展越快。脊柱侧凸进展的危险因子有成骨不全病情较重、年龄增加、不能行走、胸部畸形及长骨骨折病史。成骨不全骨骼骨量减少，椎体长期站立位负荷，可导致椎体反复微骨折，椎体鱼口样（双凹）畸形。该畸形的加重有可能损伤椎体生长板，加上相关的韧带松弛，两者均可导致矢状面或冠状面脊柱畸形。最近 Karbowski 报道 102 例成骨不全，平均年龄 24.6 岁，发现侧凸 76 例（74.5%），多数为胸弯或胸腰弯，其中右弯 36 例，左弯 40 例，56 例 Cobb's 角小于 40°，8 例 40°~60°，7 例 60°~80°，5 例大于 80°，平均跨度 6.7 个椎体（3~12 个椎体），平均旋转 2°，脊柱其它畸形有鱼嘴样椎 59 例，楔形椎 42 例，扁平椎 16 例，胸椎后凸 5 例，胸椎前凸 2 例，腰椎前凸 10 例。成骨不全性脊柱侧凸可引起疼痛，影响坐立和行走。成骨不全脊柱侧凸的支具治疗不仅没有效果，而且可能导致肋骨和胸廓畸形，肺功能受限。侧凸大于 45°，成人疼痛性侧凸，严重成骨不全侧凸大于 35°，均可考虑手术治疗。手术方法为后路内固定融合，术中脊髓功能监测。Janus 等建议先行 Halo- 牵引，术中牵引下原位内固定融合，他报道的 20 例患者，平均随访 4.8 年（2~10.5 年），Cobb's 角平均改善 32%（从平均 78.5% 减少到 53.3%），后凸平均改善 24%（从平均 56.0% 减少到 42.5%）。有学者认为成骨不全性脊柱侧凸应早期手术，因为其疏松的骨质难以提供矫正较大弯曲所需的把持力，明显骨质疏松的成骨不全患者建议用骨水泥加强钩的固定。

（邱 勇）

第五章 脊柱侧凸伴发Chiari畸形之处理

第一节 脊柱侧凸伴发Chiari畸形基本概念

一、脊柱侧凸伴发Chiari畸形概述

虽然临床上脊柱侧凸中的 70%~75% 为发病原因不明的特发性脊柱侧凸，但在最常见的手术年龄段（即 30 岁以前），非特发性的脊柱侧凸则高达 1/3，其中较为少见的病因之一为伴发 Chiari 畸形（多伴有脊髓空洞症），对于此类伴发畸形，临床极易漏诊。由于脊柱侧凸的外科矫正本身已属神经高危手术，使得对于合并 Chiari 畸形（伴脊髓空洞）的脊柱侧弯外科矫正更为困难和危险，因而临床上正确地评估脊柱侧弯和 Chiari 畸形，对于两者的分别治疗或联合治疗具有重要意义。

二、Chiari畸形（伴脊髓空洞）一般临床特征

（一）概述

Chiari 畸形是胚胎期后脑先天性发育不良，在解剖上为小脑扁桃体等结构疝入上颈椎管内。1891 年，捷克病理学家 Chiari 首先描述了这种畸形，三年后，德国病理学家 Arnold 也描述了这种畸形，所以有时也称这种畸形为 Arnold-Chiari 畸形。

（二）临床表现

【颅神经、颈神经受压】

表现为声音嘶哑、吞咽困难、颈项活动受限或疼痛。

【延髓脊髓受压】

表现为不同程度的偏瘫、四肢瘫、感觉障碍、腱反射亢进、病理反射阳性和膀胱肛门括约肌功能障碍。

【脊髓空洞】

Chiari 畸形时脊髓空洞的发生率可达48%~88%，可表现为感觉分离、痛温觉下降、肢体出汗不对称等。

三、脊柱侧凸伴发Chiari畸形临床特点

临床上一个并不引人注目的现象是 Chiari 畸形/脊髓空洞的患者可出现脊柱侧凸，且以此为首诊，而临床神经损害不明显或轻微不易发现。国内邱勇统计了 49 例 Chiari 畸形伴发脊柱侧凸的病人，发现其中 16 例无任何伴随神经损害症状，27 例只有轻微症状。最常出现的神经症状为浅感觉减退（85%），其他有肌力减退（30%）、出汗不对称（30%），甚至手指伤口长期不愈合（6%）。而最常见的神经损害体征为腹壁反射消失或不对称（91%）、浅感觉减退（91%）、肌力减退（42%）、病理反射（9%）和肢体发育不对称（9%）。以上神经损害由于不严重易被忽略，所以，以脊柱侧凸为首诊的此类患者，由于 X 线片上无脊椎的结构性改变易被误诊为特发性脊柱侧凸，以致患者在接受脊柱侧凸矫形手术所冒的神经并发症风险大大高于普通特发性脊柱侧凸。根据笔者的经验，此类脊柱侧凸虽然在 X 线片上难以与其他类型的脊柱侧凸（特别是特发性脊柱侧凸）相鉴别，但仍然有其一定的特征：

1. 发病早，男多于女；
2. 胸弯多于腰弯；
3. 左胸弯多于右胸弯；

4. 后凸型胸弯多于前凸型胸弯；

5. 脊柱侧凸的弧度变化不均匀；

6. 进展快，成年后仍可加重，且早期成为僵硬。

Chiari 氏畸形和脊髓空洞虽都不是脊柱侧凸的常见原因或伴发疾病，但对脊柱侧凸的外科矫形构成极大威胁，已经下移进入枕大孔的延髓脊髓和脊髓空洞可能在脊柱侧凸矫形时受到牵拉而导致严重的神经并发症，所以术前鉴别出这二种伴随畸形不仅可以降低脊柱侧凸矫形的神经并发症，有时还可对这二种伴随畸形做出相应处理而消除它们本身的潜在并发症。

根据笔者的经验，对有以下特征并以脊柱畸形为首诊原因的脊柱侧凸应考虑到伴有 Chiari 氏畸形或（和）脊髓空洞：

1. 先天性脊柱侧凸　特别是有严重脊椎结构改变时；

2. 临床体检发现有感觉减退和腹壁反射减弱或消失　在本组的发生率各达 91%；

3. 肢体发育不对称　在排除了肢体本身的病变后，可能提示 Chiari 氏畸形或脊髓空洞；

4. 胸椎侧弯表现为左侧弯和后凸型　特发性胸椎侧弯大多数表现为右侧弯和前凸型。

另外值得注意的是 Chiari 畸形和（或）脊髓空洞容易出现疼痛症状，应注意。

目前对 Chiari 畸形 / 脊髓空洞和脊柱侧凸的发生关系还不是很明确，有人认为可能与本体感觉异常或脊髓空洞对脊髓支配躯干肌肉特别是椎旁肌的脊髓前角造成损害而引起椎旁肌的不平衡所致。

四、脊柱侧凸伴发Chiari畸形的治疗策略

（一）概述

虽然 Chiari 氏畸形和脊髓空洞均属严重脊髓畸形，有时可以引起严重神经并发症，但当没有明显临床症状神经体征时，往往意味着对 Chiari 畸形和脊髓空洞不需处理。但这对所伴随的脊柱侧凸的矫形却构成严重威胁。理论上为减少矫形的神经并发症，应该先解除这种潜在的威胁，即先对 Chiari 氏畸形行枕大孔扩大硬膜成形术和对脊髓空洞行分流术，但这不仅增添了附加手术，而且与患者首诊意愿不一致，也带来了附加手术本身的并发症可能。为了不增加手术，同时又降低脊柱侧凸矫形的神经并发症。

我们的手术策略如下。

（二）主要措施

【对不伴有脊髓空洞的 Chiari 畸形 I 型和不伴有 Chiari 畸形的非张力型脊髓空洞者】

只要临床无明显的神经损害，可先进行 Halo-骨盆牵引，在牵引中密切观察神经功能变化，如在缓慢逐渐牵引中出现神经症状或原有的轻微神经损害加重，即可减轻或停止牵引。一般牵引二周后可以进行针对脊柱侧凸的直接手术，而不需行枕大孔区和脊髓空洞的手术。

【对 Chiari 畸形 II 型和伴有脊髓空洞的 Chiari 畸形 I 型】

不管临床是否存在神经损害均应先进行 Chiari 畸形的后路枕大孔扩大、C_1 后弓切除、硬膜成形术，对于张力性的或广泛的多房型脊髓空洞同时还行脊髓空洞 – 蛛网膜下腔分流术，因为如不处理这两种伴随畸形而直接进行脊柱侧凸矫形术，有极大的发生神经并发症可能。颈枕部手术后半年，再进行脊柱侧凸的矫形手术。Hwang 等经荟萃分析发现枕骨大孔减压术对 Chiari 畸形患者的脊柱侧凸自然转归影响最大，1/3 的患者术后脊柱侧凸显著改善；此外 Wu 等也发现，伴有脊髓空洞的 Chiari 畸形 I 型患者即使单纯行枕骨大孔减压术，术后半年脊髓空洞征也可以得到显著改善。

第二节　脊柱侧凸伴发Chiari畸形枕颈手术中的临床问题

一、枕大孔减压

　　Chiari 畸形的枕大孔部位的扩大成形主要是为了解除枕颈部的脊髓受压，因而减压必须彻底，除枕大孔充分扩大外，C_1 后弓和 C_2 椎板上部必须切除。由于枕大孔处的硬脊膜常呈条索状纤维疤痕性压迫，对硬膜的切开必须包括内外纤维层。硬膜的切开应从颈髓开始，呈纵行向上，可明显减少出血。术中蛛网膜的破裂往往难于避免，术毕前可使用枕骨骨膜、肌筋膜或人工补片植入物进行硬膜的修补覆盖（即硬膜成形），这不仅可明显减少术后脑脊液漏的发生，还可以保持硬膜下神经组织的持久减压。

二、脊髓空洞分流

　　有关 Chiari 畸形伴发脊髓空洞的发病机理，目前较流行的假设为 Chiari 畸形导致了脑脊液的流体动力学改变，即枕大孔处的压迫、硬膜粘连而阻碍了正常的脑脊液通路，对于此脊髓空洞是否一定行分流目前尚存争议。有人认为由于枕大孔扩大，硬膜成形后，脑脊液的循环得到改善，脊髓空洞可以逐渐塌陷而不需空洞分流术。也有人认为脊髓空洞－蛛网膜下腔的分流可终止空洞的发展和神经损害的发生或加重。笔者的经验支持前一种观点，单纯枕大孔减压后，不少脊髓空洞发生了塌陷，甚至少数患者的脊柱侧凸停止了发展，对此我们仍无法解释。因此，如果脊髓空洞小，呈非张力型，空洞分流术易引起脊髓损伤，另外患者的首诊目的是治疗脊柱侧凸，所以可以仅做枕大孔部的手术。而对于空洞大，特别是空洞呈张力型、多房性、空洞与脊髓比在 MR 上大

于 50%，此时可以进行空洞分流术，操作也较简单安全，脊髓空洞的塌陷更快。

三、枕颈融合

　　关于行枕大孔扩大、C_1 椎板切除后是否行枕颈部融合术，存在较大的争论。Ismat 等报告在行枕大孔扩大成形及 C_1 或 C_{1-2} 椎板切除减压后常规行枕颈融合术，而更多的报导未行枕颈融合术。Aronson 等在对 45 例儿童的 Chiari 畸形的患者行枕大孔扩大加上 C_1、C_2、C_3 椎板切除手术后长期随访中发现颈椎不稳定的发生率达 95%。我们在施行 Chiari 畸形颈枕部手术时一般对年龄小于 12 岁的儿童常规行枕颈融合，因为对于儿童患者，由于脊柱的发育尚未成熟，其后份切除后，可能引起继发性脊椎不稳。对脊柱发育已成熟的患者，其颈椎相对稳定，则不行枕颈融合术。最后还需指出的是枕颈融合术必须配合严格的术后外固定，最好的是 Halo- 石膏背心，即患者在 Halo- 架内手术，而术后实行的头颈胸石膏背心不仅制作困难，而且缺少稳定性和可调节性。一般不主张在儿童患者进行颈枕内固定术，一方面是这类患者只需局限性的上颈椎 - 枕骨融合，而目前现有的颈枕内固定往往需要延长至下颈椎，缺少有效的儿童颈枕融合内固定器械。另一方面，儿童的枕颈融合率相对较高，而内固定的并发症却较高。

四、Chiari畸形手术并发症

　　Chiari 畸形行枕大孔手术时可出现一定的并发症，除术后短时间脑脊液漏、头痛等外，还可以出现一些严重的并发症。笔者总结了 34 例 Chiari 畸形行枕大孔手术的患者，发生 2 例严重并

发症，一例为术后颅内高压，于术后一个月出现严重头痛、呕吐、意识模糊等，急诊行脑室-胸腔分流术后恢复。对该患者追问病史，术前即有轻微头痛、记忆力差等潜在颅内高压症状，术中该病例的第四脑室出口处粘连明显，虽予以松解，但估计术后又出现粘连，使脑脊液流通不畅，造成脑积水，所以对于此类患者术中应对于第四脑室出口处、中孔出口的粘连行彻底分离，恢复脑脊液的流动畅通。另一例为术后发生脑脊液瘘并发化脓性脑膜炎，经反复穿刺、引流、珠网膜下腔置管、抗菌素治疗六周后治愈。

五、脊柱侧凸手术的疗效

有关伴发 Chiari 畸形／脊髓空洞的脊柱侧凸矫形治疗效果的临床报道十分有限，并缺少与同等程度的特发性脊柱侧凸矫形效果的对照研究，这类患者由于 Cobb 角度大和僵硬、前路松解术后无法进行有效牵引、以及后路矫形术中医生惧怕高神经并发症等，后路矫形的效果可能低于同等程度的特发性脊柱侧凸。在笔者获 2 年随访的 19 例患者，平均术前 Cobb 角 90°，术后 40°，纠正率为 56%，而对于类似 Cobb 角的特发性脊柱侧凸，其纠正率为 62%。由于此类患者的脊柱侧凸常呈后凸型，因而手术对正常矢状面形态的重建和恢复则不如特发性脊柱侧凸。

总之，伴发 Chiari 畸形／脊髓空洞的脊柱侧凸的诊断、鉴别诊断和治疗有一定的特殊性。虽然 Chiari 畸形和脊髓空洞都不是脊柱侧凸的常见原因或伴发疾病，但对脊柱侧凸的外科治疗构成极大威胁，对此类患者需进行详细的术前评估，必要时进行枕大孔的准备性手术，所以脊柱侧凸在伴发 Chiari 畸形／和脊髓空洞时仍具有外科矫治性，术前正确的诊断和对这两种伴随畸形的正确处理既可提高矫正效果，降低并发症，同时也减少了它们本身的潜在并发症。

（邱　勇）

第六章　其他病因所致脊柱侧凸

第一节　脑瘫伴脊柱侧凸

一、脑瘫伴脊柱侧凸发病原因

大脑瘫痪（脑瘫）（Cerebral Palsy）是指发生在未成熟大脑的非进展性缺陷或损害引起的姿势和运动障碍，是一种"静止性的脑部病变"，可发生于产前、出生时或产后，以肌张力及控制力不正常、智力迟钝、以及癫痫发作为特征。脑瘫发病率为成活新生儿的 0.1%~0.5%。

二、脑瘫伴脊柱侧凸临床表现

（一）分型

脑瘫可按其临床表现分为以下类型：痉挛型、手足徐动型、共济失调型、低肌张力型、颤震型及混合型。痉挛型是最常见的类型，占脑瘫患者的 65%；手足徐动型其次，占 25%。

（二）发病率

脑瘫患者的脊柱畸形发病率因神经肌肉受累的程度而异，通常认为脊柱侧凸的严重程度与神经损害的程度成正比。痉挛性下肢瘫患者脊柱侧凸发生率为 5%，而四肢瘫患者可高达 65%~70%。Bleck 发现可以行走的痉挛性偏瘫患者的脊柱畸形的发病率低于 10%。Balmer 统计发现 100 例脑瘫患者中 21% 的病人有超过 10° 的脊柱侧凸，6% 超过 30°。Madigan 发现需要完全护理的痉挛性四肢瘫患者中，脊柱侧凸的发病率为 65%。脑瘫患者脊柱侧凸的进展也与特发性脊柱侧凸不同，因脑瘫患者的生长高峰期变化较大，侧凸进展的时间跨度也

较大。Thometz 和 Simon 在对 180 例成人脑性瘫痪患者观察并随访至少四年以后，发现 20 岁以上患者的侧凸仍继续发展，而且有时还急剧加重。同时还发现不能行走的痉挛性四肢瘫痪以及胸腰弯的患者发展最快。侧凸小于 50° 者，侧凸平均每年加重 0.8°；侧凸超过 50° 者，侧凸平均每年加重 1.4°。

（三）X 线特点

根据 X 线特点，Lonstein 将脑瘫性脊柱侧凸分成两个基本类型：

Ⅰ 型是类似特发性脊柱侧凸的单弯或双弯，骨盆水平，占 40%。常见于可以走动和生活在家中的仅有智力发育迟缓的患者。

Ⅱ 型是延伸至骶骨的长腰弯或胸腰弯，伴有严重的骨盆倾斜，占 58%。

Ⅱ 型又可进一步分为 Ⅱa 型和 Ⅱb 型，Ⅱa 型特征是侧凸延伸至骶骨，骶骨为侧凸的一部分；Ⅱb 型则表现为腰骶部成角，骶骨不是胸腰弯或腰弯的一部分。

Ⅱ 型侧凸也可见矢状面上的畸形，其中最复杂的畸形是由脊柱旋转引起的后凸畸形，即 Stagnara 旋转性后凸畸形。这些患者通常由于痉挛性四肢瘫而不能走动，可能患有典型的脑瘫而不是单纯的智力发育迟缓。

三、脑瘫伴脊柱侧凸治疗

（一）概述

对脑瘫性脊柱侧凸的治疗策略仍存在很大争议，特别是对有严重营养问题的、有癫痫发作的、

对头和躯干丧失了控制能力的以及智力明显迟滞的、痉挛性和全身受累的病儿的处理十分困难。脑瘫性脊柱侧凸的最佳处理方法是在侧凸严重之前早发现，早预防。Bonnett 等列出了脑瘫性脊柱侧凸治疗的七个目标：

1. 辅助性坐立，易于安置或移动患者；

2. 解除髋、背部疼痛；

3. 减少对外界帮助的需求，增加患者的独立性；

4. 消除依靠上肢支撑躯干的需要，改善上肢的功能和桌面上的活动能力；

5. 减少对辅助器械的依赖性，使其能够使用其他器具；

6. 通过改善姿势来提高饮食能力。

（二）非手术治疗

对于没有功能丧失或进展依据的畸形，只需观察或随诊。Cobb 角并不是决定因素，例如对一个 Cobb 角很大的严重痉挛性四肢瘫患者，如果没有明确证据表明存在畸形进展或坐姿恶化，也不需要处理。如果侧凸加重，或者是可以独立走动和坐立的发育期患儿的侧凸超过 25°~30°，应该给予治疗。非手术治疗的目的是辅助坐立和控制畸形。坐立后背托架是脑瘫性脊柱侧凸患者的常用非手术治疗方法。定制的坐位托架能使躯干挺直、骨盆保持水平位置、减少痉挛反射强度以及控制压力分布，有效地容纳或调整严重的脊柱畸形，使患者能被放置于端正的坐姿。Milwaukee 支具对这类患者没有价值，TLSO 支具已被证明对控制有行走能力的脑瘫患者的侧凸和后凸有效，效果与特发性脊柱侧凸相似。

（三）手术治疗

【概述】

脑瘫性脊柱侧凸的手术非常复杂，确定是否需要手术或者采用哪种手术方式都很困难。手术指征由脑瘫患者智力发育程度和功能状态决定。可以行走的和智力接近正常的患者的手术适应证与特发性脊柱侧凸患者相似，即青少年侧凸 Cobb 角 40°~50° 以上、骨骼发育成熟患者的侧凸超过 50°~60° 以上的、非手术治疗无效的进展性脊柱侧凸患者。侧凸导致功能丧失和侧凸引起疼痛也需要手术。

【术式选择】

手术方式的选择也依据脊柱侧凸的类型。Lonstein 认为：

I 型侧凸仅需后路手术融合，在融合水平选择上，对有行走能力的 I 型侧凸同特发性脊柱侧凸（图 5-4-6-1-1），对无行走能力的患者，以往倾向于融合至 L_4 或 L_5，但在青春期可发生远端加重，坐立失衡及骨盆倾斜，因而 Lonstein 建议此类患者均融合至骶骨。

II 型侧凸需要行包括骶骨在内的长节段融合，因为骶骨是侧凸的一部分，且存在骨盆倾斜。近端融合节段宜选择 T_2，因为 II 型侧凸近端累及的节段一般在中胸椎水平，头侧常有一个小的代偿弯，但在坐立平衡很差的患者没有此代偿弯，如果近端融合至中胸段，有可能发生胸椎过度后凸。II 型侧凸如果牵引位 X 线片达到骨盆水平和胸廓居中，则可仅行后路手术。

II 型侧凸如果牵引位 X 线片显示仍存在骨盆倾斜或胸廓偏移，就需要行前路松解融合加后路器械内固定矫形术，前后路联合手术能增加矫正效果，降低假关节率。另外，当某些病例虽然在牵引下可获得骨盆水平但仍有大的畸形时，也需前后路手术。总而言之，腰弯越大、骨盆倾斜越严重、侧凸越僵硬，就越有必要行前后路二期手术。

【并发症】

脑瘫性脊柱侧凸的手术并发症比特发性脊柱侧凸高得多。Lonstein 等报告并发症高达 81%。脑瘫患者感染的风险高，文献报道平均感染率为 19%。由于患者不能合作深呼吸和咳嗽练习，所以肺部并发症多见。脑瘫性脊柱侧凸术后髋关节屈曲畸形可能会加重，这是因为 Galveston 骨盆固定后骨盆屈曲和旋转的代偿功能已不存在。在脊柱侧凸手术前很难决定是否需要先行髋关节手术，但是侧凸术后评价髋关节状态要容易得多，对于不能行走的患者，若脊柱术后髋关节一侧内收对侧外展挛缩畸形加重或者疼痛性髋脱位影响坐立，以及能行走的患者术后恢复至术前的行走状态，则存在髋关节手术的指征。

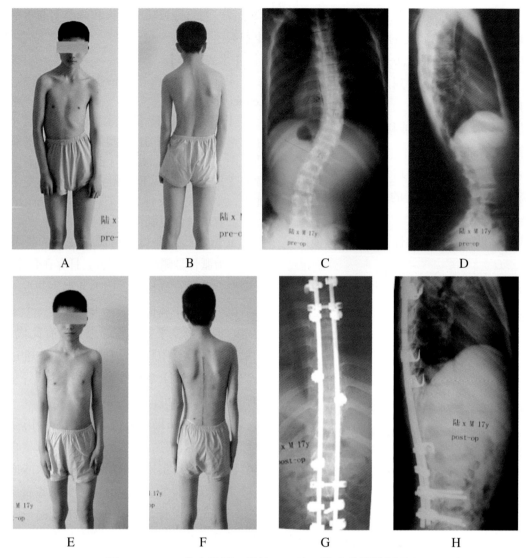

图 5-4-6-1-1　临床举例　男性，17 岁，脑瘫伴脊柱侧凸（A ~ H）

A、B. 患者能行走，但躯干倾斜；C、D. 术前 X 线片示胸椎侧凸，骨盆无倾斜；
E、F. 术后躯干平衡，双肩等高；G、H. 后路 TSRH 矫形植骨融合术，远端融合至 L_4

第二节　Friedreich共济失调伴脊柱侧凸

一、Friedreich共济失调伴脊柱侧凸病因

迄今为止，已有 57 种以上的遗传性共济失调综合征被证实。根据 Barbeau 分类，Friedreich 共济失调（Friedreich Ataxia）被定义为一种常染色体隐性遗传病，其特征是早发、进行性加重、腱反射减弱或消失、主要为脊髓小脑退变。其发病率约为 1：100000，男女发生率相近，发病年龄在 6~20 岁之间。Friedreich 共济失调的异常基因位于第 9 号染色体上，但尚未了解其确切的生物化学异常。

二、Friedreich共济失调伴脊柱侧凸临床表现与诊断

（一）诊断标准

由于共济失调综合征很多，Geoffroy 等提出了 Friedreich 共济失调的诊断标准，Harding 随后进行了修正，现为国外普遍采用。具体为：

Ⅰ型　典型 Friedreich 共济失调：

Ⅰa　完全性；

Ⅰb　不完全性；

Ⅱa　不典型 Friedreich 共济失调；

Ⅱb　非 Friedreich 共济失调；

Ⅰ型 Friedreich 共济失调患者具有原发的、固定的症状和体征，继发的体征以及尚不能作为诊断依据的附加症状和体征。

Ⅰb型除没有高弓足外其余表现与Ⅰa型相同。

Ⅱa型患者的共济失调无进展，脊柱侧凸也较轻。

Ⅱb型为遗传异质性，特别是缺少语言障碍、脊髓后柱征以及肌无力等表现。

（二）原发性症状

该病原发症状包括发病年龄 <25 岁、不断加重的共济失调步态、膝踝反射消失、Barbinski 征阳性、语言障碍、上肢运动神经传导速度减慢伴有小或不存在的感觉动作电位，100%患者具有这些原发症状。继发症状包括高弓足、脊柱侧凸、下肢无力、上肢反射消失、下肢关节远端位置觉及振动觉丧失和心电图异常，90%以上患者具有以上继发症状。附加症状有视乳头萎缩、眼球震颤、不全性耳聋、远端无力。几乎所有的受累病儿 20岁以前需依赖轮椅，通常于 30~40 岁时死于进行性的心肌病、肺炎及误吸。本体觉和振动感觉减弱、肌无力、高弓足、消瘦和糖尿病。

（三）百分之百伴脊柱侧凸

Friedreich 共济失调患者几乎 100%发生脊柱侧凸，与其它神经肌肉性脊柱侧凸不同，本型侧凸的发展与全身的肌力降低没有明显的相关性，其脊柱侧凸的发病机制可能是平衡和姿势反射的

紊乱，而不是肌力降低。因而确切讲其应属于肌源性侧凸，而不是神经源性。Friedreich 共济失调性侧凸类型常不属于典型的神经肌肉性脊柱侧凸类型，而与特发性脊柱侧凸相似，左右弯的发生率相同，胸腰双弯最多见，其次为单胸弯和单腰弯，"C"形弯发生率仅为 14%~25%。Labelle 等随访 56 例患者，发现典型的伴骨盆倾斜的神经肌肉性胸腰弯仅占 8 例。Friedreich 共济失调患者的脊柱侧凸可能是呈进行性发展，但并非不可避免。

（四）侧凸的发展

Labelle 将结构性侧凸的进展分为三种情况：

1. 1/3 患者　侧凸明显进展，Cobb 角 >60°；

2. 1/3 患者　侧凸非进展，骨骼发育成熟时 Cobb 角 <40°；

3. 另 1/3 患者　由于无完整随访，无法确定有无进展。

Labelle 等认为发病年龄较小和青春期前出现脊柱侧凸是畸形进展的主要因素，20 岁左右出现的脊柱侧凸进展的可能性较小。

（五）约半数患者伴脊柱后凸

Friedreich 共济失调患者常伴发后凸畸形，临床报道 40%~66%患者发生胸椎过度后凸，多发生在疾病的后期。其实许多胸椎后凸为假性后凸，继发于椎体旋转，真正的后凸确实存在，但仅位于侧凸累及节段近端的上胸椎区和双弯的胸腰段交界区。

三、Friedreich共济失调伴脊柱侧凸治疗

Friedreich 共济失调伴发脊柱侧凸的非手术治疗一般都不成功，因为支具不能控制畸形的发展，此外患者出现脊柱侧凸时已经有严重的运动失调和步态失稳，支具的约束就可能进一步损害患者的行走能力。手术是治疗 Friedreich 共济失调脊柱侧凸唯一有效的方法，手术适应证与特发性脊柱侧凸相似。Labelle 建议对小于 40°的侧凸进行观察，大于 60°的侧凸手术治疗，40°~60°的侧凸可以观察或手术治疗，这主要决定于患者的发病时、发现脊柱侧凸时的年龄以及侧凸的进

展性。进展性侧凸宜早期手术治疗，因为这类患者的心肌病可能发展很快，如果观察时间过久可能发展至即使能手术但已经很危险的程度。对这些患者进行任何手术前，必须进行心脏病学的评价。后路手术融合远端一般不应延伸至骶骨，除非为"C"形弯伴骨盆倾斜。近端融合至 T₄ 以上，以防融合近端后凸加重。前后路联合手术仅限于 Cobb 角大于 60° 伴坐立失衡的僵硬侧凸。Friedreich 共济失调患者术后通常不能佩戴石膏或支具行走，因而采用目前术后不需要外固定的第三代新型三维内固定器械是最理想的（图 5-4-6-2-1）。

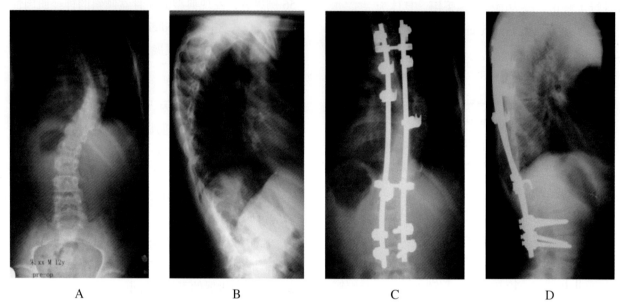

| A | B | C | D |

图 5-4-6-2-1　临床举例　男性，12 岁，Friedrich 共济失调性脊柱侧凸（A~D）
A、B.术前 X 线片示后凸型胸椎侧凸，Cobb 角 66°；C、D.后路 TSRH 矫形植骨融合术后 9 个月，矫形满意，躯干平衡维持良好

第三节　脊髓空洞症伴脊柱侧凸

一、脊髓空洞症伴脊柱侧凸病因

脊髓空洞（Syringomyelia）是脊髓内的一个充满液体的囊腔。脊髓空洞多继发于 Chiari 畸形，与脑脊液循环障碍有关，也可呈"特发性"单独存在。Hubert 等报告脊髓空洞症患者中脊柱侧凸发生率为 63%。Williams 发现在 148 例脊髓空洞症病人中 73% 存在脊柱侧凸。脊髓空洞与脊柱侧凸这种紧密的联系是否提示它们有着共同的发病机制，如脊柱脊髓的非平衡性生长，目前还不能肯定。但可以肯定的是脊髓空洞不是由脊柱侧凸造成的，脊柱侧凸是前者的一种特殊临床表现。目前对脊髓空洞是如何导致脊柱侧凸的发病机制研究较少，可能的机理包括脊髓内反射异常、本体感觉传导通路损害、姿态平衡功能障碍，或脊髓空洞对支配躯干肌特别是椎旁肌的脊髓前角及椎体束造成损害而引起椎旁肌的不平衡。

二、脊髓空洞症伴脊柱侧凸临床表现

虽然脊髓空洞常见的临床表现是神经损害的各种症状，但患者常以"脊柱侧凸"为首诊原因，此时的神经损害可能很轻而被忽略，易误诊为特发性脊柱侧凸。脊髓空洞虽不是脊柱侧凸的常见原因或伴发疾病，但由于脊柱侧凸的矫治为高神经并发症手术，因此术前鉴别此类非特发性脊柱侧凸就显得尤为重要。伴发的脊髓空洞对脊柱侧凸的外科矫治构成极大威胁，在脊柱侧凸矫形时脊髓受到牵拉可能导致严重神经并发症。可以提示脊髓空洞症的体格检查包括伴随于脊柱侧凸的神经功能缺陷和疼痛，手内在肌肉萎缩，弓形足畸形，或尤为明显的浅腹壁反射消失。邱勇认为对有以下特征并以脊柱畸形为首诊原因的脊柱侧凸应考虑伴有脊髓空洞：

1. 先天性脊柱侧凸　特别是有严重脊椎结构改变时；

2. 体检　发现有感觉减退和腹壁反射减弱或消失；

3. 肢体发育不对称　在排除了肢体本身的病变后，可能提示有脊髓空洞；

4. 胸椎侧凸　表现为左侧凸和后凸型。

另外值得注意的是脊髓空洞容易出现的疼痛症状，在以脊柱侧凸为首诊的患者中可能缺如。

邱勇还发现有一些与特发性脊柱侧凸不一致的临床特征，如：

1. 发病早；

2. 男多于女，AIS 患者通常女多于男（3:1），而本病发病女少于男（2:3）；

3. 脊柱侧凸的弧度变化不均匀或部位形态不规则，以致用 King 分类法难以分型；

4. 胸弯多见；

5. 进展快且早期成为僵硬。

当然，作出鉴别诊断的最有效手段是 MR。Arai 等发现即使临床诊断为"特发性脊柱侧凸"者，其 MR 显示脊髓空洞的发生率达 4%，且在男孩的发生率更高，可达 18%。

三、脊髓空洞症伴脊柱侧凸治疗

虽然脊髓空洞属严重的脊髓病变，有时可引起严重的神经并发症，但当没有明显临床症状和神经体征时，可暂不做外科处理。Haroun 等的调查显示，大多数神经外科医师不主张对无症状的脊髓空洞患者进行预防性治疗，而倾向于采取严密的随访观察。但脊髓空洞的存在对脊柱侧凸的矫形构成了严重威胁。Hubert 报告了一例患者椎板切除后行脊柱融合时因脊髓内大囊腔破裂而致死。Nordwall 报告一例脊髓空洞症患者行哈氏棒内固定后晚期发生四肢瘫。由于可能发生这些并发症，对患脊髓空洞症的脊柱侧凸患者行手术治疗时应小心谨慎，理论上为减少神经并发症，应先对脊髓空洞行分流术。Bradford 建议对这种疾病的初步治疗为空洞引流，然后观察，考虑是否行脊柱稳定手术。Philip 等发现空洞引流可以延迟但不能防止未发育成熟患者侧凸的发展。邱勇认为对张力型脊髓空洞则行空洞 – 蛛网膜下腔分流术，术后半年再行脊柱侧凸矫形术；对非张力型脊髓空洞伴发的脊柱侧凸已达到手术矫形适应证者，脊髓空洞暂不作处理，先行后路脊柱侧凸矫形术。若同时伴发无明显神经损害的 Chiari Ⅰ度畸形，先行逐进性 Halo- 牵引，并密切观察神经功能变化，二周后再行后路脊柱侧凸矫形术。对已引起明显症状如肌力减退、肢体发育不对称的 Chiari Ⅰ度畸形或无神经症状的 Chiari Ⅱ度畸形，先行 Chiari 畸形的枕大孔扩大、C₁ 后弓切除、硬膜成形，术后半年再行脊柱侧凸的矫形术（图 5-4-6-3-1）。

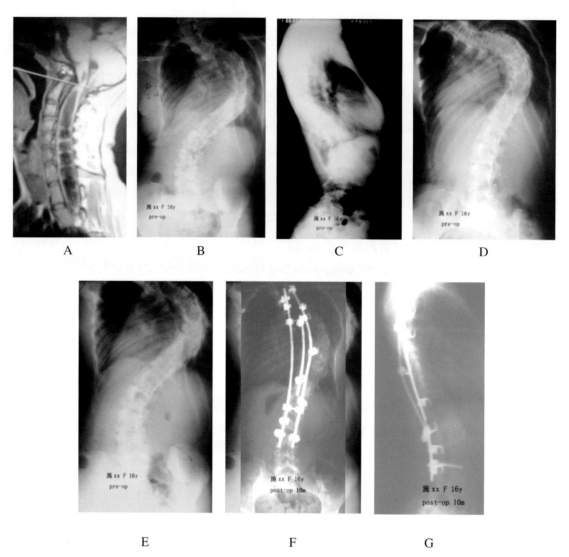

图 5-4-6-3-1　临床举例　女性，16 岁，脊髓空洞和 Chiari 畸形伴发脊柱侧凸，先行 Chiari 畸形枕大孔扩大、
C₁ 后弓切除、硬膜成形及空洞引流术，术后半年再行脊柱侧凸前路松解及后路 TSRH 矫形术（A～G）
A. MR 显示 Chiari 畸形和张力性脊髓空洞；B、C. 术前 X 片示胸椎侧凸，Cobb 角 126°；D、E. 左右侧屈位片示胸弯僵硬；
F、G. 后路 TSRH 矫形植骨融合术后 10 个月，矫形满意，植骨已融合

第四节　脊肌萎缩症伴脊柱侧凸

一、脊肌萎缩症伴脊柱侧凸病因

脊肌萎缩症（Spinal Muscular Atropy）是一种脊髓前角细胞遗传性变性疾病。在 15000 个新生儿中有一人发病，40~80 人中有一人为携带者。一般通过常染色体隐性基因遗传，但也有其他遗传方式。最近的遗传学研究已表明基因缺失发生在第 5 号染色体上。在 98% 的脊肌萎缩症患者中已证实在存活

运动神经元基因上有第 7 或第 8 外显子的缺失。随着分子生物学的进展，已经获得了检测该基因及其潜在外显子的缺失的试剂。

二、脊肌萎缩症伴脊柱侧凸分型

由于本病的临床变异很大，Shapiro 建议将其分为三型：这三种类型的归因于同一基因的不同突变，但发病年龄以及临床表现不同。

（一）Ⅰ型

为婴儿急性脊肌萎缩症（Werdnig-Hoffmann 病），该病发生在出生后 ~6 个月内，有严重的肌无力，呈进行性发展，很快出现晚期呼吸衰竭，通常在出生后 1~2 年内死亡；

（二）Ⅱ型

为婴儿慢性脊肌萎缩症，发生在出生后 6~12 个月内，多数病儿能达到就坐平衡，可长期保持静止；

（三）Ⅲ型

（Kugelberg-Welander 病）通常发生在 2~15 岁之间，逐渐出现肌无力，但进展更缓慢。

三、脊肌萎缩症伴脊柱侧凸临床表现

脊肌萎缩症的临床特征包括：中轴肌及肢体近端肌无力，尽管大多数是对称的，但在 40% 患者仍有某种程度的不对称，下肢肌无力重于上肢。肌纤维自发性收缩，最常见于舌肌，手指震颤。腱反射阴性，Babinski 征阴性。智力正常，心脏也没有受累。死亡通常由肺功能衰竭所致。患者的血磷酸肌酸激酶或果糖二磷酸醛缩酶正常或轻度升高。肌电图显示肌肉去神经支配，表现为自发性肌肉纤颤电位，神经传导速度正常。肌肉组织活检显示Ⅰ型和Ⅱ型两种萎缩肌纤维以及存活的纤维增生成丛状。

脊柱侧凸、关节挛缩和髋关节脱位是最常见和最严重的骨科病变，本病几乎都引起脊柱侧凸。脊柱畸形的发病年龄通常不迟于 6 岁，且大多数侧凸是进展性的，其进展速度与运动功能的发育程度有关。与其他神经肌肉性脊柱侧凸一样，为单一的长

"C"形弯曲，至少累及 6 个椎体，通常为 8~10 个椎体，随着脊柱侧凸的进展，更多椎体累及，骨盆发生倾斜，伴有的后凸畸形多见于上胸段或下腰段，一般不严重。脊柱侧凸常是度过幼年期后存活患者最严重的问题。进行性发展的脊柱侧凸发展到影响躯干平衡和步行能力，将使能行走的患者必须依赖轮椅，甚至坐轮椅时必须用手支撑才能保持平衡，从而导致功能性四肢瘫痪。随着弯曲的不断加重，肋骨碰撞骨盆引起疼痛，胸廓畸形持续发展使患者肺功能进一步遭到损害。

四、脊肌萎缩症伴脊柱侧凸治疗

（一）支具治疗

Riddick 等认为支具可以延缓侧凸的发展，使患者坐立时间更长。然而，支具治疗也使患者脊柱的柔韧性降低而引起功能受损，导致患者失去柔韧性。我们认为对于 < 9 岁的患儿，Cobb 角 $20°~40°$，应考虑支具治疗；如果侧凸进展至 $> 50°$，无论年龄如何，均不考虑支具治疗，建议手术；< 9 岁的患儿，Cobb 角 $> 40°$，若脊柱柔软，可试行支具治疗，但应密切观察，一旦畸形进展 $> 10°$，考虑手术。通常采用的支具为全接触式 TLSO 支具，仅在坐位时使用，以尽量减少侧凸的发展和为极度虚弱的患儿提供一个稳定的坐位支撑。尽管支具治疗未必能使患者避免手术，但可以将手术时间推迟。佩戴支具可以引起严重的胸廓畸形，进展的胸廓畸形是佩戴支具的禁忌症。

（二）手术治疗

脊柱侧凸的手术治疗是后路矫形内固定和植骨融合术。手术指征的选择应考虑以下几个方面：

1. 慢性型脊肌萎缩症，神经功能损害进展缓慢；

2. 脊柱畸形已发生且进展；

3. 严重畸形导致坐立困难、功能丧失和肺功能减退；

4. 肺功能不断恶化可能会导致死亡。

由于很多患者需要融合至骶骨，采用 Galveston

技术固定至骨盆可以提供最理想的内固定（图 5-4-6-4-1）。如果椎体骨质疏松严重，术后可以使用外制动。脊柱侧凸为伴有骨盆倾斜的严重僵硬弯腰时，在后路内固定融合术之前，需要先行前路脊柱松解。不过，要考虑到这些患者前路手术的潜在并发症，因为前路手术几乎不可避免地"切断"膈肌止点，而膈肌又是脊肌萎缩症患者的主要呼吸肌。

脊肌萎缩症患者经常发生肺部并发症，Aprin 等报告 22 例患者中有 10 例术后肺不张或肺炎，因此术后维持气管插管及辅助呼吸的时间要长于正常人，Brown 报道术后 30％患者需要气管切开，并且应尽可能早期活动。脊柱内固定融合后可能造成一定程度的功能丧失，如术前行走困难者，可能在术后不能行走。为了获得一个稳定的脊柱和水平的骨盆，以及防止畸形进展进一步导致肺功能损害，患者及家属可能需要付出这样的代价。

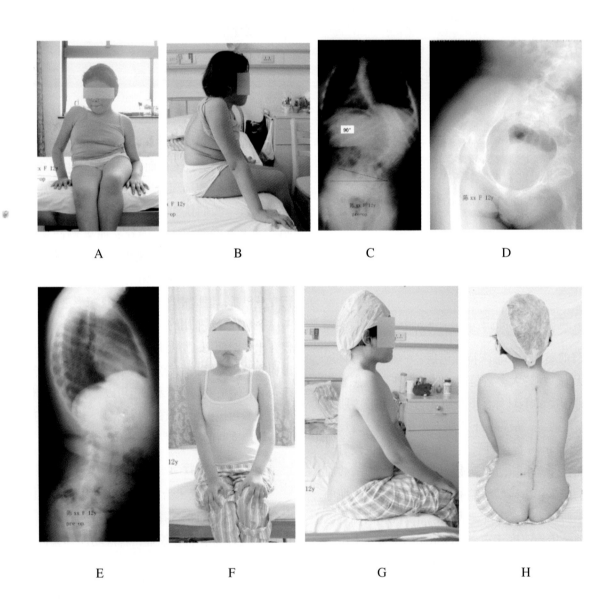

A   B   C   D

E   F   G   H

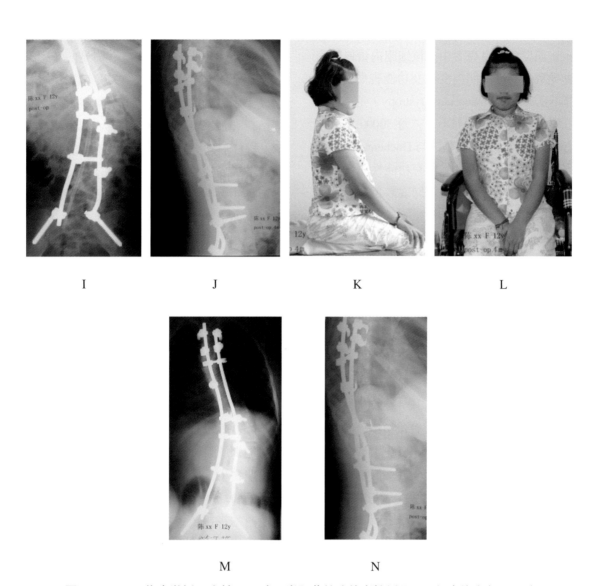

I　　　　　　J　　　　　　K　　　　　　L

M　　　　　　　　　　N

图 5-4-6-4-1　临床举例　女性，12 岁，脊肌萎缩症伴脊柱侧凸，无行走能力（A～N）

A、B. 术前照片见躯干塌陷明显，坐立时需用双手支撑；C. X 线正位片示脊柱长"C"形弯；

D. 骨盆倾斜合并左侧髋关节脱位；E. 术前侧位片示胸椎后凸，腰骶椎代偿性过度前凸；

F～J. 行 Galveston 骨盆固定，后路凹侧自体腓骨条支撑融合；术后外形改善满意，双肩和骨盆水平，能自行坐立无需双手支撑；

K～N. 术后 4 个月躯干无塌陷，双肩维持水平，X 片示纠正无丢失，植骨已部分融合

第五节　Duchenne和Becker肌营养不良伴脊柱侧凸

一、肌营养不良伴脊柱侧凸病因

Duchenne 肌 营 养 不 良（Duchenne Muscular Dystropy）为 X 染色体隐性遗传疾病，见于男性与患有 Turner 综合征的女性，携带者为女性。70% 患者有家族遗传病史，而约 30% 患者为自发的基因突变。基因学研究已经明确 Duchenne 肌营养不良源于 X 染色体上 XP21 位点缺如，该区域编码

400 千道尔顿的肌营养不良蛋白（Dystrophin）。在 Duchenne 肌营养不良患者中，该细胞内蛋白的完全缺失导致进行性的肌肉变性及功能丧失。Beck 肌营养不良（Becker Muscular Dystropy）是一种轻度的、缓慢进展的肌营养不良，每 30000 成活男婴中有一人发病。其致病基因与 Duchenne 肌营养不良完全一致，但前者细胞内有功能性肌营养不良蛋白存在，而且分子结构不同或数量减少或二者兼有。Beck 肌营养不良的严重程度依赖于肌肉中有功能的肌营养不良蛋白的数量。

二、肌营养不良伴脊柱侧凸临床表现

Duchenne 肌营养不良的几个特征表现：男孩的肌无力不断恶化，表现为进行性加重的笨拙动作，具有假性肌肥大特征的腓肠肌和咀嚼肌，肌酸酐磷酸激酶常为正常值的 50~100 倍。肌电图提示肌病特征，肌肉的活体组织检查显示大小不同的肌肉纤维、肌纤维断裂、退变、再生及纤维组织增生。

约 95% 的 Duchenne 肌营养不良患者发生脊柱侧凸。虽然在一些能够行走的患者中发现有非常早期的脊柱侧凸，但脊柱畸形往往发生于患者依赖于轮椅以后。脊柱侧凸一旦出现，通常持续加重，佩戴支具或坐轮椅也不能控制。一般在患者依赖轮椅后 5 年之内，侧凸可进展达 100°。其侧凸主要是伴有骨盆倾斜的长胸腰弯，其原因是肌肉功能缺失而不是肌肉活动不对称或挛缩。患者常伴发肺功能减退，可引起反复肺部感染，由于心肺衰竭或肺部感染，Duchenne 肌营养不良患者常在 20 岁以前死亡。

Beck 肌营养不良患者往往在 7 岁以后出现症状，寿命可达到 45 岁以上。在肌无力的临床表现明显以前，血清解破肌酸激酶水平最高，可达正常的 10~20 倍。病变极少累及心脏。脊柱侧凸很少发生于 Beck 肌营养不良的患者，而且常在患者骨骼发育成熟才发展。

三、肌营养不良伴脊柱侧凸治疗

支具曾被寄希望能防止脊柱畸形的发展，并改善病人的生活质量，但 Smith 的治疗结果表明支具对脊柱的畸形度最终没有明显的作用，而且可能还会造成行走困难。1970 年以后，才有人建议手术治疗 Duchenne 肌营养不良患者的脊柱侧凸，普遍采用的手术方式为后路内固定融合术。脊柱后路内固定融合术并不能改变患者最大肺活量下降的速度，大多数患者最大肺活量的下降速度仍与术前一样。不过，Galesko 发现在脊柱畸形明显进展前手术，可以提高患者生存率。Lonstein 提出的 Duchenne 肌营养不良患者脊柱融合的手术指征是侧凸超过 30°，最大肺活量达到正常人的 30% 以上，估计至少可以生存 2 年以上。Mubarak 则认为侧凸超过 40° 及最大肺活量达到正常人的 35% 以上，考虑手术。如果最大肺活量降至正常的 30% 以下，鉴于潜在的术后肺部并发症问题，一般不主张手术治疗。但是 Takaso 等则认为，用力肺活量 (Forced Vital Capacity, FVC)<30% 的 Duchenne 肌营养不良患者术前经肺功能训练后，仍然可行后路矫形内固定术，术后远期 FVC 与术前无显著性差异。在决定手术时，患者的肺功能可能比侧凸的程度更重要。由于脊柱侧凸不可避免地逐渐加重，许多作者建议，对全天使用轮椅的患者在畸形出现时，即使侧凸不足 20°，也可行脊柱融合。

内固定的远端是否要到 L_5 或骶骨和骨盆。仍是一个没有得到最后肯定的问题。一般认为如果侧凸度数较小或骨盆倾斜不固定，内固定融合远端可终止于 L_5，如果固定的骨盆倾斜超过 10°，则应采用 Galveston 技术融合至骶骨矫正骨盆倾斜的疗效更确切，融合近端应延伸至 T_2 或 T_3 水平（图 5-4-6-5-1）。Takaso 等也认为如果侧凸度数 <85° 并且骨盆倾斜 <15°，融合远端终止于 L_5 是安全有效的。为保持坐位平衡和压力分布，手术时还要特别注意维持脊柱的矢状面形态，尤其是腰椎的前凸。术后无须用支具保护，一般在术后 5~7d 内就要协助患者活动。尽早拔管，以防依赖呼吸机。

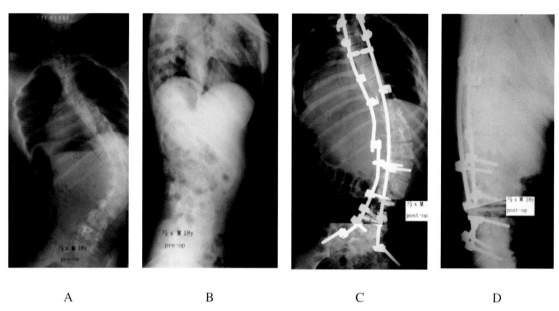

A　　　　　　　　B　　　　　　　　C　　　　　　　　D

图 5-4-6-5-1 临床举例　男性，18 岁，Duchenne 肌营养不良伴脊柱侧凸（A ~ D）
A、B. 术前 X 线片示脊柱长 "C" 形弯伴骨盆倾斜；C、D. Galveston 骨盆固定（T₂ ~ 髂骨）术后

第六节　脊髓灰质炎伴脊柱侧凸

一、脊髓灰质炎伴脊柱侧凸病因

　　急性脊髓灰质炎（Poliomyelitis）是由脊髓灰质炎病毒引起的一种感染性疾病，首先感染肠道，然后侵犯中枢神经系统，导致脑干和脊髓前角的运动神经元破坏和暂时失去功能。脊髓灰质炎患者中脊柱侧凸的发生率尚不明确。Colonna 统计发现 600 例脊髓灰质炎患者中 150 例发生脊柱侧凸。Kuo 最近报告对 118 例脊髓灰质炎患者长期随访，最常见的脊柱畸形是脊柱侧凸，发生率为 67.8%。

二、脊髓灰质炎伴脊柱侧凸分型

　　脊柱侧凸的类型及严重度取决于躯干肌群受累的范围及残存的肌力。Roaf 将脊柱侧凸分为四型：

　　1. "C" 型胸腰弯　常发生在瘫痪较轻的患者；

　　2. "塌陷性" 侧凸或胸腰双弯　椎体有中度旋转，见于躯干肌广泛无力的患者；

　　3. 原发腰弯　由骨盆倾斜和躯干肌不平衡造成，可有代偿性小胸弯；

　　4. 原发胸弯　见于肩胛肌无力的患者，原发弯远近端可见代偿弯。

三、脊髓灰质炎伴脊柱侧凸临床表现

　　Mayer 发现胸腰双弯最常见，长 "C" 形胸腰弯少见。由于脊柱严重旋转，矢状面腰椎后凸和胸椎前凸多见，伴有剃刀背畸形。

　　骨盆倾斜和下肢不等长也是脊髓灰质炎常见的后遗症，Pavon 和 Manning 发现近一半的骨盆倾斜病人同时有下肢不等长，这两种病理改变又可加重已经存在的脊柱侧凸。

四、脊髓灰质炎伴脊柱侧凸治疗

骨盆倾斜直接影响脊柱侧凸的治疗效果。Irwin 认为髋关节外展挛缩是骨盆倾斜以及继发脊柱侧凸的主要因素，骨盆倾斜严重时又可造成髋关节脱位。外展挛缩肌松解、骨盆截骨及肌肉转位有助于稳定髋关节。在纠正脊柱侧凸前，有时需要先解决髋关节的问题。髋关节屈曲挛缩可能被腰椎前凸和骨盆旋前而夸大，因此，如果髋关节屈曲挛缩还不至于到影响脊柱手术体位摆放的地步，那么首先纠正脊柱畸形，否则应先行髋关节屈曲挛缩松解。

Bunch 曾报道支具对控制年幼患儿脊柱侧凸进展有效，但其病例数较少，随访时间仅二年。

目前公认支具对脊髓灰质炎患者脊柱侧凸的治疗价值有限。Chen 认为侧凸 Cobb 角 >40° 或脊柱塌陷就应考虑手术治疗。单纯后路融合术适用于胸弯或长 "C" 形弯伴有轻度骨盆倾斜，胸腰弯或腰弯 <60° 的患者。如果侧凸 >60°，无论柔软或僵硬、骨盆倾斜严重与否，建议前后路分期手术，但融合至骶骨需慎重（图 5-4-6-6-1）。若患者依赖髂骨翼辅助走路，则融合腰骶部可能妨碍行走，因而如果骨盆倾斜不严重，腰骶部融合应避免。

Halo- 牵引在脊髓灰质炎后遗脊柱侧凸的治疗中应用非常普遍，既可用于严重脊柱侧凸或侧后凸术前牵引，也常用于前后路分期手术患者前路松解术后。Clark 发现在牵引一周后达到最大效果，对于缓解紧张的肌肉和韧带，两周时间已足够。

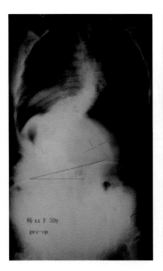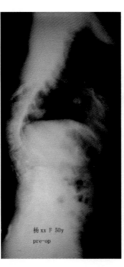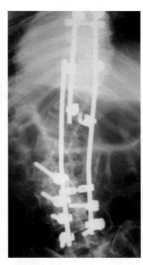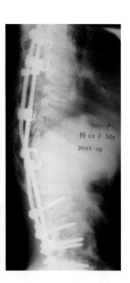

A   B   C   D

图 5-4-6-6-1　临床举例　女性，50 岁，脊髓灰质炎后脊柱侧凸施术前后（A ～ D）

A. 术前正位 X 线片示腰椎侧凸，躯干塌陷，骨盆倾斜；B. 术前侧位片示腰椎后凸；
C、D. 一期前路松解，二期后路 TSRH 矫形植骨融合术后正侧位 X 线片显示腰椎后凸大部矫正

第七节　进行性神经性腓骨肌萎缩伴脊柱侧凸

一、进行性神经性腓骨肌萎缩伴脊柱侧凸病因

进行性神经性腓骨肌萎缩（Charcot-Marie-

Tooth Disease）是一种中枢和外周神经系统遗传性退行性疾病，引起肌萎缩与本体觉丧失。本病通常为常染色体显性遗传，但亦可为 X 染色体隐性遗传或常染色体隐性遗传。大部分常染色体显性遗传患者

的肌萎缩稳定进展，少数情况下疾病完全静止或间歇性发病。隐性遗传的患者多早期发病，进展较迅速。

二、进行性神经性腓骨肌萎缩伴脊柱侧凸临床表现

最初的主诉通常是足部肌无力与步态不稳。凡有爪状趾、高弓、细腿、平衡差与步态不稳的患者应怀疑有进行性神经性腓骨肌萎缩，肌电图显示反应间期的振幅增加和神经传导速度减慢，则为确诊的典型依据。分子生物学的进展提高了确诊进行性神经性腓骨肌萎缩及鉴别各遗传类型的能力。已经发现 Connectin32 基因的突变与最常见的 X 链病（CMTXl）相关联。已发现 I A 型进行性神经性腓骨肌萎缩（CMT I A）或有压迫性麻痹倾向的遗传（HNPP）与外周神经髓鞘蛋白 X 基因（PMP22）的复制和缺失有关。70% 的 CMT I A 患者中发现有这种相关性。

患有进行性神经性腓骨肌萎缩的患者，近 10% 发生脊柱侧凸，但弯曲进展性不具有神经肌肉性侧凸的特点，很少累及骶骨，骨盆倾斜的发生率也不因侧凸进展的加重而增加，常伴发后凸畸形。

三、进行性神经性腓骨肌萎缩伴脊柱侧凸治疗

Hensinger 和 Daher 等都强调，对于进行性神经性腓骨肌萎缩伴脊柱侧凸的患者，都可以采用和治疗特发性脊柱侧凸一样的方法进行治疗，包括支具和手术。

第八节　家族性自主神经机能异常症伴脊柱侧凸

一、家族性自主神经机能异常症伴脊柱侧凸病因

家族性自主神经机能异常症（Riley – Day Syndrome）是一种常染色体隐性遗传病，主要见于东欧血统的犹太儿童，1949 年首先被描述。其病理生理特点为：颈交感神经节的节前神经元，脊髓侧束内的感觉神经元以及交感神经节的副交感神经元的数量进行性减少。另外，正肾上腺素的合成减少 60%。其确切的病理机制及异常基因位点目前尚不清楚。

二、家族性自主神经机能异常症伴脊柱侧凸临床表现

包括泪液分泌减少，导致少泪或无泪，角膜因而干燥、常因此失明；植物神经系统功能障碍导致外周血管张力不稳定，会出现间歇性高血压和严重体位性低血压；胃肠道活动也发生紊乱，包括会厌反射消失，吞咽障碍和频繁呕吐现象；感觉障碍也是本病的特有体征之一。婴儿常常死于肺部疾病。

Yoslow 等发现在 65 例患者中 39 例有脊柱侧凸，并且指出脊柱侧凸是这种疾病的主要骨科问题。脊柱侧凸可以是进展型的，而且 Cobb 角很大，脊柱后凸也是常见的矢状面畸形，由于侧后凸造成的心肺失代偿可能与早死有关。

三、家族性自主神经机能异常症伴脊柱侧凸治疗

支具治疗可能有效，但佩戴 Milwaukee 支具也可能造成皮肤压迫性溃疡。如果考虑手术治疗脊柱侧凸，疾病本身的症状如血管舒缩和体温不稳定可能导致并发症，甚至引起致命的术中或术后并发症。由于骨质疏松，脊柱畸形只能有很小

的改善，矫正的丢失也常见。Albanese 等报告了 7 例手术病例，术中并发症包括一过性高血压、骨质软化造成的椎板骨折及一例前路手术时肺不张。

尽管家族性自主神经功能障碍患者手术风险大和手术并发症多，谨慎手术可以取得成功并能提高患者的生活质量。

第九节　先天性多关节挛缩症伴脊柱侧凸

一、先天性多关节挛缩症伴脊柱侧凸病因

先天性多关节挛缩症（Arthrogryposis）是一种出生时就有的持续性、非进展性关节挛缩。被累及的肌肉或肌群萎缩或缺如，被累及的肢体表现为圆柱形、梭形或锥形，且皮肤皱褶和皮下组织减少。关节囊及关节周围组织挛缩。关节脱位很常见，尤其是髋关节和膝关节。感觉和智力正常。分为三个亚型：肌病亚型的肌肉变化与进行性肌营养不良相似；神经病性亚型的特点是脊髓颈、胸、腰骶段的前角细胞减少或缺失，有固定的肢体伸直或屈曲畸形，但没有明显的遗传成分。第三亚型是单纯的关节纤维化和挛缩。

二、先天性多关节挛缩症伴脊柱侧凸临床表现

Winter 提出的先天性多关节挛缩症的诊断标准已被广泛接受，即：

1. 出生时就有多关节屈曲或伸直畸形；

2. 病变关节主动和被动运动明显受限，仅残留小范围的自由活动；

3. 病变关节呈圆柱或梭形改变；

4. 感觉正常；

5. 腱反射减弱或消失；

6. 无逐渐加重的肌萎缩；

7. 受累关节处皮肤皱褶减少；

8. 屈曲挛缩常伴有跨过关节的皮肤蹼状改变。

先天性多发性关节挛缩症患者的脊柱侧凸发生率为 20% ~33%，通常伴有肌无力或骨盆倾斜。脊柱侧凸常在出生时或以后的几年里被发现。如果几岁后没有脊柱侧凸，常常就不会出现这种畸形。大多数侧凸都是进展性的，幼年时就变得很僵硬。

三、先天性多关节挛缩症伴脊柱侧凸治疗

支具治疗很少能成功，而且只能用于侧凸 <40° 且柔韧的患者。如果畸形严重且呈进行性发展，伴骨盆倾斜，无论年龄如何均建议早期手术。先天性多发性关节挛缩症脊柱侧凸的手术适应证和手术方法与其他神经肌肉性脊柱侧凸相同（图 5-4-6-9-1）。对伴有骨盆倾斜的脊柱侧凸，试图通过软组织松解、髋关节截骨及髋关节手术复位来纠正骨盆倾斜均不会成功。僵硬的弯曲，需行一期前路松解，随后二期再行后路内固定加植骨融合。

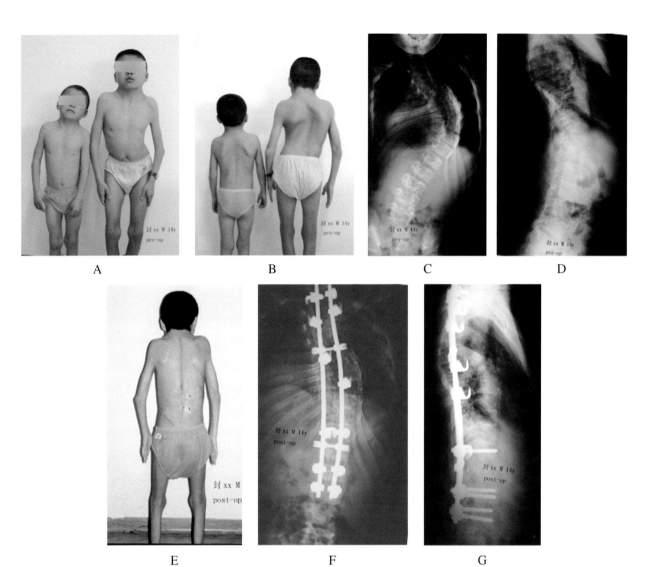

图 5-4-6-9-1　临床举例　男性，14 岁，先天性多关节挛缩症（家族性）脊柱侧凸施术前后（A ~ G）

　A、B. 患者术前与其弟的照片，显示患者躯干倾斜，右肩高，剃刀背畸形，双肘屈曲畸形；

　C、D. 术前 X 线片示脊柱长"C"形弯，伴严重胸椎前凸；E. 术后外形改善满意，躯干居中；

　F、G. 后路 TSRH 矫形、植骨融合术后，正侧位 X 线显示冠状面畸形纠正满意，胸前凸明显改善

（邱　勇）

参 考 文 献

1. Apaydin M, Varer M, Bayram KB. Partial posterior split cervical spinal cord with Klippel–Feil syndrome. JBR–BTR. 2010 Jan–Feb;93(1):30.

2. Arlet V, Reddi V. Adolescent idiopathic scoliosis: Lenke type I–VI case studies. Neurosurg Clin N Am 2007;18:e1–24.

3. Asghar J, Samdani AF, Pahys JM, et al. Computed tomography evaluation of rotation correction in adolescent idiopathic scoliosis: a comparison of an all pedicle screw construct versus a hook–rod system. Spine (Phila Pa 1976) 2009;34:804–7.

4. Ball JM, Cagle P, Johnson BE. Spinal extension exercises prevent natural progression of kyphosis., Osteoporos Int. 2009 Mar;20(3):481–9.

5. Benglis D, Levi AD.Neurologic findings of craniovertebral junction disease. Neurosurgery. 2010 Mar;66(3 Suppl):13–21.

6. Bull J, Grogan S. Children having spinal surgery to correct scoliosis: a qualitative study of parents' experiences. J Health Psychol. 2010 Mar;15(2):299–309.

7. Charosky S, Guigui P, Blamoutier A, et al. Complications and risk factors of primary adult scoliosis surgery: a multicenter study of 306 patients. Spine (Phila Pa 1976) 2012;37:693–700.

8. Cheh G, Lenke LG, Lehman RA, Jr., et al. The reliability of preoperative supine radiographs to predict the amount of curve flexibility in adolescent idiopathic scoliosis. Spine (Phila Pa 1976) 2007;32:2668–72.

9. Cheung KM, Cheng EY, Chan SC, et al. Outcome assessment of bracing in adolescent idiopathic scoliosis by the use of the SRS–22 questionnaire. Int Orthop 2007;31:507–11.

10. Chu WC, Man GC, Lam WW, et al. Morphological and functional electrophysiological evidence of relative spinal cord tethering in adolescent idiopathic scoliosis. Spine (Phila Pa 1976) 2008;33:673–80.

11. Clin J, Aubin CE, Sangole A, et al. Correlation between immediate in–brace correction and biomechanical effectiveness of brace treatment in adolescent idiopathic scoliosis. Spine (Phila Pa 1976) 2010;35:1706–13.

12. Cloyd JM, Acosta FL Jr, Cloyd C, Ames CP. Effects of age on perioperative complications of extensive multilevel thoracolumbar spinal fusion surgery. J Neurosurg Spine. 2010 Apr;12(4):402–8.

13. Colombo LF, Motta F. Consensus conference on Chiari: a malformation or an anomaly? Scoliosis and others orthopaedic deformities related to Chiari 1 malformation. Neurol Sci 2011;32 Suppl 3:S341–3.

14. Danielsson AJ, Hasserius R, Ohlin A, et al. A prospective study of brace treatment versus observation alone in adolescent idiopathic scoliosis: a follow–up mean of 16 years after maturity. Spine (Phila Pa 1976) 2007;32:2198–207.

15. Diab M, Landman Z, Lubicky J, et al. Use and outcome of MRI in the surgical treatment of adolescent idiopathic scoliosis. Spine (Phila Pa 1976) 2011;36:667–71.

16. Dicianno BE, Wilson R. Hospitalizations of adults with spina bifida and congenital spinal cord anomalies. Arch Phys Med Rehabil. 2010 Apr;91(4):529–35.

17. Ding LX, Qiu GX, Wang YP, Zhang JG. Simultaneous anterior and posterior hemivertebra resection in the treatment of congenital kyphoscoliosis. Chin Med Sci J. 2005 Dec;20(4):252–6.

18. Donaldson S, Stephens D, Howard A, et al. Surgical decision making in adolescent idiopathic scoliosis. Spine (Phila Pa 1976) 2007;32:1526–32.

19. Elgafy H, Bransford R, Semaan H, et al. Clinical and radiographic evaluation of sagittal imbalance: a new radiographic assessment. Am J Orthop ,2011, 40(3):E30–34.

20. Fu G, Kawakami N, Goto M, Tsuji T, Ohara T, Imagama S. Comparison of vertebral rotation corrected by different techniques and anchors in surgical treatment of adolescent thoracic idiopathic scoliosis.J Spinal Disord Tech. 2009 May;22(3):182–9.

21. Geibprasert S, Pongpech S, Jiarakongmun P, Krings T. Cervical spine dural arteriovenous fistula presenting with congestive myelopathy of the conus.J Neurosurg Spine. 2009 Oct;11(4):427–31.

22. Girardo M, Bettini N, Dema E, et al. The role of melatonin in the pathogenesis of adolescent idiopathic scoliosis (AIS). Eur Spine J 2011;20 Suppl 1:S68–74.

23. Gjolaj JP, Sponseller PD, Shah SA, et al. Spinal Deformity Correction in Marfan Syndrome versus Adolescent Idiopathic Scoliosis: Learning from the Differences. Spine (Phila Pa 1976), 2012.

24. Hankinson TC, Klimo P, Jr., Feldstein NA, et al. Chiari malformations, syringohydromyelia and scoliosis. Neurosurg Clin N Am 2007;18:549–68.

25. Hasler CC, Mehrkens A, Hefti F. Efficacy and safety of VEPTR instrumentation for progressive spine deformities in young children without rib fusions.Eur Spine J. 2010 Mar;19(3):400–8.

26. Hattori T, Sakaura H, Iwasaki M, et al. In vivo three–dimensional segmental analysis of adolescent idiopathic scoliosis. Eur Spine J 2011;20:1745–50.

27. Hericord O, Bosschaert P, Menten R, Dembour G. Misleading appearance of atlantoaxial diastasis in Down syndrome: os odontoideum.JBR–BTR. 2009 Sep–Oct;92(5):261.

28. Howard A, Donaldson S, Hedden D, et al. Improvement in quality of life following surgery for adolescent idiopathic scoliosis. Spine (Phila Pa 1976) 2007;32:2715–8.

29. Hwang SW, Samdani AF, Jea A, et al. Outcomes of Chiari I–associated scoliosis after intervention: a meta–analysis of the pediatric literature. Childs Nerv Syst, 2012.

30. Iwai C, Taneichi H, Inami S, et al. Clinical Outcomes of Combined Anterior and Posterior Spinal Fusion for Dystrophic Thoracolumbar Spinal Deformities of Neurofibromatosis–1 – Fate of Non–vascularized Anterior Fibular Strut Grafts. Spine (Phila Pa 1976) 2012.

31. Kepler CK, Meredith DS, Green DW, et al. Long–term outcomes after posterior spine fusion for adolescent idiopathic scoliosis. Curr Opin Pediatr 2012;24:68–75.

32. Kolban M, Darczuk J, Chmielnicki M. Diagnosis of syringomyelia and Chiari malformations in patients with scoliosis. Ortop Traumatol Rehabil 2005;7:36–41.

33. Krieger MD, Falkinstein Y, Bowen IE, et al. Scoliosis and Chiari malformation Type I in children. J Neurosurg Pediatr 2011;7:25–9.

34. Kusakabe T, Mehta JS, Gaines RW. Short segment bone–on–bone

instrumentation for adolescent idiopathic scoliosis: a mean follow-up of six years. Spine (Phila Pa 1976) 2011;36:1123–30.

35. Lamarre ME, Parent S, Labelle H, et al. Assessment of spinal flexibility in adolescent idiopathic scoliosis: suspension versus side-bending radiography. Spine (Phila Pa 1976) 2009;34:591–7.

36. Lenke LG. The Lenke classification system of operative adolescent idiopathic scoliosis. Neurosurg Clin N Am 2007;18:199–206.

37. Li C, Fu Q, Zhou Y, et al. Surgical treatment of severe congenital scoliosis with unilateral unsegmented bar by concave costovertebral joint release and both-ends wedge osteotomy via posterior approach. Eur Spine J ,2012,21:498–505.

38. Liu JM and Shen JX. Advances in nonfusion techniques for the treatment of scoliosis in children. Orthop Surg, 2010, 2(4): 254–259.

39. Luk KD, Don AS, Chong CS, et al. Selection of fusion levels in adolescent idiopathic scoliosis using fulcrum bending prediction: a prospective study. Spine (Phila Pa 1976) 2008;33:2192–8.

40. Marin SA, Skinner CR, Da Silva VF. Posterior fossa arachnoid cyst associated with Chiari I and syringomyelia. Can J Neurol Sci. 2010 Mar;37(2):273–5.

41. Maurice B, Jean-Marie G, Jean-Michel T. Taking the shoulders and pelvis into account in the preoperative classification of idiopathic scoliosis in adolescents and young adults (a constructive critique of King's and Lenke's systems of classification). Eur Spine J, 2011, 20(10):1780–1787

42. Min K, Haefeli M, Mueller D, et al. Anterior short correction in thoracic adolescent idiopathic scoliosis with mini-open thoracotomy approach: prospective clinical, radiological and pulmonary function results. Eur Spine J 2012.

43. Min K, Waelchli B, Hahn F. Primary thoracoplasty and pedicle screw instrumentation in thoracic idiopathic scoliosis. Eur Spine J 2005;14:777–82.

44. Morocz M, Czibula A, Grozer ZB, et al. Association study of BMP4, IL6, Leptin, MMP3, and MTNR1B gene promoter polymorphisms and adolescent idiopathic scoliosis. Spine (Phila Pa 1976) 2011;36:E123–30.

45. Mulpuri K, Perdios A, Reilly CW. Evidence-based medicine analysis of all pedicle screw constructs in adolescent idiopathic scoliosis. Spine (Phila Pa 1976) 2007;32:S109–14.

46. Nault ML, Parent S, Phan P.A. Modified Risser grading system predicts the curve acceleration phase of female adolescent idiopathic scoliosis, J Bone Joint Surg Am. 2010 May;92(5):1073–81.

47. Nejat F, Habibi Z, Khashab ME. True myelomeningocele with exposed placode: unusual presentation of cervical myelomeningocele.J Neurosurg Pediatr. 2010 May;5(5):454.

48. Parent EC, Dang R, Hill D. Score distribution of the scoliosis research society-22 questionnaire in subgroups of patients of all ages with idiopathic scoliosis. Spine (Phila Pa 1976). 2010 Mar 1;35(5):568–77.

49. Peelle MW, Luhmann SJ. Management of adolescent idiopathic scoliosis. Neurosurg Clin N Am 2007;18:575–83.

50. Potter BK, Rosner MK, Lehman RA, Jr., et al. Reliability of end, neutral, and stable vertebrae identification in adolescent idiopathic scoliosis. Spine (Phila Pa 1976) 2005;30:1658–63.

51. Qiu XS, Tang NL, Yeung HY, et al. Melatonin receptor 1B (MTNR1B) gene polymorphism is associated with the occurrence of adolescent idiopathic scoliosis. Spine (Phila Pa 1976) ,2007;32:1748–53.

52. Qiu XS, Zhang JJ, Yang SW, et al. Anatomical study of the pelvis in patients with adolescent idiopathic scoliosis. J Anat 2012;220:173–8.

53. Qiu Y, Qiu XS, Ma WW, et al. How well do radiological measurements correlate with cosmetic indices in adolescent idiopathic scoliosis with Lenke 5, 6 curve types? Spine,2010, 35(18):E882–888.

54. Quan GM, Gibson MJ. Correction of main thoracic adolescent idiopathic scoliosis using pedicle screw instrumentation: does higher implant density improve correction? Spine (Phila Pa 1976) 2010;35:562–7.

55. Rahman M, Perkins LA, Pincus DW. Aggressive surgical management of patients with Chiari II malformation and brainstem dysfunction. Pediatr Neurosurg. 2009;45(5):337–44.

56. Rigo M. Patient evaluation in idiopathic scoliosis: Radiographic assessment, trunk deformity and back asymmetry. Physiother Theory Pract, 2011, 27(1):7–25.

57. Rose PS, Lenke LG. Classification of operative adolescent idiopathic scoliosis: treatment guidelines. Orthop Clin North Am 2007;38:521–9.

58. Ruf M, Jensen R, Letko L, Harms J. Hemivertebra resection and osteotomies in congenital spine deformity. Spine (Phila Pa 1976). 2009 Aug 1;34(17):1791–9.

59. Rufener SL, Ibrahim M, Raybaud CA, Parmar HA. Congenital spine and spinal cord malformations--self-assessment module. AJR Am J Roentgenol. 2010 Mar;194(3 Suppl):S38–40.

60. Rufener SL, Ibrahim M, Raybaud CA, Parmar HA. Congenital spine and spinal cord malformations--pictorial review.AJR Am J Roentgenol. 2010 Mar;194(3 Suppl):S26–37.

61. Rusy LM, Hainsworth KR, Nelson TJ. Gabapentin use in pediatric spinal fusion patients: a randomized, double-blind, controlled trial.Anesth Analg. 2010 May 1;110(5):1393–8.

62. Samartzis D, Shen FH, Herman J, Mardjetko SM. Atlantoaxial rotatory fixation in the setting of associated congenital malformations: a modified classification system.Spine (Phila Pa 1976). 2010 Feb 15;35(4):E119–27.

63. Sanchez-Barcelo EJ, Mediavilla MD, Tan DX, et al. Scientific basis for the potential use of melatonin in bone diseases: osteoporosis and adolescent idiopathic scoliosis. J Osteoporos 2010;2010:830231.

64. Schwab F, Ungar B, Blondel B, et al. Scoliosis Research Society-Schwab adult spinal deformity classification: a validation study. Spine (Phila Pa 1976) 2012;37:1077–82.

65. Schwab FJ, Lafage V, Farcy JP, Bridwell KH, Glassman S, Shainline MR. Predicting outcome and complications in the surgical treatment of adult scoliosis. Spine (Phila Pa 1976). 2008 Sep 15;33(20):2243–7.

66. Senaran H, Shah SA, Gabos PG, et al. Difficult thoracic pedicle screw placement in adolescent idiopathic scoliosis. J Spinal Disord Tech 2008;21:187–91.

67. Shah A, Goel A. Clival dysgenesis associated with Chiari Type 1 malformation and syringomyelia. J Clin Neurosci. 2010 Mar;17(3):400–1.

68. Shaughnessy WJ. Advances in scoliosis brace treatment for adolescent idiopathic scoliosis. Orthop Clin North Am 2007;38:469–75.

69. Smith PL, Donaldson S, Hedden D, et al. Parents' and patients' perceptions of postoperative appearance in adolescent idiopathic scoliosis. Spine (Phila Pa 1976) 2006;31:2367–74.

70. Song D, Garton HJ, Fahim DK, Maher CO. Spinal cord vascular malformations in children. Neurosurg Clin N Am. 2010 Jul;21(3):503–10.

71. Sponseller PD, Jain A, Lenke LG, et al. Vertebral Column Resection in

Children With Neuromuscular Spine Deformity. Spine (Phila Pa 1976), 2012, 37(11): E655–E661.

72. Sponseller PD, Thompson GH, Akbarnia BA, et al. Growing rods for infantile scoliosis in Marfan syndrome. Spine (Phila Pa 1976), 2009, 34(16): 1711–1715.

73. Stevenson KL, Wetzel M, Pollack IF, Delayed intracranial migration of cervical sublaminar and interspinous wires and subsequent cerebellar abscess: Case report. J Neuro surg, 2002,92(Suppl 1):113–117

74. Suk SI, Kim JH, Kim SS, et al. Pedicle screw instrumentation in adolescent idiopathic scoliosis (AIS). Eur Spine J 2012;21:13–22.

75. Takahashi J, Ebara S, Hashidate H, et al. Computer–assisted hemivertebral resection for congenital spinal deformity. J Orthop Sci, 2011,16:503–509.

76. Takaso M, Nakazawa T, Imura T, et al. Surgical management of severe scoliosis with high–risk pulmonary dysfunction in Duchenne muscular dystrophy. Int Orthop 2010;34:401–6.

77. Takaso M, Nakazawa T, Imura T, et al. Two–year results for scoliosis secondary to Duchenne muscular dystrophy fused to lumbar 5 with segmental pedicle screw instrumentation. J Orthop Sci, 2010, 15(2): 171–177.

78. Takeda N, Kobayashi T, Atsuta Y. Changes in the sagittal spinal alignment of the elderly without vertebral fractures: a minimum 10–year longitudinal study.J Orthop Sci. 2009 Nov;14(6):748–53.

79. Upasani VV, Tis J, Bastrom T, et al. Analysis of sagittal alignment in thoracic and thoracolumbar curves in adolescent idiopathic scoliosis: how do these two curve types differ? Spine (Phila Pa 1976) 2007;32:1355–9.

80. Wajchenberg M, Lazar M, Cavacana N, et al. Genetic aspects of adolescent idiopathic scoliosis in a family with multiple affected members: a research article. Scoliosis 2010;5:7.

81. Wang W, Zhu Z, Zhu F, et al. Different Curve Pattern and Other Radiographic Characteristics in Male and Female Patients with Adolescent Idiopathic Scoliosis. Spine (Phila Pa 1976) 2012.

82. Wei–Jun W, Xu S, Zhi–Wei W, et al. Abnormal anthropometric measurements and growth pattern in male adolescent idiopathic scoliosis. Eur Spine J 2012;21:77–83.

83. Weinstein SL, Dolan LA, Cheng JC, et al. Adolescent idiopathic scoliosis. Lancet 2008;371:1527–37.

84. Wu T, Zhu Z, Jiang J, et al. Syrinx resolution after posterior fossa decompression in patients with scoliosis secondary to Chiari malformation type I. Eur Spine J, 2012, 21(6): 1143–1150.

85. Xie J, Wang Y, Zhao Z, et al. One–stage and posterior approach for correction of moderate to severe scoliosis in adolescents associated with Chiari I malformation: is a prior suboccipital decompression always necessary? Eur Spine J 2011;20:1106–13.

86. Yamin S, Li L, Xing W, et al. Staged surgical treatment for severe and rigid scoliosis. J Orthop Surg Res 2008;3:26.

87. Yu B, Zhang JG, Qiu GX. Apical pedicle subtraction osteotomy in the treatment of severe rigid kyphoscoliosis:a preliminary report. Zhonghua Yi Xue Za Zhi. 2009 Sep 22;89(35):2495–9.

88. Zhang JG, Wang W, Qiu GX, et al. The role of preoperative pulmonary function tests in the surgical treatment of scoliosis. Spine (Phila Pa 1976) 2005;30:218–21.

89. Zhu F, Qiu Y, Yeung HY, et al. Histomorphometric study of the spinal growth plates in idiopathic scoliosis and congenital scoliosis. Pediatr Int ,2006,48:591–598.

90. 陈德玉 . 颈椎伤病诊治新技术，北京 : 科学技术文献出版社，2003

91. 邓幼文，邱勇 . 脊柱侧凸畸形脊椎旋转的影像学测量及临床意义 . 中国脊柱脊髓杂志 . 2001,4 : 236–238.

92. 贾连顺 徐印坎 袁文 倪斌 陈德玉 李家顺 赵定麟 儿童上颈椎畸形及不稳的手术治疗远期疗效评价 中国矫形外科杂志 2002 年 10 卷 z1 期

93. 贾连顺 徐印坎 赵定麟 枕颈部畸形减压和植骨融合术远期疗效评价 (10 年以上随访) 脊柱外科杂志 2003 年 1 卷 1 期

94. 卢旭华 陈德玉 袁文 徐建伟 郭永飞 何志敏 赵定麟 . 经椎弓根椎体截骨技术在腰椎后凸畸形矫正中的应用 中国矫形外科杂志 2005 年 13 卷 19 期

95. 吕国华、王冰、马泽民、等 . 胸腔镜与开胸脊柱前路手术的比较研究 . 中华骨科杂志，2004, 24 : 104–107.

96. 邱贵兴、徐宏光、王以朋、等 . 青少年特发性脊柱侧凸术后失代偿原因分析及处理 . 中华骨科杂志，2003, 23(7): 414–417.

97. 邱勇、邱旭升、马薇薇 等 . 青少年特发性双胸弯患者肩部影像学平衡与美学平衡的相关性研究 . 中华骨科杂志 . 2009,8 : 299–304.

98. 邱勇、王斌、吴亮、等 . 胸腔镜下特发性胸椎侧凸的前方松解手术 . 中国脊柱脊髓杂志，2004, 14 : 207–210.

99. 邱勇、王以朋 .《脊柱脊髓畸形 : 影像学与临床》. 北京 : 人民军医出版社，2009.10.

100. 邱勇、朱丽华、宋知非 等 . 脊柱侧凸的临床病因学分类研究 . 中华骨科杂志 . 2000,20(5):265–268.

101. 邱勇、朱泽章、朱峰 等 . 青少年特发性脊柱侧凸 King、Lenke、和 PUMC(协和) 分型的可信度和可重复性比较及意义 . 中华骨科杂志 . 中华骨科杂志 . 2007.27(10):748–752.

102. 陶春生、倪 斌 . 枕颈结合部手术并发症及防治 . 中国脊柱脊髓杂志，2005, 15 : 49–51

103. 王斌、曹兴兵、邱勇 等 . 马方和类马方综合征合并脊柱侧凸患者肺功能障碍的模式及影响因素 . 中华外科杂志 .2010,48(5):686–689.

104. 王建、倪 斌 . 经口手术入路治疗颅颈交界区病变 . 中国脊柱脊髓杂志，2005, 15 : 52–54

105. 杨操、Geoffrey Askin、杨述华 . 胸腔镜下前路矫形治疗青少年特发性脊柱侧凸 . 中华骨科杂志，2004, 24:70–73.

106. 赵定麟、赵杰 . 实用创伤骨科学及进展 . 上海科学技术文献出版社，2000

107. 赵定麟 . 骨科新理论与新技术，上海 : 上海科学技术教育出版社，1999

108. 赵定麟 . 临床骨科学 ––– 诊断分析与治疗要领，北京 : 人民军医出版社出版 . 2003 年

109. 赵定麟 . 四肢脊柱创伤，吉林 : 吉林科技出版社，1999

110. 赵定麟 . 现代创伤外科学 . 北京 : 科学出版社 . 1999

111. 赵定麟 . 现代骨科学，北京 : 科学出版社 ,2004

112. 赵定麟 . 现代脊柱外科学，上海 : 上海世界图书出版社公司 ,2006

113. 朱锋、邱勇、王斌、等 . 低龄儿童脊柱侧凸矫正术中椎弓根螺钉置入的精确性和安全性评估 . 中国脊柱脊髓杂志，2011 ; 21 (9) 714–718

第七章 退行性脊柱侧凸

第一节 退行性脊柱侧凸概述、发病机制及病因学

一、退行性脊柱侧凸概述

退行性腰椎侧凸是指成年以后新出现的侧凸；是由于腰椎因年老退变而出现侧凸，与成年侧凸有区别，又称为老年性腰椎侧凸，其病理基础常是椎间盘和关节突关节退行性病变，通常侧弯 Cobb 角不超过 40°，病变主要导致侧凸节段腰椎椎管形态改变、椎管容量减少，引起椎管狭窄症状。由于这类畸形的病因仍不明了，只是知道患者新出现侧凸，在以前 X 线片上未发现，因此很难确定特定人群中的患病率。Vanderpool 等首先详细研究了这方面的问题，对照组平均年龄为 61.4 岁，侧凸患病率为 6%，多数侧凸是轻度（7°~16°）。侧凸患者的成人亲属中也有相似的发现，在平均 71 岁的患者中，骨质疏松的患者约 36% 出现侧凸。另外，研究者发现 36 个患者中有 14 位在年轻时有轻度侧凸，角度为 7°~53°；脊柱中所有节段发病的概率相等。文献报道，退行性脊柱侧凸男女的患病率相似。本病的转归不同，Grubb 报道，无论这类侧凸发生在哪个部位，每年均会进展 1°~6°，平均每年要加重 3.3°，侧凸能达到约 60°。

二、退行性脊柱侧凸发病机制

退行性脊柱侧凸发展的基本病理生理机制是椎间盘、小关节以及椎旁肌肉群不同程度的退变，同时由于退变的是不对称的，所以引起的脊椎节段受力的不平衡，使整个脊椎三维结构发生畸形；并在此基础上形成恶性循环，最终导致侧凸并加重，引起神经的卡压，躯干的失平衡，椎管的狭窄，造成一系列的临床症状。

正常情况下，椎间盘和后方的两个小关节构成的一个复合体，主要负责脊柱的负重和运动功能，在压缩负载的条件下，一半的负载由间盘承受，主要是载重，另一半有关节突承载，主要负责前移和后移；就某一运动节段而言，椎间盘和两个关节突关节在水平面方向构成一个稳定三角，在纵轴方向则构成一个对称的三棱柱状立体结构，整体上构成一个稳定的三关节复合体，三者相互制约以保持脊柱的稳定性。在正常的生理压缩负荷下，脊椎正常位置关系的维持有赖于完整的椎间盘、关节突关节、椎旁肌肉的收缩力量所形成的正常脊椎力线。

三、退行性脊柱侧凸病因学

退行性脊柱侧凸的发生最初的发病原因，尤其是始动因素有以下几类病因。

（一）腰椎间盘的不对称退变

腰椎间盘的损伤可以导致腰椎间盘高度的降低，椎间高度的降低往往是不对称的，高度降低严重的一侧，相应的小关节也会导致负荷的不对称，形成不对称的退变，小关节的不对称退变可以反过来影响间盘的加速退变，最终导致不对称

退变的加重，造成一侧的脊柱不稳定，一侧的小关节滑脱，形成侧凸。

（二）小关节的不对称退变

在正常的脊柱活动中，小关节，尤其是腰椎小关节控制着脊柱的屈伸，旋转等运动，并制约着椎体的前移、侧方运动，在维持椎体稳定性上有重要作用，但同时又是最容易损伤的结构，由于腰椎活动的多方向性，造成的小关节极易损伤，尤其是不对称性损伤，可能是一侧的关节损伤，另一侧正常，或是一侧损伤严重而一侧损伤较轻，损伤后脊柱的稳定性就会大大降低，尤其是侧方的滑脱和旋转脱位，造成前方的椎间盘负荷加重，负荷不平衡，导致侧凸并加重。

（三）其他因素

【骨质疏松】

随着年龄的增加，骨质的丢失，导致骨质疏松，在轻微外力条件下就可导致骨折，即骨质疏松性

骨折，骨折最常见的是导致脊柱的后凸，同时如果骨折在矢状面上不对称，可以导致脊柱的侧凸，加之老龄骨质疏松患者椎旁肌肌力的下降，会进一步地导致侧凸及后凸的加重，此类患者往往矢状位的畸形和失衡往往会十分严重，通常会超出冠状位的失衡。

【退行性肌无力】

人体衰老后，会导致退行性肌无力，肌肉力量的下降，会造成脊柱受力失衡和脊柱后凸畸形，反复的扭转负荷，使脊柱后方结构旋转畸形，进而造成退行性旋转侧凸；退行性肌无力，椎旁肌肌力下降，导致对椎体应力的下降，也会导致椎体骨质疏松的加剧（骨质疏松往往是由于体内激素的紊乱或是下降导致的），无力的肌肉失去了对脊柱稳定性的控制，并加剧了骨质疏松的进程，最终加剧脊柱畸形，主要是后凸和侧凸的产生。

（徐荣明　孙韶华）

第二节　退行性脊柱侧凸分型、治疗与手术并发症

一、退行性脊柱侧凸分型

（一）Schwab 分型

退行性脊柱侧凸分型较多，现介绍较为常用的 Schwab 分型，该分型主要以冠状位的畸形作为分型基础，同时结合 3 种矢状位参数对分型进行细化。

T 型：主弯为胸弯，主弯角度大于 30°，顶椎位于 T_9 以上，包括 T_9。

L 型：主弯为腰弯或胸腰弯，主弯角度大于 30°，顶椎位于 T_{10} 以下，包括 T_{10}。

D 型：双主弯，胸弯和腰弯，或胸腰弯和腰弯，每个主弯的角度都大于 30°。

N 型：所有侧凸角度都小于 30°，没有主要的冠状面畸形。

（二）三种矢状面修正

1. PI-LL（PI Minus ll）

0：< 10°；＋：10° ~ 20°；＋＋：> 20°

2、整体排列（Global Alignment）

0:SVA < 4cm；＋：SVA 4 ~ 9.5cm；

＋＋：SVA > 9.5cm

3. 骨盆倾斜度（Pelvic Tilt）

0:PT < 20° ＋:PT 20° ~ 30° ＋＋：PT > 30°

如一个完整分型：

L 型，PI-LL ＋、PT ＋、SVA ＋

二、退行性脊柱侧凸治疗原则

（一）概述

退行性脊柱侧凸症状较为复杂，患者对治疗的要求有所不同，同时，退行性脊柱侧凸的治疗主要是解决临床症状，而非如特发性脊柱侧凸手术，外观矫形是最主要的治疗目的，所以退行性脊柱侧凸的治疗要根据个体化，进行分级的治疗原则。退行性脊柱侧凸的患者有四个等级的治疗方案：保守治疗、单纯腰椎椎管减压术、腰椎后路椎管减压植骨融合内固定术、腰椎后路减压植骨融合内固定 + 前路植骨融合术。

（二）非手术治疗

首先试行非手术治疗，特别是对于有严重心肺功能不全而不能耐受手术者。患者正位片的侧凸角度较小，侧位片上腰椎生理性前凸基本正常，椎体半脱位程度轻，且不超过二个节段，椎管狭窄程度轻，患者没有明确的间歇性跛行症状和下肢根性症状，只有尚可忍受的腰背部疼痛症状者，保守治疗可缓解或消除症状。其方法包括：非甾体类消炎药治疗、体育锻炼、有氧运动、休息、佩戴支具等。支具和紧身衣可以提供暂时的缓解，佩戴支具对缓解疼痛和维持行走平衡具有一定的作用，但没有研究表明长期佩戴有效，还应避免只佩戴支具而不进行体育锻炼，否则有进一步消弱脊柱功能的趋势。特别在女性，骨质疏松是绝经后女性退行性脊柱侧凸的重要原因之一，应鼓励治疗现有的骨质疏松症和防止进一步的骨量丢失。

（三）手术治疗

退行性侧凸的手术方法与特发性脊柱侧凸不同，其手术目的是椎管减压，松解受压的神经根，终止侧凸的进展，稳定腰椎，重建腰椎的平衡，获得牢固融合，缓解腰腿痛，改善脊柱功能，而畸形矫正和改善外观处于次要地位。患者往往只需要单纯的椎管减压，对既需要减压又需要融合的患者仍存在争议。作者认为，单纯椎管减压而

不行融合术，只适用于单一神经根减压且保留小关节突的患者；如果需要广泛的椎管减压或小关节不能融合时，术中应行融合术以保护腰椎前凸。

在决定融合节段时，应重点考虑的方面包括退变的程度和下腰椎节段累及的范围；同时综合考虑椎体节段旋转半脱位、椎间隙狭窄和楔形变情况也很重要。作者的经验是将所有的疼痛区域都行融合很重要。疼痛区域的确定，最好是术前做椎间盘造影或关节阻滞实验检查。

【单纯后路腰椎管减压术】

有严重的腰椎椎管狭窄，但冠状面和矢状面畸形程度不严重，椎体旋转半脱位很轻，适合做单纯椎管减压术。这类患者可能存在几个椎间隙倾斜，椎体前缘有较大的骨赘，因此伸屈或侧屈 X 线平片只能见到轻微的移动。

【腰椎椎管后路减压植骨融合内固定术】

对于腰椎冠状面中度畸形，矢状面畸形相对较轻，但椎管狭窄程度严重，椎体旋转半脱位的侧移距离不超过 5mm 者，在行椎管减压的同时，应给予内固定（图 5-4-7-2-1）。

Simmons 等报道后路减压椎弓根螺钉内固定治疗与脊柱侧凸有关的椎管狭窄，结果显示 93% 的患者疼痛得到改善；术前平均畸形角度为 37°，术后为 19°。Marchesi 和 Aebi 也报告了应用椎弓根螺钉内固定治疗成人退行性侧凸的患者疼痛缓解率为 70%。

【腰椎椎管减压、前后路植骨融合、后路内固定手术】

本手术适用于冠状面矢状面均有严重的畸形、同时伴明显的腰椎前凸减少甚至显著后凸、严重椎管狭窄和半脱位超过 5mm 的患者。这种患者最显著的特点是冠状面和矢状面均不平衡，畸形僵硬且不易矫正。

【前路手术】

对某些患者可先行前路手术，切除数个甚至全部的腰椎间盘，然后将修整的植骨块植入已经切空并撑开的椎间隙内，从而达到减轻旋转半脱位，恢复腰椎前凸，增加椎间孔的横截面积。这里需要特别强调的一点是，退行性腰椎侧凸不能

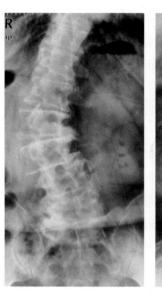 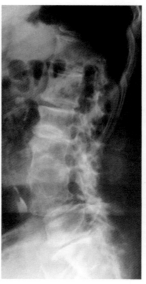 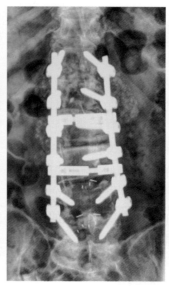 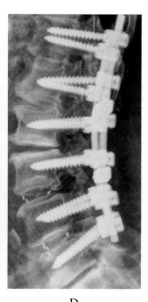

A	B	C	D

图 5-4-7-2-1　临床举例　女性，69 岁，主诉"间歇性跛行一年，加重二个月"；术前检查示腰椎退行性侧凸伴腰椎椎管狭窄，行后路矫形减压植骨融合内固定术后症状缓解（A~D）

A、B.术前正位、侧位 X 线片；C、D.术后正位、侧位 X 线片

单纯通过截骨缩短脊柱后柱使脊柱前凸，因缩短脊柱后柱将使多节段椎间孔横截面积进一步减少，加重已经存在的椎间孔狭窄程度。

行前路手术的指证和目的是使严重丧失脊柱前凸的患者恢复前凸、矫正明显的冠状面和（或）矢状面的不平衡状态、治疗椎间孔狭窄、增加缺乏脊柱后柱骨性结构患者的脊柱融合率。由于退行性脊柱侧凸的患者年龄较大且常缺乏良好的结缔组织，手术的并发症远远高于成年人特发性脊柱侧凸。笔者主张前路手术入路采用经腹膜外旁正中入路。该入路可以充分暴露 L₂ 到骶骨。

如果需显露 L₂ 以上的椎体，那么应采用肾切口入路或胸腹联合入路。一般而言，腹膜外旁正中入路适合于侧凸角度小于 40° 者；侧凸角度大于 40° 者，建议采用肾切口入路。只要患者的全身情况允许，笔者建议前后路手术在一次全麻下同期完成。一般先行前路手术，然后再行后路手术。但应看到，联合前后路手术创伤大、手术风险大，对于高龄、全身情况差的患者一定要慎重对待。

三、退行性脊柱侧凸手术并发症

（一）常见并发症

主要分为手术早期并发症与手术晚期并发症两大类，详见表 5-2-7-2-1。

表 5-4-7-2-1　退行性脊柱侧凸手术并发症

手术早期并发症	手术晚期并发症
术中脊髓损伤	躯体失平衡
椎弓根偏位	交界性后凸
神经根损伤	术后内固定松动
肠系膜上动脉综合征	假关节形成
术后感染	平背畸形

（二）原因与防治

退行性脊柱侧凸手术中，最容易出现的手术并发症是内固定的松动，假关节的形成，造成这一手术并发症的主要原因及解决办法如下。

【患者骨质疏松】

螺钉固定不牢，避免螺钉固定不牢，可以采用加大螺钉直径，增加螺钉长度，置钉时螺钉可以紧贴上终板，增加固定牢度，还可以增加螺钉密度，增加近端和远端螺钉的数量，如果能做到全椎弓根螺钉固定，牢度会增加。

【近端椎体选择不当】

选择在顶椎区，椎体有旋转，椎间隙有退变，容易造成近端螺钉的松动，一定要选择在中立位的椎体。

【远端内固定松动】

主要是骶骨钉固定不牢，主要原因有：骶骨单枚螺钉固定，骶骨螺钉只有一层皮质，远端椎间隙没有融合。解决的主要方法有：

1. 骶骨螺钉一定要双皮质固定，只有双层皮质固定，才有牢度；

2. 骶骨固定可以固定在 S_1 及 S_2，必要时进行骨盆固定；

3. 最好进行前路的 L_{4-5} 及 $L_5 \sim S_1$ 的融合。

【融合不彻底，不充分】

解决办法主要是：关节突关节要充分的融合，并进行充分大量的植骨，这样才能融合彻底，最终避免假关节的形成，内固定松动、断裂。

（李立钧　孙韶华）

第三节　退行性脊柱侧凸临床表现、影像学特征与临床举例

一、退行性脊柱侧凸临床表现

退行性脊柱侧凸的表现症状主要有以下三个方面。

（一）腰背部疼痛

导致腰背部疼痛的主要原因：

1. 脊柱畸形及肌力不平衡导致的肌肉劳损，现在认为这是导致腰背部疼痛的主要原因；

2. 退变的椎间盘及小关节损伤导致的腰背部疼痛；

3. 骨质疏松导致的疼痛。

（二）神经卡压或牵拉症状及间歇性跛行症状

间歇性跛行症状主要继发于增生性中央管狭窄病例。

神经卡压表现为臀部的疼痛，或是下肢放射痛，主要原因有：

1. 椎间高度降低，纤维环皱褶向后突出，卡压神经；

2. 间隙高度降低，椎间孔狭窄造成的神经卡压；

3. 小关节增生、或是旋转半脱位造成的神经卡压；

4. 增生造成的侧隐窝狭窄，引起神经卡压。

以上神经卡压主要发生在凹侧，小关节旋转半脱位时，也可以影响凸侧神经根。神经牵拉主要发生在凹侧。与一般退变性疾病（如椎管狭窄）常见的 L_5、S_1 神经根受压不同，成人退行性脊柱侧凸顶点常位于 L_2、L_3 或 L_{2-3} 间隙，而且顶点常有旋转畸形，其继发椎管狭窄所致神经根受压部位往往更广、更高，而且其分布和侧凸畸形解剖学特点有一定关联性。L_3、L_4 神经根受压常见于凹侧椎间孔或极外侧型椎间孔狭窄，而 L_5、S_1 神经根受压常见于凸侧侧隐窝狭窄。

（三）躯干失衡及进展性畸形

退变性脊柱侧凸的一个主要的症状就是躯干的失平衡，患者主要表现为：站立时患者躯干偏向一侧，并且不能自行纠正，不能久立，不能长时间行走，长时间行走后，自觉躯干不能挺住，

Title V

第四篇　非特发性脊柱侧凸

2375

需要扶住其他物体或躺下休息后症状缓解，休息后，如果长时间站立或行走后，症状重复出现，失平衡主要表现在冠状位和矢状位的失平衡，并且矢状位的失平衡尤其重要。

进展性畸形的评价标准：一年内侧凸进展超过 5°，或各个方向椎体发生滑移超过 5mm 为标准，同时要结合脊柱的平衡情况。

二、退行性脊柱侧凸影像学特征

（一）X 线检查

【意义】

X 线检查常显示腰椎侧凸，伴有 Ⅰ~Ⅱ度椎体旋转，可有椎体脱落。常见上腰段和下腰段两处弯曲，移行节段常在 L_{3-4}，矢状位上腰椎生理前凸通常消失。脊柱侧凸凹侧有程度不等的骨质增生，甚至有侧前方骨桥形成，小关节肥大，椎板间隙变窄。

【分类】

X 线片检查是诊断退行性脊柱侧凸最简便、最直接、最有效的手段，同时有助于制定治疗方案。上海长征医院及宁波市第六人民医院骨科均根据 X 线检查结果，对退行性脊柱侧凸进行分类，分类的依据是冠状位畸形程度、矢状位畸形程度、椎管狭窄程度和椎体半脱位的侧移距离等（表 5-4-7-3-1）。

（二）CT 检查

CT 检查可获得腰椎三维图像，了解椎管狭窄的范围和程度。亦可获得轴位和矢状位的图像，有助于排除其他疾患（图 5-4-7-3-1）。

由于这类患者往往年龄较大，多数患有全身性疾病。如果需要手术治疗，术前需行心脏功能检查和肺功能检查。若患者下肢不能触及动脉搏动，最好能做多普勒血管彩超检查。

表 5-4-7-3-1　退行性脊柱侧凸的 X 线分类

正位畸形程度	侧位畸形程度	椎管狭窄程度	半脱位侧移距离
Ⅰ（10°~25°）	A（-40°~-60°）	+	<2mm
Ⅱ（26°~35°）	B（-20°~-39°）	++	2.2~5mm
Ⅲ（36°~45°）	C（0°~-19°）	+++	3.5~10mm
Ⅳ（>45° 或与肋椎角距离 >3mm）	D（显著后凸）	++++	10mm

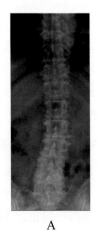 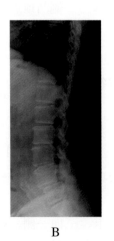 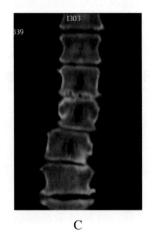

A　　　　　　　　　B　　　　　　　　　C

图 5-4-7-3-1 临床举例　女，65 岁，腰痛二十余年，退变性脊柱侧弯正侧位 X 线片及 CT 扫描（A~C）

A、正位；B、侧位；C、CT 冠状位扫描（自李立钧）

（三）磁共振（MR）检查

主要提供是否有中央管狭窄；腰椎间盘是否有突出；椎间孔是否狭窄；椎间盘退变的程度，尤其在远端椎体选择上，MR 有非常重要的作用。

三、退变性脊柱侧凸临床举例

［例1］　图 5-4-7-3-2　女性，59 岁，继发性脊柱侧弯伴腰痛 30 年，施术治疗。

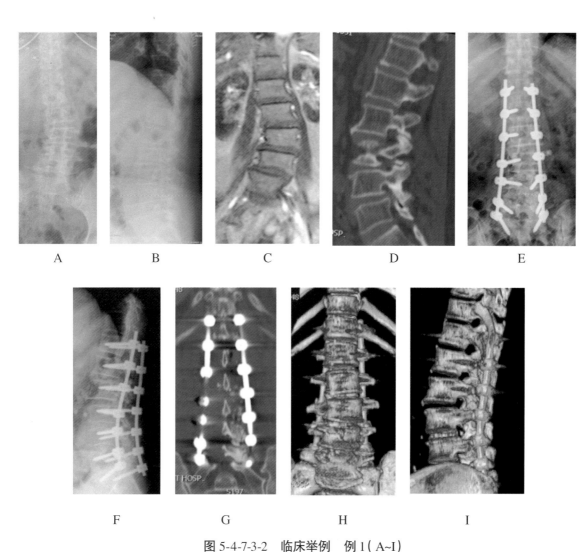

A　　　　B　　　　C　　　　D　　　　E

F　　　　G　　　　H　　　　I

图 5-4-7-3-2　临床举例　例 1（A~I）

A、B. 正侧位 X 线片；C、D. CT 冠状位及矢状位扫描；E、F. 矫正术后正侧位 X 线片；
G. 术后 CT 冠状位观；H、I. 术后 CT 三维重建正侧位观（自李立钧）

［例2］ 图5-4-7-3-3 女性，82岁，退变性腰椎侧弯手术治疗前后。

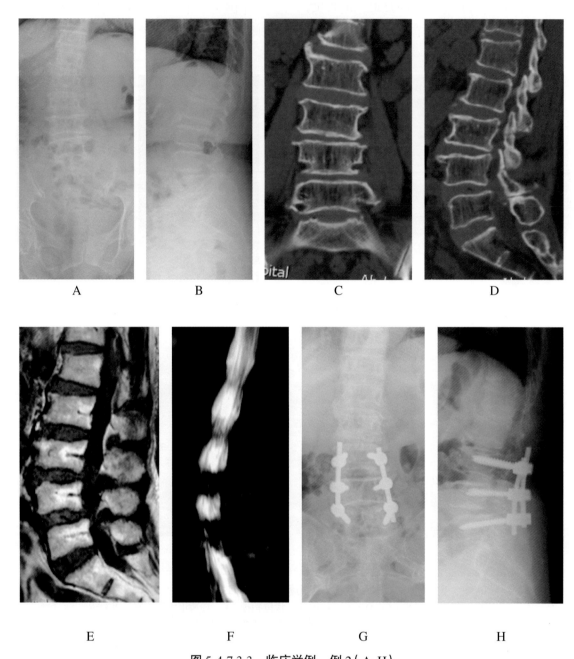

图5-4-7-3-3 临床举例 例2（A~H）

A、B.术前正侧位X线片；C、D.术前CT冠状位及矢状位扫描；E.MR矢状位T$_1$加权；
F.MRS矢状位观；G、H.术后正侧位X线片，原症状及侧凸消失（自李立钧）

［例3］　图5-4-7-3-4　女性，70岁，退变性脊柱侧弯手术治疗前后。

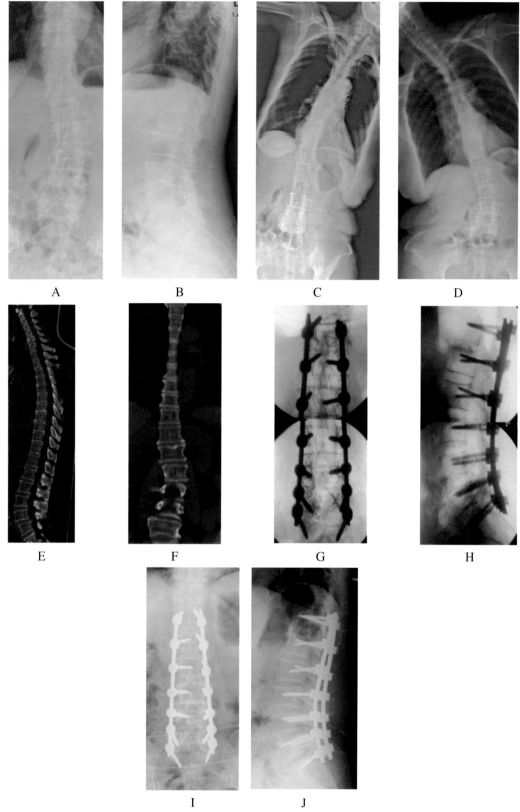

A　　　　　　　B　　　　　　　C　　　　　　　D

E　　　　　　　F　　　　　　　G　　　　　　　H

I　　　　　　　J

图5-4-7-3-4　临床举例　例3（A~J）

A、B.术前正侧位X线片；C、D.术前动力位正位X线片；E、F.CT冠状位及矢状位扫描；
G、H.术中正侧位X线透视观；I、J.术后正侧位X线片（自李立钧）

［例4］图5-4-7-3-5 女性，76岁，反复腰背痛30年，拟诊退变性脊柱侧凸手术治疗前后。

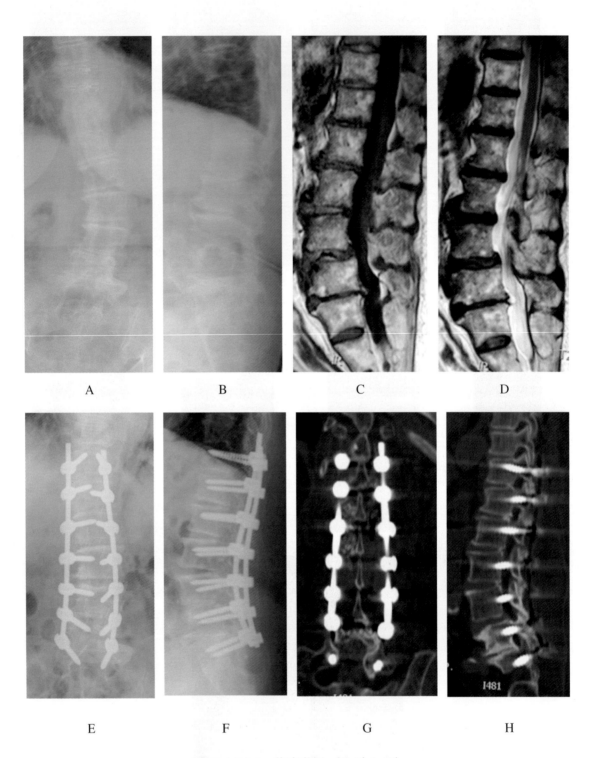

图 5-4-7-3-5 临床举例 例4（A~H）

A、B.术前正侧位 X 线片；C、D.术前 MR 矢状位 T₁、T₂ 加权；

E、F.行开放复位 + 减压 + 内固定术，术后正侧位 X 线片；G、H.术后 CT 扫描，正侧位观（自李立钧）

［例 5］ 图 5-4-7-3-6　女性，72 岁，退变性脊柱侧凸伴腰痛 20 年行手术治疗前后。

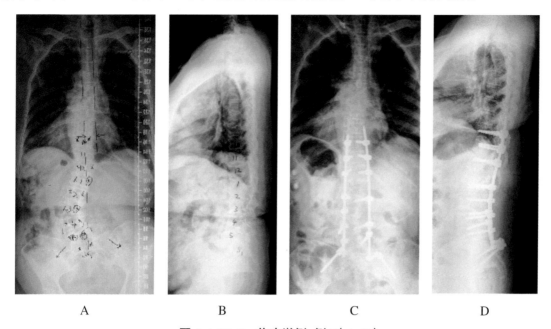

A　　　　　　　B　　　　　　　C　　　　　　　D

图 5-4-7-3-6　临床举例　例 5（A~D）
A、B. 手术前正侧位 X 线片；C、D. 术后正侧位 X 线片

［例 6］ 图 5-4-7-3-7　患者，女性，65 岁，退变性脊柱侧凸手术矫正前后。

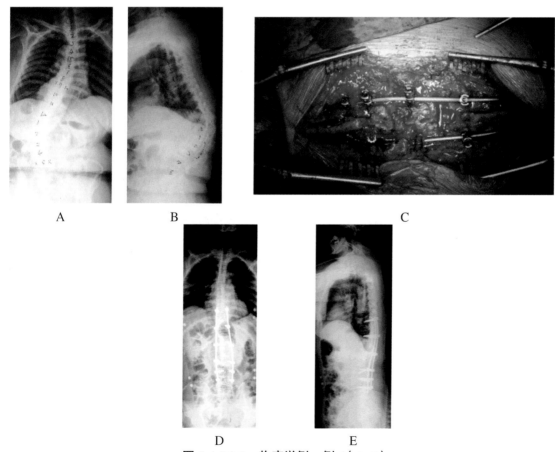

A　　　　　　　B　　　　　　　　　　　　C

D　　　　　　　E

图 5-4-7-3-7　临床举例　例 6（A~E）
A、B. 手术前正侧位 X 线片；C. 术中；D、E. 术后正侧位 X 线片（自李立钧）

［例7］图 5-4-7-3-8　患者，女性，62 岁，退行性脊柱侧凸行 T_{12}~S_1 后路融合固定术后内固定松动行翻修术前后。

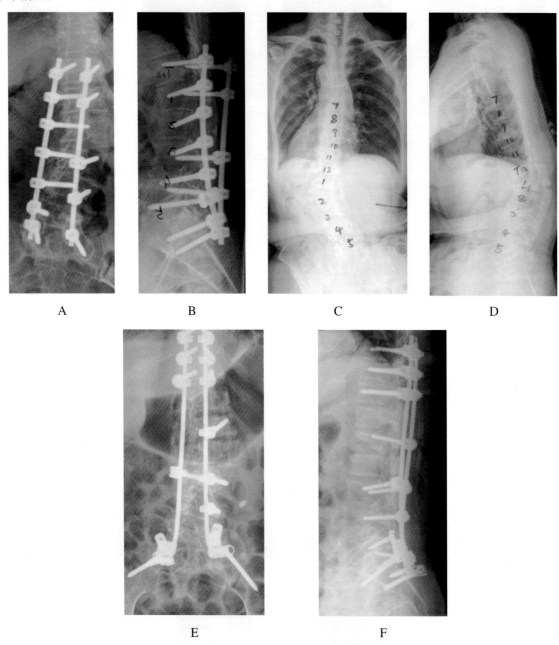

A　　　　　B　　　　　C　　　　　D

E　　　　　　　　　F

图 5-4-7-3-8　临床举例　例 7（A~F）
A、B. 第一次手术后正侧位 X 线片；C、D. 内固定松动后，行内固定拆除后畸形加重正侧位 X 线片；
E、F. 再次翻修，行 S_1 及 S_2 固定正侧位 X 线片（自李立钧）

（李立钧　严力生　鲍宏玮）

参 考 文 献

1. Aebi M. The adult scoliosis [J]. Eur Spine J, 2005, 14(10):925–948.

2. Barrey C, Jund J, Noseda O, et al. Sagittal balance of the pelvis–spine complex and lumbar degenerative diseases. A comparative study about 85 cases. Eur Spine J, 2007, 16(9) : 1459 –1467.

3. Birknes JK, White AP, Albert TJ, et al. Adult degenerative scoliosis : a review [J]. Neurosurgery, 2008, 63(3 Suppl) : 94—103.

4. Buchowski JM. Adult scoliosis: etiology and classification [J].Semin Spine Surg, 2009, 21(1): 2–6.

5. Chin K R, Furey C,Bohlman H H. Risk of progression in de novo low-magnitude degenerative lumbar curve :natural history and literature review[J]. Am J Orthop (Belle Mead NJ),2009,38(8):404–409

6. Definer SD. Vaccaro AR. Adult degenerative lumbar scoliosis.Am J Orthop, 2003, 32 : 77–82.

7. Everett CR, Patel RK. A systematic literature review of nonsurgical treat–ment in adult scoliosis[J]. Spine(Phila Pa 1976), 2007, 32(19 Suppl) : S130–134.

8. Fu KM. Rhagavan P, Shaffery CI, et al. Prevalence, severity. and impact of foraminal and canal stenosis among adults with degenerative scoliosis. Neurosurgery. 2011. 69 : 1181 — 1187.

9. Grubb S A, lipscomb H J,Coonrad R W. Degenerative adult onset scoliosis[J],spine,1988,13(3):241–245

10. Kim H, Lee CK, Yeom JS, et al. Asymmetry of the crosssectional area of paravertebral and psoas muscle in patients with degenerative scoliosis [J]. Eur Spine J, 2013, 22(6):1332–1338.

11. Kobayashi T, Atmta Y, Takemitm M, et al. A prospective study of De Novo scoliosis in a community based cohort. Spine, 2006 , 31 : 178–182.

12. Kotwal S,Pumberger M, Hughes A,et al .Degenerative scoliosis : a review[J].HSS J,2011,7(3):257–264

13. Labelle H, Mac–Thiong JM, Roussouly P. Spino–pelvic sagittal balance of pondylolisthesis : a review and classification. Eur Spine J, 201 1, 20 Suppl 5 : 641—646.

14. Lafage V, Schwab F, Patel A, et a1. Pelvic tilt and truncal inclination : two key radiographic parameters in the setting of adults with spinal deformity. Spine(Phila Pa 1976), 2009, 34(17) : E599—606.

15. Le Huec JC, Aunoble S, Philippe L, et a1. Pelvic parameters : origin and significance. Eur Spine J, 201 1, 20 Suppl 5 : S564—571.

16. liu H, Ishihara H, Kanamorl M, et a1. Characteristics of nerve root compression caused by degenerative lumbar spinal stenosis with scoliosis . Spine. 2003, 3 : 524–529.

17. Meir AR, Fairbank JC, Jones DA, et al. High pressures and asymmetrical stresses in the scoliotic disc in the absence of muscle loading [J]. Scoliosis, 2007, 2: 4.

18. Ploumis A, Liu H, Mehbod AA, et al. A correlation of radiographic and functional measurements in adult degenerative scoliosis. Spine(Phila Pa 1976) 2009, 34(15) : 1581—1584.

19. Roaf R. Vertebral growth and its mechanical control [J]. JBone Joint Surg Br, 1960, 42B: 40–59.

20. Schwab F, Ungar B, Blondel B, et al. Scoliosis Research Society–Schwab Adult Spinal Deformity Classification. Spine, 2012,37:1077–1082

21. Schwab F, Farcy JP, Bridwell K, et a1. A clinical impact classification of scoliosis in the adult. Spine(Phila Pa 1976), 2006, 31 (18) : 2109–21 14.

22. Silva F E, Lenke L G. Adult degenerative scoliosis: evaluation and management [J] Neursury Focus,2010,28(3):E1

23. Stokes IA, Burwell RG, Dangerfield PH. Biomechanical spinal growth modulation and progressive adolescent scoliosis: a test of the 'vicious cycle' pathogenetic hypothesis: summary of an electronic focus group debate of the IBSE [J].Scoliosis, 2006, 1: 16.

24. Stokes IA, Gardner–Morse M. Muscle activation strategies and symmetry of spinal loading in the lumbar spine with scoliosis [J]. Spine, 2004, 29(19): 2103–2017.

25. Tambe AD, Louis A, Michael R. Adult degenerative scoliosis [J]. Orthop Trauma, 2011, 25(6): 413–424.

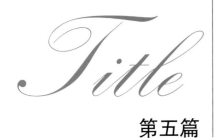

第五篇

脊髓与脊髓血管畸形及病变

第一章　脊髓畸形

第一节　脊髓延髓空洞症

一、脊髓延髓空洞症概述

在临床上脊髓空洞症并非少见，尤其是 MR 技术广泛应用的今天，其中不少病例的病变范围可达上颈髓，甚至延髓处。因此所形成的症状也更为明显，但其病因至今尚不明了，多数学者认为其与先天因素相关，也有可能属于脊髓本身进行性缓慢发展的退行性变。

脊髓空洞症的主要病理解剖特点是脊髓中央管内积水和胶质组织增生。因此临床表现为分离性感觉障碍为主的一系列症状。中后期，当压力波及脊髓实质外周时，则出现运动障碍症状，尤以上肢为重，且早发。

二、脊髓延髓空洞症病因与病理

（一）病因

对本病的发病原因至今仍不明了，目前仅有以下三种学说。

【先天性发育障碍】

由于本病可伴有脊柱裂、椎管狭窄、扁平颅底、脊椎融合等先天性畸形，因之有的学者认为本病可能于胚胎期神经管关闭不全所引起。但临床上，超过 60% 以上的病例并不伴有此类畸形。

【机械性压迫】

认为凡可引起第四脑室出口不畅的机械性因

素，包括扁平颅底、延髓小脑扁桃体疝等畸形等，如将这种畸形通过手术纠正，改善了第四脑室出口的阻塞状态，可使本病得到缓解和好转，因此产生了这种理论。

【损伤性因素】

指各种波及颈髓的外伤，由于局部外伤性渗出及出血所继发的纤维化，至后期又因瘢痕组织收缩，并波及血管支而导致脊髓局部出血、软化及坏死，最后于中央管处形成空腔，并逐渐扩大。

（二）病理改变

从大体外观上看，脊髓可能有轻度梭形变，于脊髓内出现一个（或多个）病理性腔隙，内为积水，故又可称为"脊髓积水（Hydromyelia）"，亦有人主张两者有所区分，但临床医生也无人将两者分开辨认。少数病例脊髓可有萎缩征，多见于本病后期。于中央管处形成扩张状，内为黄色或淡黄色或正常的脑脊液。管壁为环形排列的胶质细胞及纤维组织构成，表面多呈不规则状。其好发部位以下颈段及上胸段为多。如病变位于脑干处，则称为延髓空洞症。空洞亦可见于腰骶段，罕有多发者。

三、脊髓延髓空洞症分型

一般将其分为以下两种类型。

（一）交通型

指空洞与脑脊液循环系统相交通，此时形成

单纯性脊髓中央管积水。本型一般较轻，主要是空洞中的积液可以流动，从而减轻了病变的程度和症状。

（二）非交通型

指空洞不再与蛛网膜下腔之脑脊液相交通，因此残留的脑脊液多较浓，色泽黄，蛋白含量高，并多有粘连形成。此型症状亦较前者明显，预后欠佳。

四、脊髓延髓空洞症临床特点

（一）一般特点

【部位】

以颈胸段为多见（下颈髓至上胸髓），次为颈段，亦可向延髓发展而构成延髓空洞症。

【年龄】

以 20~30 岁之青春期为多发，亦可散见于学龄前儿童或老年人。

【性别】

男性多于女性，两者之比约为 3∶1。

（二）起病缓慢

一般病程多在数年以上，起病及病情发展多较缓慢，罕有突然发病者。因此，在早期少有被发现及诊断者。

（三）神经受累症状

【感觉障碍】

主要表现为上肢或躯干处的感觉分离征，即痛、温觉消失，而位置觉等深感觉及轻触觉存在。可为一侧性或双侧（对称）性，亦可出现根性疼痛等症状。

【运动障碍】

空洞扩大后可波及脊髓的前角细胞，引起节段性肌力减弱、肌萎缩及瘫痪，亦可因锥体束受累而下肢呈现痉挛性瘫痪等症状。

【植物神经症状】

如侧角细胞受侵犯，可出现颈交感神经症状，如 Horner 征、肢体血管舒缩异常及皮肤营养障碍等。

（四）延髓受累症状

如空洞位于延髓或以延髓病变为主者，则可出现头面部症状，严重者危及生命中枢。视空洞所在位置及大小不同，临床上呈现以下相应症状。

【舌下神经核受累】

表现为伸舌偏向患侧，同侧舌肌萎缩，且多伴有舌肌颤动。

【面神经受压】

出现下神经元型面瘫。

【咽神经核受波及】

表现为吞咽困难及呐吃，悬雍垂偏斜及软腭与咽喉肌无力。

【其他神经症状】

表现为：

1. 前庭小脑通路受阻　可出现眩晕、步态不稳及眼球震颤；

2. 内侧弓状纤维受侵犯　表现为半身触觉及深感觉缺如；

3. 长传导束受阻　多与脊髓空洞症同时存在时出现。

五、脊髓延髓空洞症诊断

根据患者临床表现，在当前有 MR 情况下，对本病的诊断多无困难。但在 MR 检查以前仍应先按一般诊断手段进行检查。临床上主要有以下依据。

（一）症状特点

其临床表现与脊髓型颈椎病相似，但后者少有感觉分离现象，且患本病时其运动障碍情况一般较轻，多在本病发展到一定程度时方才出现。

（二）影像学检查

【X 线平片及造影】

虽不能发现脊髓病变，但有利于除外颈椎椎管狭窄症及颈椎病所引起相似症状的鉴别。同时注意观察颅底及颈椎有无其他畸形等。但脊髓造影、氧气脊髓造影、一般脊髓造影等均有助于本病的诊断。

【CT 扫描及 MR 技术】

CT 扫描的诊断价值仅次于 MR，配合使用 Omnipaque 等造影剂，可显示病变的部位、范围及程度。

【MR 检查】

当前已是 MR 的时代，大家都希望以无痛、安全的最佳方式获得诊断，因此应将其作为首选（图 5-5-1-1-1~3）。本病的 MR 表现特点如下。

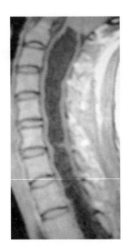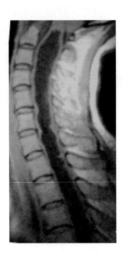

A   B

图 5-5-1-1-1　临床举例　女性，46 岁，颈段脊髓空洞症 MR 矢状位所见（A、B）
A. 矢状正中位；B. 同前，稍偏

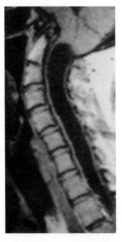

图 5-5-1-1-2　临床举例
外伤引起继发性脊髓空洞症 MR 检查所见，病变范围上方已达延髓

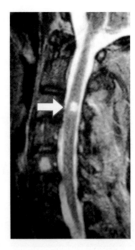

图 5-5-1-1-3　临床举例
脊髓空洞症 MRT$_2$ 加权检查所见，箭头所指为脊髓变性区

1. 纵向单个囊腔或多个相连的囊性空洞时，T$_1$ 加权及质子加权像囊腔为低信号，T$_2$ 加权为高信号。

2. 脊髓可增粗、变细或正常，如囊腔较大压迫周围的脊髓时，可使其变薄如纸。于 T$_2$ 加权像囊腔为高信号，受压变薄的脊髓为低信号，脊髓外的脑脊液又为高信号。

3. 交通性脊髓空洞症者，空洞内可出现脑脊液流空现象，表现为高信号的空洞内有低信号影区。

4. 位于囊上方的脊髓由于神经胶质增生、水肿或脊髓软化，T$_2$ 加权可表现为高信号。

5. 肿瘤继发脊髓空洞症者，常在瘤体上下方同时存在，很少见于一端受累者。

六、脊髓延髓空洞症鉴别诊断

（一）过伸性损伤

此种中央管受损症候群的脊髓症状与本病相似，但两者治疗方法不同，因此需要鉴别，可从以下几点加以区别。

【外伤史】

过伸性损伤均有明显之外伤史，并多可从额面部发现表皮或皮下损伤征。

【发病速度】

过伸性损伤后立即发病，而空洞症则发

缓慢。

【影像学检查】

X 线平片上过伸性损伤不仅显示椎体前软组织阴影增宽，且伤处椎间隙前缘亦呈增宽状，而脊髓空洞症则无此种所见。必要时可参考 MR 及 CT 扫描（多选用 CTM 技术）确诊。

（二）脊髓型颈椎病

亦易混淆，尤其在脊髓空洞症后期，症状大多相似。两者鉴别主要依据如下。

【年龄】

颈椎病多见于 50 岁以上患者，而空洞症则以青壮年者为多。

【脊髓受累情况】

脊髓空洞症者病变范围明显大于颈椎病者，且早期即可出现感觉分离现象，植物神经受累亦多较早，而颈椎病时则以 1~2 节为多，感觉分离征及植物神经紊乱较少发生。

【影像学检查】

于 X 线平片上，脊髓空洞症病例椎管矢状径大多正常，而脊髓型颈椎病者椎管矢状径一般多呈狭窄状，且于椎体后缘有骨赘形成。MR 检查，两者显示各有不同特点。

（三）颈椎椎管狭窄症

亦易与脊髓空洞症相混淆，但本病时具有以下可鉴别的特点。

【椎管矢径】

明显狭窄，多在 10~12mm 以下。

【发病年龄】

一般多在 40 岁以后出现症状，且易伴有脊髓型颈椎病。

【感觉分离】

可出现，但一般出现较晚。

【其他】

CT 扫描及 MR 均有助于诊断，此外，本病时植物神经症状出现较晚。

（四）髓内肿瘤

亦可引起与脊髓空洞症完全相似之症状，应

注意鉴别。但髓内肿瘤具有以下特点。

【发展快】

多在数周之内出现脊髓受损症状。

【疼痛剧烈】

患者剧痛，尤以夜晚非用强止痛剂而无法安眠。

【年龄】

可见于任何年龄组。

【其他方面】

MR、脊髓造影及 CTM 等均有助于本病的确诊。

（五）其他疾患

尚应注意与继发性、粘连性蛛网膜炎和麻风病及颈肋等疾患鉴别。

七、脊髓延髓空洞症治疗原则

此类患者需否治疗，主要依据有无症状及症状轻重而定，凡无症状、仅在 MR 影像显示者，应长期随访观察。依据本病之自然史，其临床发病无预测性，为防其突发，必须密切观察。对有症状者可酌情选用相应疗法。

（一）非手术疗法

除传统的 X 线照射疗法外，近年来发现口服同位素 ^{131} 碘具有一定疗效。

（二）手术疗法

主要为脊髓空洞引流术。有关手术适应证及术式见本书颈后路手术一章，此种手术简便有效。此外尚有人主张采用空洞蛛网膜下腔分流术、脊神经根切断引流术等，均有一定难度及不足之处。位于下位的脊髓空洞症尚可酌情选用空洞引流术，必要时可行终丝末端切开术等。

八、脊髓空洞引流术

（一）手术病例选择

无严格手术适应证及禁忌证，以下情况下施术较好。

【手术适应证】

1. 诊断明确 指临床上已确诊者。目前有 MR 技术易于诊断；

2. 全身情况尚好 指脊髓受压症状尚未达到完全瘫痪，并保留一般生活自理能力者；

3. 病变局限、症状明显者 可从脊髓造影或 MR 影像中发现脊髓中央空洞形成大致形态；范围过长、中央管扩大不明显者疗效不佳。

【不宜施术者】

1. 病情不允许手术者 指全身情况不佳、合并症（褥疮等）尚未控制及已完全瘫痪者不宜施术；

2. 继发性病例 指因栓系综合征或后颅凹畸形等所致者，应先治疗原发病，而不宜首先选择本术。

（二）施术步骤

【显露脊髓】

按前述方法切开硬膜，显露病变节段脊髓，两侧以脑棉保护之，仅留中央部。

【中线切开】

选择向后隆起最明显部位，于中线处纵形切开一 0.5~1.0cm 小口，放出空腔中淡黄色液体，并将其引至稍远处吸引干净。对诊断不明确者，亦可先行穿刺再行切开。

【留置引流管（片）】

将中央管内液体引流干净后，取一细的硅橡胶管（或片）留置于中央管内（0.8~1.2cm），外口与蛛网膜下腔相通，并在缝合硬膜囊时稍许带上一针固定之。但伴有蛛网膜下腔粘连者，为避免引流不畅，应将硅胶管置入腹腔或胸腔；适于脊髓细小、置入硅胶管困难者，亦可不放置，以免术后形成压迫。

【闭合切口，椎节固定】

依序闭合切开诸层，对切口范围广泛及伴有椎节不稳定者，可酌情行以内固定术，以侧块螺钉为多用。

九、脊髓延髓空洞症临床举例

图 5-5-1-1-4 男性，38 岁，颈胸段脊髓空洞症伴颈椎病施后路减压引流术。

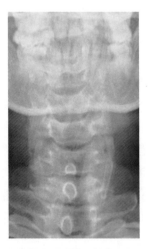
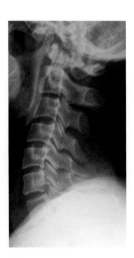
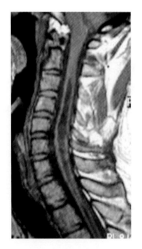

A   B   C

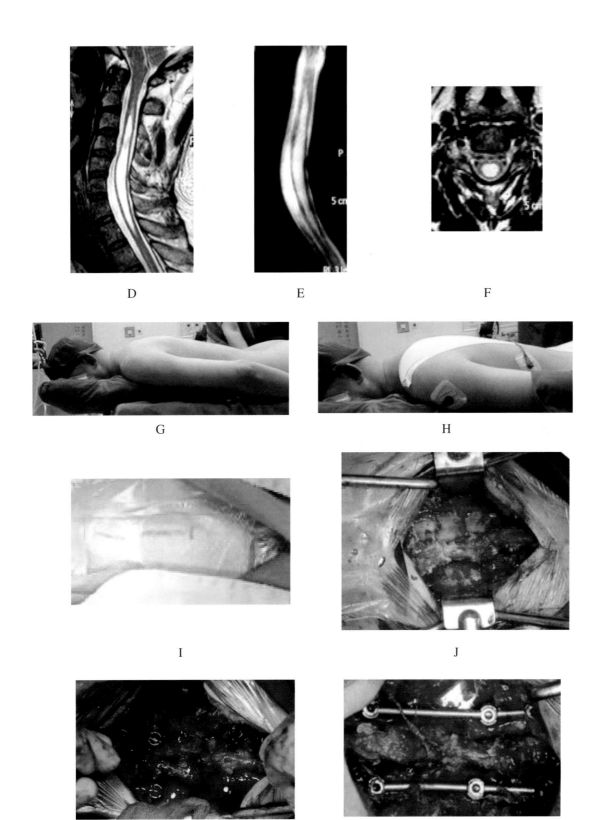

D

E

F

G

H

I

J

K

L

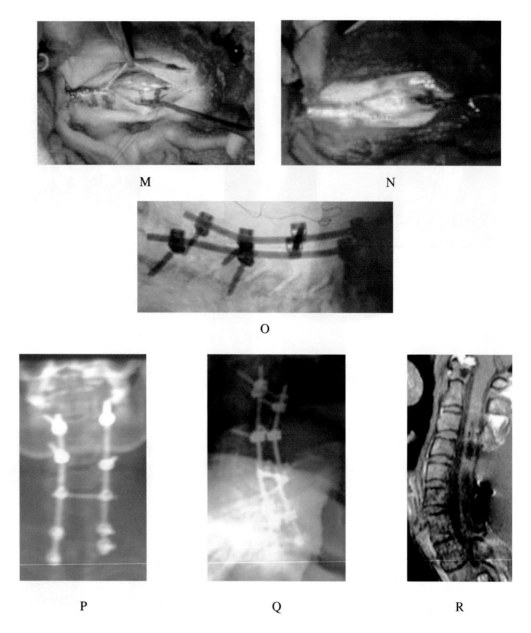

图 5-5-1-1-4　临床举例　颈胸段脊髓空洞症伴颈椎病施后路减压引流 + 侧块螺钉撑开固定术（A~R）

A、B. 术前正侧位 X 线片；C、D. 术前 MR 矢状位，T_1、T_2 加权，见 C_2~T_2 段脊髓空洞变及 C_3~C_4、C_4~C_5 颈椎病；E、F. MRS 及 MR 水平位；G. 手术体位；H. 双肩向下交叉牵引；I. 切口；J. 显露颈段棘突及两侧小关节；K、L. 颈椎上下两端侧块螺钉固定并牵开；M. 切除椎板显露硬膜囊，并从中线切开；N. 再向脊髓后方中线分开，用钩状神经剥离子进入中央管，引出浑浊状脑脊液，因脊髓萎缩明显，硅胶管插入后即滑出，故未置入；O. 术后 C- 臂 X 线显示侧块螺钉固定满意，术后症状全部消失，第 5 天下地步行自如；P、Q. 术后正侧位 X 线片显示颈椎固定及生理曲度满意；R. MR 矢状位显示原颈胸段脊髓中央部空洞已明显缩小，长度变短，椎管前方硬膜囊受压征减轻。

［例2］ 图 5-5-1-1-5 男性,53 岁,因 C$_{1-2}$ 脱位伴脊髓空洞症而行颈后路减压、复位及内固定术(A~J)。

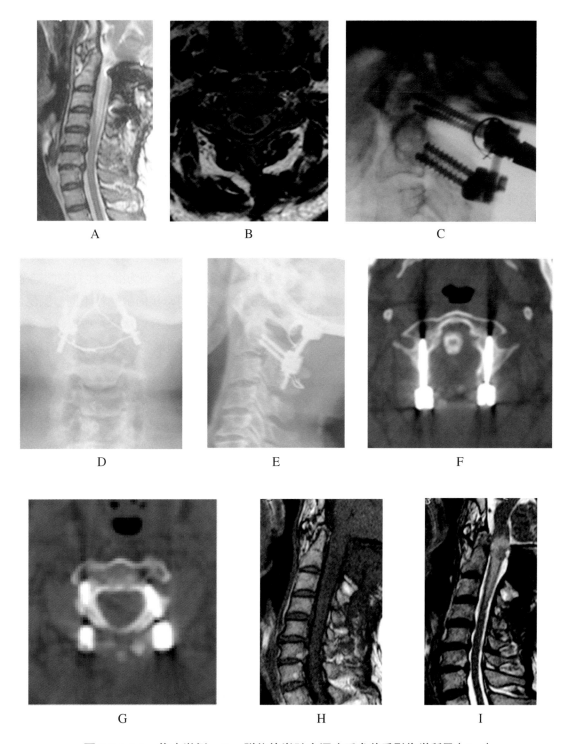

A   B   C

D   E   F

G   H   I

图 5-5-1-1-5 临床举例 C$_{1-2}$ 脱位伴脊髓空洞症手术前后影像学所见(A~I)
A. 术前 MRT$_2$ 加权矢状位观;B. 术前 MR 水平位观;C. 术中;D、E. 术后正侧位 X 线片;F、G.C$_{1-2}$ 减压、复位及内固定术后 CT 扫描;H、I. 术后 MR 矢状位 T$_1$、T$_2$ 加权像(自李立钧)

第二节　脊髓圆锥栓系综合征

一、脊髓圆锥栓系综合征概述

罕见的脊髓圆锥栓系综合征（Tethered Cord Syndrome，TCS），俗称脊髓圆锥牵拉症，多系先天性因素所致，即在发育过程中脊髓下方的圆锥未能上升到应有位置，并可产生一系列症状。本病虽以先天性因素为主，但亦可见于某些后天性伤患。因本病少见易引起误诊，甚至误行手术切除而引起严重后果者，应引起注意。

本病是在 20 世纪 50 年代治疗青少年先天性、特发性脊柱侧弯和脊柱结核所致脊柱畸形并发截瘫手术时，才发现脊髓栓系问题。美国 George（1952）首次做了详细报道。近年来，由于影像学检查新技术的提高特别是 MR 的出现，脊髓栓系综合征也易于早期获得确诊，治疗技术亦在不断改进和完善中。

从病理解剖角度来看，在正常情况下，脊髓是椎管内的长圆柱形中枢神经组织，其表面有数层被膜及脑脊液包围。脊髓上端平枕骨大孔处与延髓相连，末端呈锥状，故称为脊髓圆锥。于第一腰椎体下缘处续为无中枢神经组织的细丝，即终丝（成人直径小于 2mm）。其中，大部分终丝在硬膜囊内，下至硬膜囊下端，大约终止在 S_2 水平，称内终丝。另一小部分向下进入终丝鞘内，将脊髓固定到尾椎上，称外终丝。正常终丝纤细、柔软，允许生长发育过程的脊髓圆锥逐渐上移。

二、脊髓圆锥栓系综合征胚胎解剖学因素

从胚胎学角度观察，在胚胎发育过程初期，脊髓与包绕外方的椎管同等长度，随着胚胎的发育，椎管逐渐拉长；而脊髓的生长速度稍慢。至第 7

个月时，圆锥末端位于第 4 腰椎上缘，并受终端处的终丝牵拉作用使其平面缓慢上升。至胎儿降生时，其圆锥尾部位于第 3 与第 4 腰椎之间，生后第 2~3 个月时，逐渐升至第 1、第 2 腰椎间隙处，此为正常位置。如其上升高度在第 2 腰椎中段以下，则属异常；低于第 2 腰椎下缘者，即属本病，为原发性。因后天因素所致者，则为继发性脊髓圆锥牵拉症。由于脊髓各段对牵拉的敏感性不同，骶尾段的脊髓最易受伤，腰段脊髓次之，所以脊髓受牵拉时总是最低部位即圆锥部位与马尾神经出现症状。

三、脊髓圆锥栓系综合征分型

一般将其分为以下五型，即终丝粗大型、脂肪瘤型、肿瘤型、术后粘连型和混合型。

四、脊髓圆锥栓系综合征病因学

（一）先天性因素

【终丝发育变异】

在胚胎发育过程中，如圆锥尾部细胞退化过程不完善，所形成之终丝可能较为粗大即直径明显大于 2mm，以致牵拉圆锥的力量增强而使其上升力度减弱，如此圆锥则难以达到正常位置。此种因素较为多见。

【脊髓发育畸形】

除脊髓本身发育畸形直接影响圆锥部在椎管内的正常位置外，其外方的脊脑膜膨出、蛛网膜下腔粘连及其他因素均可招致圆锥的发育变异而造成对圆锥尾部的牵拉。Swift 等认为导致儿童 TCS 的先天性因素由高到低依次为脂肪脊髓脊膜膨出、终丝增粗、脊髓纵裂、神经管源肠囊肿、皮样囊肿等。

（二）继发性因素

【椎管内肿瘤】

指位于终丝处之肿瘤，可因直接压迫终丝使其张应力增加，并引起对圆锥尾端的牵拉作用而出现症状。

【蛛网膜下腔粘连】

主要因为粘连性束带对终丝及圆锥下端直接牵拉所致。

【其他】

包括对脊膜膨出症手术时操作不当、腰骶部炎性病变及上皮样囊肿等均可引起圆锥受牵拉。

五、脊髓圆锥栓系综合征诊断

患有脊髓栓系综合征的儿童、青少年早期多因脊柱、下肢或足部畸形而就诊，因此对脊髓栓系综合征有足够的认识才能提高其诊治水平。

（一）发病年龄

视圆锥受牵拉之程度不同其发病年龄亦早晚不一。严重牵拉者，在婴儿期、甚至胎儿期即可呈现脊髓神经受损症状。因此在诊断时应注意此种年龄差别特点。

（二）临床表现

【疼痛】

为早发症状，疼痛部位以肛门直肠区为多见，亦可分布于臀部、腰背部及双侧（或单侧）下肢。因属多根性，故疼痛的范围多较广泛，此与单纯椎间盘脱出症所表现的单根性显然不同。也有单侧根性分布，有时可与腰椎间盘突出症相混淆。疼痛常因久坐、身体过度屈曲等引起，较少有咳嗽或扭伤后加重等表现。

【运动障碍】

由于圆锥局部或其发出之脊神经根受累，因此，临床上既可出现上神经元受损所引起的下肢肌肉痉挛、肌张力增高、腱反射亢进及痉挛性步态等，亦可表现为下神经元受损之肌张力低下、肌肉松弛、腱反射减弱或消失等。可单侧或双侧。

下肢畸形以高弓足最多见，其次为马蹄内翻足和下肢发育不良，并且常因营养障碍而发生溃疡感染，多久治不愈。

【感觉障碍】

以马鞍区最为多见，轻者表现为麻木感，重者则感觉减退。下肢感觉障碍症状多较轻微。

【尿路症状】

与前者之原理相似，可呈现上神经元受波及之尿急、尿频及压力性尿失禁，也可出现下神经元受损之排便失禁及滴流性尿失禁等。

【伴发畸形】

尚应注意有无伴发之畸形，尤以下腰段脊柱异常为多见，包括腰骶部多毛征（图 5-5-1-2-1）、骶部皮肤烟灼样病灶（图 5-5-1-2-2）、新生儿腰骶部皮肤赘生物（图 5-5-1-2-3）、脊裂、椎体畸形（如半椎体、蝶形椎体）、脊柱侧弯及移行脊椎等。腰骶正中皮肤异常，如有皮肤隆突或凹陷、软组织包块、丛毛、皮肤下陷或色素斑等，但约半数皮肤是正常的。

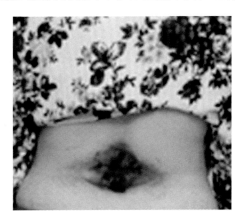

图 5-5-1-2-1　腰骶部多毛症

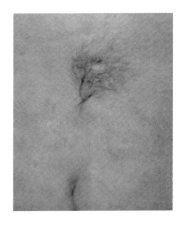

图 5-5-1-2-2　腰骶部皮肤烟灼样病变

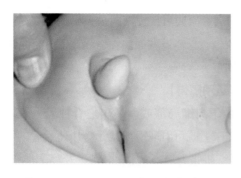

图 5-5-1-2-3　新生儿腰骶部皮肤附件

（三）辅助检查

【影像学检查】

X 线平片多可发现脊柱有畸形,如脊柱裂(图 5-5-1-2-4)、脊柱侧凸、后凸、半椎体、蝴蝶椎、椎管增大或变小、骶骨发育不良等。体层摄影及 CT 检查能帮助判断脊髓圆锥栓系综合征是否合并有骨性脊髓纵裂,是否为脂肪性异常增粗的终丝。由脂肪组织为主、增粗的终丝,即纤维脂肪瘤在 CT 检查显示低密度阴影,比 MR 更易确诊。上述检查结果为本病诊断的参考。

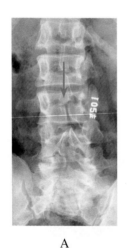 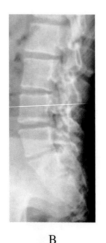

A	B

图 5-5-1-2-4　临床举例　腰椎正侧位片腰骶椎脊柱裂(A、B)

A.正位 X 线片；B.侧位 X 线片

脊髓造影可以观察到腰骶部扩张的硬膜囊和脊髓脊膜膨出,另外神经根走向较正常变平甚至向头侧反向走行,可间接诊断脊髓低位。但此为有创检查,在蛛网膜下穿刺,有可能损伤脊髓圆锥；或因椎管内、外异常,穿刺失败。脊髓造影在无 MR 检查条件下,仍不失其诊断价值,但穿刺部位切勿

过高,一般为 L_4~L_5 及 L_5~S_1 椎节处。

MR 检查对本病的确诊具有重要作用,除可发现椎管内各种形态改变外,尚可清晰地显示出圆锥末端所在平面及终丝的解剖形态,对本病的确诊具有重要意义,以矢状位 T_1 加权相为佳。T_2 加权相和脂肪抑制序列尽管在对病变范围和与邻近结构关系的显示上不如 T_1 加权相(图 5-5-1-2-5、6),但是 T_2 加权相在病变的定性上具有重要的作用,所以磁共振的多参数在判定病变的病理特点也有着其独特的优越性。MR 影像上显示脊髓圆锥低位,常位于 L_2 至 L_3 平面以下,终丝增粗,直径大于 2mm 且变短。有时终丝被纤维索带粘连。10%~15%圆锥被拉长、变形,失去正常形态,通常位于第四腰椎至第一骶椎水平,这时圆锥与终丝分界在矢状面上无法辨别,需要横断面薄层扫描；因为圆锥有神经根发出,而终丝则无。棘突裂发生率几乎高达 100%,MR 检查可明确背部膨出物成分(图 5-5-1-2-7),若为单纯囊性包块信号与脑脊液一致,则为脊膜膨出；若其内可见脊神经,则为脊髓脊膜膨出；若膨出物含有脂肪组织,则为脂肪脊髓脊膜膨出。对于脊髓纵裂,横断位及冠状位显示均非常清楚,尤以冠状位更为直观。但在临床上大多数病例是因腰痛做 MR 检查发现,以青年女性为多。

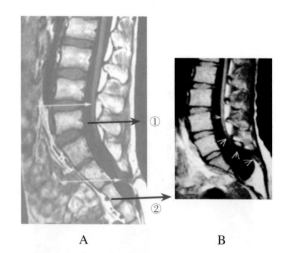

A	B

图 5-5-1-2-5　临床举例　MR 矢状位(A、B)

A.脊髓末端降至近 L_5 椎体水平(① 脊髓末端；② 脊髓被栓系的部位)；B.另例, 末端在 $L_{4~5}$ 水平

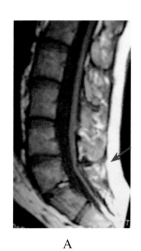
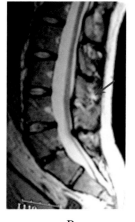

A
B

图 5-5-1-2-6　临床举例　腰椎 MR 矢状位显示脊髓圆锥栓系　箭头示低位的脊髓末端（A、B）

A. T₁ 加权；B. T₂ 加权

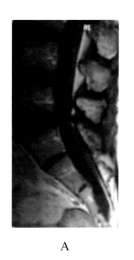
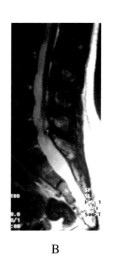
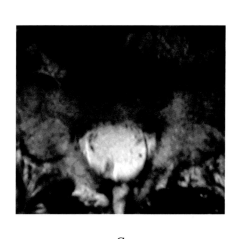

A　　　　　　　　　　B　　　　　　　　　　C

图 5-5-1-2-7　典型举例　女，18 岁，因腰痛二年余就诊（A~C）

A、B. MR 矢状位（T₁、T₂ 加权）显示：骶椎较直，S₁~S₅ 椎板缺如，骶管扩大，S₅ 水平骶管内可见脂肪信号，脊髓马尾神经被拉直紧贴椎管后方，与骶管内脂肪信号相连，脂肪脊髓脊膜膨出，但未明显突出骶管外；C. MR、S₂ 水平横断面观；综合以上所见，拟诊为脊髓圆锥栓系综合征；S₅ 椎管内脂肪瘤；S₁₋₅ 骶椎裂

【B 超检查】

　　B 超检查椎管、诊断脊髓圆锥栓系，准确率可达 70%~90% 以上。适合 1 岁以下的婴幼儿，因其椎管后部组织骨化不全，声波能进入椎管，可帮助显示圆锥部位。还可以观察脑脊液波动。B 超检查无创伤，且价格低廉，适合婴幼儿可疑脊髓栓系的普查。

【泌尿系检查】

　　上尿路功能可通过超声、排泄性尿路造影、尿液分析等评估，下尿路功能可通过尿流动力学、膀胱内压测定、膀胱镜、残留尿测定等测评。脊髓栓系后神经源性膀胱的类型主要为逼尿肌反射不能和低顺应性膀胱，占 50%。其中发生肾积水或肾功能损害者占 80%；逼尿肌反射亢进 22%，其中肾功能损害者占 38%。低顺应性膀胱者肾功能损害发生率明显高于逼尿肌反射亢进者。顺应性减低者膀胱输尿管返流发生率明显高于顺应性正常者。

六、脊髓圆锥栓系综合征鉴别诊断

　　本病主要应与腰椎间盘突出症、腰椎椎管狭窄症、粘连性蛛网膜炎及其他腰部疾患相鉴别。

但二者亦可同时伴发。

七、脊髓圆锥栓系综合征治疗原则

（一）非手术疗法

主要用于诊断不清及全身情况不佳、无法进行手术者。其主要措施是根据患者的主诉采取相应的疗法，包括对症处理等。

（二）手术疗法

适应于脊髓圆锥栓系综合征有括约肌或肢体运动、感觉功能明显障碍的患者，一旦确诊，需要尽早手术治疗，手术的目的是保护正常神经功能，使丧失的神经功能尽可能得到恢复，以防止神经功能进一步恶化、肢体畸形加重等，对一些重症 TCS 患者如大小便失禁或下肢瘫痪也应积极争取显微手术治疗，能使部分患者得到康复或好转。

但是对 MR 确诊而临床症状轻微或无症状的患者，是否都要早期手术治疗一直有不同的看法，现在大多数观点主张手术越早越好，对于隐性脊柱裂、椎管内原发性或继发性病变引起脊髓栓系者，在脊髓神经损害症状出现以前就进行手术松解治疗，一旦神经损害出现，手术很难使其恢复正常。

八、脊髓圆锥栓系综合征终丝切断术

（一）术前准备及麻醉

按椎管内手术进行术前准备、麻醉及术中操作，手术显微镜辅助，微创手术能在无附加损伤下矫形，为术后神经系统发育、康复创造条件。以局部麻醉或全身麻醉为宜，硬膜外麻醉及腰椎麻醉不宜选用。

（二）体位与切口

【体位】

俯卧位，头略低 15°~30°。

【切口】

视圆锥终端位置不同而酌情选择相应水平高度后正中纵形切口，切开皮肤及皮下组织等，一般

长度为 8~12cm，上界包括脊髓圆锥，下界至栓系终端在骶尾部的附着处。

（三）显露并切除椎板

按常规切开棘突两侧之骶棘肌，向两侧分离，纱条充填止血，牵开骶棘肌，以充分暴露棘突及两侧椎板，并用冰生理盐水冲洗或双极电凝止血。

（四）切开硬膜囊壁

先于中线两侧各做 1~2 针定点牵引缝合，将线用蚊式钳牵引固定之。于中线处小心作一切口切开硬膜，再以神经剥离子向上下分离、剪开；而后再切开蛛网膜，缓慢放出脑脊液，并将细棉片条放于切开处，低压吸除脑脊液以便清晰显示蛛网膜下腔全貌。

（五）切断紧张的终丝或其他病变

手术的关键是解除栓系。注意增粗的终丝与圆锥及神经根往往术中较难区别。终丝位于椎管正后方，较粗，灰白色。表面血管充盈，弹性消失，活动度差，止于骶椎管下端后壁。MR 可显示圆锥的低点，而神经根多位于椎管腹侧两旁，并向上折返，自椎间孔穿出。可在电刺激仪协助下在终丝的末端无肌电反应平面切断紧张终丝。在硬膜腔内，有时终丝已粘连在瘢痕团块中，无法分离出来，此时在硬膜外骶管内低位切断终丝。若低位硬膜与圆锥粘连在一起，可将硬膜在骨膜面锐性剥离出来，使之随脊髓一起上升，这样可有助于减轻脊髓、马尾神经所受牵拉。

椎管内肿瘤尤其脂肪瘤与马尾神经常常混在一起，难以剥离，此时不宜强行剥离，而应以解除栓系为主，终丝与脂肪组织易行剥离，终丝常常与脂肪瘤相延续，可一并切除。切除肿瘤时应注意向头端牵引，尽可能在显微镜下操作，避免向尾端过度牵拉圆锥。因为患者圆锥或脊髓所受的牵引力本已达到或超过临界状态，任何附加的牵拉都可使神经损害加重。

（六）闭合切口

恢复硬膜的连续性非常重要，缝合硬膜时应使其内膜外翻，避免异位的脂肪组织卷入椎管内。

重建的硬膜囊应有足够的内径，可用生物膜修补以避免使脊髓再次受到压迫，依序缝合切开诸层，并酌情留置皮片引流条24h。

（七）术后处理

术后常见并发症是脑脊液漏，术后1~3周内均有可能发生。主要原因为局部软组织筋膜薄弱、缝合不够严密、脑脊液压力高等。一般可通过采取俯卧位、局部加压包扎处理，必要时行伤口消毒缝合，一般2周后可愈合。注意预防感染，一旦伤口感染可引起脑脊膜炎等严重后果。对于已有二便失禁症状的患者，术后应加强护理，防止污染手术切口。

（八）预后

早期手术比晚期手术好；单纯紧张、增粗的终丝，有感觉、运动障碍者，手术效果较好；当有肿瘤与马尾、终丝包裹在一起，并长期有大小便功能障碍者，效果较差。

下肢运动和皮肤感觉障碍在术后感觉首先恢复，运动功能、排便功能部分好转。皮层体感诱发电位检查（SEP）随访检测结果可能恢复正常，但无论脊髓下端位置在术中有无向上移位，术后MR复查往往显示与术前比较无明显变化。

九、椎体切除椎节缩短术

为使紧张的终丝张力降低，对成年型（人）病例可选择椎体切除术获得疗效。此术式较为复杂，失血量多，且风险较大，因此，在病例选择及手术操作时需小心、仔细。

第三节　脊髓蛛网膜囊肿

一、脊髓蛛网膜囊肿概述

脊髓蛛网膜囊肿（Spinal Arachnoid Cyst）又称蛛网膜下憩室或硬脊膜下水瘤。它是胚胎发育期胚胎残余组织异位发育而成的一种先天性畸形，也是由蛛网膜小梁变异所形成的，在临床上属比较少见的疾病。有时可与硬脊膜外囊肿并存。一半多无症状，可通过脊髓造影、CTM或MR检查明确诊断。

1831年，Bright首先描述脊髓蛛网膜囊肿，认为脊髓蛛网膜囊肿是位于两层蛛网膜之间的内含清亮液体的囊肿。1958年，Starkman等对尸检标本进行了系统正规的病理学研究，证实了127年前Bright对脊髓蛛网膜囊肿的论述。20年后，Rengachary等发表了有关脊髓蛛网膜囊肿的光镜和电镜照片，进一步证实了Bright的理论。该照片显示，脊髓蛛网膜囊肿周围的蛛网膜分为两层，且囊肿内不含蛛网膜小梁。表明囊肿起自蛛网膜内，而并非起自蛛网膜下腔。囊肿包膜含有增殖的蛛网膜细胞和较厚的胶原层。囊肿周围的脑组织通常结构正常，但也有部分病例伴胶质细胞增生。

二、脊髓蛛网膜囊肿病因及类型

正常蛛网膜下腔有许多透明的蛛网膜小梁，使蛛网膜下腔形成许多分隔，尤其是在脊髓背侧从颈段到胸段有纵行的分隔，将蛛网膜下腔分隔开，形成许多互相交通的腔室。脊髓造影时，这些口袋状的憩室在侧卧位即被碘油所充填，随着体位的改变，充盈的碘油也可排空。目前多认为本病是蛛网膜发育上的缺陷，常无临床症状，但当憩室内的脑脊液大量积聚，而又不能排空时，即可造成脊髓压迫，而出现相应的症状。按病因不同可分为先天性、外伤性及感染后蛛网膜囊肿三型。

（一）先天性蛛网膜囊肿

为常见类型，其发病原因尚不全清楚，有以下推测。

【胚胎发育堕落说】

Starkman 等认为本症发生原因可能是在胚胎发育时，有小块蛛网膜落入蛛网膜下腔内发展而成。即囊肿位于蛛网膜内，镜下可见蛛网膜在囊肿四周分裂为两层，外层组成囊肿表面部分，内层组成囊底，在软脑膜与囊底之间仍有一蛛网膜下腔。蒋大介（1963）发现囊壁表面部分亦由两层蛛网膜组成，即囊肿全部位于蛛网膜下腔之中。

【胚胎期脑脊液流向反常说】

许多人认为在胚胎发育时，由于脉络丛的搏动，对脑脊液起泵作用，可将神经组织周围疏松的髓周网（Perimedullary Mesh）分开，形成蛛网膜下腔，如早期脑脊液流向反常，则可在髓周网内形成囊肿。

【发育不全说】

因本症常伴有其他先天性异常，如囊肿内有异位脉络丛、大脑镰局部缺失以及眶板、颞叶及颈内动脉缺失等，均证实本症发生基本原因为脑发育不全所致。

（二）感染后蛛网膜囊肿

脑膜炎后因蛛网膜局部粘连而形成囊肿，囊内充满脑脊液。大多为多发性。多见于儿童。常见于视交叉池、基底池、小脑延髓池、环池等处。因脑脊液循环通路受阻，临床可表现有脑积水及颅内压增高症状。视交叉池部囊肿可产生视觉障碍，其他部位者亦可产生局限性症状。儿童常有头颅增大。

（三）损伤后蛛网膜囊肿

又称软脑膜囊肿。其发生机制为损伤造成颅骨线形骨折，伴硬脑膜撕裂缺损，其下方蛛网膜下腔有出血或蛛网膜周围边缘处粘连，引起局部脑脊液循环障碍，致局部蛛网膜突至硬脑膜裂口及骨折线内，在脑脊液搏动不断冲击下渐形成囊肿，使骨折边缘不断扩大，称为生长性骨折。囊肿可突于头皮下，同时亦可压迫下方的脑皮层。囊内充满清亮液体，周围有疤痕组织。如外伤时软脑膜破损，则脑组织亦可疝入骨折处，并有同侧脑室扩大，甚至形成脑穿通畸形。

三、脊髓蛛网膜囊肿病理

脊髓蛛网膜囊肿是由一层透明或呈灰白色、富有韧性的薄膜所包裹的囊肿，囊肿内充满脑脊液样的液体。囊肿和周围蛛网膜下腔通连的为蛛网膜内囊肿，又称为先天性囊肿；因外伤、炎症所引起的与蛛网膜下腔粘连，或蛛网膜与软膜粘连所形成的囊肿称为继发性囊肿。外伤性蛛网膜囊肿的囊壁为增厚的蛛网膜粘连所形成，形态不规整，囊壁厚薄不一，不同于薄膜界限清楚、很少粘连的先天性蛛网膜囊肿。

囊肿内的囊液类似脑脊液，有的变黄，蛋白含量增高。囊液的含量多少不等。囊壁内层为椭圆形的蛛网膜内皮细胞及增生的纤维结缔组织。一般囊肿多位于蛛网膜下腔的后中隔部，即脊髓的背侧面，后中隔是自颈部至下胸部之间的一层将后面蛛网膜下腔纵行分隔开的薄膜。蛛网膜囊肿常为多发性，好发于脊髓的骶段及胸段。据统计约有45%的病例发生在胸段，3%在颈段，43%~52%在骶段（图5-5-1-3-1）。

四、脊髓蛛网膜囊肿临床表现

本病可见于任何年龄，但以青年人居多，女性多于男性。一般病程为数月至一年，呈急性发病的很少。主要症状为囊肿部的疼痛，可表现为脊柱痛或根性疼痛。屈颈弯腰或用力皆可加重疼痛。多数患者有单侧或双侧下肢运动障碍。颈段蛛网膜囊肿者可出现四肢瘫和病变水平以下的感觉障碍。在病变部位棘突常有压痛和叩击痛。

由于囊肿处于憩室阶段时憩室内的液体可随体位改变而充盈或排空，故在站立、坐位时因憩室的重力作用而诱发或加重症状。当平卧

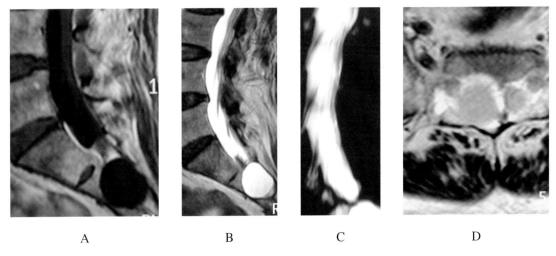

图 5-5-1-3-1 临床举例 女性，63 岁，骶管内囊肿（A~D）

A、B.MR 矢状位观，T_1、T_2 加权；C. 水成像（MRS）矢状位观；D. MR 水平位观

位时积液排空则症状缓解。这种现象是本病的特征性症状。

细小的蛛网膜囊肿多无症状，当其增大时可产生脊髓、神经根的刺激或压迫症状。位于胸段的蛛网膜囊肿，早期可出现胸背部疼痛，以后可产生进行性痉挛截瘫和感觉障碍；位于颈段的蛛网膜囊肿可产生四肢瘫；位于腰段和骶段的蛛网膜囊肿，因椎管腔内有效间隙较胸段大，则很少产生症状，如圆锥马尾受压可产生下肢肌肉无力和括约肌障碍。

五、脊髓蛛网膜囊肿辅助检查

（一）脑脊液检查

脑脊液压力不高，椎管腔可有不全性或完全性梗阻，细胞数正常，蛋白含量轻度增高。

（二）X 线检查

脊椎 X 线平片多无明显改变。巨大的囊肿可引起胸椎或颈椎的压迫性改变，表现为椎管腔增宽，椎弓根呈梭形改变或椎弓根内缘变薄，椎体后缘凹陷，椎弓根间距加宽，往往超过 3 个或 4 个椎节。脊柱侧弯、后凸甚至驼背畸形。脊柱改变以 $T_{6~9}$ 节段最为多见。

（三）脊髓造影检查

较大的囊肿可产生锥形梗阻，碘剂进入囊肿后见有呈囊状的充盈缺损，突出于颈、胸或上腰段蛛网膜下腔的背侧，大小可不等，并与蛛网膜下腔有狭径通连。因重力关系俯卧位造影可为阴性，仰卧位或直立位时 X 线侧向水平投照方可显示病变；如囊中口径已封闭则较难发现。脊髓造影可以明确致压囊肿所在位置，尤其判定其在髓内、髓外或硬膜外（图 5-5-1-3-2）。

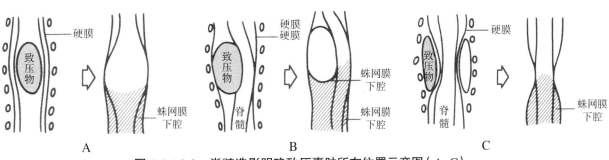

图 5-5-1-3-2 脊髓造影明确致压囊肿所在位置示意图（A~C）

A. 髓内；B. 髓外硬膜囊内；C. 硬膜囊外

（四）CT 扫描检查

平扫较难发现。CTM 可见病灶呈球状低密度影，界限清楚，CT 值与脑脊液相仿。脊髓受压移位、变形和萎缩。增强扫描病灶多不强化。

（五）MR 检查

表现为脊髓背侧硬脊膜下有呈梭形的囊性占位，在 T_1 加权像上为一块状软组织强度的信号影，T_2 加权像上显示为高强度信号区域。增强扫描后病灶多无强化（图 5-5-1-3-3）。

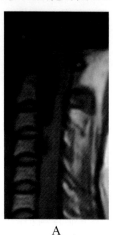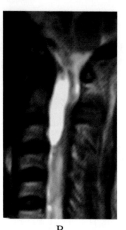

A   B

图 5-5-1-3-3　上颈椎蛛网膜囊肿（A、B）
A. MR 矢状位，T_1 加权像；B. 同前，T_2 加权像

六、脊髓蛛网膜囊肿诊断

青年人有背部疼痛和脊柱外伤史，轻微的外伤后即可逐渐出现下肢感觉、运动障碍者，如有在立位时症状明显或加重，卧位时症状缓解这一特征性表现，即应想到脊髓蛛网膜囊肿。囊肿所在部位基本上与外伤部位一致。以往本病在手术前难以确诊，但如能精心检查和分析病情，并通过脊髓造影或 CTM、MR 检查还是可以在手术前明确诊断的。

七、脊髓蛛网膜囊肿鉴别诊断

在鉴别诊断上应注意与肠源性囊肿、皮样囊肿、表皮样囊肿和硬脊膜外囊肿进行区分。

（一）椎管内肠源性囊肿

是一种更为少见的先天性发育异常性疾病。好发于颈段，其次为上胸段。常单发，多位于脊髓的腹侧，很少发生在脊髓背侧或脊髓内部。多见于男性青少年，幼年即出现症状，临床表现与脊髓蛛网膜囊肿相似。病程较长，多有波动，反复发作。可并发脊椎前裂、脑室异位、食管憩室及半椎体等。MR 显示为椎体后髓外硬脊膜内呈梭形囊状影，T_1 加权像为低信号，与脑脊液相仿，T_2 加权像为高信号，高于脑脊液，有包膜，信号均匀。增强扫描可见囊壁强化。

（二）硬脊膜外囊肿

临床表现与脊髓蛛网膜囊肿相似。多因手术后、外伤或频繁腰椎穿刺所产生。好发于中下胸段硬脊膜外正中部或神经根鞘附近，常有细径与蛛网膜下腔通连。多见于男性成年人。大的囊肿可见椎弓根部及椎弓前缘变扁，椎体后缘内陷和后凸畸形。脊髓造影有不全梗阻或完全梗阻，并可见囊状碘油充盈。

（三）皮样囊肿和表皮样囊肿

多见于小儿，好发于 T_9 以下的脊髓和圆锥马尾部，位于髓外硬脊膜内，少数可在硬脊膜外或髓内，常并发脊柱裂等脊柱畸形。囊肿所在部位可有皮肤窦道、多毛、血管痣和各种皮肤异常，故能早期识别。

八、脊髓蛛网膜囊肿治疗原则

视囊肿位置不同，对脊髓或脊神经根致压程度及临床症状不同而酌情选择手术或非手术疗法。凡波及神经组织并伴有症状者则多需手术切除术。

第四节 脊髓肠源性囊肿

一、脊髓肠源性囊肿概述

脊髓肠源性囊肿（Spinal Enterogenous Cyst）又称神经管和原肠囊肿，是胚胎发育时有来源于前肠的胚胎残余组织异位，在椎管内破坏中胚层的产生而成的先天性疾病。临床上比较少见，据Fortund 报道，占脊髓囊肿性疾患的 12%，近年来随着影像学的不断发展，国内有关本病的报告已陆续增多，并得到有效的治疗。

二、脊髓肠源性囊肿病因

脊髓肠源性囊肿的病因目前尚不十分清楚。近年来多数学者认为，它起源于发育前 3 周内原始神经肠管、脊索、神经管的形成不全，以及上述结构、内胚层、外胚层之间的相互影响所造成的错乱。在胚胎发育前三周，诸胚层紧密相贴，神经肠管是一贯穿胚体、暂时开放的通道。当神经肠管的残留物阻止内胚层于脊索的分离，便可导致胃肠、脊椎或脊髓不同程度的畸形。轻者仅表现为单纯硬膜下囊肿，最严重的表现则是脊索分离综合征（硬膜下囊肿伴前或后方脊椎裂、双干脊髓及多脏器畸形）。

三、脊髓肠源性囊肿病理及分类

（一）病理改变

本病的主要病理变化是具有胃肠或气管相同的黏液上皮及组织学特点，在囊肿的外层为结缔组织，内衬单层或假复层柱状或立方上皮。上皮细胞内可见杯状细胞，胞浆富含糖蛋白和黏蛋白，在黏蛋白染色时，PAS 染色呈阳性反应，多无纤毛。

有的囊肿病灶存在透明样变性、坏死和慢性炎症细胞浸润。免疫组化检查表达 CD68、白细胞共同抗原、人白细胞抗原Ⅰ型阳性细胞和肿瘤坏死因子。

（二）分型

Wilkins 和 Odom 根据囊肿壁的组织来源，将肠源性囊肿分为三型。

Ⅰ型 囊肿壁基底膜上为单层或假复层柱状或立方上皮（有或无绒毛），其中类似于胃肠上皮，占 50%，呼吸道上皮占 17%，或两种以上混合存在占 33%。

Ⅱ型 类似于Ⅰ型加上如下组织：黏液腺、平滑肌、脂肪、软骨、骨、弹力纤维、淋巴样组织或神经节。

Ⅲ型 类似于Ⅰ型加上室管膜或胶质组织做为固有成分，而不是仅包围囊肿。

单纯性囊肿 80% 以上为Ⅰ型，而伴有合并畸形的囊肿壁上则常有中胚层或外胚层的衍生成分。

四、脊髓肠源性囊肿临床特点

（一）一般特点

肠源性囊肿多数位于脊椎的颈胸段或颈段，其次为上胸段，很少位于腰骶段。本病好发于儿童和青少年，最小年龄为生后 11 天，年长的很少超过 40 岁。一般男性多于女性，男女的比例达 2.5:1。

（二）临床表现

首现症状多为囊肿所在部位的脊神经根性疼痛，以双侧颈痛者多，颈部活动受到限制和颈部抵抗等。最常见的临床表现为下肢和（或）上肢无力。继之可出现感觉改变、疼痛和括约肌功能障碍。临床病程通常较长（平均 3.5 年），约一半患者症状反复发作,除有中间缓解期和加重期,并可伴发低热。这种缓解与复发可能是囊肿的周期性破裂,或囊液的外渗使症状得以缓解,随后又因囊壁上皮细胞分泌的增多,使囊肿又逐渐增大,再次压迫脊髓而复现症状。部分患者为急性起病,病情发展较快,常在短期内出现肢体感觉、运动障碍和括约肌功能障碍。尤其是运动障碍为多,呈现截瘫或四肢瘫。值得重视的是,有的小儿患者以发热(可伴有急性脊髓病或脑膜炎)起病,易被误诊、漏诊。

(三)并发畸形

本病常并发其他先天性畸形,以脊椎相应部位的畸形居多,如颅底凹陷、寰枕畸形、椎体融合、脊柱裂、半椎体、脊膜膨出、脊柱侧弯等。另外还伴有消化道、呼吸道畸形,如肠管异位、食管或肠道憩室、支气管和纵隔囊肿、纵隔或枕骨鳞部缺损等。此外在高颈段者还可伴发小脑扁桃体下疝畸形,参见本节典型病例。

五、脊髓肠源性囊肿辅助检查

(一)脑脊液及B超检查

【脑脊液检查】

脑脊液清亮或微浊,生化与常规检查呈轻度炎症性变化。

【B超检查】

适合于新生儿和婴儿囊肿检查,高分辨率的B超机甚至可以发现妊娠18周胎儿的畸形。

(二)影像学检查

【X线检查】

颈椎X线平片可见有相应部位的先天性畸形,如寰椎畸形、脊椎裂、半椎体、脊膜膨出等。颈椎侧位片上可见椎体后缘因受囊肿挤压而向内凹陷,相应椎孔前后径扩大等。

【MR检查】

MR检查能准确显示囊肿的部位、范围和脊髓受压的情况。典型的表现可见囊肿包膜完整,与脊髓界限清晰,在椎体后缘脊髓腹侧硬脊膜下呈边缘清楚的梭形囊状占位,T_1加权像呈现为相对于脊髓的低信号,T_2加权像上为高信号。随回波时间延长,病灶信号强度增高,高于脑脊液。增强后病灶无强化。MR可显示囊肿嵌入脊髓的程度,有时尚可显示伴随的脊髓萎缩,对拟定手术计划、判断预后很有意义。

【脊髓造影检查】

脊髓造影时于颈胸段出现完全性梗阻现象,或硬脊膜下局限性充盈缺损。腰椎穿刺或脊髓造影后症状往往加重。

六、脊髓肠源性囊肿诊断

对本病的诊断可根据患者为男性儿童或青少年,以根性疼痛起病,并较快地出现脊髓压迫症。病程中有间隔数月或数年的反复发作,如发现有其他先天性畸形,即应考虑有肠源性囊肿,并及时做椎管造影或MR检查,以明确诊断。

七、脊髓肠源性囊肿鉴别诊断

在鉴别诊断上需注意与以下椎管内囊性疾病区分。

(一)蛛网膜囊肿

多见于青年人,女性多于男性,好发于胸段脊髓的背侧,临床表现以胸背部疼痛为主,并逐渐出现双下肢感觉、运动障碍。在坐位或立位时症状明显或加重,卧位时症状缓解。病变部位棘突有压痛和叩击痛。脑脊液压力不高,椎管腔有不全性或完全性梗阻,细胞数正常,蛋白含量轻度增高。脊椎X线平片多无改变,脊髓造影可呈囊状充盈缺损,俯卧位造影为阴性,仰卧位造影为阳性,仰卧位或立位时才显示囊肿阴影。MR检查显示脊髓背侧梭形囊状占位,在T_1加权像上为一块状软组织强度的信号影,T_2加权像上为高强度信号,增强扫描多无强化。

(二)脊髓蛛网膜炎

起病缓慢,症状时轻时重,多在外伤或感冒发热后起病。感觉障碍比较明显,感觉改变区域的分布常不规律,无明显的感觉障碍平面。一般运动障碍和括约肌障碍较轻或不明显。病程多有波动，并有较长的缓解期，多呈灶性体征。脊髓造影呈散在点状、片状或浊泪状和囊肿充盈缺损。

（三）皮样囊肿或表皮样囊肿

多见于小儿，好发于下胸椎以下的圆锥、马尾部。多位于脊髓外硬脊膜内，常并发脊椎裂。囊肿所在部位有窦道、多毛、血管痣等各种皮肤异常。脑脊液蛋白含量明显增高。X线检查可显示椎管扩大、椎弓根变扁、椎体后缘有向内的压迹。MR检查皮样囊肿中含有蛋白，故在T_1加权像上信号率高于脑脊液，在T_2加权像上呈高信号，与脑脊液相似。而表皮样囊肿在T_1与T_2加权像上的信号均与脑脊液相似，但囊肿边界光滑，呈圆形或卵圆形，可见压迫脊髓和马尾的表现。

八、脊髓肠源性囊肿治疗

（一）对症处理

目前尚无根治性措施，可根据患者一般情况予以对症处理，包括止痛、镇静剂及理疗等。

（二）切开囊壁减压引流

对囊性变发展过快、积液增长迅速压迫神经根者，可将囊壁刺破，并沿囊壁纤维方向纵形扩大开口，起引流减压作用。

（杨胜武　徐华梓　徐　辉）

第二章 脊髓动静脉畸形（AVM）

脊髓动静脉血管畸形占脊髓肿瘤的 3.3%~11.5%，常常引起严重的神经症状，对其诊断应予充分注意。1962 年由 Djindjian 开展了脊髓主要动脉造影术，其后数年 Djindjian 和 Dichiro 报告了选择性脊髓血管造影术。在治疗方面，由于Yasargil 在 20 世纪 50 年代开展了显微神经外科技术，使本病的外科治疗有了飞跃的进步。其后由于人工栓塞技术的进步，现在使用微导管做选择性栓塞术已成为治疗本病的主流。

第一节 脊髓血管解剖复习与发病机制

一、脊髓的血循环系统概况

正常脊髓循环，有起始于根动脉、上下纵行脊髓的 1 支脊髓前动脉及 2 支脊髓后动脉共 3 支动脉，这些动脉分出脊髓内支，通过毛细血管而流入前脊髓静脉、后脊髓静脉、根静脉及内、外椎静脉丛的静脉系统。

二、脊髓动脉系

根动脉为营养脊髓（图 5-5-2-1-1、2）及脊神经根的血管，颈髓部由锁骨下动脉支的椎动脉、甲状腺动脉、肋颈动脉分支；胸、腰髓部则由肋间动脉、腰动脉按体节分支而成。肋间动脉、腰动脉、于椎体外侧分出背侧脊髓动脉（dorsal spinal artery），根动脉为该动脉的分支，分支后沿神经根，通过椎间孔而进入椎管内。再沿前根分为前根动脉及沿后根分为后根动脉，人体共有 6~8 支前根动脉，10~23 支后根动脉流入脊髓动脉。为区别开终止于神经根的根动脉，有时将上述根动脉称为根髓动脉。前根动脉中最粗的一个向脊髓下方约 1/3 提供血液的动脉，为纪念最初研究此动脉的研究者而称为 Adamkiewicz 动脉。此动脉直径为 1.0~1.3mm，而后根动脉则左右无差异，其周径亦较前根动脉细。

脊髓前动脉沿前正中裂纵行，于脊髓全程明显可见，此动脉是前根动脉至脊髓前面，于前正中裂处分为上行支及下行支两支，并于上下吻合而形成的一支血管。而脊髓后动脉则主要沿后外侧沟，有左右两支，此两支与后根动脉分支的上行支，下行支吻合而形成脊髓后动脉。而脊髓后动脉并无脊髓前动脉那样明了的上下吻合，只是随处可见细动脉化的动脉丛样形态或仅有部分痕迹。上下纵行的 3 支脊髓动脉，通过横向联系的小动脉网而互相吻合。脊髓前动脉与脊髓后动脉的血液灌流范围，前者为脊髓腹侧约 2/3，后者为背侧约 1/3（图 5-5-2-1-3）。

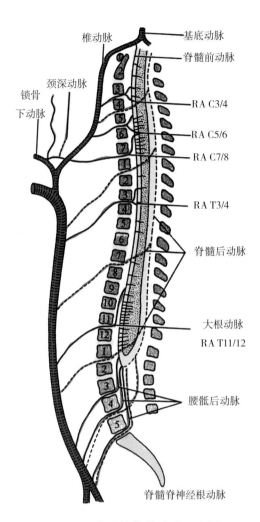

图 5-5-2-1-1 脊髓的营养动脉示意图

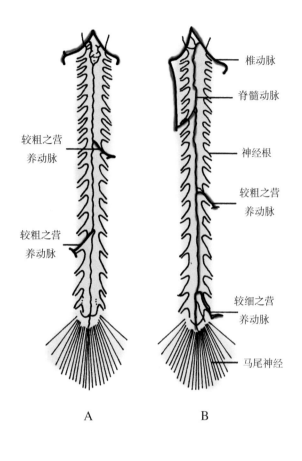

图 5-5-2-1-2 加入脊髓前、后动脉的根动脉
（营养动脉）示意图（A、B）
A.前方观；B.后方观

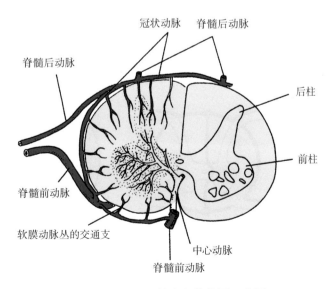

图 5-5-2-1-3 L₁脊髓血供范围示意图
L₁脊髓段 脊髓前动脉与脊髓后动脉血液灌流范围

三、脊髓静脉系

脊髓的静脉系可概分为脊髓内部静脉与脊髓外部的脊髓外静脉。后者由沿前正中裂，后正中沟及左右前，后外侧沟上下纵走的脊髓前静脉、脊髓后静脉、前外侧及后外侧脊髓静脉构成。这些脊髓外静脉之间有丰富的吻合，各自的形态多不像明确的静脉而呈静脉丛状形态。这些静脉血经前、后根静脉而流入椎内静脉丛。椎内静脉丛存在于骨膜之间，通过椎间静脉、椎体静脉而流入椎外静脉丛或附近的粗静脉（图5-5-2-1-4、5）。

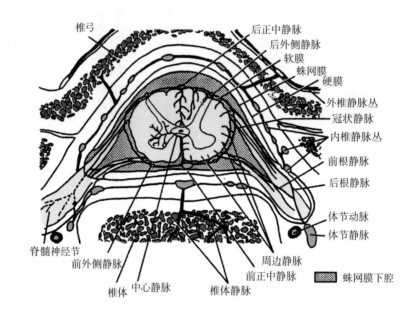

图 5-5-2-1-4　脊髓的静脉回流（断横面）示意图

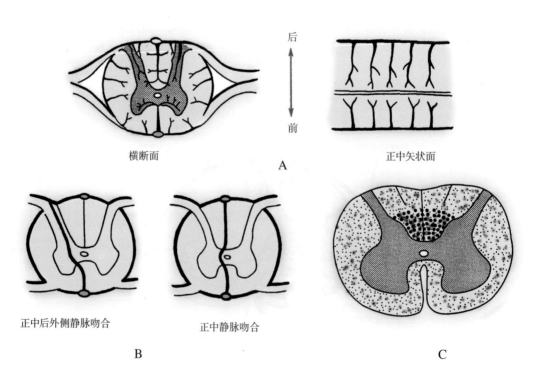

图 5-5-2-1-5　脊髓静脉异常示意图（A~C）
A. 脊髓的静脉；B. 髓内静脉吻合；C. 静脉性脊髓障碍白质后索深部变化强烈

四、脊髓血管畸形发病机制

（一）概述

上述的由动脉经毛细血管至静脉的解剖学结构被破坏，由动脉直接向静脉形成短路时即为 AVM（图 5-5-2-1-6、7）。脊髓的 AVM 与脑 AVM 形态大致相同。根据动脉与静脉的结合形态可分为经由畸形血管团的 AVM 及动脉与静脉直接结合形成动静脉瘘的 AVM。

（二）具体原因

脊髓 AVM 的发病及其出现症状的机制为：

1. 因脊髓 AVM 的出血，而呈硬膜下出血或蛛网膜下腔出血而发病者；

2. 因 AVM 特别是因其扩张的静脉回路（静脉曲张）受机械压迫所致者；

3. 因动脉"盗流"现象而出现症状者；

4. 静脉性高血压者；

5. 因引流静脉系广泛血栓引起者；

6. 出血后的蛛网膜炎而发病者。

（三）因果关系

1. 因出血而引发症状者占全部的 15%~20%，大多为髓内型；

2. 占位效应，施行人工栓塞后数日–数个月出现症状改善组，其出现症状的原因即为占位效应所致；

3. "盗流"现象，根据 Djindjian 的报告有直接的及交叉的盗流，垂直的盗流，出现后者则引起远隔的缺血，即远离脊髓 AVM 的头侧或尾侧发生缺血；

4. 即是髓外型的 AVM 或 AVF，导出静脉为脊髓静脉，因脊髓静脉压上升，对脊髓的有效灌流压降低，引起循环不全者；

5.Foix-Alajonanine 征即因该机制而产生的。

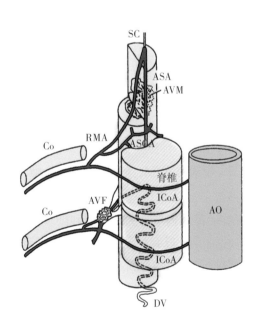

图 5-5-2-1-6　血管畸形病理示意图

脊髓动静脉畸形与流入动脉及侧支循环的位置关系
图注：AO：主动脉；IcoA：肋间动脉；Co：肋骨；VB：椎体；SC：脊髓；RMA：脊髓小根动脉；ASA：脊髓前动脉；ASCA：脊前管形动脉（是重要的侧支循环）；DV：流出静脉；AVM：动静脉畸形；AVF：动静脉瘘

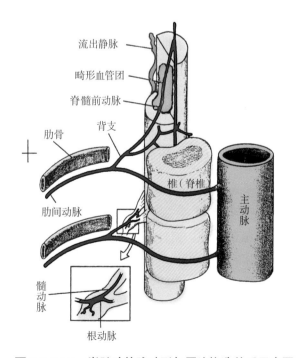

图 5-5-2-1-7　脊髓动静脉畸形与周边构造关系示意图

第二节 脊髓动静脉畸形（AVM）的分类与诊断

一、历史背景

本症分类的变迁是根据下述情况而变动的：病理学观察、血管造影所见、血管造影与手术所见、血管解剖与影像所见等来判定脊髓动静脉畸形的。由于选择性脊髓血管造影的应用，Dichiro等将脊髓动静脉畸形（AVM）分类为：幼稚型、血管球型及单一螺旋型。幼稚型与脑的AVM类似，由复数流入动脉及回流静脉构成，循环快，好发于青少年。血管球型有1~2支流动脉，且局限。单一螺旋型发生率最高，为连续的线圈状血管覆盖多髓节的脊髓表面，循环慢。Djindjian不仅根据血管造影的模式，并参考手术所见，根据畸形血管团是紧密地局限或呈弥漫性；位于中央部还是偏于一侧；中心沟动脉是长还是短；有无静脉曲张，如有静脉曲张，是在髓内或髓外等情况将AVM分为3群8型。此分类法对治疗法的选择颇为适用，但稍复杂。

此后，人工栓塞术应用于脊髓AVM而发挥了重要作用，且对血管的解剖也逐渐加深，发现了新的类型遂又有更概括性的分类。

二、血管解剖与AVM分类

起源于椎骨、锁骨下动脉，胸、腹主动脉，髂内动脉的体节动脉，其椎管支于椎间孔附近分支为椎管前支、中间支及椎管后支。椎管前、后支营养椎管内的硬膜，因而与下述的硬膜AVM有关。中间支则更分支出营养神经根的根动脉，营养脊髓的根髓动脉，营养边缘部的软膜动脉。由根髓动脉也分支出软膜支，与软膜动脉之间于脊髓表面形成软膜动脉丛。由前根髓动脉分支出

中心沟动脉营养脊髓中央部。

静脉回流则由髓内静脉于脊髓表面形成软膜静脉丛，经根髓静脉而达椎间孔的硬膜外静脉。

三、当前临床AVM的分类

根据上述血管解剖，以血管造影为主的影像所见及手术、病理学观察，目前对AVM的分类如下：

（一）硬膜内AVM

畸形血管团位于脊髓髓内或脊髓边缘部（图5-5-2-2-1~3）：

1. 髓内AVM；
2. 髓周AVM。

（二）硬膜AVM

畸形血管团位于椎间孔附近的硬膜上：

1. 向硬膜内静脉回流；
2. 向硬膜外静脉回流。

（三）硬膜内AVM、硬膜AVM混合型

【概况】

脊髓动静脉畸形分为硬膜型和硬膜内型。硬膜型是在神经根近旁的硬膜上形成的动静脉瘘，它以来自根动脉的脑脊膜小根支为流入动脉，以冠状静脉丛为流出静脉，历来所说的Dichiro分类中的单线圈型多属本类。

【硬膜内型又分为髓外型和髓内型】

1. 髓外型　是髓外的动静脉瘘或动静脉畸形，以其与脊髓的位置关系又分为髓前型和髓后型。

2. 髓内型　是高流量的动静脉畸形，又分为幼稚型和血管球型，前者有较多的流入动脉，而后者只有一根或几根流入动脉，通过畸形血管团的时间稍长。

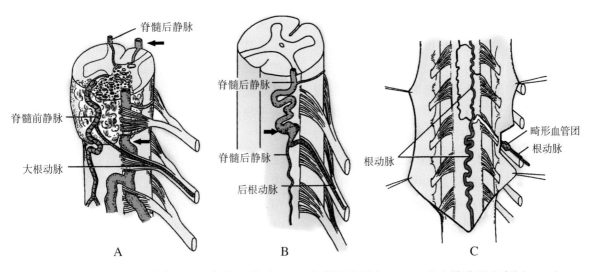

图 5-5-2-2-1　AVM 分类之一示意图　脊髓 AVM 分类及分型（Dichiro 依血管造影分类）（A~C）
A. 幼稚型（又称髓内型）AVM 的引流静脉；
B. 髓后型（又称髓外型）AVM 动、静脉瘘；C. 脊神经根脊膜型 AVM

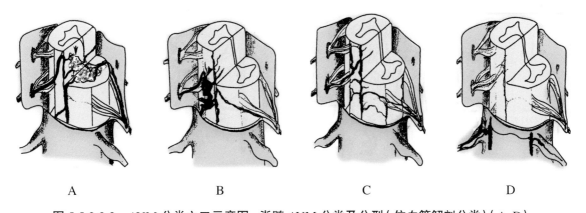

图 5-5-2-2-2　AVM 分类之二示意图　脊髓 AVM 分类及分型（依血管解剖分类）（A~D）
A. 硬膜内 AVM：畸形血管团位于髓内；B. 畸形血管位于髓周围；
C. 硬膜 AVM；畸形血管团位于椎间孔附件的硬膜上；硬膜内静脉回流；D. 硬膜外静脉回流；
箭头是畸形血管团或瘘的位置

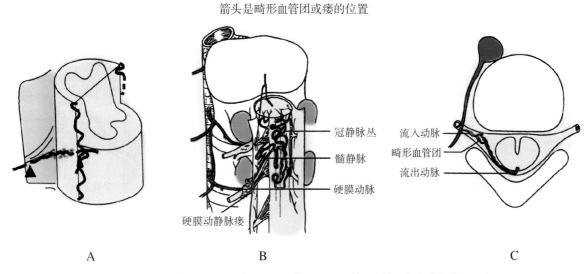

图 5-5-2-2-3　造影所见示意图　硬膜 AVM 及第 8 肋间动脉造影（A~C）
A、B. 硬膜 AVM；C. 第 8 肋间动脉移造影所见

图 5-5-2-2-3、4 是硬膜动静脉瘘和髓内动静脉畸形的流入动脉与畸形血管团或瘘的位置关系。髓内动静脉畸形的流入动脉是脊髓前动脉或脊髓后动脉，但硬膜动静脉瘘的流入动脉是脑脊膜小根支。

髓内 AVM 时，其流入动脉为原来的脊髓营养动脉。血管造影上，Adamkiewiecz 动脉等根髓动脉向前或后脊髓动脉的流入经过呈典型的发夹弯曲走行。之后，经过中心沟动脉而绘出畸形血管团。此组中包括有幼稚型及血管球型（图 5-5-2-2-4）。髓周型 AVM 时，营养脊髓边缘部的软膜动脉为流入动脉。流入动脉为脊髓前动脉时，也不是其髓内支而是其软膜支或者是抵达脊髓背面的脊髓后动脉或脊髓侧面动脉的软膜动脉。此组基本是 AV 瘘，存在于髓外乃至软膜下。单一螺旋型属此范畴。血管造影时，纵然 Adamkiewiecz 动脉为流入动脉，因属直接的 AVF，所以诊断上无困难。动静脉移行部血管径有变化，如静脉曲张大，髓内静脉呈继发性扩张时则与 AVM 相似。硬膜内 AVM 可合并有动脉瘤或静脉曲张（Rosemblum 等称有 45% 合并）。但硬膜 AVM 则很少合并。

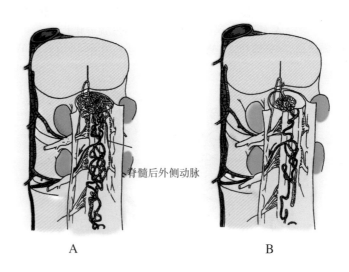

脊髓后外侧动脉

A   B

图 5-5-2-2-4　髓内动静脉畸形（AVM）示意图（A、B）
A. 幼稚型；B. 血管球型

【硬膜 AVM 型】

硬膜 AVM 时畸形血管团、AVF 在椎间孔的神经根或其附近的硬膜上，其流入动脉为根动脉或硬膜支。静脉回流则由椎管内根髓静脉流向脊髓表面的冠状静脉丛，但也有还流于硬膜外静脉，由椎间孔流向椎管外静脉的类型。血管造影上可见椎间孔附近的畸形血管团椎管内扩张蛇行的血管上行，如在脊髓表面呈爬行样向头侧、尾侧缓慢行进（图 5-5-2-2-5）。此脊髓表面的血管为静脉内压升高引起扩张的冠状静脉丛，为正常的脊髓静脉还流途径。其流入动脉不呈现如根髓动脉的发夹弯曲状。但 AVF 的流入动脉与正常的根髓动脉可有共通干。

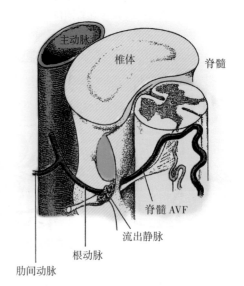

主动脉

椎体

脊髓

脊髓 AVF

流出静脉

根动脉

肋间动脉

图 5-5-2-2-5　动、静脉瘘示意图
脊髓动静脉瘘（流入动脉与流出静脉的关系）

【硬膜内 AVM 与硬膜 AVM 合并的类型】

相当于脑的混合性软膜-硬脊髓 AVM。Miyasaka 等经治的脊髓 AVM 40 例中，硬膜内 AVM 25 例（62.5%：髓内型 14 例，髓周型的 11 例），硬膜 AVM 10 例（25%：硬膜内静脉回流 9 例，硬膜外静脉回流 1 例），硬膜内硬膜 AVM 混合型 5 例（12.5%）。

四、脊髓血管畸形诊断

（一）临床所见

髓内 AVM 青少年较多，硬膜 AVM 则高龄者较多，据此认为硬膜内 AVM 为先天性，硬膜 AVM 为后天性，包括各型在内临床经过呈慢性进行性者 75%，髓周型 AVF 与硬膜 AVM（即髓外 AVM）则 90% 以上为慢性进行型。而髓内型 AVM 的急性发病率虽有增多，但并不占多数。但如仅以小儿期计算，则急性发病者明显增多。重要的是慢性进行性者较通常想象的多，所以易被误认为其他脊髓、脊椎疾患而延误诊断或被漏诊。

（二）AVM 的部位

硬膜内 AVM 可见于由颈部至脊髓圆锥附近的所有平面上。硬膜 AVM 则见于中段胸髓以下。虽亦发生于颈髓，但极少。

（三）MR 检查

Miyasaka 40 例脊髓 AVM 的 MR 所见，可分为扩张、迂曲蛇形的血管构造及脊髓本身的变化。扩张的血管构造，在矢状面或冠状面图像上呈蛇行纵走于脊髓表面；轴面图像上呈脊髓表面上的点状无信号构造（signal void），此为 AVM 最特征性所见。但硬膜内 AVM 及混合型 AVM 病例均有无信号构造，而硬膜 AVM 则难见此所见。脊髓肿大有 80%，T_2 增强像上髓内高信号达 80%。硬膜 AVM 时上述两所见出现率甚高，所以纵然没有无信号构造，如有脊髓肿大，髓内异常高信号，慢性进行性神经症状时也应考虑到本症。脊髓的压迫变形通常系因扩张的静脉所致。

（四）脊髓造影

AVM 在 MR 上可被绘成蛇状的充盈缺损，当 MR 上出现可疑时应进行脊髓造影，如 MR 上已确认为 AVM 时则不必再行脊髓造影。

（五）血管造影

血管造影为脊髓 AVM 诊断上最重要的检查方法（图 5-5-2-2-6、7）。对肋间动脉，腰动脉进行选择性造影，颈髓、上位胸髓的 AVM 时则必须进行两侧椎动脉、甲状腺动脉干、肋颈动脉干的造影。脊髓造影上有 AVM 可疑，且血管造影仍不能明确时则应更进行髂内动脉造影。另一种筛选法则是由两侧动脉同时进行逆行性注入法。在难于确定畸形血管团的正确部位时，有人主张用血管断层造影。最近由于与 MR 对比而更加深了解剖学的理解。

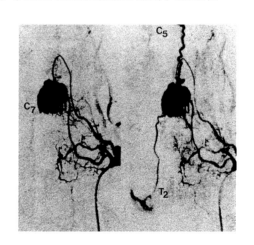

图 5-5-2-2-6　临床举例　血管造影
脊髓血管造影（从左 T_2 肋间动脉通过脊髓前动脉或脊髓后动脉可以看到血管球型 AVM）

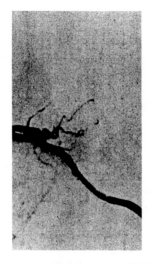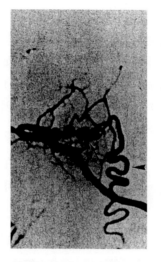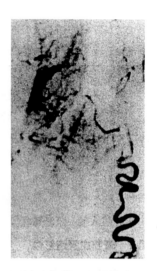

图 5-5-2-2-7　临床举例　脊髓血管造影各种形态所见，拟诊胸髓段硬膜动静脉瘘

第三节　脊髓血管畸形的治疗

脊髓动静脉畸形的治疗方法有人工栓塞术和手术切除术。20 世纪 70 年代后半期以切除术为主，其后则以栓塞术为主。自从开展微型导管后，目前则以栓塞术为首选治疗方法。

一、脊髓动静脉畸形的手术治疗

（一）概述

1916 年 Elsberg 首先做了 1 例手术，诊断为"脊髓静脉曲张扩张"。之后于 1926 年 Foix 与 Alajouanine 报告了一例以亚急性坏死性脊髓病截瘫发病，尸检证明为静脉血栓病例。1943 年 Wyburn-Mason 将前人的 96 例加上其自己的 16 例，从解剖学上及病理学上加以系列化命名为 AVM。1962 年 Djindjian 开展了脊髓主动脉造影术，数年后 Dichiro 又报告了选择性血管造影术，使神经放射学检查向前发展了一大步。自 Yasargil 导入了显微神经外科技术以来，方开始了今天脊髓 AVM 的治疗。此外，Dichiro、Djindjian 等将栓塞术也向前发展了一大步。作为手术治疗对象的脊髓动静脉畸形，除了硬膜动静脉瘘以外，大都存在于神经传导经路脊髓的内部，因此要想毫无贻误地单把病灶全部切除，就需要有精湛的技术。除了颈髓以外，手术一般是从脊髓后面进入的，在以脊髓前动脉为流入动脉的脊髓动静脉畸形时，手术先是流出静脉，然后是病灶，最后是流入动脉这样的顺序，使手术变得极为困难。

（二）手术适应证

1. 做过多次人工栓塞术，但全又通开，而且症状还在进展的病例；

2. 不能做人工栓塞术，但症状又发展迅速的病例；

3. 硬膜动静脉瘘；

4. 探查性手术。

使用微型导管时，有的病例能插到畸形血管团的前面，然后用塞罗卡因做诱发试验，如为阴性就能使用液性栓塞物质使病灶永久闭塞。但是不少病例是流入血管过细，在导管与病灶之间存在着营养脊髓的正常血管，此时就不能使用液体栓塞物质，而不得不用直径为 150~350μm 的聚乙烯醇微粒等固体栓塞物质进行栓塞。但是使用固体栓塞物质就容易出现再次开通的问题，需要反复进行栓塞。症状稳定时可以反复施行，如果症状是进行性的就应该选择手术治疗。再有一开始就不能做栓塞术而且病情发展很快的病人也要考虑手术治疗。

硬膜动静脉瘘做人工栓塞术或外科手术都能得到根治，此型动静脉瘘位于硬膜本身或硬膜外，所以手术也比较容易。前节图 5-5-2-2-7 是胸椎处的硬膜动静脉瘘，其流入动脉是脑脊膜小根支，短路位于神经根近旁的硬膜上，其流出静脉是冠状静脉丛。手术是经后路进入，关闭短路，由于流出静脉穿通硬膜，就在其进入硬膜的部位加以切断。术后脊髓血管造影证实动静脉瘘已消失。

颈髓 AVM，向椎动脉分支脊神经根动脉进行安全插导的技术（除来自椎动脉的流入血管较粗之外）尚未成熟，由椎动脉汇合部分支的脊髓前动脉插管技术更未成熟，因此，在此种情况下只好采取夹住或显微外科切除。根据颈髓部位解剖学特点为易于由前方进入，如来自脊髓前动脉的导入动脉范围不大，可用本法处理流入动脉，则对颈髓侵袭较小。Karasawa 将用前方椎体次全切除后，切开硬膜即可见扩张的脊髓前动脉，结扎导入血管的中心动脉分支。

（三）对人工栓塞失败病例

采取手术治疗；AVM 血流极缓慢，流入动脉非常细小、栓塞物质不能流入者或数次行人工栓塞术又再开通者要进行手术治疗。尤其脊膜脊神经根 AVM 的血流迟缓，或在椎管动脉（spinal canal artery）的近前方有阻塞时，通过对侧的副血行通路 AVM 被造影，所以要进行手术治疗。此型的 AVM 在硬膜之外，所以手术较简单，为较好的手术适应证。

（四）探查性手术

有的病例虽反复进行选择性脊髓造影也证明不出畸形血管团的存在。此种病例要进行脊髓动态 CT 检查，但仍不能诊断而临床上又很怀疑 AVM 或脊髓造影上出现蚓状阴影缺损时，可进行探查性手术，此种病例手术时随处可见阻塞，AVM 引流静脉的白色化。此种情况相当于历来称之为 "Foix-Alajouanine 综合征"。探查性手术当然要术前反复经过多种详细检查之后方可进行。最近，已可用纤维内镜直视 AVM，期待这一技术的进展。

二、脊髓动静脉畸形的人工栓塞术

在引进微导管以前是在肋间动脉起始部插入普通导管的尖端，从此处随着血流方向注入乙醇聚乙烯的微粒或条带（Strips）进行栓塞，但是有时只是在根髓动脉或其中枢侧做近接闭合（Proximal Occlusion），而关闭畸形血管团本身则很困难。将 Tracker-18 和 Tracker-10 以及 Magic 导管作为微型导管广泛地应用于大脑动静脉畸形的人工栓塞术之后，逐渐地也能把这种微型导管应用于脊髓的动静脉畸形。

在使用微导管时，先将套管（母导管）放在肋间动脉、腰动脉或者椎动脉的起始部，然后将微导管通过套管向前推进。在脊髓根动脉穿过硬膜处有生理性狭窄，此时不可粗暴操作，如果勉强推进会引起蛛网膜下腔出血，所以要十分小心地推进微型导管。要使微导管尽量接近畸形血管团，注意避免楔进去。然后用塞罗卡因 20mg 做诱发试验，检查有无新的神经症状出现，如为阴性就可以使用液体栓塞物质，能将畸形血管团永远关闭。如为阳性，表示在微导管和畸形血管团之间存在着营养正常脊髓组织的血管，此时不可使用液体栓塞物质，可选用大小合宜的聚乙烯醇微粒随着血流方向去栓塞畸形血管团。聚乙烯醇微粒只进入流速较快的通向畸形血管团的流入血管就能使畸形血管团闭塞，但是用聚乙烯醇微粒栓塞后有时发生再次开通的问题，这可能是停留在畸形血管团的聚乙烯醇微粒被流经此处的血液冲洗出去而引起畸形血管团再次开通，或者是新的血管内皮细胞覆盖在聚乙烯醇微粒的表面，在聚乙烯醇微粒的间隙中出现新血管生成（即内皮再生）。此时需要反复进行栓塞术，如果症状是非进行性的，是可以反复进行栓塞术来观察经过，但是，如果症状是进行性的，则应改为手术治疗。

有的病例反复做选择性脊髓血管造影也未能查出畸形血管团，但是如果脊髓造影上出现虫样形状的阴影缺损时，则应做探查手术，这类病例有很多地方出现闭塞后变成白色的引流静脉。

要经常把脊髓动静脉畸形放在心上，为了确定诊断要做包括 MR 在内的各项检查，一旦发现本病要以人工栓塞术作为本病的首选治疗方法。如果不可以做这种治疗，或者反复栓塞而病情自然发展时就应考虑手术治疗。

三、脊髓AVM外科手术病例的选择

（一）概述

脊髓 AVM 或 AVF 的治疗有切除术、流入血管结扎术及血管内手术，以前各家基本上进行切除术，自血管内手术开展后，又多用此法行人工栓塞术治疗 AVM，但以后又不断发现 AVM 尚有复发，并且也发现血管内手术亦有诸多不足之处，目前则以选择性地采取血管内手术及外科切除术并用。

选择 AVM 治疗方法时应注意的是：自然经过、临床症状（患者年龄、神经失落症状）、动静脉畸形的类型及部位、供血支、引流支外科解剖及其与正常脊髓的关系、治疗的危险等。上述各项因动静脉畸形的类型而不同，治疗方法亦不同。

（二）脊髓脊膜脊神经根的 AVM/AVF

【概况】

此血管畸形即为椎间孔附近硬膜的 AVM 或 AVF，以椎间动脉的硬膜支为供血支，引流支为髓静脉，通过此引流支流入脊髓表面的冠状静脉丛。

AVM 症状出现的机制有：

1. 出血（蛛网膜下腔出血、髓内出血）；

2. 静脉瘀血；

3. 血栓化；

4. 脊髓缺血；

5. 占位效应等。

已知脊膜脊神经根的 AVM 时可因姿势变化、过饱食、Valsalva 操作、外伤、妊娠、发热等而症状加重。这可能是因为静脉瘀血而引起的症状或使之加重。此外，血栓形成所致的脊髓循环障碍对症状的阶段性恶化亦可能有很大影响。此 AVM 多见于 40 岁以上男性的胸腰髓，其症状有 80% 进行性，症状出现后三年，约有半数呈重度残疾，所以早期治疗非常重要。

【治疗方法】

治疗方法有人工栓塞术及手术疗法。两种治疗法的要点均为完全闭锁 AVM 的畸形血管团或瘘或切断髓静脉冠状静脉丛的通道。

人工栓塞术 要用液状栓子使 AVM 完全闭锁，但此时血栓化可能向冠状静脉丛进展，而也可能使症状恶化。用固体栓子则多很难使畸形血管团 - 瘘完全闭锁，很难避免又开通或出现新的供血支。Nagata 8 例手术病例中，2 例为人工栓塞术后又开通，3 例为血栓化后脊髓血管造影未能发现，经动态 CT、脊髓内镜而发现的病例，2 例为未进行栓塞术而手术者。对伴有血栓化而脊髓血管造影不能证明 AVM 诊断者，脊髓造影、动态 CT 及脊髓内镜颇有意义。

对此型的 AVM/AVF 的手术适应证是：

1. 对供血支行导管插入困难，栓塞术困难者；

2. 人工栓塞术后又开通者；

3. 因血栓化而供血支不明显者，手术疗法容易且安全确实，在等待中神经症状恶化者，不应再反复进行栓塞术，而应早期考虑手术治法。

【手术方法】

于 AVM/AVF 存在的椎间孔上方椎板行椎板切除及下方椎板行部分椎板切除术。上方要开大的原因是连接瘘与冠状静脉丛的髓静脉多走向上方。继之进行椎间孔切开术，使该根袖充分暴露。切开脊髓硬膜，观察硬膜内外的硬膜根袖，确认红色 AVM/AVF 及与冠状静脉丛联络的髓静脉。将此 AVM/AVF 部凝固并同时切断髓静脉。但凝固可能使营养脊髓的髓动脉受到损伤，所以有人认为脊髓动脉造影时该节段髓动脉被造影时，仅切断髓静脉即可，不必凝固之。但亦有人指出，据此虽可改善脊髓静脉的充血，但也有形成新静脉路而复发的可能性。

手术疗效与术前残存的神经功能程度有关。术前症状轻者，其功能预后良好，重者则功能恢复较差，所以发病后要早期诊断及早期治疗。Nagata 8 例手术疗效为中等改善 4 例，轻度改善 2 例，无变化 2 例。最近 MR 对脊髓缺血性变化在 T_2 增强像上呈高信号区，所以术前对功能预后已能做出一定程度的预测。

（三）硬膜内 AVM/AVF

【概况】

此硬膜内 AVM/AVF 为由脊髓前动脉或脊髓后动脉供血的 AVM，有髓内 AVM 及髓外 AVM/AVF。硬膜内 AVM/AVF 为多见于 40 岁以内的颈髓或上部胸髓，无男女差异，40%~77% 以出血发病，但也有不少逐渐发病者，其原因可能为因盗流及静脉瘀血所致的脊髓缺血。此外，有人报道，AVM 的 7% 合并动脉瘤，也有报道称，76% 的病例既往有出血，24% 的病例有重度神经缺失症状，且症状的复发率颇高，所以应给予治疗。

【目的】

治疗的目的主要是：防止出血，使盗流及静脉瘀血所致的脊髓缺血得到改善。硬膜内，尤其髓内 AVM 时，摘出术的危险较大，应首先以人工栓塞术为原则。如未能完全将 AVM 堵塞或供血支又开通，或出现新的供血支时则反复进行栓塞术。但对于栓塞术操作上有困难或栓塞术危险大者，或是手术较容易的病例则应考虑手术治疗。

栓塞术操作上困难者主要为：缓慢流动者；伴有血栓化的 AVM；供血支较细等等。

栓塞术危险度大者为：颈髓 AVM，且以椎动脉分支的髓动脉为供血支者；以 Adamkiewicz 动脉、脊髓前动脉为供血支者等等。

主要是 AVM 的直径，类型及部位等来决定手术难易度。髓内 AVM 及颈髓 AVM 通常手

术的危险大。反之，小 AVM，髓外 AVM/AVF，位于背侧的 AVM，向背侧的静脉引流较少者，其摘出较容易。但虽属髓内型，其颈髓 AVM 在背侧，主要由脊髓后动脉营养且有髓外成分者亦可属手术适应证。另外，圆锥部 AVM 其病变虽属髓内型，但 AVM 几乎均位于髓外，甚适于摘出术。手术治疗中摘出术属根治术，但当认为其危险度大者可选择供血支结扎术，以达到使灌流压降低减少出血频度，减轻血管性盗流，改善静脉瘀血。属颈髓前面的 AVM，脊髓前动脉为其供血支者，也可通过椎体切除而由前方进入，而能达到供血支结扎的目的。但供血支结扎后几乎所有病例均出现残存供血支的增大及出现新的供血支，所以治疗效果难持久。

【手术方法】

摘出术的要点为：

1. 除脊髓出血时的减压之外，在出血的急性期避免手术；

2. 手术体位为预防静脉充血，要注意避免压迫腹部等；

3. 由供血支侧进入，最后进行主要引流支的处置；

4. 于 AVM 周围的神经胶质增生的面上进行剥离等。

基本与颅内动静脉畸形相同，但要避免损伤正常脊髓，手术操作要更细微小心。供血支结扎时要尽可能靠近畸形血管团处，处理供血支是非常重要的。

【疗效】

有关硬膜内脊髓 AVM 的治疗结果，Yasargil 等报告：术后症状恶化者为 20%，并认为于颈髓背侧有髓外成分的病例，其手术容易，且疗效较好；胸腰髓处其供血支为脊髓前动脉者危险度大。Ommaya 报告术后恶化仅 3% 疗效良好，但未对其 AVM 病例分型分别报告。Nagata 8 例中未见术后恶化者，颈髓 AVM，行流入动脉结扎的 4 例中，2 例为前方进入，对供血支进行了处理。此等进行供血支结扎病例，术后血管造影上，AVM 消失者仅 1 例，但全部迄今并未出现再出

血，所以可以认为至少有暂时性防止再出血的效果。近年来，由于血管内手术的发展，可将极细的导管插入接近畸形血管团处，而能对畸形血管团本身进行栓塞。但如过分强调完全闭锁，而术后症状恶化者亦不少见，今后应更注意病例的选择及并用血管内手术，并应掌握好手术适应证。

四、脊髓AVM血管内手术适应证的界定

（一）概况

脊髓血管畸形的临床表现通常为进行性或在进行性的背景下呈现卒中样发病的倾向较强，因而有临床症状的脊髓血管畸形均应作为治疗对象。同时，对无临床症状或症状甚少或未出血的脊髓血管畸形者要考虑到脊髓及其功能的脆弱性，对于位置表浅的或不是由脊髓前动脉营养的危险性低者应作为手术治疗对象。

治疗应在血管内手术及外科手术熟练的"治疗中心"进行。因为此两种治疗可相互结合，且需要高度准确的判断及熟练的技巧。下述的（3）及（4）类可能完全治愈，要做好完全阻塞的准备，而属（1）、（2）类者，尤其脊髓前动脉（ASA）参与动静脉畸形供血者，不能期待完全阻塞。但是，纵然是使之部分阻塞亦可能使受障碍的脊髓功能得到相当程度的恢复，并且也可以减少再出血。

（二）脊髓动静脉畸形

【栓塞术】

脊髓对急剧的血流动力学改善尤为敏感，为避免治疗出现并发症，栓塞术原则上分阶段进行。颗粒状栓塞物由脊髓后动脉（PSA）注入时安全。由ASA进行栓塞术虽属可能，但要十分细心。使用粒状栓塞物能否安全进行栓塞术取决于，SAVM的流入动脉大于ASA及正常的脊髓得到SAVM的流入动脉以外分支的充分灌注。通常多能满足此条件，届时要选择与流入动脉畸形血管团内动静脉瘘（AVF）的大小相应的颗粒（聚乙烯醇，PVA）。实际多采用直径150~250μm大小者。粒状栓塞物有时可再开

通，因而要保证在主流入动脉，每1~2年行随访动脉造影，必要时反复栓塞术。能如此控制的AVM也在少数，发病后经过长时间的病例，也可经此治疗而症状得到改善。明胶粉末的颗粒小，且很易再开通，因而不应使用。使用液体栓塞物质也有问题，即危险性较大，且完全栓塞率并不高，即如果得不到畸形血管团完全阻塞，使用液性栓塞物质并无何优点。

【外科手术】

以下情况时，对脊髓的侵袭可控制到较小程度。

1. 畸形血管团位于脊髓后部；

2. 浅表性；

3. 虽在脊髓内，但离ASA较远且局限于数个髓节以内。

根据病例使血管内手术及外科手术互补可得到完全治愈。

（三）复合脊髓动静脉畸形（complex SAVM/AVF）

【类型】

复合SAVM/AVF有两种类型。

1. 体节性（metameric）Cobb综合征：与脊髓的AVM/AVF存在同一体节上有合并病变。最深部由硬膜外部分至最外层皮肤，体节内的任何组织均可被侵犯。

2. 系统性（Osler、Weber、Rendu）综合征：与SAVM存在的体节无关而存在于身体其他部位的血管病变。临床上有关脊髓方面与1相同。硬膜外的AVM可因硬膜外、脏器内的出血或脊椎、四肢的营养障碍，脊柱旁的局部肿瘤，心脏杂音，心功能不全等而发病。

【栓塞术及外科手术】

有关SAVM的髓内部分与1相同。有关AVM的髓外部分，仅对出现某些临床症状的病变，可进行根治手术。

（四）脊髓动脉的动静脉瘘

【髓周型】

存在于脊髓表面。几乎均为单发，偶有多发。

最多见的部位为胸腰部或终丝。此病变由 ASA、PSA 所营养，因此可在于脊髓前方或后方。

AVF 可分三型：Ⅰ型：小的单一的瘘，流入动脉轻度扩张。Ⅱ型：中等的复数流入动脉流注于瘘。流入动脉较扩张，伴有扩张的引流静脉。Ⅲ型：大的高流量，有巨大、多数流入动脉，伴有静脉曲张样扩张的引流静脉。

临床上可引起蛛网膜下腔出血。可因静脉性高血压而出现症状（Ⅰ型），也可形成局部占位而压迫神经根、脊髓或因盗流而引起临床症状（Ⅱ、Ⅲ型）。

【鉴别诊断】

SAVM：成为侧副通路的扩张动脉、静脉有时与畸形血管团像相混淆。硬膜动脉的 AVF：应与小 AVF 而使髓静脉轻度扩张相鉴别。此外尚有脊髓肿瘤及伴有水肿或肿胀的脊髓炎症。

【治疗】

大多为单一 AVF。治疗的目标应为完全治愈。

1. 栓塞术　主要以Ⅰ型为对象　至瘘口的距离如较长，只有外科手术。Ⅱ、Ⅲ型也可以根治或栓塞术加外科手术。可用微导管插至 AVF 瘘口（超选择前进），行诱发试验，用 NBCA（Normal Butyl Cyanoacrylate）仅使瘘的部分栓塞。Ⅲ型而瘘较大者有时使用剥离球囊（Detachable Balloon）可取得好的效果。

2. 外科手术　几乎均以Ⅰ、Ⅱ型为对象。

（五）硬膜动脉动静脉瘘

经硬膜而存在于神经根鞘附近，缺少常见的广泛来自根静脉的静脉回流，因此可在脊髓的多数髓节上引起静脉性高血压。其结果，脊髓可陷入静脉性梗死。

【治疗】

在硬膜水平上切断来自髓静脉系的逆行性静脉返流。治疗目标为完全治愈。

1. 栓塞术

（1）方法：颗粒状栓塞物质因使用方便而多被利用，但其缺点为易复发，对本疾患并不适用。完全治愈要使用液性栓塞物质使之经硬膜到达静脉近位侧方能完成。以 NBCA 等的氰丙烯酸盐最为合适。要使 NBCA 的柱状物停留于静脉侧 1cm 以内，需要有将微导管插入到瘘口的技术并对油性造影剂与 NBCA 的混合比例，注入量、注入速度等都要有充足的经验及准确的判断能力。

（2）并发症：使用颗粒状栓塞物质或合用再析出速度迟缓的液性栓塞物质，如到达静脉侧过远处则阻塞静脉返流路，加重静脉性高血压，有时可致临床症状加重。此外，虽然使用液性栓塞物质，但过早合用则其畸形血管团透入不佳使流入动脉阻塞欠佳则不能完全治愈。

2. 外科手术　于硬膜内，尽量靠近 AVF 处，则夹住髓静脉，断绝其逆行性静脉返流。当血管内治疗不完全时，应立刻进行手术治疗。

五、并发症的预防及早期发现

关键的是经常注意患者运动、感觉系统的所见及体感诱发电位（SSEP）。但 SSEP 仅能反映后索功能，不能反映前索、侧索功能。因此要在充分觉醒状态下进行，注意造影剂、异戊巴比妥钠，利多卡因注入引起的诱发神经失落症状。临床症状急剧进行时，虽然诱发试验为阳性，有时也要用粒状栓塞物慎重进行栓塞术。用 PVA 形成的血栓多为进行性，所以注意勿超量栓塞。栓塞术后的经过有两种，一为血栓化继续进行，一为再开通。属后者时要追加栓塞术，使之阶段性阻塞。使用粒状栓塞物进行栓塞术时，注意勿使导管阻塞。如阻塞而用生理盐水等加压注入，则有可能使血管破裂。此时要将导管拔出，冲洗开通后再用或改用新导管。

不能以为自己对血管造影很熟练或对腹部、四肢的血管内手术很熟练就轻易施行此手术。亦不可成为外科手术或放射线诊断的"余业"，一年中仅偶尔做几例不行的，此手术应当于血管内手术与外科手术均非常熟练的中心进行。因为这两种治疗是相辅相成的，且如何选定、何时期进行等计划均要求有高度的判断能力及手术技术熟练。

要经常注意脊髓 AVM 的并发症常可引起严重的神经缺失症状。进行栓塞术初期，小的失误固然难免，但有时对硬膜动脉的 AVF 进行了毫无问题的栓塞或外科手术，有时也可引起完全截瘫，万一术后使患者加重，要与有经验的脊髓损伤康复专科部门进行共同治疗，以促进患者回归社会。

（徐华梓　杨胜武）

参 考 文 献

1. 赵定麟. 现代骨科学, 北京 : 科学出版社 , 2004
2. 赵定麟. 临床骨科学——诊断分析与治疗要领 , 北京 : 人民军医出版社出版 . 2003 年
3. Carangelo B, Casasco AE, Vallone I.Total occlusion of a conus medullaris pial arteriovenous malformation obtained with one session of superselective embolization.J Neurosurg Sci. 2009 Sep; 53（3）: 119–23.
4. Kumar N.Pearls: myelopathy.Semin Neurol. 2010 Feb; 30（1）: 38–43. Epub 2010 Feb 1.
5. Marcorelles P, Laquerriere A.Neuropathology of holoprosencephaly.Am J Med Genet C Semin Med Genet. 2010 Feb 15; 154C（1）: 109–19. Review.
6. Sarikaya–Seiwert S, Gierga K Solitary spinal epidural cavernous angiomas in children presenting with acute neurological symptoms caused by hemorrhage.J Neurosurg Pediatr. 2010 Jan; 5（1）: 89–93.
7. Savica R, Longo M, La Spina P.Cerebellar stroke in elderly patient with basilar artery agenesia: a case report.J Stroke Cerebrovasc Dis. 2010 Jan; 19（1）: 81–3.

第三章　脊髓缺血性病变

第一节　脊髓缺血基本概念

一、脊髓缺血概况

有关脊髓缺血所引起的障碍，临床上远少于同是中枢神经的脑组织，因此尚有许多不明之处。但现已知出现脊髓功能障碍的机制，不仅有机械的压迫及破坏，尚有缺血引起的变性亦为其主要原因之一。因而近年来有关脊髓缺血的实验性研究也在增多。

二、脊髓血管的解剖及循环动态

虽同属中枢神经系，但脊髓与脑有不同的特殊循环体系。脊髓动脉分为纵行于脊髓前面前正中裂的脊髓前动脉及纵行于背面后外侧沟的二支（一对）脊髓后动脉。这三支动脉于多处互相有吻合，前者主要营养脊髓腹侧 2/3，后者则营养背侧 1/3。两者均有向脊髓实质垂直流入的分支及围绕脊髓周围走行的分支。脊髓前动脉分支垂直走行于前正中裂者称为中心动脉，主要营养脊髓灰质。流入脊髓实质的细动脉与脑的细动脉一样，为终末动脉，相互间无吻合。

向脊髓前、后动脉流入的近位的动脉，根据脊髓高位水平而不同，颈髓处主要由椎动脉、胸髓及腰髓处由肋间动脉及腰动脉分支出根动脉而构成脊髓动脉。这些根动脉非常细（人体为 0~0.8mm 直径），而 T_8~L_2 则有一支称为大前根动脉（Adamkiewicz 动脉）是一支较粗（1.0~1.3mm

直径）的根动脉。这些根动脉的分布位置、分布数、灌流区域的种族及个体差异较大，于胸髓水平处为血行动态上的椎动脉系与肋间动脉系的分水岭，尤其容易出现脊髓缺血。

已如上述，脊髓与脑同属中枢神经组织，但较脑的血管解剖更为复杂。临床上脊髓缺血性障碍远少于脑，且脊髓本身较小、实验研究也较困难，所以有关脊髓循环动态的研究也较少。但近年来由于精密计测法的开发，在此领域内已取得一些新的成果。田村、Hayashi、Scremin 等利用氢廓清法测定了兔、大鼠、猫的脊髓血流量（SCBF），伊古田等测定了人的 SCBF（用 Xe-CT 法），报告称第 5 颈髓的成人正常值为 42.3 ± 6.3ml/（100g · min）。

脊髓循环的调节因素有血压、$PaCO_2$、脑脊液压、组织 pH、化学传递物质、血管运动神经药。Kobrine 等认为在不同体血压下脊髓循环可自体调整，收缩期体血压在 50~150mmHg 以内时，SCBF 固定不变。而大友则称，脊髓循环受体血压的影响，体血压的作用较大，脊髓血管对各种药剂的反应极稳定，虽受脊髓血管的神经支配，但极轻微。

关于脊髓的血流方向，一般认为中位胸髓水平以上为下行性，以下为上行性。但脊髓的血行方式多种多样，其动态力学上尚多有不明之处，血压的变动及脊髓的压迫障碍等可能很容易使之出现变化。冈氏探讨了下行主动脉阻断时末梢侧血压与脑脊液压之间的压差（相对的脊髓灌流压），对脊髓缺血发生的影响（用犬），认为相对脊髓灌流压在 40mmHg 以上，虽长时间的阻断主动脉亦无异常。由此可理解作为主动脉阻断时的辅助手段，脑脊液压低下法是有用的。

三、脊髓缺血的监测

近年来由于电生理学检查法的进步，缺血所致的脊髓功能障碍程度已较容易评价。脊髓功能的电生理学检查法有体感诱发电位（SEP）及脊髓诱发电位（ESP）两种用于临床及动物实验。脊髓缺血、压迫时的电位变化有潜伏时的延长及振幅的低下、消失。但 SEP 法的导出电位低，易受杂音影响，颇不容易获得鲜明的波形。更因为本法是记录大脑皮质的电位，易受麻醉的影响，且为通过末梢神经的刺激反应，其病变因动脉阻断时的末梢神经缺血有时不出现波形，因此不能正确评价脊髓障碍。ESP 法的波形导出较容易、确实，可获得大波形，很少受麻醉、末梢神经病变等影响，因而有报告称对脊髓缺血的监测有用。有关 ESP 有一点要注意的事项，即确实为脊髓阻血，给予弱刺激时（不是机械压迫），于阻血早期有时出现一过性振幅增大。推测这是由于缺血使神经纤维的阈值低下所致。

ESP 被认为是反映脊髓后索及后侧索的功能。前文已述及脊髓的血行支配腹侧 2/3 为脊髓前动脉，背侧 1/3 为脊髓后动脉所营养。但前者的侧副血行较后者差，因此，前者支配区的前角，侧索较后者支配的后索更易受到缺血的影响。因此，SEP、ESP 上无明显变化而可发生脊髓前动脉系的障碍即发生截瘫。近年来，Levy 等人利用刺激大脑皮质运动区而从脊髓、末梢运动神经导出运动诱发电位（MEP）而试行监测脊髓侧索及前角神经细胞功能。脊髓灰质较白质的缺血耐性低，尤其属大型神经细胞的前角细胞最弱，因此本法可用于对脊髓缺血的监测，今后会更被广泛应用。

四、脊髓缺血时的代谢

过去一直认为中枢神经组织受到阻血数分钟即出现不可逆性变性而功能完全丧失。但近年来已明确中枢神经细胞可耐受一定程度的长时间的缺血。缺血所致的神经细胞障碍，其主因当然是继缺血而引起的物质代谢及能量代谢障碍，但神经细胞对代谢异常的耐受当然也有一定限度，耐缺血的时间即表示其限度。有关脊髓缺血时的代谢，报告较少。据 Anderson 等用猫的研究：使脊髓的血流减少至正常的 8%，30min，观察其物质及能量代谢变化。据其研究，缺血时期中，ATP 等高能量磷酸及葡萄糖渐减，无氧性糖酵解亢进的结果而使乳酸渐增，但缺血 30min 后，血流再开通时，这些物质水平迅速复原，组织学上、神经学上几乎无异常。秋月等以显微外科法制成的大鼠上半身移植模型，进行了长时间完全缺血脊髓的组织学研究。此模型为用生后 2~4 周的 Lewis 系幼鼠（供者）的 T_3 水平以上的上半身，移植到同系成熟大鼠（受者）的腹股沟部用显微外科法进行动静脉吻合。此模型可完成 30min~ 数小时的长时间完全缺血状态的试验，而且只要受者存活，更长时间的慢性实验亦属可能。生后 2 周龄的供者，进行 60~90min 的完全缺血，以 Tarlov 的运动评价标准也仅为 III 级，组织学上的变化也极轻微。樱井等用同样模型，进行脑组织变性的观察，认为脊髓比脑有更大的对缺血的耐受性。Anderson 等对此作如下解释：1 脊髓与脑相比较，其神经细胞的能量需要少，无氧性糖酵解能量低，因而乳酸的蓄积少；2 线粒体对缺血的耐受性不同。

一直认为中枢神经系组织缺血时的障碍是由于阻血期间，氧及葡萄糖缺乏而不能产生能量，而能量需要较高的神经组织即陷入坏死。但最近有较多报告称：缺血并不能直接引起坏死，而是在血流再开通后的早期，出现某种代谢异常，因此而破坏了细胞周围的微小循环以及电解质等微小环境的再灌流破坏（reperfusion injury）而引起。缺血时的代谢异常据称有去甲肾上腺素、5- 羟色胺、自由基及钙离子等的增加。富泽报告，用重锤落下法制成的脊髓挫伤时 5- 羟色胺增加；用脊髓压迫法制成的缺血时自由基增加，认为这是加重因素。

根据上述动物实验，有报告称减轻缺血引起的脊髓障碍药物有肾上腺皮质激素、5- 羟色胺拮抗药（cyproheptadine 溴 -LSD）、自由基清除剂、过氧化物歧化酶、二甲基亚砜、钙拮抗剂（verapamil）等。

第二节 脊髓前（中央）动脉综合征

一、脊髓前中央动脉综合征概述

脊髓血管障碍中，MR 可得到早期诊断，但脊髓梗死，按目前 MR 的清晰度尚难发现其病灶。由于 MR 的应用，脊髓空洞症一病已成为易诊断疾病，但非典型的脊髓梗死及其表现的多样性，目前 MR 的影像学诊断尚不能满足其要求，因而目前对脊髓梗死的诊断仍只能按血管支配区域的神经症状推断其为脊髓前动脉综合征或脊髓后动脉综合征。现就其原因，临床表现的多样性等概述如下。

二、脊髓前中央动脉综合征发病原因

脊髓前动脉综合征由脊髓前动脉或中心动脉的闭塞而引起（图 5-5-3-2-1），但也有许多报道，上述血管无闭塞而根动脉或其起始部的椎动脉、主动脉等脊髓外血管为其原因。脊髓梗死的原因中，最初以梅毒性动脉炎、血栓受到重视，但以后的报道则原因多种多样，可概括如表（5-5-3-2-1）。脊髓与脑不同，动脉硬化较少。血管阻塞以栓塞多于血栓；最近，主动脉硬化的胆固醇结晶及颈椎间盘髓核，使中心动脉栓塞受到了重视。

Foo 总结的脊髓前动脉综合征 60 例，原因不明者最多，为 14 例，其次为血管瘤 10 例，感染后或疫苗接种后 9 例，脊髓前动脉阻塞 9 例，主动脉病变 5 例，胸腰部交感神经切除、低血压、梅毒、转移癌各 2 例，颈椎病、椎动脉阻塞、硬膜外出血各 1 例。30~39 岁以下者占 57%，属动脉硬化原因者占多数，也许需要考虑脊髓外血管阻塞以外的病因。其可能之一，应考虑脊髓造影，发现 MR 尚不能发现的髓内的小血管瘤等。

自 Naiman 报道以来，椎间盘髓核栓塞所

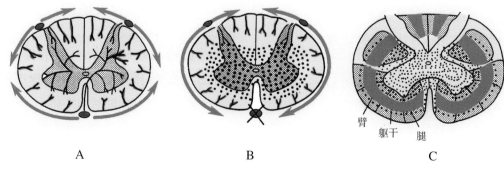

图 5-5-3-2-1 脊髓前动脉综合征示意图（A~C）
A. 正常状态；B. 脊髓前动脉综合征受累范围；C. 波及部位

表 5-5-3-2-1　脊髓梗死的原因

脊　髄　梗　死　的　原　因
脊髓外血管阻塞
1. 主动脉，尤其是壁间动脉瘤
2. 粥样硬化、血栓（主动脉、椎动脉）
3. 外伤所致的主动脉、肋间动脉、腰动脉等损伤
4. 手术侵袭（主动脉畸形手术、主动脉移植时的血流阻断、胸腰部交感神经节切除术、神经根切断等时的根动脉损伤）
5. 机械性压迫所致的继发性脊髓循环障碍（肿瘤、脓肿、脊椎疾患）
脊髓内血管阻塞
1. 粥样硬化、血栓
2. 栓塞（由主动脉脱落的粥样块、胆固醇结晶、血栓性栓塞、心脏瓣膜病、细菌性心内膜炎、空气栓塞、右心房的黏液瘤、心导管、椎间盘外伤所致髓核突出）
3. 梅毒性血管炎
4. 结节性动脉周围炎、SLE 性血管炎、抗磷脂质抗体综合征、巨细胞性动脉炎
5. 放射线（放射性脊髓病）
6. 血管造影时造影剂所致的化学刺激
7. 机械性压迫所致的继发性循环障碍
（1）肿瘤、硬膜外脓肿、颈椎病
（2）蛛网膜炎、蛛网膜粘连 – 链霉素、青霉素、酚、麻醉剂、造影剂的髓腔内注入、结核性脑膜炎、化脓性脑膜炎（脑膜炎菌、肺炎球菌）
8. 静脉系阻塞疾患（血栓性静脉炎）
全身性血压降低休克，心停搏

致的脊髓梗死已引起注目，颈椎病呈 Brown-Sequard 综合征型的病例均应考虑到颈椎病所致的中心动脉压迫，也有颈椎病致末梢动脉的脊髓丘脑束营养动脉受压而致梗死的可能性。

三、脊髓前中央动脉综合征临床特征

（一）临床症状

脊髓前动脉综合征（Anterior Spinal Artery Syndrome）为脊髓前动脉支配的脊髓前方约 2/3 处受到障碍，而属脊髓后动脉领域的后索、后角则完整无损而产生的综合征，其特征为：

1. 迅速出现截瘫或四肢瘫；
2. 障碍部位以下分离性感觉障碍；
3. 早期开始即出现的膀胱直肠障碍；
4. 发病时，与病灶部一致的剧烈疼痛，束带状感；
5. 如停止发展，症状可获得改善。

本综合征特征的分离性感觉障碍乃因脊髓丘脑束障碍所致温痛觉选择性受到障碍，其深部感

觉（后索系感觉）无损伤。按上述诊断标准及临床经过，并根据 MR 等图像，排除了其他疾患后方可诊断为本病。脊髓前动脉综合征的临床表现特征可归纳如下。

（二）临床表现

1. 发病年龄由青年至高龄，幅度较大；
2. 障碍水平多在颈髓及胸髓；
3. 有两侧性典型脊髓前动脉综合征及脊髓半侧的 Brown-Sequard 型脊髓前动脉综合征；
4. 典型为重症且恢复不佳，Brown-Sequard 型则属轻症，恢复较好；
5. 典型病灶可达数个髓节以上，Brown-Sequard 型则为局限性，止于 1~2 髓节；
6. 最多见的初发症状为疼痛；
7. 绝大多数急性病例，由发病至全部症状出现，在一日以内，也有一周内症状全部出现的亚急性发病者；
8. 分离性感觉障碍通常见于障碍水平以下，但也有梗死在颈髓，而分离性感觉障碍上界在胸

髓水平者；

9. 有的分离性感觉障碍呈髓节性孤立型（节段型）；

10. 下肢麻痹恢复好于上肢麻痹，即锥体束症状恢复好；

11. MR 上急性期可出现脊髓肿胀，慢性期可出现脊髓萎缩。

Brown-Sequard 型主要由中心动脉梗死所致，中心动脉由脊髓前动脉分支，走向前正中裂中央部，支配脊髓前 2/3 半侧。由脊髓前动脉长度 1cm 内分出的中心动脉数：颈髓为 5~8 支，胸髓为 2~6 支。其分布方式为一支向左，则下一支向右呈交替式。因而中心动脉梗死的范围小，所以属轻症而恢复较好。尸检确认的 Brown-Sequard 型病例，虽未探讨其范围，但 MR 的 T_2 增强像上报告有脊髓半侧小范围的高信号区。

初发症状中以疼痛为最多见。后根、后角、后索未受侵袭的脊髓前动脉综合征为何会出现疼痛？可能是因为疼痛的大多数属索性或前根性深部痛的缘故。此外，也有人报道：构成脊髓前动脉综合征原因的分离性大动脉瘤等主动脉病变亦可引起疼痛，而疼痛与脊髓并无直接关系。

脊髓前动脉综合征时下肢麻痹较上肢麻痹恢复较好亦为其特征之一，这可能是由于锥体束障碍较轻的缘故。因为锥体束不仅由脊髓前动脉供应血液，并且也由脊髓后动脉供应，即属双重供应支配的领域。

分离性感觉障碍为最特征性症状，通常存在于障碍水平以下，但也有变异。其一为：虽为颈髓障碍，但分离性感觉障碍上界有时却在胸髓领域。其机制是：病初出现的上肢分离性感觉障碍上界随恢复而下降至胸髓水平。即呈层状排列的外侧脊髓丘脑束障碍，由内侧（颈髓领域）开始恢复，而外侧（胸髓以下领域）则遗留。即由中心动脉领域开始恢复而脊髓周边的障碍被残留。其次，孤立型（节段）分离性感觉障碍亦为其特征。其机制之一为：末梢动脉系的侧支循环（旁路）而外侧脊髓丘脑束由外侧恢复而病变则局限于内侧（脊髓中心部）时出现此种改变。小林氏

尸检报告有呈衬衣型分离性感觉障碍，其梗死部位在颈、胸髓前角及前索的病例。

发病方式：多突然发病呈卒中样，数分钟、数小时或数日内临床表现达顶点，一般多为一天以内病像完成的急性发病，也有需数日的亚急性发病者。Fiesci 等报道了脊髓，尤其前角腔隙性缺血的尸检病例支持 Jellinger 提倡的进行性脊髓血管病这一概念。随 MR 影像诊断的进步，较小的脊髓梗死灶亦能诊断时，则亚急性或慢性发病病例亦将受到注意，脊髓血管障碍即等于急性发病这一概念将会受到重新探讨。

四、脊髓前中央动脉综合征MR所见

有关前动脉综合征的 MR 图像报道较少。1988 年井上对呈现脊髓前动脉综合征病例的脊髓横断面的 MR 所见，从第 19 病日开始追踪，发现于前角一致处 T_1 增强像呈低信号区，T_2 增强像呈高信号区，一年半后 MR 见脊髓腹侧呈扁平化而萎缩的病例。1991 年 Elksnis 等对 3 例脊髓前动脉综合征进行检查，于 T_1 增强像上未发现脊髓肿大或异常信号，但于 T_2 增强像上发现了与神经症状相对应部位有高信号区，并且有 Gd 的增强效果。1992 年 Kume 等报道了一名 24 岁男性病例，临床上呈脊髓前动脉综合征，其急性期于 T_1 增强像上出现了脊髓水肿及脊髓肿大（T_2 增强像上出现高信号区），慢性期于 MR 扫描上，脊髓前 2/3 证明有明确病灶，Yanagi 等也诊治了急性脊髓肿胀 1 例及慢性期的脊髓萎缩 2 例。今后随 MR 的进一步完善，脊髓血管障碍将会更多被掌握而病例亦将会增加。

五、脊髓前中央动脉综合征病理

经脊髓前动脉综合征尸检发现，其脊髓横断面上病灶的分布，可分为四型。

1. 脊髓前动脉全领域的梗死；

2. 前半部梗死；

3. 包括前角、前索的中心部梗死；

4. 局限于前角的梗死。脊髓前半部受损的

2 型，因避免了锥体束的障碍而步行障碍易于改善；脊髓中心梗死的 3 型，则因前白交联受损所以理应出现孤立型的分离性感觉障碍。文献中典型的脊髓前动脉综合征 1 型较少，2~4 型共占约 2/3（图 5-5-3-2-2）。即本综合征的病理所见并非一定脊髓前 2/3 受损，其病灶的分布可多样。也有只限于对低氧状态抵抗较弱的脊髓中心部，前角出现梗死者。例如，Herrick 报道

了两例脊髓梗死（无症状性主动脉病变并发灰质，尤其前角被选择性脊髓梗死，其一为脊髓外血管原因，其二为中心动脉胆固醇块的栓塞），两例均有下肢麻痹，感觉正常或仅有异常感觉，其临床表现与典型脊髓前动脉综合征显著不同。MR 的解像力如能更进一步改善，梗死诊断更确切时，无分离性感觉障碍的非典型症状的病灶分布也将能被判明。

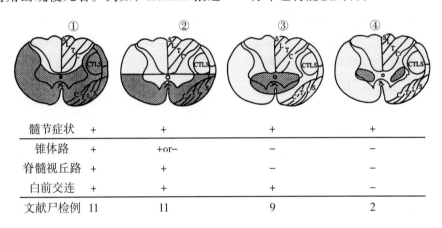

图 5-5-3-2-2　病灶分布示意图
脊髓横断面的病灶分布与长传导束征　C. 颈髓；T. 胸髓；L. 腰髓；S. 骶髓

	①	②	③	④
髓节症状	+	+	+	+
锥体路	+	+or-	-	-
脊髓视丘路	+	+	-	-
白前交连	+	+	+	-
文献尸检例	11	11	9	2

六、脊髓前中央动脉综合征诊断

（一）脊髓前动脉综合征的诊断标准为

除较急发病的脊髓性麻痹（多为四肢瘫、截瘫）、分离性感觉障碍、膀胱直肠障碍等早期出现的典型症状之外，尚需根据脊髓液、脊髓造影、MR 等检查及长期追踪观察以否定肿瘤、多发性硬化、脊髓动静脉畸形等疾患。

（二）临床病例探讨

据 Yanagi 23 例中颈髓 11 例，胸腰髓 12 例，其临床观察如下。

【发病年龄】

为 9~74 岁，分布较广 9 岁 1 例，10~19 岁 4 例，20~29 岁 5 例，30~39 岁 3 例，40~49 岁 2 例，50~59 岁 5 例，60~69 岁 2 例，74 岁 1 例；30~39 岁以下青年发病为 13 例，占 57%。

【初发症状】

初发症状中以疼痛为最多，共 17 例（颈、肩、上肢 9 例，背、腰、下肢 8 例）疼痛出现于病灶水平或其以下，为轻度或剧烈的疼痛。其次为麻木感 6 例（上肢 4，下肢 2），无力 7 例（上肢 1，下肢 6），腓肠肌痉挛 1 例（症状中有重叠者）。

【发病及病状持续期间】

大部分为数分钟至 1 日。数分钟以内者 2 例，2~3 小时者 5 例，半日者 6 例，1 日者 4 例，2 至数日 3 例，1 至数周 3 例。此 23 例的临床表现，除发病方式外，属典型的分离性感觉障碍之脊髓前动脉综合征。

【临床表现的分析】

1. 典型脊髓前动脉综合征及 Brown-Sequard 型脊髓前动脉综合征　梗死灶在颈髓水平，麻痹波及上、下肢者 11 例；梗死灶在胸腰髓仅下肢麻痹者 12 例。上肢麻痹时伴有肌萎缩，下肢麻痹者初期因脊髓休克而呈弛缓性，

但多在一个月以内转变为痉挛性截瘫。脊髓前动脉综合征的临床表现可概分为脊髓前动脉支配领域两侧均障碍的典型者与半侧受到障碍的Brown-Sequard型。但虽属Brown-Sequard型，其后索仍无损，所以准确地说应是不全Brown-Sequard型。按分离性感觉障碍为两侧性或一侧性而分类时，两侧性典型者12例，其他型11例。Brown-Sequard型者其下肢麻痹（上位运动元体征）为一侧性或两侧性，但虽为两侧性亦有左右差异，分离性感觉障碍的反对侧占优势。病灶扩延，典型者可扩延数个髓节；Brown-Sequard型者病灶为局限性或仅止于1~2个髓节。以颈椎病为基础疾患的3例均为Brown-Sequard型。在两组的步行障碍恢复上，两组于初期有半数以上不能步行，但追踪观察证明均有显著减少或完全消失，证明下肢功能恢复良好。此外Brown-Sequard型较两侧性典型者为轻，且恢复亦较好。

典型病例如下。

［例1］31岁，女。起床时发觉左颈部有钝痛，早饭时左肩上肢出现疼痛，1~2min后右上肢也出现疼痛，数分钟后四肢肌力低下，再1h后需辅助下步行，两手指完全麻痹，3h后不能走路及尿闭。入院时上肢有明显麻痹，四肢深反射消失，Babinski征阴性，两侧C_5以下出现分离性感觉障碍。两周后症状开始改善，再两个月后两上肢至胸大肌出现广范围高度肌萎缩，

深部反射亢进，Babinski征阳性，步行正常但上肢与下肢间症状的差异非常明显。12年后追踪调查时MR上，T_1增强像上颈髓有萎缩。

2. 分离性感觉障碍的特征　感觉障碍的具体情况为：位置觉无障碍而温痛觉于全部病例均有障碍，轻度振动觉障碍者3例，轻度触觉迟钝者9例（39%）。但上述病例均有温痛觉消失，所有病例基本上均有分离性感觉障碍。轻度的振动觉迟钝可能是因为发病前既有的变化。分离性感觉障碍的上界水平在颈髓者4例，在胸髓者19例。分离性感觉障碍为主要的后遗症，23例中仅有2例有明显改善。分离性感觉障碍中应注意的第一点是：病变虽在颈髓，但分离性感觉障碍的上界多在胸髓水平，有时易被误认为是胸髓障碍。

［例2］64岁，女，伴有颈椎病的Brown-Sequard型脊髓前动脉综合征。1984年7月4日晨炊事中突感肩背部疼痛，30min后右下肢肌力低下，起立困难，1h后右手麻痹，2h后左上下肢麻木感，出现一时性四肢瘫，30min后右偏瘫恢复而入院。入院时有四肢不全瘫及轻度上肢分离性感觉障碍，出院时已缩小至T_6以下。分离性感觉障碍时的第二注意点是其分布有时呈脊髓空洞症样孤立型（节段性）。两侧的分离性感觉障碍均由骶髓水平开始恢复，最后，仅大腿前面呈孤立性（节段性）髓节性分布（图5-5-3-2-3）。

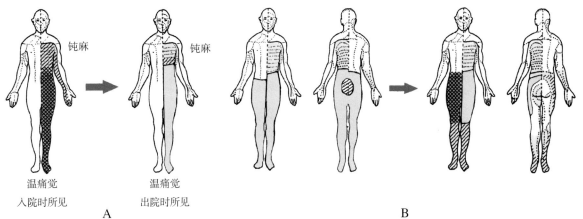

图5-5-3-2-3　分离性感觉障碍的特征示意图（A、B）

A. 颈髓水平的Brown-Sequard型脊髓前动脉综合征病例，入院时分离性感觉障碍轻度波及上肢，出院时已缩小至胸髓水平；B. 分离性感觉障碍呈孤立型（节段性），尾骶部开始恢复，最后仅大腿前部呈髓节性分布

3.脊髓前动脉综合征的MR检查　MR对梗死能做出何种程度的诊断？曾对9例脊髓前动脉综合征急性期施行MR检查，5例中仅1例与临床表现相对应的水平上，于T_1增强像上有脊髓肿大及T_2增强像上出现了高信号区。追踪1年以上的4例中，有2例出现了脊髓萎缩。

4.基础疾患　脊髓前动脉综合征23例的基础疾患是：胸主动脉瘤1例，颈椎病3例，糖尿病3例，心瓣膜病1例，病毒感染后1例，不明14例，除尸检1例证明有主动脉瘤为其原因之外，其他均属原因不明。

七、脊髓前中央动脉综合征治疗

尚无确定的治疗方法，急性期脊髓水肿可大量投予类固醇（prednisolone）60~80mg及甘露醇等。近年，于选择性脊髓血管摄影后，由导管注入尿激酶、类固醇于根动脉内，据称有效。今后很可能出现有效的早期治疗方法，所以要对血管性脊髓综合征的典型及非典型病例的临床表现要有充分的了解，求得早期诊断是非常重要的。

对于有明确致压因素所引起者，可采取外科手术方式，切除致压物，包括肿瘤、后突之髓核及骨片等。

第三节　脊髓后动脉综合征

一、脊髓后动脉综合征概述

一般说来，脊髓血管障碍较脑血管障碍少见。这可能是由于脊髓的血管动脉硬化较脑血管为轻及吻合较多之故。脊髓血管障碍中后动脉的梗死更为罕见，现对脊髓后动脉梗死所致的脊髓后动脉综合征概述如下。

二、脊髓的血管

有关脊髓血管的解剖，在此仅简单介绍有关脊髓后动脉为中心的内容。

脊髓血管可概分为脊髓前动脉及脊髓后动脉和根动脉，脊髓前2/3由脊髓前动脉营养，后1/3由脊髓后动脉供血（图5-5-3-3-1）。脊髓后动脉分支较多，很少有缺血性变化。脊髓前动脉及脊髓后动脉由椎动脉分支（图5-5-3-3-2）。根动脉有前根动脉及后根动脉。除此种分类为脊髓前、后动脉的方法之外，尚有将脊髓血管系分为中心动脉系及末梢动脉系的分类法。由纵行于正中的

脊髓前动脉及两侧背面的脊髓后动脉有多数分支环绕脊髓表面行走，此即末梢动脉系。由脊髓前动脉分支有中心动脉，进入脊髓灰质内而营养脊髓中心部此即中心动脉系（图5-5-3-3-3）。

（一）脊髓的循环

脊髓的血管在脊髓表面形成吻合。脊髓的代谢比例为脑的1/2~1/3，所以有人认为脊髓对缺氧的抵抗力高于脑。全身血压、组织代谢、血液黏稠度、PCO_2、PH、髓压、四肢运动等参与脊髓循环的调整。脊髓各部分的血流方向尚多有不明之处。有人认为脊髓上部为下行性，脊髓下部为上行性，但尚难肯定。也有人认为脊髓全血流的大部分由根动脉供应，根动脉较脊髓前、后动脉所供给的血量大，所以脊髓血管障碍中，脊髓前、后动脉综合征的血管障碍较少。

（二）脊髓梗死

前已述及，脊髓血管障碍较脑血管障碍罕见，其原因有：脊髓血管的粥样硬化不易产生；脊髓

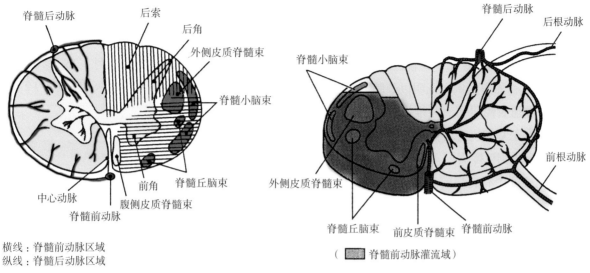

横线：脊髓前动脉区域
纵线：脊髓后动脉区域

图 5-5-3-3-1　脊髓前后动脉灌流区域示意图（A、B）

（■ 脊髓前动脉灌流域）

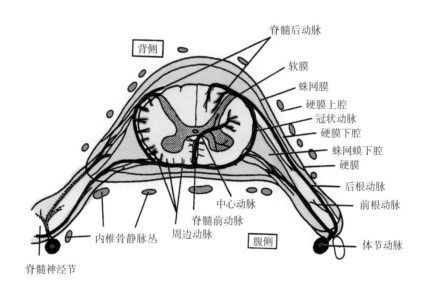

图 5-5-3-3-2　脊髓的动脉示意图

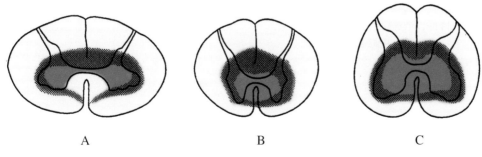

图 5-5-3-3-3　末梢动脉与中心动脉示意图（A~C）
A.颈髓；B.胸髓；C.腰骶髓的横断面像点线部内侧为中心动脉，外侧为末梢动脉区域，点线的两侧受各自的血液供应

组织耐缺氧性强；检查法尚未确立；对此病认识不足等等，但实际上并非如想象之罕见，亦有可能一部分被误诊为其他疾病。

脊髓梗死一般多见于颈髓，高桥等探讨了20例脊髓血管障碍病例，证明以颈髓下部、胸髓为多，脊髓血管障碍多有颈椎病、血压低等基础疾患，且由于基础疾患不同，其障碍部位亦有不同，而常为一侧性障碍。

脊髓梗死中有脊髓前动脉、后动脉梗死以及横断性障碍及灰质局限性小软化。亦可出现于上述的中心动脉，末梢动脉梗死多在中心与末梢动脉的交界部位。高桥等探讨了20例脊髓血管障碍病例称：其年龄分布由青年至老年，面较广，这与脑血管障碍多见于老年不同。脊髓血管障碍中动脉硬化性血管障碍较少，增龄以外的其他血管病变的原因中有恶性高血压、糖尿病、酒精中毒、梅毒等，这些原因产生了上述年龄上的差异。

脊髓梗死的原因有多种，即动脉硬化、血栓、血管炎、胶原病、肿瘤、糖尿病、椎间盘突出、

血压变化等（表5-5-3-3-1）。

丰仓在420例60岁以上尸检中发现44例47处有脊髓软化，其血管为：脊髓前动脉20例（42.5%），脊髓后动脉12例（25.5%）。灰质中间部9例（19.2%），全灰质6例（12.8%）（表5-5-3-3-2）。

三、脊髓后动脉综合征

脊髓后动脉梗死极罕见，且其症状也有很大个体差异。最共同的症状为后索症状，即障碍部位以下的振动觉及位置觉障碍。此外，障碍水平也有后根的障碍。因而有障碍水平的全部感觉消失，且腱反射也消失。障碍波及侧索时更出现锥体束障碍，即截瘫。但其程度较轻，且个体差异较大。有膀胱直肠障碍，障碍以下温痛觉正常，如有温痛觉障碍时（表5-5-3-3-3），原则上可排除脊髓后动脉综合征（Posterior Spinal Artery Syndrome）（图5-5-3-3-4），但迄今的报道中也有超出脊髓后动脉领域者。

表 5-5-3-3-1　阻塞性（缺血性）脊髓血管障碍原因

阻塞性（缺血性）脊髓血管障碍原因	
原发性血管病变	动脉硬化、血栓症、血管炎、胶原病等
脊椎、髓膜病变所致	椎间盘突出、硬膜外脓肿及肿瘤、结核性髓膜炎、
血管压迫	脊髓内肿瘤等
脊髓血管栓塞症	心脏疾患、潜水员病、脂肪栓塞等
全身血液循环低下	血压降低、全身性血管疾患、血液疾患、中毒等
静脉系统阻塞疾患	静脉瘤、血栓性静脉炎等
医源性血管障碍	大动脉手术、大动脉血管造影、放射治疗等

表 5-5-3-3-2　44例、47个部位脊髓软化的发生率

软 化 部	例 数	百 分 比
1. 脊髓前动脉区域	20 例	42.5%
一侧前角	15 例	31.9%
两侧前角	4 例	8.5%
一侧前侧索	1 例	2.1%
脊髓前动脉综合征	0 例	
2. 脊髓后动脉区域	12 例	25.5%
一侧后角	7 例	14.9%
一侧侧索	1 例	2.1%
一侧后索后角侧索	3 例	6.4%
脊髓后动脉综合征	1 例	2.1%
3. 灰白质中间部	9 例	19.2%
4. 全灰质	6 例	12.8%

脊髓梗死原因已如前述。临床上脊髓后动脉综合征病例中也有并无脊髓内血管病理所见者，也有其阻塞可能在脊髓外血管者。

上述丰仓等的报道中脊髓后动脉领域有软化者12例中，7例有一侧后角软化，也有1例于近侧索处有局限软化（表5-5-3-3-2）。有3例病变扩延至一侧后索、后角、侧索。有1例属C_6水平障碍病例。其最初出现右上肢神经痛样疼痛，之后两上肢粗大肌肌力低下。再稍后出现两下肢无力，当时的神经学所见有：

1. 两上肢粗大肌肌力低下；
2. 痉挛性不全截瘫；
3. 左半身感觉迟钝；
4. 两下肢深部感觉障碍。

四、脊髓后动脉综合征临床举例

患者：81岁，男；既往史：13岁时风湿热，20岁时患梅毒。现病史：70岁左右开始诊断有高血压，1964年4月以后下肢水肿因而休养。5月21日突然出现排便，排尿障碍而导尿，5月22日两下肢不全截瘫，不能站立及步行。

5月23日入某院；入院时所见：脑神经领域无异常。上肢腱反射正常，未见上肢运动障碍。

表 5-5-3-3-3　脊髓后动脉综合征的临床症状

脊髓后动脉综合征的临床症状
与障碍域一致的全部感觉消失
与障碍域有关联的腱反射消失
障碍部位以下的深部感觉障碍
障碍部位以下的锥体束症状
膀胱直肠障碍

两下肢腱反射亢进。Babinski 征阴性，但 Gordon 征阳性。T_5 以下有感觉障碍，不能步行。经过：截瘫，感觉障碍，膀胱直肠障碍稍改善而出院。在家呈卧床不起状态，因尿路感染于1965年7月死亡。脊髓尸检所见：有以 C_1 后索为主的坏死灶，部分波及侧索，神经胶质增生显著。C_1 后索处有血管、神经纤维的形成异常，锥体交叉部皮质脊髓有继发变性。

本例为 C_1 伴有血管、神经纤维形成异常的脊髓后动脉综合征，临床上出现痉挛性截瘫，T_5 以下感觉障碍及膀胱直肠障碍。

本例病变虽在 C_1，但感觉障碍却在 T_5 以下，即可能来自上部的纤维避免了障碍，所以要注意感觉障碍水平较实际障碍相当低的情况。此外，不仅动脉硬化，也有脊髓血管的形成异常与本病的发病有关。脊髓血管障碍时有必要考虑到这些基础疾患的存在。

脊髓后动脉综合征时多伴有上述病例的感觉障碍及截瘫、膀胱直肠障碍。因而临床上有时难与横断性脊髓障碍区别开。

五、后索障碍问题

脊髓后索亦可因血管障碍以外的多种疾患

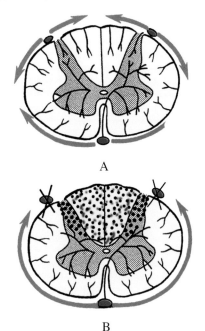

A

B

图 5-5-3-3-4　脊髓后动脉综合征示意图（A、B）

A. 正常状态；B. 脊髓后动脉综合征

而受到障碍。例如恶性贫血、糖尿病、脊髓痨、多发性硬化症、脊髓肿瘤等。此外，老年人也常出现脊髓后索变性。龟山氏等在无选择的190例一般尸检中发现121例（64%）有后索变性，并证明脊髓中腰髓上部最多见，其次依次为腰髓下部-骶髓、颈髓中部及下部。并发现后索变性随增龄而增加的疾病易引起后索变性，龟山等认为动脉硬化性病变、冠状动脉硬化症、高血压等循环病变与后索变性尚无有意义的相关。这一事实与胸髓中部易出现循环障碍引起的脊髓障碍结合一起提示：脊髓后索变性的原因很难认为与循环障碍有关。即后索变性的成因是多种多样的。

脊髓后动脉综合征较为少见，其临床症状亦有很大个体差异，因此，要考虑到病变分布的差异进行诊断。

（周天健　李建军）

第四节　脊髓根动脉及沟动脉缺血症候群

一、脊髓根动脉缺血症概述

根动脉是指沿脊神经根进入椎管的血管支，每人数量多少差别较大。其中与脊髓存活至为关切的是三对大根动脉（包括下方的附加根动脉），其直接参与脊髓前中央动脉血供。其中任何一支发生损伤、痉挛或栓塞，必将引起脊髓功能的部分或全部障碍，颈段尤为重要（图5-5-3-4-1）。

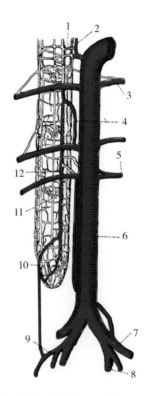

图 5-4-3-4-1　根动脉与脊髓血供关系示意图（前面观）
图注：1. 颈段根动脉；2. 椎动脉；3. 肋间动脉；4. 胸段根动脉；
5. 腰动脉；6. 主动脉；7. 髂外动脉；8. 髂内动脉；9. 髂腰动脉；
10. 下附加根动脉；11. 沟动脉；12. 脊髓前中央动脉

二、向颈段脊髓供血之根动脉缺血症候群

从解剖上来看，颈段的根动脉主要来自椎动脉第 2 段及甲状肋颈干的升支。其沿脊神经根走行，此段即称之为根动脉。在根管内口处又分为前根动脉和后根动脉，分别参与组成脊髓前中央动脉和脊髓后动脉，主要对 C$_{4-7}$ 段颈髓供血。当其分支受累所产生之症状与前面所述"脊髓前中央动脉缺血症候群"及"脊髓后动脉缺血症候群"相一致，故不再赘述。本节主要阐述分支前的根动脉受阻后所产生的一系列问题。

（一）发生原因

【血管疾患】

因血管硬化、粥状化等病变引起血管栓塞所致，较少见，且多为逐渐发生，病程一般较长，全身状态大多欠佳。

【损伤】

外伤或手术误伤发出根动脉的椎动脉及甲状肋颈干升支血管，以致早期即出现瘫痪。除骨科手术外，普通外科、耳鼻喉科等手术亦可发生。

【肿瘤】

指位于椎弓根或椎体侧后方之肿瘤波及根动脉或椎动脉时则亦可引起根动脉受压。

（二）临床特点

其表现轻重除了与根动脉受压（阻）程度直接有关外，同时与根动脉的解剖状态有关。仅此一根动脉者，症状重；同时有多对根动脉者，甚至可不出现症状（图 5-5-3-4-2）。

【瘫痪】

受阻平面以下出现典型的周围性瘫痪，大多为突发性，且进展较快，甚至短短数天数周即可达严重程度。

【感觉障碍】

其平面与前者基本一致，开始表现为麻木感、疼痛及过敏，重者则出现温痛觉大部消失。

【植物神经紊乱】

主要因脊髓传导功能受阻和波及根动脉周壁

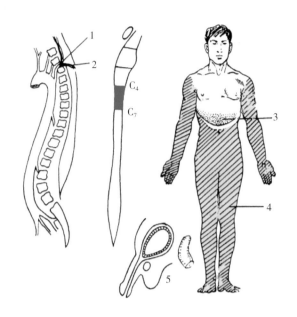

图 5-4-3-4-2　颈段大根动脉受阻所致脊髓综合征示意图

1. 阻塞部位；2. 血供障碍部位；3. 感觉障碍区；
4. 运动障碍区；5. 中枢型排尿及内脏功能障碍

上交感神经纤维之故。

【反射】

浅反射迟钝或消失，深反射亢进，且可出现病理反射，且 Hoffmann 征多为阳性。

（三）诊断

主要依据以下四点。

【病因】

如在手术或头颈部外伤后立即发生者，应考虑到该血管受阻的可能性，应及早手术探查，并消除病因。

【临床特点】

前述之四项症状中，以运动功能障碍及反射异常为最早出现，且较明显，应注意检查。

【血管造影】

主要采用数字递减血管造影技术（DSA）判定，一般之 MRA 则无法获得清晰之根动脉图像。

【核磁共振】

对脊髓已软化、变性或其他病变需加以判定者，可从其病变范围及其他影像特点进行判断。

（四）治疗

对有明确原因致压、手术误伤或其他原因阻塞者，应设法及早施术解除压迫，或采用其他有效之措施以求及早恢复脊髓血供。如一旦引起脊髓变性，则大多难以获得满意之恢复。因此，本病的关键是预防，尤其在对该部位施术时（特别是肿瘤切除术者），术中切勿任意结扎血管。

三、向胸腰段脊髓供血的大根动脉缺血症候群

此组根动脉多来自肋间动脉，或来自上方腰动脉和（或）髂外动脉发出，沿肋间神经或腰脊神经进入椎管后，即参与构成脊髓中、下段的脊髓前中央动脉。胸段上方达第6胸髓，下方至S4；腰段为 T_{12} ~ S_5，主要供应该段脊髓前方 2/3 的血运（图 5-5-3-4-3、4）。

（一）病因

【血管疾患】

因血管硬化、粥状化等病变引起血管栓塞

所致者较少见，且多为逐渐发生。

【损伤】

外伤或手术误伤发出大根动脉的肋间动脉、腰动脉或髂部血管，尤以后者为多见，以致术后早期即出现双下肢瘫痪，除骨科手术外，腹部外科、妇产科及泌尿外科等手术亦可发生。

【肿瘤压迫】

偶可遇见大根动脉或肋间、腰动脉等附近的肿瘤将该血管支压迫阻塞，其中包括椎管内及腹膜后肿瘤等均可引起。

（二）临床症状

【瘫痪】

双下肢多呈典型的周围性瘫痪，且其发生较快，常为突发性。

【感觉障碍】

胸段平面较高，多自脐部水平开始向下出现麻木、疼痛、过敏甚至温痛觉消失等。因脊髓后动脉仍有血供，因此一般均保留部分感觉功能。腰段大根动脉受累时平面较低，一般多在鼠鼷部

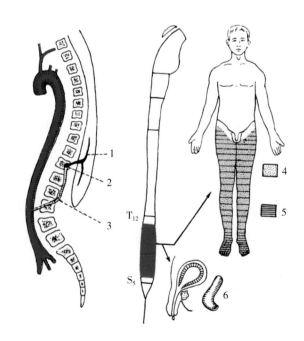

图 5-4-3-4-3 胸段大根动脉受阻脊髓综合征示意图
1.失用血管；2.受阻部位；3.大根动脉；4.感觉障碍区；
5.运动障碍区；6.膀胱及内脏呈周围型障碍

图 5-4-3-4-4 腰段大根动脉受阻脊髓综合征示意图
1.失用血管；2.受阻部位；3.腰段大根动脉；
4.感觉障碍区范围；5.运动障碍范围；
6.膀胱及内脏呈周围型功能障碍

以下。

【内脏功能紊乱】

由于脊髓传导功能及交感神经纤维影响，患者可出现大小便失禁、胃肠功能失调等。

上述症状的程度主要取决于该血管受阻的程度及发展速度。

（三）诊断

【病因】

如在手术后或胸腰部外伤后立即发生者，应考虑到该血管受阻的可能性，须及早手术探查。

【临床症状特点】

前述之三项症状中，以运动功能障碍为最早出现，且较严重。

【血管造影】

主要采用数字递减血管造影技术判定。

【核磁共振】

对脊髓已软化、变性者，可从其病变范围进行判断。

（四）治疗

对有明确原因致压、手术误伤或其他原因阻塞者，应设法及早施术解除压迫、吻合血管或其他措施以求及早恢复脊髓血供。如一旦引起脊髓变性时，则多难以恢复。因此，本病的关键是预防，尤其是在对该部位施术时切勿任意结扎血管。

四、下部附加前根脊髓动脉缺血症候群

该动脉起自髂内动脉第1分支-髂腰动脉的腰支，故又称之为下部附加根动脉，其主要构成 S_3 节段以下脊髓的血供（图5-5-3-4-5），亦可能参与腰段大根动脉之组成。

（一）病因

与前者相似，除血管本身病变外主要如下。

【手术误伤】

因下部附加根动脉大多发自髂内动脉的髂腰动脉腰支，因此，在对该处施术时易将该血管误扎（尤其术中遇到难以控制的大出血时）。

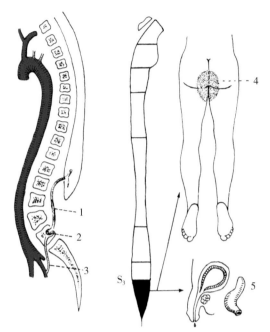

图 5-4-3-4-5　下部附加根动脉阻塞脊髓综合征示意图
1.失用血管；2.受阻部位；3.下部附加根动脉；4.感觉障碍区；
5.周围型膀胱及内脏功能障碍

【肿瘤压迫】

较为少见，主要由于腹腔内较为空虚，除非巨大之肿瘤，一般不易对该血管形成压迫。

【其他外伤】

多在骨盆损伤时伴发，应注意。

（二）临床症状

视血管的解剖特点及血栓或损伤部位不同，对脊髓血供范围的影响亦不一样，因此症状差别较大。如该血管参与腰段大根动脉之组成，则可显示 T_{12} 以下至 S_5 段脊髓缺血征，以双下肢瘫痪为主；否则，主要影响 S_3 以下，症状明显为轻。但其均引起马鞍区的感觉障碍及盆腔内脏功能失调，其中以大小便失控为多见。

（三）诊断

主要依据明确的病因及临床症状。对无明显原因突然出现双下肢瘫痪及大小便失禁者，应考虑此种疾患，尤其是在下腹部施术之后发生者。

（四）治疗

其治疗原则与前者一致。因其对脊髓平面的

影响较少，故手术要求的紧迫感不如前者。仍应强调预防为主的基本原则。

五、沟动脉缺血症候群

（一）概述

沟动脉是由脊髓前中央动脉分出向同侧脊髓前角及中央管周围的脊髓灰质内供血。因此，当其受外来压力引起供血障碍时，则出现类似髓内肿瘤的症状，或产生脊髓型颈椎病中的中央型临床所见，胸腰段少有发生。

（二）病因

造成该血管受压的原因多系椎体后缘的骨赘、脱出的椎间盘、肿瘤及颈椎椎节的位移，临床上以前两者居多。

（三）诊断与治疗

根据其病因及临床表现一般可做出初步诊断。在治疗上仍应强调及早解除压力，包括非手术疗法中的牵引和手法操作；症状持续者则需手术治疗，一般与原发病同时处理。

（沈　强　刘祖德　赵定麟）

参 考 文 献

1. Brian, Lima Edward R, Nowicki Eugene H, Blackstone Sarah J, Williams Eric E, Roselli Joseph F, Sabik Bruce W, Lytle Lars G, Svensson .Spinal cord protective strategies during descending and thoracoabdominal aortic aneurysm repair in the modern era: the role of intrathecal papaverine;《The Journal of thoracic and cardiovascular surgery》2012 年 143 卷 4 期 945-952.e1 页

2. Charlie C-T, Hsu Gigi N C, Kwan Mieke L, van Driel John A, Rophael .Distal aortic perfusion during thoracoabdominal aneurysm repair for prevention of paraplegia ;《Cochrane database of systematic reviews (Online)》2012 年 3 卷 CD008197 页

3. Martin, Czerny Holger, Eggebrecht Gottfried, Sodeck Fabio, Verzini Piergiorgio, Cao Gabriele, Maritati Vicente, Riambau Friedhelm, Beyersdorf Bartosz, Rylski Martin, Funovics Christian, Loewe Jürg, Schmidli Piergiorgio, Tozzi Ernst, Weigang Toru, Kuratani Ugolino, Livi Giampiero, Esposito Santi, Trimarchi Jos C, van den Berg Weiguo, Fu Roberto, Chiesa Germano, Melissano Luca, Bertoglio Lars, Lonn Ingrid, Schuster Michael, Grimm.Mechanisms of symptomatic spinal cord ischemia after TEVAR: insights from the European Registry of Endovascular Aortic Repair Complications (EuREC) ;《Journal of endovascular therapy : an official journal of the International Society of Endovascular Specialists》2012 年 19 卷 1 期 37-43 页

4. Paradiso G,Lee GY,Sarjeant R . Multimodality intraoperative neurophysiologic monitoring findings during surgery for adult tethered cord syndrome:analysis of a series of 44 patients with long-term follow-up . Spine(Phila Pa 1976) , 2006 年 31 卷 第 18 期 ,670 页

5. Tahesh H,Amoabediny G,Nik NS . The role of biodegradable engineered scaffolds seeded with Schwann cells for spinal cord regeneration . Neurochemistry International , 2009 年 5d 卷 第 02 期 ,143 页

6. Wang D,Bai X,Sun D . Study on the pathomorphology of myelodysplasia . Pediatric Neurosurgery , 2008 年 44 卷 第 06 期 ,271 页

7. 符伟国 , 岳嘉宁 . 胸主动脉腔内修复术后脊髓缺血的防治策略 , 中华医学杂志 2013 年 93 卷 09 期 641-643 页

8. 高梁斌 , 李佛保 , 李健 , 王兴海 , 石瑾 , 刘畅 , 洪辉文 . 胸腰段脊柱后路减压脊髓血供损伤的解剖机制 , 广东医学 2001 年 22 卷 11 期 996-998 页

9. 苏敬阳 , 韩永台 . 非创伤性股骨头缺血性坏死股骨头塌陷的早期预测研究进展 , 河北医药 2012 年 34 卷 08 期 1235-1237 页

10. 徐静磊 , 夏磊 . 甲基泼尼松龙与葛根素联用对预防脊髓缺血再灌注损伤的作用 , 中华骨科杂志 2013 年 33 卷 02 期 186-190 页

11. 曾金芳 , 罗振申 . 远程缺血预处理对脊髓缺血再灌注损伤保护作用的研究进展 , 中国脊柱脊髓杂志 2013 年 23 卷 02 期 181-184 页

第四章　脊髓出血性病变

第一节　脊髓出血的基本概念

一、脊髓出血性病变概况

脊髓出血（Hematomyelia）即椎管内的出血性病变，根据出血部位可概分为脊髓内出血及髓外出血（硬膜下、蛛网膜下）。Jellinger 将脊髓出血定义为脊髓内纵方向扩延的血肿，根据原因而分为外伤性、特发性、继发性三类。

特发性者更根据其原因而分为：

1. 伴有血管畸形者；

2. 伴有动脉硬化、高血压、心功能不全以及梅毒疾患者；

3. 伴有凝血异常者。

继发性者为伴有脊髓炎、蛛网膜炎、脊髓肿瘤、脊髓软化、脊髓空洞症者。但与其他部位的出血相同，以真正原因不明者为特发性，其他则以其病因推定分类为好，诸如血管畸形、凝血异常等等。

自 MR 应用于脊髓疾患的诊断之后，使脊髓疾患的诊断有重大的变化，MR 可将脊髓本身的形态非侵袭性的描绘出来，对脊髓内部的变化亦较易掌握。脊髓出血即椎管内的出血性病变，根据出血部位可概分为脊髓内出血及髓外出血（硬膜外、硬膜下、蛛网膜下）。

二、脊髓出血性病变出血MR信号的变化

（一）概述

以 CT 观察脑出血时，发病早期为高吸收域（High Density），随时间的推移出现吸收值低下（low density）这种单纯信号。但血肿的 MR 信号，其经过变化较为复杂，这是因为 MR 能正确反映血红蛋白（Hb）的化学变化。出血内部的 Hb，由氧合 Hb 转化为去氧 Hb、变性 Hb，最后变为含铁血黄素。

（二）分期

【急性期】

T_1 增强像、T_2 增强像均大致与脑实质呈等信号，这是因为这个时期血肿内部的 Hb 几乎均为氧合血红蛋白，氧合血红蛋白具有反磁性（Diamagnitic），不具有质子缓和促进作用，因而与周围组织无差异。有时血肿周边于 T_1 增强像上呈低信号，于 T_2 增强像上呈高信号，这可能是由血肿分离出来的血清所致。另外，用 0.5T 的研究发现，发病后 15~24H 内 T_1 增强像上血清稍呈高信号（机制不明），但经过 24H，去氧 Hb 增多，T_2 增强像上呈低信号。此种 T_2 短缩效果依存于静磁场强度，在低磁场上并不出现。

【亚急性期】

T_1 增强像上由血肿周边部分逐渐出现高信号，并向中心部扩延，这是去氧 Hb 向变性 Hb 变化的过程，此种 T_1 缓和时间的短缩，根据设备的磁场强度而不同，0.2T 时于当日，0.5T 时于次日，1.5T 时一周后出现。但此种变化会受到血肿大小等多种因素的影响，T_1 增强像上由血肿周边部开始出现高信号的时期也会有所

差异。

T$_2$增强像上，也在亚急性期的终末、于血肿周边部开始出现高信号，最后中心部也出现高信号，将此种状态称为"超强度反弹"（Rebound Hyperintensity），其原因之一可能系由于溶血而致磁场不均一的信号低下并消失。另外，于发病二周左右，T$_2$增强像上出现类似标记血肿周边的低信号，将血肿周边围绕起来，这是由于血肿被膜内的吞噬细胞内含铁血黄素的存在而出现 T$_2$ 短缩现象。

【慢性期】

血肿被吸收而成瘢痕组织，含铁血黄素存在于该部时，T$_2$增强像上出现低信号，血肿变化为囊泡状时则与脑脊液一样，T$_1$增强像上呈低信号，T$_2$增强像上呈高信号。

自旋回波（Spin Echo）法即不用180°的脉冲，而用倾斜磁场的逆转发生回波的斜度回波（Gradient Echo）法，对磁场的不均一性敏感，因而去氧 Hb（急性期）、含铁血黄素（慢性期）的 T$_2$ 缓和时间的短缩效果在图像上被增强。

根据 MR 很难检出脑室内、蛛网膜下腔的血肿，其原因之一即有氧分压的影响。脑脊液的氧分压高，因而由氧合 Hb 向去氧 Hb 变化较少，因而得不到急性期 T$_2$ 增强像上那种特征性低信号，其中亦有脑脊液搏动的影响。

上述血肿的 MR 信号对脊髓出血也同样适用，血中的信号在 T$_1$ 增强像上通常呈等到一高信号，但正常状态下呈现高信号的结构有硬膜外静脉丛、脂肪层。前者位于椎管前方，在旁正中断面上很易发现，后者的脂肪层位于椎管后方，颈椎水平上其量较少。

三、脊髓髓内出血

（一）概况

历来所知的脊髓出血，几乎均为 AVM 向髓内的出血，以突发的剧烈背部痛及急剧进行的脊髓横断障碍为特征。但最近由于 MR 的普及，已认识到尚有进行较缓慢的髓内出血的存在，乃是

海绵状血管瘤等无动脉成分的血管畸形的出血，其特征为急性出现的脊髓障碍，脑脊液正常，脊髓造影正常，反复复发等。因此多易被误诊为多发性硬化症等，应用 MR 以前可能多被漏诊。另外，所谓特发性出血的多数很可能亦是此等血管畸形所致。此外，据成书记载，肿瘤、外伤、变性、血管畸形亦为髓内出血的原因，现就无动脉成分的血管畸形所致的髓内出血概述如下：一直认为海绵状血管瘤等无动脉成分的血管畸形所致的脊髓出血极少见。但近年来有关报告有所增加，据 McCormick 等报告，脊髓 AVM 中的海绵状血管瘤比率为 12.8%。其增加的原因被认为是临床上尚未认识到的出血，由于应用了 MR 而得以确诊的缘故。

Koyama 报道髓内占位性病变髓内肿瘤 40 例，除肿瘤引起髓内出血外，经病理证明系由血管畸形引起髓内出血者 13 例，其中海绵状血管病 4 例，毛细血管扩张 2 例，不能分类的血管畸形 7 例。出血水平：颈髓 9 例，上部胸髓 2 例，中-下部胸髓无，圆锥部 2 例，即 70% 在颈髓。

（二）病理生理

病理学上血管畸形分类为 AVM、海绵状血管瘤、毛细血管扩张、静脉血管瘤。海绵状血管瘤与毛细血管扩张两者之间可有移行型或两个组织存在于一个标本上，有时不一定能明确分类。尤其由脊髓取得的手术标本多为极小，多数情况很难将血管畸形进一步分类。同时，临床上 AVM 有动静脉短路，所以脊髓造影或血管造影易被诊断，可以作为一个临床单位。但海绵状血管瘤、毛细血管扩张等图像上、临床上均不可能鉴别，即病理学上亦难分类，临床上更是难于鉴别。因此将这些血管畸形总括为无动脉成分的血管畸形作为一个临床疾病单位，在考虑引起脊髓出血原因时更为妥当，也有人称其为"隐蔽性血管畸形"，其最初的定义为 2~3cm 以下的畸形，也包括 AVM 在内。因而采用"无动脉成分的血管畸形"这一名称更为妥当。

已知脑的海绵状血管瘤反复出现显性、潜在

性出血。临床上反复出现潜在性出血时，与其血肿的大小相比，对脊髓的团块效应较小。此种情况下脊髓造影也不能发现明显的脊髓肿大。可因血栓的机化、自身的扩散等而变化，而血管瘤本身可缓慢增大。

（三）临床经过

一直认为脊髓出血的特征是突发的局部痛及急剧出现的脊髓症状。但无动脉成分血管畸形所致的脊髓出血者，急性发病较少而呈非急性、慢性经过者较多。这可能是由于除急剧出血之外，反复出现不同程度出血的缘故。如先有小出血，则根据部位，如为后角、脊髓丘脑束则以轻度疼痛、麻木而始发。如出血持续或再出血而血肿增大则呈现类似 Brown-Sequard 综合征的具有左右偏利横断性脊髓障碍。急性者有剧烈背部痛，同时有急剧进行的脊髓症状。亚急性经过者多有背部痛、根性疼痛，1~2 周后出现脊髓症状。慢性经过者呈现可能为再出血引起的阶段性变化。再出血的间隔如较长，则呈再发作的形式，因而不少误诊为缓解加重的多发性硬化症。手术所见为数处血肿腔，系不同时期的血肿，因此提示有过再出血。

（四）诊断

脑脊液检查多无异常。因出血力度不大未破损软膜，而无蛛网膜下腔出血。所以不能因为不是血性脑脊液而否定脊髓出血。

因无动静脉短路，所以脊髓表面上无异常扩张蛇行的血管集合。也有不少病例虽有严重的脊髓横断障碍，但血肿所致的脊髓肿大很少。因而在脊髓造影上，除大血肿以外很难诊断。但脊髓造影被判断为正常情况下，CTM 上如出现脊髓的圆形变化，则提示为髓内病变。

血管造影，几乎所有病例均无发现。手术中有的病例可见有细的营养动脉，其中有的可能被显影。

MR 上，急性期时血肿为等信号，所以血肿的诊断有时有困难。亚急性期则再现为境界清楚的 T_1、T_2 增强图像上呈中心高信号或混合信号，周边低信号。高信号为血肿，低信号为含铁血黄素贮留、血液流动、钙化所致。混在有水的高信号多发时表示时期不同的出血。T_2 增强像较 T_1 增强像出现更清晰的高信号。慢性期则成为中心低信号，周边高信号。周边的高信号可能为神经胶质增生。

脊髓髓内血肿的 MR 所见，基本同脑内血肿。血肿 MR 信号的经时变化前已述及。在此对脊髓的内血肿原因疾患，特别是较为特征性所见的海绵状血管瘤介绍如下：海绵状血管瘤的 MR 所见在 T_1 增强像上呈等高信号；在 T_2 增强像上中央部呈不规则高信号，其周围似有以墨汁镶边样的低信号区域。海绵状血管瘤 MR 所见的基本特征是表现为反复出血所引起，T_2 增强像上的低信号是慢性期出血的含铁血黄素所引起。含铁血质素所致的 T_2 缓和时间的短缩效果，可用梯度回波（Gradient-Echo）法而增强。无论有无临床上的出血症状，海绵状血管的特征性所见乃反复出血所引起，与其他种类的血管瘤畸形的鉴别并非很容易。从血管造影上不显影的血管畸形这一意义上而有"血管造影上潜伏性 Avm"或从其形状过小而有"隐蔽性 Avm"这一术语用于颅内血管畸形，但也可用于脊髓血管畸形。海绵状血管瘤多发或合并颅内海绵状血管瘤的情形并不罕见。

脊髓内肿瘤有时可以见到出血，与海绵状血管瘤的鉴别要点为：海绵状血管瘤多呈局限性。肿瘤边缘多呈表示水肿的高信号（T_2 增强像）。超越血肿轮廓的部位出现脊髓肿胀时，为肿瘤的可能性大。除肿瘤全体有出血情况之外，肿瘤部分多可被 Gd-DTPA 增强。

鉴别诊断有多发性硬化症、脊髓梗死、脊髓炎。多发性硬化症症状呈缓解、加重，急性期有脊髓水肿。MR 上也呈高信号，因而鉴别困难。如呈境界鲜明块状病变（Masslesion）则可鉴别。脊髓梗死以背部痛开始并迅速出现脊髓障碍，呈脊髓水肿，因而 CTM 上鉴别困难。急性期的 MR，出血时也可成为等信号，所以急性期与脊髓梗死有时亦有困难。不能鉴别而呈全瘫时，可试用脊髓后正中沟进入法的试验切开。活体检查连合部不引起脊髓障碍。

四、脊髓出血性病变治疗

据称脊髓出血时可形成数髓节的血肿，但此种大血肿较少见。血肿的扩延多在 1~2cm 以内。血肿的性状可有新鲜凝血块至陈旧性浆液状等各式各样。多房性血肿表示时期不同的出血。也有不少未出现临床症状的赤色血肿，这提示有潜在性出血的存在。

血管畸形为数毫米至数厘米大，存在于血肿壁上。多被神经胶质增生包围，所以容易摘出。但属多叶性脊髓内扩散时，或周围无神经胶质增生时，摘出困难，有时仅止于活检或次全摘出。有时也可于血肿壁上看不到血管畸形者。有在凝血块中发现海绵状血管瘤的断片。手术野要充分，要以手术显微镜检查。

手术时期与结果的相关上，陷入全瘫后立即摘出血肿的病例，多能改善到能够站立，但不能步行多属结果不佳。但在不全瘫状态下手术者大部能回归社会。因而在出现全瘫之前得到诊断及手术治疗是非常重要的。并且，仅除去血肿是不够的，为了预防复发有摘出血管瘤的必要。

Koyama 13 例髓内出血手术，年龄为 10 岁以下 1 例，至 60 岁的各 10 岁年龄组均为 2 例，即各年龄均可发生。关于手术时间问题，该氏认为 MR 上血肿融解，周围水肿消退后一个月左右为宜，该氏 13 例手术中 12 例由后正中沟进入，较易到达血肿。有的病例对脊髓后面流出静脉的处理最为关键，也有的病例在选择好到达血肿最短距离处，必要时要稍牺牲一些后根、后索也是无法避免的。

有关预后，三井 5 例手术后结果为：不全瘫 2 例均回归社会，全瘫后立即手术减压者 2 例，手术后虽肌力有改善，但仍生活在轮椅中，全瘫半年后手术 1 例，手术后半年下肢仅能微动，瘫痪毫无改善，5 年后死于乳腺癌。

五、脊髓出血性病变临床举例

［例1］患者：58 岁，男性；2 年前，持续两个月的双足麻木后，出现背部痛，一周后步行障碍。之后又逐渐改善。一周前开始又出现背部痛，且步行障碍进展，两下肢不能抬起，T_8 以下出现感觉障碍及尿闭而入院。脊髓造影大致正常，但 CTM 于 T_9 可见脊髓有圆形肿大。MR 上同水平于 T_2 增强像上出现小圆形高信号区。手术时，切开脊髓后由 2~3 个血肿腔流出了时期不同的陈旧血块。将腔壁上直径 5mm 血管瘤摘出。病理为血管畸形。由手术第二天麻痹开始改善。1 年后虽遗留有位置觉障碍，但已经恢复原来的园艺工人工作。

［例2］患者：34 岁，男性；8 个月前开始两足出现麻木，时好时重逐渐扩延至腹股沟部。左下肢出现 2~3min 即消失的无力两次之后逐渐出现腰痛。翌日因剧烈腰痛，并有 4~5h 不能站立而住进某院。脊髓造影正常，CTM T_{11} 有脊髓梭形肿大。2 周后，MR 同水平 T_2 增强像出现小圆形高信号区。但在 T_1 增强像上并未出现。其后，症状逐渐改善，但一个月后又出现剧烈腰痛，第 2 天即陷入全瘫。此后症状无再改善，6 个月后转入本院。术前 MR 的 T_2 增强像出现周边高信号，中心低信号的小圆形区域。手术切开脊髓时由 2~3 个血肿腔流出褐色陈旧血肿至赤色较新近血肿。摘出血管瘤，其腔的直径为 3mm，病理诊断为血管畸形。

［例3］患者：66 岁女性；入院前 14 天突然左前胸麻木感，数小时内扩大到两下肢，3 天后有右肩向前臂的放射痛，6 天后轻度排尿障碍，8 天后下肢无力感。数次 MR 及椎动脉造影于发病后 30 天方确诊并手术。术前诊断为 C_5~C_7 髓内出血。行 C_3~T_1 椎板成形切除，由后正中沟进入髓内，将血肿及异常血管全部摘除，病理诊断为海绵状血管瘤。术后 3 天内有排尿障碍，然后恢复日常生活，已同常人。

［例4］患者：24 岁女性；5 年前突发右上肢不全瘫，3 个月后自然缓解，入院前 35 天右上肢震颤持续约 1 小时，之后桡侧麻木，脑神经检查正常，右侧深部腱反射亢进，C_5 与 C_8~T_1 皮节感觉减退，发病一个月后 MR 诊断为伴有出血的髓内肿瘤。脊髓造影及 CTM 发现脊髓局部性纺锤形肿

大。于发病后47天手术。后正中沟进入，牺牲3根后根，在后根进入区有血肿，采取最短距离进入，切除血肿，病理报告为静脉性血管畸形，幸而无后索症状出现，术后3天即可独自行走，但 C_5 的麻痹区及两下肢局限性温痛觉障碍持续数个月。

［例5］患者：5岁男性；入院前一个月因风疹已愈参加体育课，当晚两下肢痛，第3天两下肢无力显著，不能步行。某院诊断为风疹后脑炎。此后又出现弛缓性完全截瘫，髂骨以下温痛觉消失、深部感觉障碍等。经4次MR检查诊断为 $T_{11} \sim L_1$ 的伴有出血的髓内肿瘤。发病后51天手术，$T_{11} \sim L_1$ 椎板成形性切除，后正中沟进入，将融解的血肿吸引去掉，将赤褐色肿物摘除，病理诊断为毛细血管扩张。

第二节　蛛网膜下腔出血

一、蛛网膜下腔出血概述

脊髓蛛网膜下出血（Subarachnoid Hemorrhage：Sah）原因有脊髓血管畸形、脊髓肿瘤及脊髓外伤所致出血，此外尚有血液凝固异常，颅内出血深入蛛网膜下腔者等。

现就脊髓血管畸形的出血概述如下：

二、脊髓动静脉畸形的分类及发病频率

迄今为止，脊髓动静脉畸形主要根据其血管造影所见进行分类。

Djindjian等根据滋养血管的不同而分类为：由脊髓前动脉滋养的脊髓内动静脉畸形及脊髓后动脉滋养的脊髓外动静脉畸形及两者的混合型。

Di Chiro等则分类为单一螺旋型、血管球型、幼稚型三型。单一螺旋型在造影上于脊髓表面有1~3支迂曲蛇行异常的滋养支，其循环时间缓慢。血管球型于造影上可见1~2支滋养支的巢灶至巢灶的血流较速，幼稚型多见于青少年有数支扩张的滋养支，血流亦速，易合并有静脉的陷窝、脊髓动脉瘤等。

根据以后的报告称：多数单一螺旋型为椎间孔附近的AVM（脊髓脊膜脊神经根AVM）的流出，逆流入脊髓脊神经根静脉而流入脊髓静脉，引起了脊髓AVM分类的改变，使治疗方法亦发生了变化。此后脊髓AVM一直未能取得统一的分类且形成一定的混乱。

目前从发生学观点也在考虑脑动静脉畸形的分类标准，认为以下的分类法可能简要合理。首先分类为脊髓动脉滋养的软膜AVM（或称AVF）及脊髓外的动脉，主要是硬膜动脉滋养的硬膜AVF。即脊髓脊膜脊神经根AVM被包括在硬膜AVM中。再将软膜AVM根据其发生部位而细分为髓内AVM及髓外AVM。则所有的AVM或AVF均可被包括在上述分类之中。有关脊髓动静脉畸形的频率，据Krayenbuhl及Yasargil报告，占全脊髓肿瘤中的4.36%。此数据与颅内肿瘤中的动静脉畸形的比例相同。也有人报告在所有的脊髓血管畸形中，AVM所占比例为10%~20%，已知男性较多。

三、蛛网膜下腔出血症状

（一）发生方式

症状出现方式有：

1. 卒中型；

2. 间歇型；

3. 慢性进行型。

其频率据 Pia 称分别为 37%、22%、42%。

（二）发生机制

【症状出现的机制】

1. 出血；

2. 巢灶的团块效应（mass effect）；

3. 盗流（steal）现象引起的脊髓缺血；

4. 静脉压上升引起的循环障碍；

5. 血栓形成等。

【每个症状机制】

每个 AVM 因何种机制而出现症状，除出血之外多难明确，但高流量的 AVM 者盗流现象可能性大，脊髓脊膜脊神经 AVM，其静脉压上升的影响较大。既往称之为 Foix-Alajouanine 综合征的病例，其动静脉畸形的血栓化也可能对症状的出现进展有关。已知 Valsalva 动作、外伤、妊娠、发热、过饱食、姿势变化等可使症状恶化，这提示静脉压的上升有一定的影响。

【颅内 AVM 的症状出现机制】

以出血最为重要，但脊髓 AVM 中此机制较少见。有关出血的特殊情况有脊髓动脉瘤的合并。脊髓动脉瘤以约 7% 的频率合并于脊髓动静脉畸形，且多数存在于滋养支上，因而从病因学上提示有血流动力学因素参与者多亦为其特征之一。

四、蛛网膜下腔出血诊断

以出血发病者除脊髓神经症状之外，尚多有与出血部位一致的背部痛，在此种情况下应怀疑脊髓动静脉畸形。虽无神经症状的情况下，亦与颅内病变所致的蛛网膜下腔出血不同，发病时多伴有颈部痛、背部痛，所以详细听取病史非常重要。此外，在所谓原因不明的 SaH 的情况下，也要考虑脊髓动静脉畸形的存在，以四种血管造影均不能发现颅内病变时，为除外颈部脊髓动静脉畸形，也要行椎动脉造影以便确认。出血以外的疾病多难与脊髓肿瘤等其他脊髓疾病相鉴别。所以要经常将动静脉畸形作为鉴别疾患之一，务必牢记。

五、蛛网膜下腔出血影像学诊断

神经放射线学检查，历来是先进行脊髓造影，在出现迂曲蛇行血管阴影缺损，怀疑有动静脉畸形之后，再进行脊髓动脉造影。但最近 MR 作为筛选检查已很有作用，动静脉畸形因其血流而呈无信号病变被描绘出来，典型者很少误诊。但胸腰部因呼吸而有活动，很难拍出优质 MR，因而小的病变难于诊断。所以脊髓造影的价值现在仍很大，MR 上未能发现 AVM 而仍有 AVM 可疑时，仍要行脊髓造影，动态 CT 也有时有用，而能绘出 AVM。最近 Nagata 等用极小径纤维导管开展了脊髓内镜，用通常的腰穿针插入导管至蛛网膜下腔，而直接观察。用此仪器可直接确认 AVM 的存在，对诊断颇为有利。

目前虽已有许多筛选检查法，但脊髓动脉造影仍是脊髓动静脉畸形的诊断及治疗上不可缺少的检查。在脊髓动脉造影上明确滋养支、巢灶及引流支（流出支），对治疗上尤为重要。对脊髓前动脉及脊髓后动脉供给血流的根动脉，于颈部为椎动脉、颈升动脉（甲状颈动脉支）及颈深动脉（肋颈动脉的分支）；于胸腰部除肋间动脉、腰动脉之外尚有髂腰动脉-外侧骶动脉（均为髂内动脉分支）分支。肋间动脉中的第 1、2 肋间动脉为肋颈动脉分支最上肋间动脉的分支。此外，第 5 腰动脉并非由主动脉而是由正中骶动脉分支。由上述的哪一体节动脉分出根动脉，并不是固定不变的，所以所有体节动脉均要造影。根动脉中有前根动脉及后根动脉，各沿前根、后根上行至脊髓表面而形成前脊髓动脉及后脊髓动脉。前根动脉中最粗的动脉为 Adamkiewicz 动脉，多由左 $T_9 \sim T_{12}$ 肋间动脉分支，呈特征性发夹（hairpin）状走行。

软膜 AVM 时根动脉为其滋养支，所以沿神经根呈特征性的发夹状走行。脊髓脊膜脊神经根 AVM 时根动脉不参与，所以滋养支不呈发夹状走行。此时，要注意勿将流出的逆流的蛇行根静脉（脊髓脊神经根静脉）的向脊髓静脉注入部分误为滋养支。

脊髓动脉造影时，要在短时间内将多数体节动脉进行造影，所以使用的导管要使用 5F 管壁稍厚的导管而不用引导钢丝即能操作者。Nagata 等经常使用 5.3F Selecon 导管（脊髓动脉造影用）。以往使用胶片的摄影法则对各体节动脉进行延时摄影，出现根动脉时进行扩大连续摄影。使用录像摄影时则掌握病变部血管的位置关系已较容易。最近，DSA（由数字减影血管造影）已迅速普及，利用此法可迅速进行脊髓动脉造影。且 DSA 亦能实时确认栓塞的进行情况，已是人工栓塞术时不可缺少的仪器。

脊髓蛛网膜下腔出血的频率较低，占全蛛网膜下腔出血的 1% 以下。外伤以外的原因有血管畸形及脊髓肿瘤、胶原病、白塞氏病、抗凝固疗法等。亦有报告为抗凝法或凝血异常患者进行腰穿时的并发症。

脊髓蛛网膜下腔出血的 MR 诊断并非都很容易。即，如有凝血块存在，则 MR 易于检出。但通常很少有蛛网膜下腔存在有能引起神经症状那么大的血肿。其理由是脑脊液的稀释作用及流动使血液由蛛网膜下腔消失，并且脑脊液本身有纤维素溶解作用。因此，与实质内出血不同，能呈现异常信号的期间较短。脑脊液氧分压较高，所以由含氧血红蛋白向脱氧血红蛋白的移行较少。因而纵然形成凝血块，也很难表现出与周围的信号差异。

血管畸形的 MR 所见有血流所致的无信号领域、循环不全、脊髓软化以及水肿等引起的髓内异常信号。

蛛网膜下腔出血后的变化有蛛网膜囊样改变。另外，反复的蛛网膜下腔出血后，可有一种表面铁质沉着，这是髓膜、脑、脊髓软膜下组织、脑神经、脑室壁上有含铁血黄素的沉着状态，此种状态只有在依靠 MR 方能在影像上诊断。其特征性所见为 T_2 增强像上，含铁血黄素的沉着部位呈现以线描样的低信号，脊髓上也会出现此种状态。

肿瘤内出血好发于马尾、圆锥部的肿瘤，室管膜瘤、神经鞘瘤为易出血的肿瘤。出血虽止于肿瘤之内，临床上有时也出现蛛网膜下腔出血的症状。

有时伴有蛛网膜下腔出血而有脊髓神经节肿大及异常信号，这并不是蛛网膜下出血所特异，癌性髓膜炎等其他种类的髓膜疾患时也可能出现。

六、蛛网膜下腔出血治疗原则

脊髓动静脉畸形的治疗法有人工栓塞术及手术疗法。一般作者多是先行栓塞术，如效果不理想时再考虑手术疗法。

七、蛛网膜下腔出血人工栓塞术

栓塞术的重要事项为防止再开通流向 AVM 的血流及保护正常神经组织的血流。因此对巢灶本身或尽可能在巢灶附近进行栓塞是非常重要的。

栓塞物质有固型、吸收性的明胶海绵、非吸收性的聚乙烯醇（PVA）、微原纤维胶原，此外尚有液状栓子的蓝色丙烯酸盐、乙烯树脂乙醇等。液状栓子很可能将注入部位血管阻塞，阻断流入正常脊髓组织的血流，目前已很少使用。栓子的大小更根据滋养直径，巢灶处分流的大小而决定。大的栓子常于巢灶的近位部将滋养支阻塞而多不能将病灶阻塞，所以要选用尽可能小的栓子。目前多用聚乙烯醇或微原纤维胶原。短路大而栓子能通过巢灶者先用明胶海绵或 PVA 碎片，将巢灶阻塞一定程度之后再使用上述栓子。过去一直使用脊髓动脉造影用导管进行栓塞术，但最近已有更细的导管制成。已能通过造影用 5F 导管导入至脊髓脊神经根动脉或至脊髓动脉，通过此导管注入栓子已能进行更准确而安全的栓塞术。颈髓 AVM 多由椎动脉营养，既往的方法有栓子走失的危险，因而不能选用栓塞术，但使用本导管则可以施行栓塞术。

进行栓塞术时，滋养支为复数时先将通过脊髓后动脉的滋养支栓塞后再栓塞脊髓前动脉的滋养支，这是为了尽量减少对正常脊髓的影响。阻塞通过脊髓后动脉的滋养支，可增加通过脊髓前动脉滋养支的血流，栓子易到达巢灶，从而提高栓塞术的安全性及确实性。使用 DSA 进行栓塞术可在实时内确认栓塞程度,因而更为安全。当滋养支的血流显著减慢时,为防止并发症,不要勉强注入,要于该时点结束栓塞术是非常要紧的。

随访血管造影发现 AVM 又有开通或经侧副支 AVM 又被造影时,要重复栓塞术,效果仍不理想时考虑手术治疗。尤其是脊髓脊膜脊神经根型 AVM,其手术疗法较容易,所以不要无意义的重复栓塞术。

八、蛛网膜下腔出血手术疗法

有摘出术及流入动脉结扎术。栓塞术效果不理想时行摘出术。髓外型,其 AVM 在脊髓后面或脊髓脊膜脊神经根型的 AVM 者为最佳摘出适应证,要早期考虑手术治疗,勿反复进行无意义的栓塞术,尤其后者。通过病变部的椎板切除及关节面切除术,使椎间孔附近的 AVM 凝固,仅切断流出的脊髓脊神经根的静脉,经此简单手术即可完全治愈。反之,髓内型 AVM,即使显微外科已很发达的现在,也很难避免不使神经症状加重而完全顺利摘出,所以决定手术适应证时要慎重考虑出血问题及现有的神经症状。

流入动脉结扎术对于脑动静脉畸形是否有预防其出血效果尚有疑问。但是脊髓动静脉畸形中因出血而引起症状者少见,而较为重要的是窃流现象或静脉压升高,因而提示流入动脉结扎术有效。尤其存在于颈髓前面髓内 AVM,也由于前方进路比较容易,所以可能是流入动脉结扎术的较好适应证。

第三节 脊髓硬膜外出血

一、脊髓硬膜外出血概述

本病自 1869 年 Jackson 报告以来,国外已有 200 例,其中日本约 30 例。教科书上称,硬膜外出血的主要原因有外伤性硬膜外静脉丛损伤,各种血液疾患、抗凝治疗中的并发症及血管畸形的破裂。近年来由于影像诊断的发展,报告例虽有增加,仍属少见病。

二、脊髓硬膜外出血流行病学

非外伤性脊髓硬膜外血肿的流病学:性别差异的男女比为(1.2~1.5):1,男性较多。可见于各年龄层,有报告称发病有两个高峰期,10~19 岁为第一高峰,50~70 岁为第二高峰。可见于全脊椎,但以上位胸椎、颈胸椎移行部多见,其次为胸腰椎移行部。血肿多可达 2~3 个椎体,几乎均位于背侧或背外侧部,腹侧最少文献上仅 5 例。据 Foo 报道,与头部外伤不同,脊髓外伤时并有硬膜外出血者较少,但脊髓外伤的 1.7%,好发部位约有 40% 为胸椎。Koyama 在 2341 例脊柱脊髓及神经根手术中脊髓硬膜外出血仅占 0.13%。

三、脊髓硬膜外出血发病原因

因果关系明确者 60%,不明者 40%。因果关系明确者中最多的是,抗凝疗法,肝功能障碍,抗风湿药所致出血时间延长者;其次为高血压、糖尿病所致的血管壁变性;少见的有合并血友病、特发性血小板减少紫癜(ITP)等全身性出血倾向疾病及门脉高压、妊娠、强直性脊椎炎等。

脊髓硬膜外出血的原因中以硬膜外静脉丛外伤性损伤最多,但高龄者推定为动脉硬化、高血压、各种血液疾病及抗凝疗法者的报告病例亦不少。其脊髓硬膜外出血原因,经组织学证明为血管畸形的报告例共 15 例，极少。Pia 认为脊髓硬膜外血管瘤约半数为海绵状血管瘤，30% 为静脉血管瘤，其余为动静脉畸形、毛细血管瘤、血管脂肪瘤等，但出血病例的依次顺序为静脉血管瘤、动静脉畸形、血管瘤，广义的血管瘤而未详细分类的报告也包括在内（表

5-5-4-3-1）。Ohmono 文献统计得到，组织学证明出血原因者：动静脉畸形 6 例，血管瘤 7 例，静脉血管瘤 4 例，海绵状血管瘤 2 例，黑色素瘤 1 例，其他 3 例（表 5-5-4-3-2）。可能由于详细进行病理报告者较少，实际上有组织异常的病例会更多些。

表 5-5-4-3-1　脊髓硬膜外出血原因经组织学证明的报告

著者及年代		年龄	性别	症状	部位	组织学
Nichol	1956	15	女	快速急性截瘫	$C_6 \sim T_1$	静脉弯曲
Maxwel	1957	4	女	突发性截瘫	$T_2 \sim T_4$	血管瘤
Cube	1962	29	女	截瘫 2~3h	$C_6 \sim C_7$	血管瘤
Dauson	1963	15	女	进行性截瘫	$C_2 \sim C_6$	血管瘤
Mayer	1963	17	男	高位胸痛及快速急性截瘫	$C_7 \sim T_1$	血管瘤
Kunft	1972	71	男	肩部切割痛及四肢瘫	$C_5 \sim T_1$	毛细血管瘤
Koyama	1990	19	女	颈部切割痛及进行性截瘫	$C_7 \sim T_1$	静脉血管瘤
小川武希	1986	68	女	快速急性截瘫	$T_2 \sim T_5$	海绵状血管瘤
Muller	1982	71	男	颈痛	$C_5 \sim C_7$	血管瘤
Emery	1986	61	女	胸痛发展为急性截瘫	$C_5 \sim C_7$	动静脉畸形
Spill	1989	15	男	背痛发展为截瘫	$T_8 \sim T_9$	血管瘤
Foo	1980	33	女	颈痛发展为四肢瘫	$C_2 \sim C_7$	静脉血管瘤
Solero	1980	38	女	肩痛发展为截瘫	$C_6 \sim T_1$	静脉血管瘤
Matumot	1989	19	男	背痛发展为截瘫	$T_3 \sim T_6$	海绵状血管瘤
Koyama	1990	22	男	项痛发展为四肢瘫	$C_3 \sim C_7$	动静脉畸形

原因不明的所谓特发性出血的机制有：缺少静脉瓣的硬膜外腔静脉丛，因腹压升高而静脉压升高所致的破裂而出血，硬膜外的桥接动脉因机械性伸展而断裂出血，但均属推测，尚未证实。

Koyama 在很短时间内治疗非破裂性血管瘤 11 例。

脊髓外科领域现已普及了显微镜手术，如对硬膜外出血进行显微镜下手术，仔细观察出血源，可能如脑内的特发性出血一样，其出血的真相将会逐渐被阐明。

四、脊髓硬膜外出血病理改变

从组织学上证明脊髓硬膜外出血与脊髓硬膜外血管瘤的关连，在技术上极为困难，Cube 认为其所以困难的原因是，出血性血管瘤已被破坏，手术时与血管瘤一起被吸引除掉，因而得不到组织标本。但如 Pia 所述，孤立性硬膜外血管瘤并不罕见，

五、脊髓硬膜外出血临床症状

以突发的剧痛发病。疼痛与血肿存在部位的皮节一致，多为血肿好发部位所致的胸背部痛，肩胛间部痛。此外，向血肿部位神经根支配的皮节放散的情况亦不少见。继之，迅速出现脊髓症状并进展而引起血肿部位髓节以下的感觉障碍、

截瘫、膀胱直肠障碍等。

但本症也有不出现上述典型临床症状而不伴有疼痛或呈 Brown-Sequard 综合征者或缓慢进行者。症状缓慢进行者多见于腰骶移行部。

下部颈椎 - 上部胸椎或下部胸椎出血者较多（表 5-4-4-3-3），初发症状前者为肩 - 肩胛部痛，后者为腰痛。其疼痛均非椎间盘突出所能比拟的剧烈疼痛。麻痹时间出现虽因人而异，多在出现疼痛后数小时至 1 日。多呈截瘫，也有呈 Brown-Sequard 征者。无任何先兆，短时日内出现麻痹为其特点，因而很容易推定为血管障碍。感觉障碍为根性与脊髓性相混淆者，初期为神经根性，逐渐上行最后到达出血水平而呈脊髓型。但大多数呈脊髓休克状态，而深腱反射低下或消失。排尿障碍一般为尿闭而不是尿失禁。

脑脊液呈水样透明，细胞数不增加，蛋白增加极轻微。如有血性脑脊液则可能系穿刺误伤所致。

六、脊髓硬膜外出血一般诊断

过去以脊髓造影诊断时，信息量较少，诊断困难，自开展 Metrizamide CT 以来，诊断已较容易。但这些诊断方法均属侵袭性，尤其对有出血素质患者不可轻率进行。但 MR 属非侵袭性，矢状断面影像可决定手术范围，有时甚而可提供引起出血的血管畸形的信息，因而为目前最为有效的检查方法。

另外，血管造影虽可描绘出异常所见，但有可使出血加重的危险，属于侵袭性，费时间，所以血管造影的优点很少。

七、脊髓硬膜外出血影像学诊断

参考发病初期的神经根症状及进行性上行性的脊髓症状，应进行影像诊断其发病的水平部位是较为容易的。

X 线单纯摄影上除脊椎骨折、脱位、椎体至气管距离增宽等外伤所致的一般所见之外，并无脊髓硬膜外出血所特异的变化。此时，影像上虽缺少所见，只要其神经症状明显更应怀疑脊髓硬膜外出血。过去，脊髓造影曾为唯一的辅助诊断法，目前已正在由 CT、MR 所替代。但脊髓造影对与其他疾患的鉴别上尚有不可忽视的作用。前后像上有不完全或完全停留，并无特征性所见。但侧位像或斜位像上的（多在脊髓背侧）。脊髓椎管为底面的"坡度小的倾斜阴影"则是其他脊髓硬膜外疾患所没有的特征性所见。此外，应注意的是脊髓造影有时可使症状急剧加重，因此要在已做好手术准备之后方可施行脊髓造影。

神经学检查而较容易判定本病的水平，单纯 CT 亦可迅速而安全诊断本症。但其所见并不一致，上部颈椎、胸椎水平上，通常椎管与硬膜囊之间的直径有很大差异，硬膜外脂肪组织厚度，及其中含有的静脉丛密度亦有个体差异。因此可出现超密度硬膜外肿块及均等密度硬膜外肿块，其鉴别力较差。脊髓造影之后，继之进行 CTM 则可掌握脊髓的变形，尤其是扭转变形。脊髓的

表 5-5-4-3-2　经组织学证明非外伤性
脊髓硬膜出血的原因

组　　织　　学	病　例　数
动静脉畸形	6
血管瘤	7
静脉血管瘤	1
海绵状血管瘤	3
黑色素瘤	3
其他	4
总数	24

表 5-5-4-3-3　脊髓硬膜外出血的水平及其原因

部　　位	外　伤	血管异常
上颈椎	1	0
下颈椎 ~ 上胸椎	3	10
下胸椎	1	3
腰椎	2	0

硬膜外腔与脑相比较大。因而错过扫描时间则血肿扩散而可呈阴性所见。

历来对脊髓硬膜外血肿的图像诊断，是依靠脊髓腔造影、CT。但自 MR 被应用后，脊髓疾患的诊断已有很大变化。硬膜外血肿的诊断也已变成以 MR 图像诊断为中心。任何断面均可摄影，属非侵袭性检查，所以只要病人状态允许，MR 应为首选的检查。CT 对急性期出血呈现鲜明的高吸收值，其检出也较容易，所以如患者状态难于施行 MR，CT 则成为首选检查。但 CT 的缺点是不能充分掌握血肿矢状断面上的扩延。

施行 MR 时的注意事项是，血肿可扩延至超过神经学所见推定的部位，所以要扩大摄影视野。

MR 的作用是除外硬膜外肿瘤并确认其为血肿。当然肿瘤的检出也要根据其大小，通常是容易的。提示硬膜外病变的所见为其形态呈凸透镜状，且在 T_2 增强图像上，硬膜呈低信号，所以病变部位的判定较确切。如上项已提出，急性期血肿的 MR 信号并不一定，脊髓硬膜外血肿的 MR 信号，概括如下。

T_1 增强图像上血肿呈高信号者为半数以下。质子密度图像上全呈高信号。T_2 增强图像上呈不均一信号或高信号。急性期血肿于 T_2 增强图像上呈低信号的原因是脱氧 Hb 的 T_2 短缩效果，前已述及，此效果在梯度回波法摄像上被增强表达出来。另外，急性期血肿的 gradient echo 法所见，因凝固的血液含有脱氧 Hb 因而呈低信号，而未凝固的血液则呈高信号。

通常无必要投予 Gd-DTPA，但对与肿瘤性病变的鉴别上有效。此外，还可见到沿硬膜有增强。

横断像上多可见血肿的扩延呈非对称性，有时可扩延至椎间孔。血肿呈慢性经过时，有时不呈血肿特征性信号而难于诊断。

图像上要鉴别诊断的有硬膜外肿瘤、硬膜外脓肿。肿瘤性病变时用 Gd-DTPA 增强后多可鉴别。另外，转移性肿瘤时多伴有脊椎骨的破坏。硬膜外脓肿时其 MR 信号于 T_1 增强像上呈等信号，于 T_2 增强像上呈高信号，但仅凭信号有时

难与血肿鉴别。脓肿时，椎间盘、脊椎旁软组织也多有炎症，所以观察周围组织有无异常，对鉴别上也非常重要。

八、脊髓硬膜外出血治疗

在高分辨 CT 普及之前，脊髓造影曾为辅助诊断的主力，脊髓硬膜外出血被诊断后，应立即进行椎板切除术。突然出现的剧烈根性痛，相继出现的进行性上行性脊髓症状及脊髓摄影上造影剂的完全停留像等使外科医生立即手术治疗决定。幸好脊髓硬膜外出血，除少数例外，多在脊髓硬膜背侧，血肿易被除掉，手术预后亦较好。但过去因系肉眼手术，出血源多未能明确，只好诊断为特发性。过去多推定为：轻度外伤、高血压、血管硬化、抗凝疗法等基础上，脊髓硬膜外静脉丛的怒张及破裂为出血的原因。

出现截瘫至手术的期间越短，其功能预后越好。所以本症应作为神经外科急诊对待。

Scott 等报告 24 h 以内，Lepoire 等报告 30 h 以内，Macquarrie 报告 36 h 以内手术者其功能预后明显良好。齐藤等报告 12 h 以内的超急性期手术组预后更好。

但经过数天而手术的也有预后良好者，所以纵然瘫痪出现后经过 36 h 也应考虑外科治疗。

最近，MR 等图像诊断法已有飞跃性进步，神经症状较轻微者也可发现其有脊髓硬膜外血肿。此种病例有时被预订为"等待"手术。例如 Bernsen 等的病例为，仅作对症疗法两周后疼痛消失，CT 上血性阴影消失。高桥等的病例为截瘫高龄女性，颈椎水平于 CT 上可疑为硬膜外出血，预定翌日手术。但次晨瘫痪消失，MR 上所见也消失。Emery 及 Cochrane 的病例于脊髓造影中症状缓解而将手术延期至次日。Ducker 称，此种经验本是不应该有的。

希望今后在手术显微镜下仔细进行止血操作。更要重视硬膜外血管畸形与硬膜内血管的关系，否则十分危险，要在硬膜外处置完了之后，至少要打开硬膜观察内部。

反之，也有的病例，其麻痹很快改善，经保守治疗也得到良好预后也偶有报道（表5-5-4-3-4）。此等病例出现完全瘫痪后又有改善倾向的期间最短为20 min，最长为24 h，平均7.3 h。全部病例均早期出现瘫痪的改善倾向，且持续改善，最后达到了完全恢复。

表 5-5-4-3-4   非外伤性硬膜外出血血肿自然治愈的报告

著者及年代		年龄	性别	原　　　因	运动状况	截瘫改善间期
Harvie	1977	20	男	血友病	四肢瘫	无记录
Hernandez	1982	51	女	高血压	截瘫	20min
Brawn	1986	68	男	高血压	截瘫	7h
Yoshida	1989	76	男	硬膜外麻醉	四肢瘫	40min
Yoneyama	1989	80	男		截瘫	24h
Futawatari	1991	56	男	特发性血小板减少性紫癜	偏瘫	15h
Clarke	1992	76	女	乙酰水杨酸钠	四肢瘫	2.5h
Ohmomo	1993	57	女		偏瘫	2h

所以本症的治疗，对瘫痪无改善倾向的病例应手术除掉血肿。如早期出现麻痹改善倾向，且持续者则可待其自然恢复，不必进行早期除掉血肿。但究竟以几小时为限，目前尚不能肯定，需要更多病例的积累。有人认为对小儿，为避免椎板切除后的脊柱畸形，应以保守治疗为宜，因而手术的适应证较为复杂、困难。

Ohmomo等认为完全瘫痪后数小时以内无明显改善者均应作为紧急手术适应证。但也有不少病例有出血体质，所以术前要严格检查。

选择保守治疗时，为防止再出血要保持安静，以SEP等严密监护。

只有感觉障碍或其运动瘫痪并不影响ADL的患者，其影像学诊断上可疑有脊髓硬膜外血肿时，先治疗其基础疾患亦无问题。但此时应令患者住院，定时观察其神经症状的变动。一旦瘫痪进展要立即确切诊断其出血的扩散（脊髓造影或MR）程度，立即脊髓减压，除去血肿，并要确诊出血源。

自Jackson首先报告脊髓硬膜外血肿以来，已发表了约200例。其多数被诊断为特发性，出血源被判明者不足1/10。而非破裂性硬膜外血管畸形，尤其孤立性硬膜外血管瘤，如Pia所报告并非少见，成为根性痛、局部性肌萎缩的原因。

非外伤性脊髓硬膜外血肿，因早期手术可取得良好的功能预后，所以早期诊断十分重要。其鉴别诊断为急性出现脊髓横断综合征的所有疾患。所以呈典型症状者诊断较易。影像诊断当以MR为首选。

治疗方针以手术为原则，选择保守治疗时要有各种必要的监测。手术之际要注意组织学上的异常，在显微镜下详细检查，对摘出标本要做病理检查。

虽然多种图像诊断法，过去10年中有飞跃的普及，但出血病例并不多，但不能认为是少见病而忽视其原因。从血块中发现被埋藏的出血源并非易事，要以生理盐水边仔细清洗，边用手术显微镜，努力寻找异常血管。最近，仅有轻微神经症状者亦可能于图像诊断上绘出其脊髓硬膜外出血。此种有可疑所见的病例报告有增多趋势。但是如果错过时机，将对ADL引起严重障碍的这一疾病，进行保守治疗时要特别慎重并要准备好随时进行脊髓减压手术。

虽然多种图像诊断法已被开发、普及，但脊

髓硬膜外出血，目前仍属少见疾病。出现突发的根性痛及上行性脊髓损伤症状时，如检查者有这方面的知识，则比较容易诊断，且手术的亦较少。

九、脊髓硬膜外出血临床举例

22岁，护士；入院前约45h，白班工作中无任何诱因，突感异常肩痛。翌日仍照常工作，但午后自觉背部剧痛及上肢麻木，不久即出现四肢无力而不能工作。

据次日诊察医师的记载：意识清晰，脑神经无异常，但两上肢MMT3/5，下肢为0/5，第2肋间以下全部感觉低下，更有尿闭，腰穿证明为血性脑脊液而急诊入院。

来院时神经学检查：肘关节伸展2/5，屈曲4/5，腕关节伸展屈曲均为3/5。但未出现深部腱反射亢进或病理反射。

已做过下行性脊髓造影，可见脊髓硬膜囊于C_3下端背侧逐渐被压迫，于C_6上端呈完全阻塞像，CTM可见脊髓背侧有高密度团块影，蛛网膜下腔虽尚存在，但极狭窄，脊髓的变形于C_6最明显。

立即从C_2~T_1进行成形性椎板切除，除掉C_3~T_7硬膜外血肿。C_6水平处血肿最厚，此处可能有nidus的异常血管，在显微镜下全部摘除之后，打开了硬膜，脊髓呈反时钟方向扭转、苍白。但硬膜下未见异常血管及蛛网膜下腔出血。只有1支静脉与硬膜及蛛网膜连接，认为此血管属正常，并非出血源。组织学诊断摘出标本为硬膜外动静脉畸形。

（周天健　李建军）

参 考 文 献

1. 赵定麟.现代骨科学，北京：科学出版社，2004
2. 赵定麟.临床骨科学——诊断分析与治疗要领，北京：人民军医出版社出版.2003年
3. Carangelo B, Casasco AE, Vallone I.Total occlusion of a conus medullaris pial arteriovenous malformation obtained with one session of superselective embolization.J Neurosurg Sci. 2009 Sep; 53（3）：119-23.
4. Kumar N.Pearls: myelopathy.Semin Neurol. 2010 Feb; 30（1）：38-43. Epub 2010 Feb 1.
5. Marcorelles P, Laquerriere A.Neuropathology of holoprosencephaly.Am J Med Genet C Semin Med Genet. 2010 Feb 15; 154C（1）：109-19. Review.
6. Sarikaya-Seiwert S, Gierga K Solitary spinal epidural cavernous angiomas in children presenting with acute neurological symptoms caused by hemorrhage.J Neurosurg Pediatr. 2010 Jan; 5（1）：89-93.
7. Savica R, Longo M, La Spina P.Cerebellar stroke in elderly patient with basilar artery agenesia: a case report.J Stroke Cerebrovasc Dis. 2010 Jan; 19（1）：81-3.

第五章　脊椎、脊髓的栓塞术

第一节　栓塞术的基本概念与临床应用

一、栓塞术概述

动脉栓塞术（Arterial Embolization）即对易出血性病灶的营养动脉施以人为的栓塞物质使之栓塞，用于治疗易出血性肿瘤或控制较难的出血灶的治疗。

本法首先应用于脑神经外科领域，曾用于颈动脉海绵状瘘、脑 AVM、但以后又应用于脊髓 AVM、脊柱外科领域、泌尿科领域、消化外科及耳鼻科领域等方面。

近年来已将栓塞术应用于脊柱外科领域，对椎体血管性肿瘤先进行了术前栓塞，然后再行椎体置换，或对脊髓 AVM 进行非外科的栓塞术。

二、栓塞术临床应用

首先应用动脉栓塞术的是 Brooks（1931），他对颈动脉海绵状瘘，由颈内动脉使用肌肉小片所进行，之后由 Lussenhop 等（1960）介绍了对 AVM 应用的手术，随被实际应用，而出现了各家的报告。如 Rosenbluth（1960）于脑神经外科领域的报告，尚有 Ishimori 等（1967）、Robles 等（1968）、Djindjian 等（1973）。对脊髓 AVM 的报告有 Newton（1963）、Doppman（1968、1971），均以肋间动脉为对象进行了栓塞术。

其他领域：肾出血，Almgard 等（1973）、胃出血，Rosch 等（1972）、Tadavarthy 等（1974）、鼻出血，Sokoloff（1974）；四肢骨骼，Ring 等（1974）用于骨盆外伤治疗，Feldman 等（1975）用于骨盆转移癌及股骨远端巨细胞瘤的术前及非外科治疗，Patell（1977）对股骨近端位转移癌；Dick 等（1979）对坐骨动脉瘤样骨囊肿的术前应用了本法，均认为有效。

脊髓外科的应用首先施用于脊髓血管瘤。即 Hekster 等（1972）对出现脊髓症状的胸椎血管瘤营养支的肋间动脉，以肌肉小片进行了栓塞术，2d 后其下肢症状有改善，术后血管造影上也证明病灶部被充填并消失，脊髓造影上也证明硬膜压迫现象有所改善。但其后 Lepoire（1973）、Benati（1974）及松角（1978）认为非外科的栓塞术均有再开通的可能性，认为本法可用于椎板切除术的术前对策，有减少术中出血量的效用。

对椎体血管瘤的积极性手术的脊椎切除，作为其术前对策，Hiral 等（1975）对椎体动脉瘤样骨囊肿及软骨黏液纤维瘤；Hemmy（1977）对胸椎血管瘤；DicK 等（1979）对颈椎及胸椎的血管瘤进行了此栓塞术，均认为有效。日本的首例应用是 Arima 等对颈动脉体肿瘤的腰椎转移（嗜铬细胞瘤）行椎体置换术的术前对策。此例总的出血量相当多，但肿瘤本身的出血少，确认术前栓塞术有效。

对脊髓 AVM 的栓塞术应用由 Doppman

（1968），Newton（1968）等开创，应用了选择性血管造影技术，以肌肉片，金属颗粒等栓塞营养动脉。之后 Djindjian 等（1973）又论述了栓塞术的详细手技及并发症，尤其指出 Adamkiewicz 动脉为营养动脉时，应在进入巢灶之前处进行栓塞。最近，Theron（1986）应用数字减影血管造影使栓塞状况更加清晰，并指出栓塞物质以聚乙烯醇（IVALON）较为安全。

日本主要以脑神经外科的报告有所增加，栓塞术也比较普及，但本法的限度及栓塞物质等尚有一定待解决的问题。宫本等（1988）对 22 例脊髓 AVM 施行了栓塞术，有 16 例施行 2~3 次即获得了栓塞，有 6 例因又新出现了注入动脉而平均需 4~5 次，并称为取得充分效果，栓塞物质的大小要符合巢灶的血管径。

第二节　脊椎、脊髓栓塞术的手术技巧

一、脊椎、脊髓栓塞术概况

按 Seldinger 法由股动脉对所预期的营养动脉（腰动脉，肋间动脉）进行选择性插入导管。根据情况，有时要使用更接近病灶的超选择方法。导管以内腔大者为宜，Arima 等使用 B. D. 制或 COOK 制大小为 5.5~7F 的导管。

栓塞物质使用 Gelform（止血海绵）、聚乙烯醇、线圈等。脊椎肿瘤的术前栓塞术，多用角形 Gelform 片 2mm×2mm×5mm 大者，此外也根据其血管状态而使用钢线圈（1~3mm）、聚乙烯醇微粒等。对脊髓则使用 Gelform 直径为 2mm 或用聚乙烯醇微粒直径为 590~1000μm。将此等栓塞物质浸入生理盐水，与造影剂混合吸入 10ml 注射器而注入。造影剂用 Iopamilon300 或 Omnipak300，一次造影的限量为 150ml/h（图 5-5-5-2-1~4）。

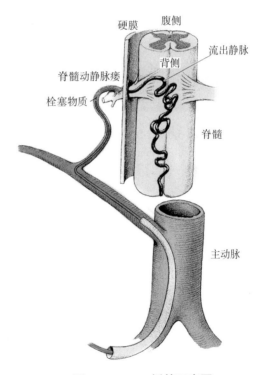

图 5-5-5-2-1　插管示意图
由股动脉，按 Seldiner 法进行选择性插管

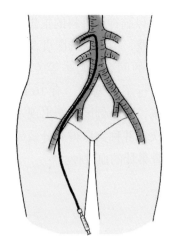

图 5-5-5-2-2　导管选用内腔大者示意图

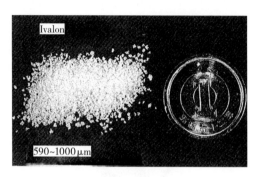

图 5-5-5-2-3　栓塞物

栓塞物质用 Gelform 小片 2mm×2mm×5mm，每次约 10 个混入 10ml 造影剂中注入；以手术前 2~4d 前施行本术为宜

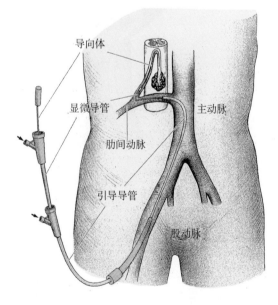

图 5-5-5-2-4　经股动脉插管示意图

右股动脉插管，显微导管插进流入血管，箭头为持续注入肝素加生理盐水

二、栓塞术的效果

对脊椎椎体肿瘤，作为术前栓塞术，Arima 共做 9 例；胸椎或腰椎骨巨细胞瘤 4 例，腰椎嗜铬细胞瘤 1 例，腰椎动脉瘤样骨囊肿 1 例，腰椎、胸椎转移癌（单发转移）2 例。上述病例均引起脊髓压迫，术前栓塞术主要对其营养动脉的肋间动脉或腰动脉进行。

出血量除嗜铬细胞瘤一例之外，均在 5L 以下，对此种肿瘤的椎体摘出术来说，出血量应该是少的。1 例为嗜铬细胞瘤的椎体转移，肿瘤本身切除出血不多可看到栓塞术的效果，但由前方打开椎管时静脉的出血显著，总量达 10L，其控制极度困难。

栓塞术的效果与肿瘤的性质有关，即骨巨细胞瘤、血管瘤等原发性良性肿瘤者其营养支只有 2~3 支，所以效果最好。但如嗜铬细胞瘤等肿瘤，其血管丰富者栓塞效果则较差。如肾癌转移等血管性极多的肿瘤，营养支颇为复杂者，其效果也较差。

对椎体肿瘤进行椎体摘出、置换术时，与进入侧对侧的腰动脉、肋间动脉进行结扎处理多有困难，此种情况下对营养支进行术前栓塞术是非常有意义的。即本法可减少出血量，使手术时间短缩，更使总出血量减少，这种相应效果是最大的优点。

关于脊髓 AVM 的栓塞术的效果，关键问题在于确切认定 Adamkiewicz 动脉，如将 Adamkiewiecz 动脉栓塞，则引起脊髓缺血的危险性甚大。

三、脊椎、脊髓栓塞术手术要点

1. 栓塞物质的大小要容易通过导管（图 5-5-5-2-5）；

2. 注意导管前端的位置。勉强注入过大的栓塞物质或导管位置过浅时容易出现错位（图 5-5-5-2-6）；

3. 注意勿过度栓塞，将栓塞物质填满至营养动脉基部时会引起逆流而产生远隔部位转移（图 5-5-5-2-7）。

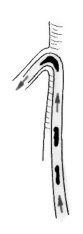

图 5-5-5-2-5　栓塞物质应易于通过导管内腔示意图

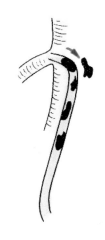

图 5-5-5-2-6　插管切勿过线示意图
错位之原因可能是导管插入位置过浅
及将过大的栓塞物质勉强注入

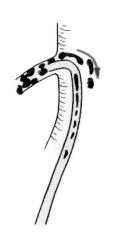

图 5-5-5-2-7　切勿过度栓塞示意图
过度栓塞有逆流的可能性，
即营养动脉基部填满可产生远隔部位转移之危险

四、脊椎、脊髓栓塞术临床举例

［例 1］患者：20 岁，男性，大学生，腰椎骨巨细胞瘤；1984 年 2 月开始出现腰痛，逐渐加重，1985 年 3 月就诊怀疑有腰椎肿瘤而入院。L_5 椎体 CT 有明显骨破坏，尤其椎体右侧可见软部肿瘤块，且椎管内有浸润。血管造影可见以右 L_4 腰动脉及右髂腰动脉为主要营养动脉高度多血管状态的肿瘤，明显可见肿瘤向椎体右侧膨隆。制定了两期手术计划，先由后方进行 Luque 棒内固定，并从活体检查的标本证明为巨细胞瘤。以后又从前方进行了椎体切除术，但在此之前三天施行了栓塞术。首先对右第 4 腰动脉进入 3mm 角形 Gelform 片 30 个，之后又向髂腰动脉填入了 10 个，取得了满意的栓塞效果。椎体摘出术时出血量有 4.7L，但来自肿瘤本身的出血较少，术后经过顺利。

［例 2］患者：13 岁，女性，中学生，后腹膜嗜铬细胞瘤腰椎转移；10 岁于某院行后腹膜肿瘤切除并确诊。1977 年开始腰痛及右大腿神经痛加重，1978 年 10 月入院。当时 CT 上可见 L_3 椎体有骨破坏及右侧软部肿瘤块。脊髓造影可见硬膜囊有受压现象。血管造影除上次手术时钳夹的两侧 L_3，右 L_2，左 L_4 腰动脉三支血管为营养动脉的血管过多状态的肿瘤。施行后方内固定术后，对上述 3 支动脉施行术前栓塞术，取得了肉眼上 90% 血流减少的效果。2d 后行 L_3 椎体次全切除术，出血控制较好，总量为 2.5L。术后经过顺利，症状改善，以后的骨愈合亦良好。但于 1983 年因骶椎转移而第二次入院，计划由前方行肿瘤摘出术，2d 前施行了术前栓塞术，肿瘤的营养动脉为两侧骶骨外侧动脉，以 Gelform 栓塞。椎体切除术的出血量约 5L，但肿瘤本身的出血较少，证明栓塞术取得了预期效果。

［例 3］患者：53 岁，男性，脊髓 AVM，1988 年 5 月开始右足底部出现麻木感，逐渐加重，左足亦出现麻木，同年 7 月始走路困难，针灸、按摩无效，1989 年 1 月入院。来院时步态为痉挛性且有排尿障碍。检查发现下肢反射亢进，踝阵

挛阳性，Babinski 阳性，两侧大腿以下感觉迟钝。

脊髓造影胸椎中下位可见蚯蚓样形状而疑为脊髓 AVM。

行选择性脊髓血管造影，可见主要以右第 7 肋间动脉为营养动脉的脊髓 $T_{4\sim8}$AVM 像，于 T_7 椎体水平上可见有巢灶，且可能存在于脊髓背侧。由左第 9 肋间动脉描绘出 Adamkiewicz 动脉。

预定施行栓塞术，对其营养动脉的右第 7 肋间动脉进行选择性注入聚乙烯醇微粒与造影剂混合物后，造影上巢灶消失。

栓塞术终了后不久，两侧大腿部感觉有改善，1 周后髋关节的屈曲位亦有改善，痉挛性步态亦减轻，排尿亦通畅，已证实有效果，预定今后根据症状变化也可能再作一次栓塞术。

五、脊椎、脊髓栓塞术临床判定

（一）术前栓塞术的问题

栓塞术与手术结合一起时，何时进行栓塞术为宜尚未定论，这与栓塞物质的有效期间有关。文献上，用 Gelform 时多在 5d 以内。作者等的经验均为 5d 以内，Arima 2d 以内者效果大。

栓塞物质通常术前用 Gelform，这是为了血管再开通而短期内使用的。但 Gelform 的大小虽容易调制，且注入时抵抗小为其优点，但 X 线上看不到为其缺点。长期用者有钢线圈，聚乙烯醇微粒也有各种大小不同者，所以要根据目的肿瘤血管径大小选择栓塞物质型号。

（二）栓塞术并发症

【脊髓缺血】

对脊椎、脊髓疾患要确认 Adamkiewicz 动脉，尤其与营养动脉相重叠时要注意（即是 Adamkiewicz 动脉，又是营养动脉），如将此动脉栓塞则会造成脊髓缺血。

【肌肉感染】

特殊的并发症有脊椎周围肌肉感染，在走向肌肉的营养动脉阻塞时出现。通常于施术后 2~3h 出现剧痛。据说 Gelform 等易碎片化的栓塞剂易引起，因其将末梢的血管床也阻塞了的缘故。

【发热反应】

有时栓塞术翌日有发热，所以要考虑及此，应与手术隔一日为宜，并且为防止栓塞物质转移，绝对安静卧床也有重要意义。

（三）重在预防

脊椎、脊髓栓塞术现已成为脊椎外科及脑神经外科领域有力手段，一直很困难的脊椎血管肿瘤的术前应用或作为脊髓 AVM 的非外科治疗的方法已被重视。由于造影技术的进步及栓塞物质的开发也使本法更加安全化。但尚有栓塞上的问题等待解决，手技上也要十分注意，充分探讨肿瘤的血管解剖，使栓塞术更加安全可靠仍然是今后的课题。

（周天健　李建军）

参 考 文 献

1. Batra S, Lin D, Recinos PF, Zhang J.Cavernous malformations: natural history, diagnosis and treatment.Nat Rev Neurol. 2009 Dec; 5（12）: 659–70. Review.

2. Colby GP, Coon AL, Sciubba DM.Intraoperative indocyanine green angiography for obliteration of a spinal dural arteriovenous fistula.J Neurosurg Spine. 2009 Dec; 11（6）: 705–9.

3. Geibprasert S, Pongpech S, Jiarakongmun P, Krings T.Cervical spine dural arteriovenous fistula presenting with congestive myelopathy of the conus.J Neurosurg Spine. 2009 Oct; 11（4）: 427–31.

4. Jin YJ, Kim KJ, Kwon OK, Chung SK.Perimedullary arteriovenous fistula of the filum terminale: case report. Neurosurgery. 2010 Jan; 66（1）: E219–20; discussion E220.

5. Khaldi A, Hacein–Bey L, Origitano TC.Spinal epidural arteriovenous fistula with late onset perimedullary venous hypertension after lumbar surgery: case report and discussion of the pathophysiology.Spine（Phila Pa 1976）. 2009 Oct 1; 34（21）: E775–9.

6. Khan S, Polston DW, Shields RW Jr, Rasmussen P, Gupta R.Tentorial dural arteriovenous fistula presenting with quadriparesis: case report and review of the literature.J Stroke Cerebrovasc Dis. 2009 Nov–Dec; 18（6）: 428–34. Review.

7. Shedid D, Podichetty VK.Common origin of the artery of adamkiewicz and a posterior spinal artery with a spinal dural arteriovenous fistula: a case report.Br J Neurosurg. 2009 Dec; 23（6）: 630–3.

索 引
Index

中文专业名词及短语索引

21